COURS COMPLET

DE PHARMACIE.

IMPRIMERIE DE COSSE ET G.-LAGUIONIE,
Rue Christine, 2.

COURS COMPLET

DE

PHARMACIE

Par L.-R. LE CANU,

PROFESSEUR TITULAIRE DE PHARMACIE A L'ÉCOLE SPÉCIALE DE PARIS,

Docteur en médecine, Membre de l'Académie royale de médecine, du Conseil de salubrité, de la Société philomatique, de la Société de pharmacie, Ancien préparateur du cours de chimie du Collége royal de France, Correspondant de l'Académie des Sciences d'Amiens et de la Société des pharmaciens du nord de l'Allemagne,

CHEVALIER DE LA LÉGION D'HONNEUR.

TOME SECOND.

PHARMACIE CHIMIQUE.

PARIS

CHEZ J.-B. BAILLIÈRE,

LIBRAIRE DE L'ACADÉMIE ROYALE DE MÉDECINE,

RUE DE L'ÉCOLE-DE-MÉDECINE, 17.

LONDRES, H. BAILLIÈRE, 219, REGENT-STREET.

1842

SOMMAIRE DES LEÇONS

CONTENUES DANS CE VOLUME.

ERRATA.

Le lecteur est prié de faire les corrections suivantes.

Page	ligne		Lisez :
7	17	Un poids déterminé l'atome,	— un poids déterminé à l'atome.
29	7	$K1^2+2Ch^2$,	— $K1^2+2Ch$.
36	6	Préviennent l'oxydation de son métal par l'air ou par l'oxygène de la potasse ou de la soude,	— réduisent l'oxyde, etc.
42	3	Dans la seconde nommée affinage,	— dans la seconde nommée raffinage.
43	5	Grenaille de fer,	— grenaille de zinc.
81	17	Un précipité blanc d'hyperchlorate,	— un précipité blanc de perchlorate.
88	30	Sur la chaux vive assez de chaux,	— sur la chaux vive assez d'eau.
102	9	Dans l'eau employée,	— de l'eau employée.
115		Remplacer les indications numériques de la composition du minium, par celles-ci :	Protoxyde 2789,0 ou plomb 3883,5 Bioxyde 1494,5 oxygène 400,01 —— —— 4283,5 4283,5
125	24	Ce revient à dire,	— ce qui revient à dire.
128	12	La réduction de l'oxyde auquel donne naissance l'échange qui se fait entre l'oxygène de la potasse.	— la réduction de l'oxyde auquel pourrait donner naissance le contact de l'air, même l'échange entre l'oxygène de la potasse.

Pagé.	ligne.		Lisez :
138	34	Du foie de soufre,	— du foie d'antimoine.
140	4	Il arriverait souvent le métal,	— il arriverait souvent que le métal.
156	20	. . . .	Effacer la 1re partie du paragraphe jusqu'à ces mots : « D'ailleurs pendant.
159	18	De barium et le sulfate de baryte,	— de calcium et le sulfate de baryte.
205	14	À celle d'oxygène capable,	— à celles de l'oxygène capable.
210	6	De carbonate de soude,	Ajouter ou de carbonate de potasse.
223		Le tube qui, dans l'appareil, va de la bonbonne B au flacon C, doit plonger au fond de celui-ci ; au contraire, le tube qui doit établir la communication entre ce même flacon et le réservoir A, a besoin de s'ouvrir près des bouchons, par ses deux extrémités.	
235	29	Celle des cristaux à atome d'eau,	— celle des cristaux anhydres.
237	24	Excès d'acide,	— excès de base.
285	11	Préexistant dans l'eau,	Effacer ces mots.
294	18	De peroxyde,	— de protoxyde.
297	14	De l'oxalate de chaux,	— de l'oxalate d'ammoniaque.
Id.	19	De l'azotate d'ammoniaque.	— do l'oxalate d'ammoniaque.
324	14	Car 3 k. d'acide de soude sec,	— car 3 k. d'acétate de soude sec.
349	3	Dans les tannates il perd tout ou partie de son eau,	Effacer cette ligne.
360	33	Beaucoup des précédents en répudiant ainsi avec raison,	— beaucoup des précédents. Ses auteurs ont avec raison répudié.
396	34	De l'émétine,	— de l'émétique.
411	18	Une s'est combiné avec le cyanure de protoxyde de fer.	— une fois formé, celui-ci s'est combiné avec le protocyanure de fer.
427	29	Cincochine,	— cinchonine.
444	21	Assimile le radical éthyle,	— assimile l'oxyde d'éthyle.
468	15	Sulfate d'antimoine,	— sulfure d'antimoine.
477		. . . .	Effacer la fin du second paragraphe, à partir des mots, « et l'on obtiendrait.
501	34	Etant prise pour 1000,	— étant prise pour 1,000.

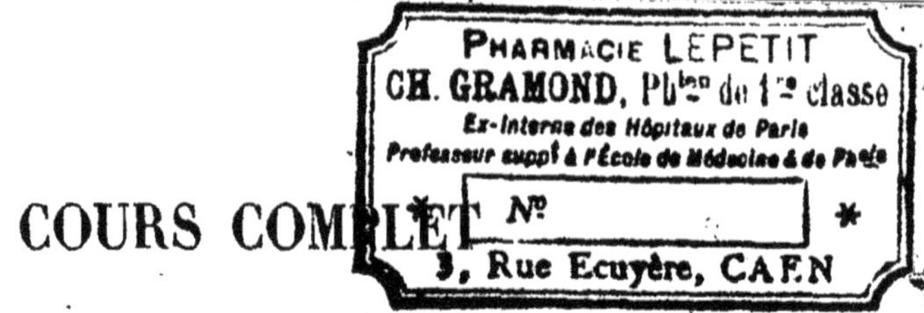

COURS COMPLET

DE PHARMACIE.

DES MÉDICAMENTS CHIMIQUES.

XXXIIe LEÇON.

QUELQUES CONSIDÉRATIONS

SUR LA CONSTITUTION DES CORPS, ET SUR LEURS MODES DE COMBINAISON.

Des Corps simples employés en Pharmacie.

Les médicaments chimiques, bien différents de ceux dont nous nous sommes occupés jusqu'ici, offrent, en général, une composition invariable, des propriétés parfaitement connues.

Il nous sera, par conséquent, presque toujours possible de joindre à la description de leurs procédés d'extraction ou de préparation, l'indication de leur composition, de leurs propriétés; de celles, du moins, que le pharmacien doit surtout avoir présentes à l'esprit, alors qu'il s'agit d'adapter ces corps aux usages spéciaux de la médecine, de les préserver des altérations que leur pourrait faire éprouver le contact des agents extérieurs, de les distinguer de leurs analogues, d'en constater la pureté.

L'intelligence des opérations que aurons à décrire, des réactions qu'elles amèneront, des théories qui les devront expliquer, exige d'ailleurs, que nous commencions par établir, sans toutefois entrer dans des développements que ne saurait comporter la nature de ce cours, en quoi les corps simples diffèrent des corps composés, quelles sont les forces qui sollicitent à s'unir les molécules des uns et des autres, suivant quelles lois s'opère la combinaison ; enfin, comment on peut suivre les transformations que les particules élémentaires subissent, ou plutôt les évolutions qu'elles produisent, en passant d'une combinaison dans une autre.

On donne le nom de corps simples, aux corps dont on ne peut retirer qu'une sorte de matière ; celui de corps composés, à ceux dont on peut retirer plusieurs matières de natures différentes.

Le soufre est un corps simple ; le sulfure de fer formé de soufre et de fer, le sucre formé d'oxygène, d'hydrogène et de carbone, l'urée formée d'oxygène, d'hydrogène, de carbone et d'azote, sont autant de corps composés.

Les particules les plus ténues de ces corps s'appellent des molécules ou des atomes ; et, suivant qu'elles s'unissent à d'autres qui leur ressemblent en tous points, ou qui en diffèrent, elles constituent des atomes simples ou des atomes composés.

Le soufre et le fer ne présentent que des atomes simples ;

Le sulfure de fer présente, et des atomes simples, qui sont ceux du soufre, ceux de fer ; et des atomes composés, qui sont ceux du sulfure lui-même.

Quelle qu'elle soit, la force qui tend à déterminer l'union des molécules ou des atomes, prend le nom d'attraction moléculaire ou atomique. On la nomme plus spécialement cohésion, quand elle s'exerce entre des molécules similaires, affinité, quand elle s'exerce entre des molécules dissemblables. On dira donc, la cohésion du soufre, du fer, l'affinité du soufre pour le fer.

Dans un corps simple, on ne peut évidemment avoir à considérer que la cohésion ; mais dans un corps composé, on peut tout à la fois avoir à considérer, et la cohésion des molécules semblables, et l'affinité des molécules dissemblables.

Ces deux forces ont l'une et l'autre pour mesure, l'effort nécessaire à la dissociation des atomes ; d'où il résulte, que la cohésion est insensible dans le gaz, presque nulle dans les liquides, plus ou moins forte dans les solides, et que, de son côté, l'affinité est infiniment plus grande entre le fer et l'oxygène, qu'entre celui-ci et le mercure; puisque les combinaisons de fer et d'oxygène résistent à l'action d'une température capable de décomposer les combinaisons correspondantes de mercure.

Certains corps jouissent d'affinités nombreuses; certains, au contraire, n'ont que des affinités restreintes.

L'oxygène se combine avec tous les corps simples, tandis que l'azote ne se combine qu'avec l'oxygène, l'hydrogène, le carbone, le chlore, l'iode, et peut-être le fer et le cuivre.

Non-seulement les atomes simples se peuvent combiner 2, 3, 4 ensemble, ou en plus grand nombre, pour alors donner naissance à des atomes binaires, ternaires, quaternaires, etc., etc. témoin :

Les atomes binaires,	de l'acide sulfurique anhydre, =	soufre, oxygène;	
	— chlorhydrique, =	chlore, hydrogène;	
— ternaires,	de l'acide cyanhydrique, =	carbone, azote, hydrogène;	
	du sucre, =	oxygène, hydrogène, carbone;	
— quaternaires,	de l'albumine, du gluten, =	oxygène, hydrogène, carbone, azote.	

Mais encore les atomes binaires, ternaires, quaternaires, etc., se peuvent combiner entre eux, pour donner naissance à des atomes plus complexes qu'eux-mêmes.

C'est ainsi qu'un atome binaire d'acide sulfurique anhydre, + un atome également binaire de protoxyde de sodium, constituent un atome de sulfate de soude anhydre, lequel, à son tour, s'assimilant 10 atomes d'eau, constitue 1 atome de sulfate de soude cristallisé.

Les matières organiques offriraient des atomes de ce genre, si, au lieu d'admettre que l'oxygène, le carbone, l'hydrogène et l'azote, lorsqu'il intervient, s'y trouvent associés de manière à produire simplement des molécules ternaires ou quaternaires, toutes semblables entre elles dans un même composé, l'on admettait, que ces éléments y existent à l'état d'eau, d'acide carbonique, d'hydrogène carboné, d'ammoniaque, etc., et que, de l'union de ces premiers atomes déjà complexes, sont résultés d'autres atomes plus complexes, formés d'eau et d'acide carbonique, ou d'acide carbonique et d'ammoniaque, ou encore d'eau et d'hydrogène carboné, etc., etc.

Rien, en effet, ne s'opposerait à ce que l'alcool, dans lequel l'analyse constate l'existence de l'oxygène, de l'hydrogène et du carbone, dans les proportions précisément nécessaires à la production de l'eau et de l'hydrogène carboné, fût représenté, dans sa constitution élémentaire, par de l'eau et de l'hydrogène carboné.

Les corps ne se combinent qu'en un nombre plus ou moins limité de proportions.

Par exemple :

L'azote ne produit avec l'oxygène que 5 composés, dans lesquels 117 parties d'azote se trouvent combinées :

```
Avec 100 parties d'oxygène dans le protoxyde d'azote,
 —   200    —              —   —  le bioxyde,
 —   300    —              —   —  l'acide azoteux,
 —   400    —              —   —   hypoazotique,
 —   500    —              —   —   azotique.
```

```
100 parties d'étain,+  13ᵖ,6          d'oxygène, forment du protoxyde d'étain.
      —             +  27,2=13,6×2     —            —   du bioxyde      —
      —             +  27,34           de soufre, forment du protosulfure d'étain.
      —             +  54,68=27,34×2   —            —   du bisulfure      —
      —             +  60,19           de chlore, forment du protochlorure d'étain.
      —             +120,38=60,19×2    —            —   du bichlorure      —
```

pour 580 parties, 916 de base, on trouve :

```
Dans le carbonate neutre de potasse, 276ᵖ,436 d'acide carbonique,
    —   sesqui carbonate          —      414,654       - —    =276,436×1,5
    —   bicarbonate               —      552,872       —      =276,436×2
```

S'ils sont gazeux, ils se combinent en volumes dans des rapports simples; et lorsque, formant des composés qui continuent d'affecter l'état gazeux, ils se contractent, leurs contractions se maintiennent en rapports avec leurs volumes primitifs.

```
        100 volumes de gaz hydrogène,
      + 100      —        — chlore;
```

forment 200 volumes de gaz chlorhydrique. Dans ce cas, il ne se produit pas de contraction.

```
        300 volumes de gaz hydrogène,
      + 100      —        — azote;
```

ne forment, au contraire, que 200 volumes de gaz ammoniac.

Cette fois, chaque gaz se contracte de la moitié de son volume. (Gay-Lussac.)

Les considérations qui dérivent de ces faits, et de beaucoup d'autres de même genre, qu'il ne nous appartient pas d'exposer, ont conduit les chimistes à considérer les corps composés, comme des combinaisons d'un nombre constant et limité d'atomes, dont les poids seraient entre eux dans les mêmes rapports que ceux des composants.

Ils considèrent le protoxyde de potassium, comme le résultat de l'union d'un atome d'oxygène avec un atome de potassium; l'eau, dans laquelle existe un volume d'oxygène et 2 volumes d'hydrogène, comme le résultat de l'union d'un atome d'oxygène avec 2 atomes d'hydrogène; par suite, ils retrouvent entre le poids de l'atome de l'oxygène, et le poids de l'atome du potassium, le rapport de 100 à 489, 916; entre le poids de l'atome de l'oxygène, et le poids de l'atome de l'hydrogène, le rapport de 100 à 6,24, puisque l'on représente en poids :

Le protoxyde de potassium, par $\left\{ \begin{array}{ll} 100 & \text{d'oxygène,} \\ + \ 489,916 & \text{de potassium,} \end{array} \right.$

L'eau, par. . . . . $\left\{ \begin{array}{ll} 100 & \text{d'oxygène,} \\ + \ 6,\ 24 & \text{d'hydrogène} \times 2 = 12,48. \end{array} \right.$

Cette déduction admise, afin de permettre de saisir avec plus de facilité les rapports de composition que pourraient offrir les corps composés, et de rendre en quelque sorte visibles les évolutions de leurs atomes dans les réactions auxquelles ils prennent part, on a eu l'idée de représenter chaque corps simple par un signe particulier, d'ordinaire, par une ou par plusieurs des lettres dont se forment leurs noms latins ou français, et les combinaisons qu'ils produisent, par des formules dites atomiques, composées de la réunion des signes propres aux composants.

Par exemples l'oxygène par O, le potassium par K, du nom latin de la potasse *kalium*; conséquemment, le protoxyde de potassium par

$$\underbrace{\text{K}}_{\text{Potassium.}} \qquad \underbrace{\text{O}}_{\text{Oxygène.}}$$

Le chlore par Ch, l'hydrogène par H; conséquemment encore, l'acide chlorhydrique par

$$\underbrace{\text{Ch}}_{\text{Chlore.}} \qquad \underbrace{\text{H}}_{\text{Hydrogène.}}$$

S'il arrive qu'un corps simple forme plusieurs combinaisons avec un autre corps simple; dans les formules destinées à représenter la série de ses combinaisons, on place à la droite du signe particulier à ce même corps simple, un chiffre indiquant le nombre de ses atomes, qui se trouve exister dans chacun des composés que ces formules représentent.

Dans les acides hyposulfureux,
  —   sulfureux,
  —   sulfurique,

chaque atome de soufre existe combiné, soit avec 1 atome, soit avec 2, soit avec 3 atomes d'oxygène.

On aura donc pour formule :

De l'acide hyposulfureux, SO $\{$ S représentant le soufre,
 — sulfureux, SO^2
 — sulfurique, SO^3 $\{$ O — l'oxygène.

Comme, d'ailleurs, les atomes ne se peuvent diviser, puisqu'ils ne sont autres que les molécules élémentaires des corps, c'est-à-dire leurs particules les plus ténues, quand les composants d'une combinaison ne s'y trouvent pas en proportions telles, que leurs atomes puissent être représentés par des nombres entiers, multiples simples du nombre d'atomes existants dans la combinaison inférieure, que l'on considère comme la plus simple de toutes ; on multiplie par un chiffre commun, du reste variable suivant les cas, tous les signes de la formule, afin de pouvoir représenter le nombre des atomes, conformément à leur indivisibilité, tout en conservant les rapports primitifs.

Dans le peroxyde de fer, la quantité d'oxygène, pour la même quantité de métal, n'est qu'une fois et demie ce qu'elle est dans le protoxyde ; et l'on admet que celui-ci contient un atome d'oxygène pour un atome de fer, d'où la formule :

$$\underbrace{Fe}_{\text{Fer.}} \quad \underbrace{O}_{\text{Oxygène.}}$$

pour éviter de donner au peroxyde la formule $FeO^{1,5}$, laquelle semblerait indiquer qu'un atome de fer s'y trouve combiné avec un atome et demi d'oxygène, on multiplie Fe et $O^{1,5}$ par 2, ce qui donne la formule :

$$Fe^2 O^3.$$

On placerait à la gauche, le chiffre par lequel il faudrait multiplier tout ou partie des signes, qui le suivraient, si la formule devait indiquer qu'il existe, dans un composé donné, plus d'un atome composé d'une espèce également donnée.

Le carbonate de soude cristallisé contient :

Un atome de base, ayant pour formule $\underbrace{Na}_{Sodium.}\ \underbrace{O}_{Oxygène.}$

Deux atomes d'acide carbonique ayant pour formule $\underbrace{C}_{Carbone.}\ \underbrace{O}_{Oxygène.}$

Et dix atomes d'eau ayant pour formule $\underbrace{H^2}_{Hydrogène.}\ \underbrace{O}_{Oxygène.}$

Quoiqu'on pût, à la rigueur, représenter ce carbonate par :

$$\underbrace{NaO}_{Soude.}\quad \underbrace{C^2 O^2}_{Acide\ carbonique.} + \underbrace{H^{20} O^{10}}_{Eau.}$$

pour plus de simplicité, on préfère le représenter par :

$$NaO\quad 2\,(CO) + 10\,(H^2O).$$

Les chimiste étant enfin convenus d'accorder un poids déterminé à l'atome de chaque corps simple, par suite, à l'atome de chaque corps composé, un poids également déterminé, équivalant à la somme des poids de ses atomes simples,

Chaque formule atomique, dans laquelle figure un nombre connu d'atomes, peut faire connaître en poids, la proportion des éléments du composé qu'elle représente.

En effet, admettons que l'atome d'oxygène pèse 100, et l'atome de potassium 489, 916, n'est-il pas évident que l'atome de protoxyde de potassium, que nous savons être formé d'oxygène et de potassium unis atome à atome, pèsera 589, 916, ou, ce qui reviendrait au même, que 589 p. 916 de ce protoxyde équivaudront à :

$$\begin{aligned} &489{,}916\ \text{de métal,}\\ +\ &100\quad\ \text{d'oxygène.}\end{aligned}$$

Admettons maintenant,

Que l'atome de protoxyde de sodium pèse 390,90	=	{ sodium	290,9,
			oxygène	100,
— — d'acide carbonique	— 138,218	=	{ carbone	38,218,
			oxygène	100,
— — d'eau	— 112,479	=	{ hydrogène	12,479,
			oxygène	100.

le poids de l'atome de carbonate de soude cristallisé, dont nous savons que la formule est :

$$\underbrace{Na\,O}_{\text{Soude.}}\quad\underbrace{2(C\,O)}_{\text{Acide carbonique.}}\;+\;10(H^2O)$$

Sera égal à 1792,036 = base　　　　　　390,900,
　　　　　　acide 138,218 × 2 = 276,436,
　　　　　　eau 112,479 × 10 = 1124,700.

À l'aide du tableau suivant, dans lequel se trouvent indiqués les signes atomiques des 54 corps simples actuellement connus, et les poids attribués à leurs atomes, il sera facile de traduire, soit par des noms, soit par des nombres, les formules dont nous ferons usage par la suite. Nous y avons d'ailleurs marqué d'un astérisque les noms des corps simples qui intéressent plus spécialement le pharmacien.

		Est représenté par le signe atomique :		Le poids de son atome est :
*	1 Oxygène	O	—	100
*	2 Hydrogène	H	—	6,2398
*	3 Bore	B	—	67,99
	4 Silicium	Si	—	277,4780
*	5 Carbone	C	—	38,2180
*	6 Phosphore	Ph	—	196,1500
*	7 Soufre	S	—	₰ 201,1650
	8 Sélenium	Se	—	494,5820
	9 Fluor	F	—	116,900
*	10 Chlore	Ch	—	221,3250
*	11 Iode	I	—	789,750
*	12 Brôme	Br	—	489,150
*	13 Azote	Az	—	88,518
	14 Zircornium	Zr	—	420,201
	15 Thorinium	Th	—	744,900
*	16 Potassium	K	—	489,916
*	17 Sodium	Na	—	290,900
	18 Lithium	Li	—	127,810
*	19 Barium	Ba	—	856,980
	20 Strontium	St	—	547,300
*	21 Calcium	Ca	—	256,020
*	22 Magnesium	Mg	—	158,353
	23 Glucynium	G	—	331,479
	24 Yttrium	Y	—	402,510
*	25 Aluminium	Al	—	171,66
*	26 Manganèse	Mn	—	345,900
*	27 Zinc	Zn	—	403,226
*	28 Fer	Fé	—	339,220
*	29 Etain	Sn	—	735,290
	30 Cadmium	Cd	—	696,770
	31 Cobalt	Co	—	369
	32 Nickel	N	—	369,750
*	33 Arsenic	As	—	470,120
	34 Molybdène	Mo	—	598,550
	35 Chrôme	Cr	—	352
	36 Vadanium	V	—	855,8400

	Est représenté par le signe atomique :		Le poids de son atome est :
37 Tungstène	Tu	—	1183,200
38 Colombium	Ta	—	1153,715
*39 Antimoine	Sb	—	806,450
40 Titane	Ti	—	389,10
41 Tellure	Te	—	806,46
42 Urane	U	—	2711,50
43 Cerium	Ce	—	574,77
*44 Bismuth	Bi	—	886,90
*45 Cuivre	Cu	—	395,69
*46 Plomb	Pb	—	1294,50
*47 Mercure	Hg	—	1265,80
48 Osmium	Os	—	1244,490
*49 Argent	Ag	—	1351,60
50 Palladium	Pa	—	665,90
51 Rhodium	R	—	651,400
52 Platine	Pt	—	1233,420
*53 Or	Au	—	1243
54 Iridium	Ir	—	1233,200

Dans les classifications chimiques, l'oxygène, en raison de son extrême importance, forme à lui seul un premier groupe.

L'hydrogène, le bore, le silicium, le carbone, le phosphore, le soufre, le sélénium, le fluor, le chlore, l'iode, le brôme, l'azote, le zirconium et le thorinium en constituent un second, celui des métalloïdes.

Les 39 derniers, en constituent un troisième, sous le nom de métaux.

Enfin, les combinaisons de ces métalloïdes et de ces métaux, soit avec l'oxygène, soit entre eux, composent les groupes des acides, des oxydes, des sulfures, des chlorures, des bromures, des iodures, des hydrates, des sels, etc., etc., à la suite desquels viennent les matières organiques. L'on y désigne sous la dénomination

D'acides minéraux :	les combinaisons douées de certaines propriétés,	des métalloïdes, des métaux,	avec l'oxygène ou entre eux. avec l'oxygène.
D'oxydes métalloïdiques:	les combinaisons,	des métalloïdes,	avec l'oxygène.
D'oxydes métalliques :	les combinaisons douées de certaines propriétés en général opposées à celles des acides,	des métaux,	avec l'oxygène.
De sulfures : De chlorures : De bromures : D'iodures :	les combinaisons,	du soufre, du chlore, du brôme, de l'iode,	soit avec d'autres métalloïdes, soit avec des métaux, d'où les sulfures, les bromures, les iodures métalloïdiques et métalliques.

D'hydrates :	les combinaisons,	des acides, des oxydes, des sulfures, des chlorures, des bromures, des iodures, etc. , etc.,	avec l'eau.
De sels minéraux :	les combinaisons,	des acides miné- raux,	avec les oxydes métalliques.

D'acides organiques :
De bases salifiables orga-
ques : {les composés organiques, dans lesquels on rencontre : soit les propriétés caractéristiques des acides miné- raux, soit celles des oxydes métalliques basiques.

De sels organiques : {les combinaisons salines, dans lesquelles existent un acide et une base, ou du moins un acide ou une base de nature organique.

De matières organiques
neutres : {les matières organiques qui ne sont ni acides ni ba- siques.

Quant à nous, nous partagerons les médicaments chimiques en 13 groupes.

Le 1er comprendra les corps simples,

Le 2e	—	— acides minéraux,	En y rattachant les hydrates d'acides,
Le 3e	—	— oxydes,	— d'oxydes,
Le 4e	—	— sulfures,	— de sulfures,
Le 5e	—	— chlorures,	— de chlorures,
Le 6e	—	— bromures,	— de bromures,
Le 7e	—	— iodures,	d'iodures.

Le 8e   —   — sels minéraux,   {Résultant de l'union des oxacides minéraux avec les oxydes.

Le 9e   —   — eaux minérales naturelles et artificielles,

Le 10e   —   — acides organiques.

Le 11e   —   — sels résultant de l'union d'un acide organique avec une base inorganique, et comme appendice les cyanures.

Le 12e   —   — bases salifiables organiques et leurs sels, et comme appendice l'émétine, la narcotine, etc.

Le 13e et dernier,   — éthers,

Cette classification nous permettra de caractériser chacun des groupes, auxquels se rattachent les corps qu'il nous faudra passer en revue, beaucoup mieux que nous ne le pourrions faire, si nous formions en séries les combinaisons auxquelles chaque corps simple pourrait servir de point de départ; car, il existe infiniment plus d'analogies entre les acides, les oxydes, les sulfures, les chlorures, les sels comparés entre eux, qu'entre les acides, les oxydes, les sulfures, les chlorures et les sels, que tel ou tel métal, par exemple, l'antimoine ou le fer, est susceptible de former. Rien, au reste, ne serait plus facile, que de reconstituer, d'après cet autre point de vue, l'histoire chimique d'un corps donné, puisqu'il suffirait de distraire des leçons, dans lesquelles nous aurons successivement traité des corps simples, des acides, des oxydes, etc., etc., ce qui s'y trouverait concerner les corps qu'il s'agirait de montrer sous leurs états divers. Un pareil travail serait d'autant plus profitable aux élèves, que l'habitude qu'ils se sont faite, d'envisager sous toutes leurs faces les questions qui leur peuvent être posées, est un de leurs plus puissants éléments de succès, dans les examens et dans les concours.

DES CORPS SIMPLES EMPLOYÉS EN PHARMACIE.

De l'oxygène, — du carbone, — du phosphore, — du soufre, — du chlore, — du brôme, — de l'iode, — du fer, — du zinc, — de l'étain, — de l'antimoine, — du bismuth, — du mercure, — de l'argent, — de l'or.

De l'Oxygène (o).

L'oxygène est gazeux à toutes les températures, et sous toutes les pressions, sans couleur, sans odeur, sans saveur, sans action sur les réactifs colorés, sensiblement insoluble dans l'eau, dans les solutions alcalines, capable de rallumer les allumettes qu'on y plonge, alors qu'elles présentent quelques points en ignition, d'absorber, sous l'influence de l'étincelle électrique, deux fois son volume de gaz hydrogène, et de disparaître ainsi que lui, en formant de l'eau. *Ses propriétés.*

Il serait tout au plus possible de le confondre avec le protoxyde d'azote, lequel aussi rallume les corps en combustion; mais ce dernier gaz est de saveur sucrée, soluble dans moins de son volume d'eau, n'absorbe qu'un volume égal au sien d'hydrogène, et laisse alors de l'azote pour résidu.

On pourrait l'obtenir en chauffant dans une cornue en verre du bioxyde de mercure; dans une cornue en grès, du bioxyde de manganèse; dans un matras, un mélange de bioxyde de manganèse et d'acide sulfurique étendu d'eau. *Sa préparation.*

Par la chaleur, le bioxyde de mercure serait complétement réduit, le bioxyde de manganèse (Mn,O^2), serait converti en un composé d'un atome de bioxyde et de deux atomes de protoxyde

$$3(MnO^2) = MnO^2 + 2(MnO) + O^2$$

Bioxyde.   Bioxyde et protoxyde.   Oxygène.

abandonnant ainsi le tiers de son oxygène,

Sous l'influence de l'acide sulfurique, qui tend à se combiner avec son protoxyde, ce même bioxyde serait ramené à l'état de protoxyde, en perdant la moitié de son oxygène.

$$MnO^2 + SO^3 = MnO,SO^3 + O$$

Bioxyde.   Acide sulfurique.   Sulfate de protoxyde.   Oxygène.

mais, comme le bioxyde de mercure, fréquemment mélangé de sous-azotate, et le bioxyde de manganèse naturel, sali par du carbonate de chaux, dégageraient en même temps que de l'oxygène, le premier, du bioxyde d'azote; le deuxième, de l'acide carbonique, qu'il faudrait ultérieurement isoler; le Codex leur préfère le chlorate de potasse.

Pourvu que des cristallisations multipliées l'aient débarrassé du chlorure de potasse qui l'accompagne souvent, parce qu'il se produit en même temps que lui, ce sel fournit de l'oxygène parfaitement pur; autrement il fournirait aussi du chlore.

On juge que le chlorate est exempt de chlorure d'oxyde, à ce que sa dissolution aqueuse est sans odeur, sans action sur la teinture de tournesol. Au besoin, on purifierait le gaz oxygène mélangé de chlore, en l'agitant avec un lait de chaux ou avec de l'eau de potasse.

On l'introduit dans une cornue en verre, au col de laquelle s'adapte un tube à gaz, s'engageant par son extrémité recourbée, sous l'entonnoir d'une cuve hydropneumatique, et l'on chauffe modérément.

Le chlorate fond, puis se décompose, abandonne à la fois l'oxygène de son acide, celui de sa base; le chlorure de potassium formé reste dans la cornue, ou par le refroidissement, il se prend en masse blanche, opaque, poreuse et boursouflée, parce qu'il exige pour se fondre une température très élevée, tandis que l'oxygène se dégage, et peut être recueilli dans des flacons pleins d'eau, que l'on conserve bouchés et renversés, au-dessus de vases contenant assez d'eau, pour que leur col y plonge.

L'opération est terminée, lorsque, la panse étant chauffée au rouge, il ne se dégage plus de gaz.

De 100 grammes de chlorate on retire : 38ᵍʳ,88 d'oxygène

représentant environ 27 litres 1/2, à 0° de température, et sous une pression de $0^m,76$; et $61^{gr},12$ de chlorure.

L'équation suivante :

$$KO,Ch^2O^5 \;=\; K,Ch^2 \;+\; O^6$$

Chlorate de potasse.   Chlorure de potassium.   Oxygène.

fait voir, que des 6 atomes d'oxygène que fournit chaque atome de chlorate, 5 proviennent de l'acide, tandis qu'un seul provient de la base.

DES MÉTALLOIDES.

Leur simplicité, leur peu de conductibilité pour la chaleur et pour l'électricité, la faculté de se combiner avec l'oxygène, souvent en plusieurs proportions, et de donner naissance à des oxydes incapables de neutraliser les acides, les caractérisent, par opposition avec les métaux.

Leurs caractères génériques.

Du Carbone.

Le carbone est solide, opaque et de couleur noire (à moins qu'il ne soit cristallisé, c'est-à-dire à l'état de diamant, car il est alors incolore et transparent) insipide, inodore, infusible, fixe, susceptible, quand on le chauffe dans le gaz oxygène, de produire un volume de gaz carbonique égal à celui de l'oxygène qui disparaît.

Ses propriétés.

En pharmacie, on ne l'emploie jamais pur, mais, sous les noms de charbon animal, de noir animal ou d'os, de charbon de bois; de charbon d'éponge ou d'éponges torréfiées, l'on emploie des matières qu'il est possible de considérer comme du carbone plus ou moins impur, et auxquelles nous rattacherons la suie et la pyrothonide.

Le charbon d'os est essentiellement formé de particules charbonneuses, disséminées entre les particules calcaires qui constituaient la base des os. On constaterait l'existence de celles-ci, au moyen de l'acide chlorhydrique qui les dissoudrait, à l'exclusion du charbon; pour que l'addition à la liqueur acide du carbonate de potasse en excès, les reprécipitât; ou bien

De la composition du charbon d'os.

encore, au moyen de l'incinération qui détruirait tout le carbone, et les laisserait pour résidu.

Leur proportion est d'environ 67 sur 100.

Nous avons eu l'occasion de préciser davantage la composition
du charbon d'os (tom. 1, pag. 301), il nous suffira d'ajouter ici,
que le carbone s'y trouve intimement combiné avec de l'azote.

Composition du charbon de bois. Le charbon de bois, au lieu d'azote, renferme de l'hydrogène
en combinaison. L'on y rencontre interposées, mais en très
minimes proportions, les matières minérales fixes qui préexistaient dans le bois mis en expérience, ou qui se sont produites
pendant sa décomposition ignée, notamment du carbonate de
potasse; ce sont elles qui restent pour résidu, pour cendres,
lorsqu'on détruit ce charbon par la combustion. Contrairement
au précédent, il ne cède pour ainsi dire rien à l'acide chlorhydrique.

Composition des éponges torréfiées. Dans les éponges torréfiées, le carbone est associé à des sels et
à des oxydes; carbonate et phosphate de chaux, chlorure, iodure
de sodium, sulfates alcalins, silice, magnésie, alumine.

Composition de la suie. Dans la suie, dont la composition peut et doit varier suivant
la nature du combustible, le mode de construction du fourneau
dans lequel on le brûle, etc., de telle sorte, que celle recueillie
dans les cheminées des fourneaux fumivores, ne se compose guère
que d'oxyde de fer, de silice, et d'autres matières inorganiques
entraînées par les gaz et par les vapeurs; le carbone est d'ordinaire accompagné : d'acide ulmique, de ces produits pyrogénés
que nous avons désignés sous les noms génériques de pyrelaines, de pyrostéarines, de pyrétines, alors qu'il était question de la distillation de la corne de cerf, de sels et d'oxydes,
parmi lesquels figurent des carbonates, des phosphates, des sulfates, des acétates à base de potasse, de chaux, de magnésie et
d'ammoniaque; la silice, l'oxyde de fer. On y trouve en outre une
matière oléiforme, jaune, âcre et amère, que M. Braconnot croit
particulière, et nomme asboline du mot grec ασ6ολη, suie; que
M. Berzélius, au contraire, considère comme un simple mélange
de diverses pyrétines imprégnées d'acide acétique.

Composition de la pyrothonide. La pyrothonide, enfin, offre une grande analogie de composition avec les produits de la distillation du bois, et doit comme

eux contenir : de l'eau , de l'acide acétique, de l'esprit de bois, de l'ulmine, des pyrétines, des pyrostéarines et des pyrelaines.

Le pharmacien se procure dans le commerce le charbon que les fabricants de noir animal ont obtenu, pour résidu de la calcination des os,·dans des appareils distillatoires qui permettaient de recueillir les produits ammoniacaux de l'opération. Seulement, avant de l'employer, il lui arrive parfois de le laver à l'eau tiède, afin de le débarrasser des huiles empyreumatiques qui l'altèrent, et même de le traiter par l'acide chlorhydrique étendu, afin de lui enlever en même temps le sulfure de calcium , les phosphates, les carbonates terreux, et de plus d'augmenter son pouvoir décolorant. Nous avons vu comment s'opéraient ces lavages (pag. 413, tom. 1).

De la préparation du charbon d'os.

C'est habituellement aussi dans le commerce qu'il se procure le charbon de bois, tant celui qui provient de la distillation du bois dans les fabriques de vinaigre pyroligneux, que celui que l'on prépare par la combustion étouffée, suivant le procédé de carbonisation dit des forêts. Le premier est préférable au second, pour le motif, qu'ayant subi une calcination plus égale, plus complète, il ne renferme pas sous le nom vulgaire de fumerons, des fragments encore susceptibles de dégager des gaz et des matières empyreumatiques.

De la préparation du charbon de bois.

Ce charbon cependant, peut être préparé dans nos laboratoires.

A cet effet, on commence par se procurer des morceaux de tilleul, de saule ou de peuplier, dont les bois très légers fournissent des charbons fort actifs, attendu qu'ils partagent avec les corps poreux, la faculté d'absorber d'autant mieux les gaz fétides, qu'ils offrent un plus grand nombre de pores, et qu'on les destine précisément à produire une action désinfectante, à combattre la fétidité de l'haleine, etc., etc. On introduit ces fragments de bois dans des creusets en terre, et dans le but de répartir plus également la chaleur, de produire une calcination plus complète, on les y recouvre de grès en poudre, à l'avance, parfaitement lavé et séché; on ferme les creusets, et l'on chauffe tant que des gaz ou des vapeurs se dégagent. On retire du feu, on laisse refroidir, on enlève les couvercles, on sépare le charbon de tout le sable qui le recouvrait, et définitivement on l'enferme encore chaud dans des flacons secs, que l'on bouche très hermétiquement, afin qu'il ne puisse perdre de ses propriétés, en absorbant l'air ou l'humidité que celui-ci contient.

Pulvérisation du charbon de bois. S'il s'agissait de le pulvériser, on l'humecterait avec un peu d'eau, on le broierait dans un mortier en fonte, de manière à former du tout une pâte homogène et très fine, qu'au besoin on porphyriserait; on étendrait cette pâte sur des toiles ou sur des filtres en papier; on l'y laverait à l'eau bouillante; on l'y lais-serait égoutter, et finalement on l'exposerait aux rayons du soleil jusqu'à parfaite dessiccation.

Les auteurs du Codex de 1818 avaient admis que l'insolation communique à la poudre de charbon de l'efficacité, et lui fait perdre l'odeur et la saveur désagréables qu'elle présente quand on la sèche à l'ombre. Beaucoup de pharmacologistes se mon-trent disposés à révoquer en doute l'exactitude de cette as-sertion.

Préparation des éponges torréfiées. A l'encontre des charbons d'os et de bois, le pharmacien pré-pare lui-même le charbon d'éponges et la pyrothonide.

Les éponges brutes les plus odorantes, les plus fines, les plus serrées, celles que des lavages n'ont point privées d'une portion de l'iodure alcalin ou terreux qu'elles renferment, sont déchirées par morceaux, privées de coquillages et de graviers, secouées dans un sac en toile à tissu lâche, pour en séparer la poussière, introduites dans un brûloir à café, et chauffées avec modération jusqu'à ce qu'elles soient devenues d'un brun noirâtre, ou plu-tôt jusqu'à ce qu'elles aient perdu 1/4 de leur poids, en les supposant sèches.

A cette époque on les retire du brûloir, et on les enferme dans des bocaux en verre bien bouchés.

Il importe de ne pas chauffer trop, car une température élevée modifierait profondément les résultats.

Tandis que l'éponge convenablement torréfiée contient des sulfates, de l'iodure, et peut-être du bromure de calcium, sans trace aucune de cyanure ou de sulfures. L'éponge calcinée renferme des sulfures, des cyanures; les sulfates, et surtout l'iodure, auquel serait due l'efficacité du médicament, ont disparu.

Ceux-là, convertis en sulfures par les éléments combustibles de l'éponge, celui-ci, décomposé par l'action réunie de la chaleur et de l'air. Elle détermine le remplacement de l'iode par l'oxygène, la formation d'un oxyde aux lieu et place de l'iodure.

Aussi le produit du traitement par l'eau de l'éponge calcinée, dégage-t-il du gaz sulfhydrique par l'addition des acides, forme-t-il avec le perchlorure de fer un précipité de bleu de Prusse, est-il sans action sur le décocté d'amidon additionné de chlore, contrairement à ce que fait le produit analogue du traitement de l'éponge torréfiée. (Guibourt.)

On prépare la pyrothonide en brûlant, dans une bassine en cuivre, du papier, des étoffes blanches en fil ou en coton, traitant le produit par l'eau distillée, destinée à produire la séparation de la majeure partie du charbon, filtrant, et concentrant en consistance d'extrait. L'on obtient une masse très déliquescente, de couleur brune, d'odeur désagréable, de saveur à la fois acide et empyreumatique. *Préparation de la pyrothonide.*

Quant à la suie, le pharmacien peut recueillir celle qui se rassemble dans la cheminée de ses fourneaux, en ayant le soin de n'y brûler que du bois, car il est évident, que tout autre combustible, le charbon de terre, la tourbe, etc, fourniraient des produits de composition différente de celle que doit offrir la suie destinée aux usages de la médecine. *Préparation de la suie.*

Du Phosphore (Ph).

Le phosphore est solide à la température ordinaire, ductile et presque aussi mou que la cire, plus ou moins translucide, fusible vers 40°, lumineux dans l'obscurité. *Ses propriétés.*

A l'air, il répand des vapeurs blanches, en absorbe l'oxygène, et donne naissance à de l'acide hypophosphorique sans produire de lumière, quand on opère à la température ordinaire ; à de l'acide phosphorique, en produisant une vive lumière, quand on l'enflamme.

On l'extrait du phosphate de chaux des os, par un procédé *Sa préparation* que nous ne croyons pas devoir décrire avec détails, parce qu'il a cessé d'être pratiqué dans les laboratoires des pharmaciens, depuis surtout que la confection des allumettes à frictions en consomme une énorme quantité.

Ce procédé consiste essentiellement à traiter les os calcinés à blanc et réduits en poudre, par l'acide sulfurique destiné à faire passer leur phosphate calcique avec excès de base à l'état de phosphate acide, par suite de la combinaison d'une portion de la chaux avec l'acide additionnel; à filtrer; à concentrer les liqueurs chargées de phosphate acide, en consistance de miel; à délayer dans l'eau le produit de cette évaporation; à filtrer pour séparer une portion notable de sulfate de chaux dissous d'abord, et qui, pouvant plus tard donner lieu à la formation d'un sulfure de phosphore, rendre le produit cassant, nuirait au succès de l'opération; à concentrer de nouveau, cette fois, en consistance sirupeuse; à mélanger au sirop une quantité donnée de poudre de charbon de bois; à dessécher le mélange; à l'introduire dans un appareil distillatoire convenablement disposé, d'ordinaire composé d'une cornue en grès lutée, au col de laquelle s'adapte une allonge en cuivre d'un grand diamètre, recourbée et plongeant de quelques lignes dans l'eau d'un flacon servant de récipient; finalement à chauffer graduellement et pendant un temps fort long, en portant vers la fin la cornue au rouge blanc.

L'acide phosphorique en quelque sorte libre, qui constituait le phosphate à l'état de phosphate acide, à l'exclusion de celui qui se trouve véritablement combiné avec la chaux, est décomposé par le charbon; et, tandis que des gaz entraînant une petite quantité de vapeur de phosphore qui les rend inflammables à l'air, se dégagent, le phosphore mis à nu se volatilise, vient se condenser dans l'eau du flacon, en masses que colorent tantôt en noir, tantôt en rouge, des corps étrangers, plus spécialement du charbon et de l'oxyde de phosphore.

Pour le purifier, on l'introduit dans un nouet en peau de chamois, on le fond sous l'eau; puis, à l'aide d'une pince qui permet d'exercer sur le nouet un mouvement de torsion, on l'oblige à tamiser au travers de la peau. Malgré l'inutilité de cette dernière opération, et les dangers très grands qu'elle présente pour l'opérateur, on est dans l'usage de le former en cylindres, en l'aspirant, tandis qu'il est fondu au milieu de l'eau, par l'extrémité supérieure d'un tube en verre légèrement conique. On plonge ensuite le tube dans l'eau froide, afin que le petit bâton de phosphore qu'il contient s'en détache et glisse par l'ouverture inférieure plus large que la supérieure.

On doit conserver ce corps sous l'eau, dans des flacons hermétiquement fermés, et le plus possible à l'abri de la lumière. La lumière et l'air tendent à lui faire éprouver des altérations sur lesquelles nous reviendrons en traitant de la conservation des matières médicamenteuses minérales.

Sa conservation.

Du Soufre (S).

Le soufre est solide, insipide, à peu près sans odeur, de couleur jaune, fusible vers 108°, volatil vers 316°; au contact de l'air, il brûle avec une flamme bleue, en répandant une odeur caractéristique, de gaz acide sulfureux.

Ses propriétés.

En pharmacie, on l'emploie sous trois états :

À l'état de soufre en canon,

—   —   en fleur,

—   —   précipité, ou de magistère de soufre.

Le soufre en canon provient de la distillation du soufre. Les vapeurs sont recueillies dans des récipients, d'ordinaire construits en maçonnerie, et suffisamment échauffés pour qu'elles s'y condensent à l'état liquide. Le produit coule sur leurs parois latérales, gagne la paroi inférieure à laquelle on a ménagé un degré d'inclinaison convenable, et de là va se rendre dans des moules en bois où il se solidifie en masses coniques, présentant souvent à l'intérieur des rudiments de cristaux.

Préparation du soufre en canon.

Le soufre en fleur, ainsi que déjà nous l'avons dit en examinant les procédés généraux de division, est le produit d'une opération semblable, à cette différence près, que les parois du récipient étant plus refroidies, ou parce que la distillation a duré moins longtemps, ou parce qu'elle s'est faite sur une masse de soufre moins considérable, ou parce qu'elles étaient plus

De la fleur de soufre.

épaisses, ce n'est plus seulement à l'état liquide mais bien à l'état solide, que se condensent les vapeurs. Tous deux s'obtiennent en fabrique; ils diffèrent du soufre brut, lequel a simplement été débarrassé par voie de fusion de la majeure partie des matières terreuses qui l'accompagnaient, par la forme conique ou par l'état pulvérulent, par la pureté de leur teinte jaune, surtout par l'absence de matière fixe étrangère.

Aussi, chauffés dans un têt, n'y laissent-ils aucun résidu.

La fleur de soufre du commerce, est toutefois salie par de l'acide sulfureux produit à ses dépens et à ceux de l'air, au sein de l'appareil distillatoire, ou plutôt, par de l'acide sulfurique dans lequel ce même acide sulfureux s'est ultérieurement transformé, sous la triple influence de l'humidité, de la matière poreuse ou plutôt pulvérulente, et de l'oxygène.

Purification de la fleur de soufre. Pour l'en priver, on la malaxe avec une petite quantité d'eau froide, on en forme une pâte homogène que l'on délaie avec de l'eau bouillante, on laisse déposer, on décante le liquide surnageant; on renouvelle les eaux de lavage, jusqu'à ce qu'elles cessent de rougir le papier bleu de tournesol, et de précipiter l'eau de baryte, on jette le dépôt sur une toile, et quand il est égoutté, on le dessèche à l'étuve, au bain-marie, ou au soleil.

S'il arrivait que la fleur de soufre lavée s'agglomérât pendant la dessiccation, on la triturerait dans un mortier en marbre, puis on la passerait au travers d'un tamis en soie.

Préparation du magistère de soufre. Le soufre précipité, plus vulgairement nommé magistère de soufre, s'obtient en versant un excès d'acide chlorhydrique étendu dans une solution aqueuse de sulfure de potasse (foie de soufre), mélange de sulfate de potasse et de polysulfure de potassium.

L'eau est décomposée, et, tandis que son oxygène se portant sur le potassium du polysulfure le fait passer à l'état de protoxyde, son hydrogène se porte sur la portion de soufre qui le constituerait protosulfure, et donne naissance à de l'acide sulfhydrique, que le protoxyde absorbe; mais pour le perdre, aussitôt l'addition de l'acide chlorhydrique. Cet acide le déplace, en même temps qu'il précipite la portion de soufre en excès, qui constituait le sulfure à l'état de polysulfure.

On peut admettre aussi que le chlore de l'acide chlorhydrique se porte directement sur le potassium du polysulfure, pour former du chlorure, tandis que son hydrogène se combine avec une portion du soufre, et laisse l'autre se précipiter.

En supposant que l'on agisse sur du trisulfure de potassium, l'équation suivante représenterait la réaction.

$$K,S^3 + 2(Ch,H) = K,Ch^2 + H^2S + S^2$$

Trisulfure.   Acide chlorhydrique.   Chlorure.   Acide sulfhydrique.   Soufre.

Chaque atome de trisulfure exigerait donc, pour sa décomposition, 2 atomes d'acide chlorhydrique, et fournirait 2 atomes de soufre précipité, ou de magistère de soufre.

Prenez 100 parties de foie de soufre, dissolvez-les dans 400 parties d'eau, filtrez la dissolution, versez-y peu à peu, et sans cesser d'agiter, de l'acide chlorhydrique faible jusqu'à ce que la liqueur rougisse fortement le papier bleu, et d'ailleurs cesse de précipiter, abandonnez au repos. Le soufre mis à nu se déposera, on le lavera par décantation, on le jettera sur un filtre en papier, puis on le fera sécher.

L'opération se doit pratiquer en plein air, ou sous une cheminée tirant bien, afin de ne se pas exposer à respirer le gaz sulfhydrique éminemment délétère. Même il est bon de le brûler en promenant un papier enflammé au-dessus du vase dans lequel a lieu la décomposition.

Obtenu par ce procédé, le soufre diffère, à plusieurs égards, du soufre sublimé. Sa poudre est plus ténue, plus terne, elle exhale une odeur hépatique, au moins au moment où elle vient d'être précipitée, donne par la fusion une masse plus molle et plus ductile, et jouit de propriétés médicales plus prononcées. On attribue généralement ces différences, à la présence d'une petite quantité d'hydrogène.

Il ne faudrait pas agir inversement, verser la solution du sulfure alcalin dans l'acide, car au lieu de soufre divisé, on risquerait d'obtenir un corps tout différent. Sous l'influence d'un grand excès d'acide chlorhydrique, le gaz sulfhydrique, au lieu

de se dégager s'unirait avec le soufre , et de là un composé fort
remarquable, que l'extrême facilité avec laquelle il se décompose
rapproche de l'eau oxygénée, et que M. Thénard, qui l'a découvert, a nommé polysulfure d'hydrogène.

Au contraire, à défaut de foie de soufre solide, on pourrait
employer le foie de soufre liquide , même les composés correspondants à base de sodium et de calcium.

XXXIIIᵉ LEÇON.

SUITE DE LA PRÉCÉDENTE.

Du Chlore (Ch).

Ses propriétés. — Le chlore est gazeux à la température et sous la pression atmosphérique ordinaires, mais liquéfiable par une augmentation
de pression, et par un abaissement de température agissant simultanément; d'un jaune verdâtre, d'une odeur et d'une saveur fortes et désagréables, d'une densité de 2,4216, celle de
l'air étant prise pour unité, il ne répand des vapeurs dans l'air,
qu'autant que celui-ci renferme de l'ammoniaque avec laquelle
il produit, à la faveur de l'humidité, du chlorhydrate d'ammoniaque; il ne s'enflamme pas à l'approche d'un corps en ignition;
est absorbé par les dissolutions alcalines, détruit les couleurs végétales, attaque tout à coup le mercure, et forme avec le gaz
hydrogène, un volume de gaz chlorhydrique double du sien,
sous l'influence des rayons solaires ou de la chaleur.

On l'obtient en faisant réagir :

Sa préparation. Soit, 1 partie de bioxyde de manganèse en poudre, et 5 parties d'acide chlorhydrique à 22° Baumé; soit 1 partie de bi-

oxyde de manganèse, 2ᵖ,5 d'acide chlorhydrique à 22°, et 1ᵖ,25 d'acide sulfurique à 66°; soit enfin, 1 partie de bioxyde, 1ᵖ,5 de sel marin décrépité, 2 parties d'acide sulfurique à 66° et 2 parties d'eau.

La préférence à donner à l'un ou à l'autre de ces mélanges, dépend uniquement de la valeur commerciale des matières premières.

Avec le premier, il se produit de l'eau, du protochlorure de manganèse et du chlore.

Chaque atome de bioxyde, par ses deux atomes d'oxygène, décompose 4 atomes d'acide chlorhydrique, dont il absorbe tout l'hydrogène ou 4 atomes, pour former de l'eau; la moitié seulement du chlore ou 2 atomes pour former du protochlorure, et le reste du chlore (2 atomes) mis à nu, se dégage.

$$Mn,O^2 \;+\; 4(Ch,H) \;=\; MnCh^2 \;+\; 2H^2O \;+\; Ch^2$$

Bioxyde.   Acide chlorhydrique.   Protochlorure.   Eau.   Chlore.

100 gr. de bioxyde de bonne qualité, peuvent déterminer la mise en liberté de 81 gr. de chlore, environ 26 litres à 0° de température, et sous la pression de 0ᵐ,76.

Avec le second mélange, il se produit de l'eau, du protosulfate de manganèse et du chlore. 1 atome de bioxyde ramené à l'état de protoxyde par l'acide sulfurique, produit un atome de protosulfate, en mettant à nu 1 atome d'oxygène, et celui-ci se combinant de suite avec les 2 atomes d'hydrogène, que renferment 2 atomes d'acide chlorhydrique, donne lieu à de l'eau, et rend libres 2 atomes de chlore.

$$MnO^2 \;+\; SO^3 \;+\; 2(Ch.H) \;=\; MnO,SO^3 \;+\; H^2O \;+\; Ch^2$$

Bioxyde.   Acide sulfurique.   Acide chlorhydrique.   Sulfate de protoxyde.   Eau,   Chlore.

Au moyen de ce mélange, on obtient avec moitié moins d'acide chlorhydrique, autant de chlore qu'avec le précédent, parce que la totalité de celui que contient l'acide est mise en liberté, sans qu'il en soit retenu à l'état de chlorure.

Enfin, avec le dernier mélange, il se produit du sulfate de protoxyde de manganèse, du sulfate de soude et du chlore. Ici trois manières d'interpréter les faits se présentent.

Suivant la première, l'eau serait décomposée, ferait passer le chlorure de sodium à l'état de chlorhydrate de soude, que l'acide sulfurique décomposerait, et de cette décomposition résulterait de l'acide chlorhydrique, à son tour capable de reproduire les réactions précitées.

Suivant la seconde, le bioxyde céderait la moitié de son oxygène au sodium, le protoxyde de manganèse et la soude, ainsi produits, se combineraient avec l'acide sulfurique, et le chlore du chlorure serait mis en liberté.

Suivant une dernière, l'hydrogène de l'eau décomposée, ramènerait le bioxyde à l'état de protoxyde, tandis que son oxygène, oxydant le sodium, isolerait le chlore.

500 gr. de sel marin, produisent en nombres ronds 302 gr. de chlore, ou 96 litres à 0°, et sous la pression de 0ᵐ,76. La réaction se représente par cette équation :

$$\underbrace{Mn,O^2}_{\text{Bioxyde.}} + \underbrace{Na,Ch^2}_{\text{Chlorure de sodium.}} + \underbrace{2SO^3}_{\text{Acide sulfurique.}} + \text{Eau} =$$

$$= \underbrace{MnO,SO^3}_{\text{Sulfate de protoxyde de manganèse.}} + \underbrace{NaO,SO^3}_{\text{Sulfate de soude.}} + \underbrace{Ch^2}_{\text{Chlore.}} + \text{Eau.}$$

La solubilité dans l'eau de l'acide sulfurique et du sel marin, l'insolubilité du bioxyde de manganèse, qui tend sans cesse à se précipiter, amènent la réaction pure et simple d'une portion de l'acide sulfurique sur le sel marin, en sorte qu'il se dégagerait du gaz chlorhydrique, si l'on négligeait d'étendre d'eau l'acide sulfurique. Au moyen de cette précaution, l'eau additionnelle retenant le gaz chlorhydrique, lui permet d'exercer sur le bioxyde, la réaction qu'il a mission de produire.

Cette production d'acide chlorhydrique au sein du mélange, semblerait indiquer, que les choses se passent réellement ainsi que nous l'avons dit en premier lieu.

Quel que soit le mélange que l'on emploie, le bioxyde de manganèse doit être lavé à l'acide chlorhydrique très étendu, afin

de le priver du carbonate de chaux qui l'accompagne fréquemment, et dont la décomposition par les acides, produirait du gaz
acide carbonique.

C'est presque toujours dissous dans l'eau, que le chlore s'em- Chlore liquide.
ploie en médecine. Il constitue alors un liquide de couleur
jaune, d'odeur et de saveur insupportables, détruisant à l'instant
même la plupart des couleurs végétales, attaquant le mercure,
et laissant précipiter, à de basses températures, des cristaux lamellaires d'hydrate de chlore.

Pour l'obtenir sous cet état, on dispose à la suite les uns des
autres, ainsi que le fait voir la figure représentée ci-après, un

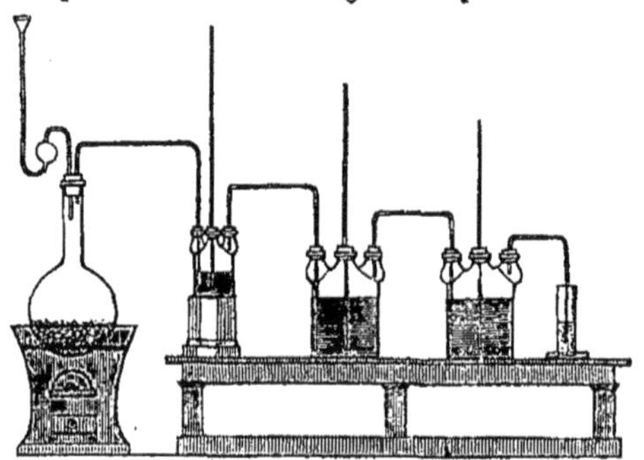

certain nombre de flacons contenant de l'eau distillée, en ayant
le soin d'en mettre fort peu au fond du premier, afin qu'elle
puisse retenir les acides sulfurique et chlorhydrique entraînés,
sans dissoudre en pure perte pour l'opération, une notable portion de chlore; de n'en remplir les autres qu'en partie, de conduire jusqu'à leur fond, la plus longue branche des tubes à
double courbure : on fait communiquer le premier flacon avec
un ballon, ou avec une cornue tubulée, contenant le bioxyde
de manganèse en poudre, ou son mélange avec le sel marin décrépité, le dernier, avec un vase contenant de la chaux éteinte,
ou toute autre matière propre à fixer le chlore, que l'eau des
flacons n'aurait point absorbé; on lute avec soin les jointures de
l'appareil, au moyen d'une pâte formée de farine de lin et de
colle d'amidon battues ensemble; pour plus de précaution encore,
on recouvre le tout de bandelettes en linge ou en papier, enduites
de colle, et lorsque les choses sont parfaitement disposées, l'on

introduit par le tube en S, que porte le col du ballon ou la tubulure de la cornue, l'acide chlorhydrique, l'acide sulfurique
étendu d'eau, ou le mélange de ces acides, à l'avance fait dans
une terrine entourée d'eau froide, afin que la chaleur que développe leur contact ne puisse faire perdre une portion du gaz
chlorhydrique.

L'on règle l'addition de la liqueur acide, de même que l'intervention de la chaleur, sur l'intensité du dégagement du gaz
qu'il faut entretenir assez rapide, pour que l'opération ne se
prolonge pas au delà du temps nécessaire, assez lent pour que le
chlore ne puisse traverser l'eau sans se dissoudre.

Quand il ne s'en produit plus, on démonte l'appareil, on rejette, ou du moins l'on met à part le liquide du premier flacon
comme contenant des acides sulfurique et chlorhydrique, celui
aussi du dernier, comme ayant, plus que les autres, couru le risque de ne pas être saturé; l'on mélange les liquides des flacons
intermédiaires, et on les conserve dans des flacons bouchés en
verre, à l'abri de la chaleur et de la lumière.

Quant au résidu à peu près sans usage, avant de l'extraire,
on commence par plonger dans un lait de chaux, le tube à double
courbure, qui mettait en communication avec le premier flacon,
le ballon ou la cornue, puis on introduit de l'eau par l'entonnoir
du tube en S, de manière à remplir ces vases, partant de manière
à chasser tout le chlore qui en occupait la portion vide de liquide.

Sous la pression de 0m,76, et à la température de + 20°,
l'eau dissout 2 fois son volume de chlore. Il suit de là, que 500
grammes de sel marin, susceptibles par leur mélange avec 667
grammes d'eau, autant d'acide sulfurique à 66°, et 333 gr. de
bioxyde, de produire 96 litres de chlore à 0°, pourraient à +
20°, suffire à la saturation d'environ 48 litres d'eau, en supposant complète l'absorption du gaz dégagé. Mais son peu de solubilité, doit engager à ne pas employer autant d'eau, qu'on en
pourrait à la rigueur employer.

Chlore gazeux. Que si l'on voulait se procurer du chlore gazeux, on adapterait à la dernière tubulure du flacon de lavage, soit un tube à
gaz, et l'on recevrait dans des flacons, ainsi que s'il s'agissait de
recueillir de l'oxygène, le gaz qui se dégagerait; soit un tube à

double courbure, dont la seconde branche plongerait au fond d'un flacon plein d'air, que le chlore, plus pesant, finirait par chasser tout entier de bas en haut.

Il importe de ne pas préparer longtemps à l'avance, le chlore liquide ou gazeux; celui-là, tend à réagir sur l'eau, à la décomposer, suivant ce qui sera dit en traitant de la conservation des matières minérales; celui-ci à se mélanger d'air. Les flacons en apparence les plus hermétiquement fermés, laissent pénétrer l'air entre les parois de leurs bouchons et de leurs cols, surtout par suite des dilatations et des contractions alternatives, que les variations de température font éprouver aux gaz qu'ils renferment.

Les fumigations guytoniennes ou désinfectantes, ne sont autre chose que des fumigations de chlore. D'ordinaire on les pratique en plaçant dans une pièce parfaitement close, dont on veut purifier l'air, ou dans des appareils fumigatoires, qui enveloppent le malade tout entier, la tête exceptée, ou seulement quelque partie de son corps, un vase contenant un mélange propre à dégager du chlore.

Des fumigations de chlore.

Quelquefois, le mélange est introduit dans un flacon en verre à parois très épaisses, qu'enveloppe pour plus de sécurité une boîte en bois, et dont le goulot usé à l'émeri, reçoit un obturateur en verre, qu'une vis de pression abaisse ou soulève, suivant qu'il est besoin d'arrêter ou de produire l'expansion du gaz.

Les chlorures d'oxydes remplacent avec avantage ces fumigations.

De l'*Iode* (I) et du *Brôme* (Br).

L'iode est solide au-dessous de 107°, d'aspect métallique, de couleur bleuâtre, d'odeur analogue à celle du chlore, peu soluble dans l'eau, beaucoup plus soluble dans l'alcool, qu'il colore en rouge brun, et davantage encore dans l'eau de potasse faible, au contact de laquelle il se convertit en iodure de potassium et en iodate de potasse. Il forme sur la peau une tache brunâtre que la chaleur et les alcalis font disparaître; vers 175° il se réduit en vapeurs d'un beau violet, que le refroidissement condense

Leurs propriétés.

en lames brillantes simulant d'ordinaire des feuilles de fougère. Sa fusion a lieu entre 107° et 175°.

La couleur de ses vapeurs suffirait à le distinguer de tous les corps connus, l'indigotine, ou principe colorant de l'indigo excepté: Or celui-ci ne peut être confondu avec lui, puisque, indépendamment de beaucoup d'autres propriétés, il possède celle de répandre, lorsqu'on le chauffe, une odeur toute spéciale, de se décomposer en partie, et en produisant des gaz et des matières empyreumatiques, à la manière des autres substances organiques en décomposition ignée.

Le brôme est liquide à la température ordinaire, solide au-dessous de 20°—0°, d'un brun rouge, de saveur forte, d'odeur désagréable, tenant à la fois et de celle du chlore et de celle de l'iode, volatil vers 47°, sous forme de vapeurs rouges qu'on ne pourrait guère confondre qu'avec celles de l'acide hypoazotique, et qui en diffèrent, notamment en ceci qu'elles détruisent la couleur du papier bleu de tournesol, au lieu de la faire passer au rouge. L'eau le dissout mal; l'alcool et les alcalis caustiques en dissolutions étendues, le dissolvent au contraire aisément. Avec ces dernières, il se produit des bromures métalliques et des bromates.

Leur préparation. L'iode et le brôme s'extraient des eaux mères des soudes de varechs, que des cristallisations multipliées ont débarrassées de la majeure partie des carbonates, des sulfates et des chlorures alcalins, naturellement contenus dans le produit de l'incinération des varechs, en même temps qu'elles y accumulaient l'iodure et le bromure de potassium, ou peut-être de sodium, qui les accompagnaient.

L'opération se fait exclusivement en fabrique, ce qui nous permet de ne la décrire que sommairement.

S'agit-il de l'iode; on dirige au travers de ces eaux mères un courant de chlore, lequel se substitue à l'iode, et le précipite sous forme de poudre noirâtre, qu'on lave à plusieurs reprises, qu'on sèche en la comprimant fortement dans un tissu, et que l'on sublime dans des appareils distillatoires composés de deux pots en terre. L'un placé au-dedans d'un fourneau, fait fonction de cornue, l'autre placé en dehors, fait fonction de récipient. Une ouverture ménagée à la partie supérieure de celui-ci, et que ferme un couvercle luté, permet d'enlever le produit.

Deux atomes de chlore se substituent à deux atomes d'iode, en sorte que chaque atome d'iodure donne lieu à un atome de chlorure et à deux atomes d'iode.

$$\underbrace{K,I^2}_{\text{Iodure de potassium.}} + \underbrace{2Cb}_{\text{Chlore.}} = \underbrace{K,Cb^2}_{\text{Chlorure de potassium.}} + \underbrace{I^2}_{\text{Iode.}}$$

Si les eaux mères renfermaient une très forte proportion de sulfures alcalins, provenant de la décomposition des sulfates par les matières organiques, dans l'acte de l'incinération des plantes marines ; afin de prévenir le dépôt de soufre auquel donnerait lieu la décomposition par le chlore de ces sulfates, par suite, la combinaison possible du soufre et de l'iode durant la sublimation, on les ferait évaporer à siccité ; on calcinerait le produit avec du bioxyde de manganèse dont l'oxygène ferait repasser les sulfures à l'état de sulfates ; l'on reprendrait par l'eau, et ce serait dans cette nouvelle liqueur qu'on ferait passer le gaz chlore.

S'agit-il du brôme ; on introduit dans une cornue en verre, de l'acide sulfurique, du bioxyde de manganèse, et la solution de laquelle le chlore a précipité l'iode, tandis qu'il n'en a pas séparé le brôme, parce que l'on a pris soin d'arrêter son passage, au moment où la production d'une légère vapeur rouge à la surface du liquide, indiquait que le bromure commençait à se décomposer.

On adapte à cette cornue un ballon à long col dont la tubulure porte un tube à double courbure, plongeant par sa branche la plus longue au fond d'une éprouvette, qu'entoure de la glace ou un mélange réfrigérant, et l'on porte à l'ébullition.

Il se produit entre les matières mises en présence, à savoir entre l'acide sulfurique, le bioxyde de manganèse et le bromure de potassium, des réactions toutes semblables à celles que nous avons vues se produire entre l'acide sulfurique, le bioxyde et le chlorure de sodium, sauf que le bromure remplaçant le chlorûre, au lieu de chlore, c'est du brôme qui se trouve mis en liberté.

Ce brôme passe dans le ballon, s'y condense en stries d'aspect huileux, de couleur rouge, en même temps qu'un peu d'eau; de telle sorte qu'en chauffant légèrement le récipient, il gagne seul l'éprouvette pour s'y condenser de nouveau, ne retenant plus que des traces d'humidité.

Leur conservation. On les conserve dans des flaçons en verre bouchés à l'émeri, que l'on place dans des lieux frais, et l'on assujettit les bouchons de ceux qui renferment le brôme.

L'action de ces corps sur le liége qu'ils corrodent et détruisent, doit le faire exclure.

DES MÉTAUX.

Leurs caractères génériques. Les métaux sont des corps simples, que caractérisent une opacité presque complète, un éclat tout particulier, au moins lorsqu'ils sont en masses, une grande conductibilité de la chaleur, de l'électrité, et surtout la faculté de former, avecl'oxygène, des oxydes presque tous susceptibles de s'unir aux acides, de les neutraliser, et d'être neutralisés par eux.

Ils possèdent, par conséquent, des propriétés diamétralement opposées à celles des métalloïdes.

Le pharmacien n'extrait aucun de ceux qu'il emploie;

Ni le fer,
— le zinc,
— l'étain,
— l'antimoine,

Ni le bismuth,
— le mercure,
— l'argent,
— l'or.

Aussi, nous bornerons-nous à l'indication sommaire de leurs procédés d'extraction; pour, au contraire, décrire avec détails les procédés que le pharmacien fait quelquefois servir à la purification de l'antimoine, du bismuth, du mercure et de l'argent.

Du Fer (Fe).

Ses propriétés. Le fer est d'un blanc grisâtre, de texture tantôt grenue, tantôt lamellaire, très dur, plus ductile que malléable, très tenace,

d'une densité de 7,7, fusible vers 130° du pyromètre de
Wedgwood, attirable à l'aimant. Il absorbe, à la température
ordinaire, l'oxygène de l'air humide, et se couvre d'une couche
d'hydrate de peroxyde connue sous le nom de rouille. L'acide
azotique le dissout mal, parce qu'il se forme un peroxyde plutôt
acide que basique, les acides sulfurique et chlorhydrique le dissolvent aisément. Il se dégage du gaz hydrogène, et il se produit
du sulfate de protoxyde ou du protochlorure de fer, reconnaissables aux caractères que nous indiquerons en traitant des oxydes
de ce métal, notamment susceptibles de colorer la liqueur en
vert.

C'est de son oxyde anhydre ou hydraté, de son carbonate et Sa préparation.
de son silicate naturels qu'on extrait le fer. On calcine ces différents composés avec du charbon, dans des fourneaux de formes
variables, suivant les localités et la nature du minerai, en ajoutant au mélange des matières destinées à favoriser la fusion de
la gangue, par exemple, des matières argileuses si celle-ci est
calcaire, des matières calcaires si elle est argileuse.

Le produit de cette première opération est la fonte, que l'on
distingue en blanche, en grise et en noire, suivant que, renfermant plus ou moins de carbone, elle est par lui plus ou
moins colorée. On y rencontre, en quelque sorte accidentellement, du silicium, du phosphore, du soufre, de l'arsenic, du manganèse provenant des minerais. On convertit cette
fonte en fer en la faisant chauffer au contact de l'air, principalement destiné à brûler le carbone et le silicium, à transformer le premier en acide carbonique qui se dégage; le second
en silice ou plutôt en silicate de fer, que le martelage de la matière à demi-refroidie fait exsuder sous forme de scories spon-
gieuses, en même temps que des oxydes de manganèse et de
fer, du sulfure et du phosphure de fer; tandis qu'il détermine
l'accolement des particules métalliques, et par suite amène l'ho-
mogénéité de la masse.

Le fer que l'on trouve dans le commerce contient toujours
du carbone et presque toujours du silicium, du phosphore, du
soufre, de l'arsenic et du manganèse; il doit à la présence de
ces corps étrangers de ne se dissoudre qu'imparfaitement dans

l’acide sulfurique étendu de six fois son poids d’eau ; mais leur très minime proportion, leur union intime avec le fer, les rend sans influence dans la pratique ordinaire de la mé-decine, en sorte que le pharmacien n’a pas à s’occuper de les séparer.

Sa pulvérisation. Pour l’obtenir à l’état de poudre, on broie dans un mortier en fer, avec un pilon de même métal, de la limaille de fer exempte de cuivre, et aussi peu chargée que possible de sili-cium et de carbone (voir aux essais de cette limaille) ; on frotte à la surface d’un crible à tissu en fil de fer, le produit de cette opération préliminaire, afin de détacher l’oxyde qu’aurait pu produire un commencement d’oxydation ; on rejette la première poudre, principalement formée de cet oxyde plus friable de beau-coup que ne l’est le métal, puis l’on achève la pulvérisation de la portion restée sur le tissu, de manière à la réduire en parti-cules assez ténues, pour qu’elles traversent un tamis en crin à tissu serré.

Si l’on voulait se procurer de la limaille porphyrisée, on repasserait la poudre sur un porphyre à sec, afin d’éviter l’oxy-dation. La poudre de fer simplement passée au tamis, conserve le brillant métallique, est entièrement attirable au barreau ai-manté, se dissout dans l’acide chlorhydrique en le colorant en vert clair, tandis qu’après la porphyrisation elle devient terne, en partie non attirable à l’aimant, et colore l’acide chlorhy-drique en vert jaunâtre, parce qu’il se produit du perchlorure de fer. Sa grande ténuité, la lenteur de l’opération, le contact de l’oxygène et de l’humidité de l’air, ont amené un com-mencement d’oxydation.

Dans le but de favoriser l’action thérapeutique du fer, en le présentant dans un état de division plus grand encore, que ne l’est celui sous lequel la porphyrisation permet de l’obtenir, M. Quevenne a, dans ces derniers temps, proposé de réduire ses oxydes pulvérulents au moyen de l’hydrogène.

Il les introduit dans un tube en porcelaine qu’il chauffe au rouge, dirige au travers du tube un courant de gaz hydrogène sec, tant que la vapeur d’eau qui se dégage par l’autre extré-mité de l’appareil, indique l’existence d’une portion d’oxyde indécomposé, et laisse refroidir après avoir bouché le tube par ses deux extrémités, ou en maintenant le courant de gaz, afin de prévenir la rentrée de l'air, et par suite la réoxydation du métal.

L'oxyde qu'il emploie de préférence, est le safran de mars apéritif, ou l'éthiops martial. Le colchotar, retenant presque toujours une forte proportion de sulfate de fer indécomposé, fournirait un mélange de fer métallique et de sulfure de fer.

La poudre de fer, de quelque manière qu'on l'ait obtenue, doit être conservée dans des flacons parfaitement secs, et bien bouchés, en raison de sa très grande altérabilité par l'air humide.

Du Zinc (Zn).

Le zinc est solide, blanc bleuâtre, lamelleux, plus malléa- Ses propriétés. ble que ductile, peu tenace, moins dur que le fer et plus dur que le plomb, d'une densité de 7,1 ; fusible au-dessous de la chaleur rouge, en produisant une flamme brillante et des flocons neigeux d'oxyde, si l'opération a lieu au contact de l'air; volatil au rouge blanc, soluble à la température ordinaire, et avec dégagement de gaz hydrogène, dans les acides sulfurique faible et chlorhydrique.

Ses dissolutions sont incolores et présentent les caractères indiqués à l'article *Oxyde de zinc*.

On l'extrait des minerais désignés par les minéralogistes, Son extraction. sous les noms de calamine et de blende. Le premier est un mélange de carbonate et de silicate hydratés, le second un sulfure.

L'opération consiste essentiellement:

Dans le premier cas, à calciner la calamine, d'abord seule, afin d'en dégager l'eau et l'acide carbonique, ensuite avec du charbon; et cette fois, tantôt dans des tuyaux en terre disposés de telle sorte que le zinc réduit s'échappe en vapeurs par leurs ouvertures supérieures pour se condenser en dehors, tantôt dans des creusets fermés en dessus, et percés en dessous d'une ouverture livrant passage aux vapeurs qui se condensent plus loin.

Ce sont de véritables distillations *per ascensum* et *per descensum*.

Dans le second cas, à griller à l'air le sulfure, afin de l'amener à l'état d'oxyde, que la calcination avec du charbon réduit ensuite, ainsi qu'il vient d'être dit. Pendant le grillage, le soufre est converti en acide sulfureux qui se dégage ; il se fait un peu de sulfate de zinc que des lavages enlèvent, afin qu'il ne reproduise pas du sulfure.

Dans le commerce, il est rare que le zinc ne contienne pas du fer et de l'arsenic. On y constate, 1° la présence du fer ; en essayant par le cyanure jaune de potassium, sa dissolution dans les acides, après l'avoir additionnée de quelques gouttes de chlore liquide ; au lieu d'un précipité blanc de cyanure de zinc, il se produit un précipité coloré en bleu par du cyanure de fer. 2° La présence de l'arsenic, en l'introduisant dans l'appareil de Marsh avec de l'acide sulfurique étendu ; le gaz hydrogène qu'il dégage est mélangé d'hydrogène arsénié. (Voir aux essais de l'antimoine les caractères de ce dernier gaz.)

Le pharmacien devra s'assurer que le zinc qu'il emploie est très sensiblement exempt de ces métaux étrangers.

De l'Étain (St).

Ses propriétés.   L'étain est solide, presque aussi blanc que l'argent, presque aussi mou que le plomb, très malléable, peu ductile, d'une densité de 7,29, fusible vers 210°, fixe. Il fait entendre, quand on le ploie, un craquement particulier nommé cri de l'étain.

L'acide sulfurique faible est sans action sensible sur lui à la température ordinaire, l'acide azotique le convertit, surtout à chaud, en un bioxyde pulvérulent d'un blanc jaunâtre, insoluble dans un excès d'acide azotique, et soluble dans l'acide chlorhydrique. Celui-ci dissout également bien le métal, en dégageant du gaz hydrogène, et la dissolution est incolore. (Voir l'article oxyde d'étain pour ses propriétés.)

Son extraction.   Le bioxyde assez abondant dans la nature, est calciné avec du charbon après avoir été soumis, s'il est nécessaire, à des grillages multipliés, destinés à le débarrasser des sulfures de fer et de cuivre, et des pyrites arsénicales qui l'accompagnent souvent. L'arsenic est volatilisé, et les sulfures sont convertis en sulfates que des lavages enlèvent.

De même que le zinc et que le fer du commerce, l'étain qu'on y rencontre est rarement pur, bien que celui de Malaca, ou étain en chapeaux, en raison de la forme sous laquelle il nous arrive, puisse sans inconvénient s'employer en médecine. Le corps étranger qui l'altère le plus habituellement est le plomb.

Qu'on traite l'étain en grenailles, par l'acide azotique bouillant, qu'on décante l'acide surnageant le bioxyde d'étain formé, la liqueur indiquera l'existence du plomb par l'hydrogène sulfuré qui la noircira, par les sulfates et les carbonates alcalins qui la précipiteront en blanc (sulfate et carbonate de plomb), surtout après que la concentration en aura chassé l'excès d'acide.

De l'Antimoine (Sb).

L'antimoine est solide, blanc bleuâtre, très brillant, très cassant, de texture lamelleuse quand il est impur, et grenue quand il est pur, fusible au-dessous de la chaleur rouge, fixe. Lorsqu'il est fondu et qu'on le laisse refroidir tranquillement, sa surface présente une empreinte de feuille de fougère. *Ses propriétés.*

L'acide sulfurique étendu est sans action sur lui à la température ordinaire, l'acide azotique le convertit en acide antimonieux pulvérulent; blanc ou blanc jaunâtre, très sensiblement insoluble dans l'excès d'acide azotique. L'acide chlorhydrique ne l'attaque pas, son mélange avec l'acide azotique (eau régale), le dissout, et produit une solution incolore, pourvue des propriétés relatées en parlant de l'oxyde de ce métal.

L'antimoine s'extrait de son sulfure naturel, après qu'on l'a privé par la fusion dans des pots en terre percés à leur fond, de manière à ce qu'ils livrent passage au métal en fusion, de la gangue infusible qui l'accompagnait. *Son extraction.*

On le concasse, on le grille à l'air, afin de le convertir en un mélange d'oxyde et de sulfure, ne retenant qu'une faible pro-

portion de celui-ci, puis on le calcine, soit avec du tartre brut,
soit avec 1/8 de son poids de charbon en poudre, à l'avance
chargé par imbibition, d'une solution saturée de carbonate de
soude.

Tandis que l'alcali s'empare du soufre du sulfure, les éléments combustibles du tartre ou le charbon, ~~enlèvent~~ l'oxyde ~~aussi~~ de son métal par l'air, ou par l'oxygène de la potasse ou de la soude, et de là de l'antimoine métallique, que recouvrent des scories contenant du sulfure alcalin et des traces encore de sulfure d'antimoine, d'où vient que, traitées par l'eau, elles fournissent une sorte de kermès.

Ces opérations laissant dans l'antimoine du plomb, du fer, de l'arsenic, dont l'existence s'explique naturellement par celle de leurs sulfures dans les minerais mis en traitement, il faut parfois que le pharmacien le purifie.

Sa purification.   Plusieurs procédés ont été proposés, les trois suivants réussissent bien.

1ᵉʳ procédé.   Réduisez le métal en poudre fine, chauffez-le graduellement dans un vase en terre non vernissé et peu profond, jusqu'à ce que sa surface laisse apercevoir des taches noires, lesquelles en s'agrandissant, finiront par se confondre et par produire une nuance uniforme. A cette époque, la masse deviendra incandescente, bien que l'on ait ménagé la chaleur du moment de l'apparition des taches. Vous brasserez le tout avec une spatule en fer, afin de faire participer la totalité des particules métalliques à une oxydation qui augmente de 12 pour 0/0 le poids de la matière, et lorsque l'incandescence cessera, vous cesserez de chauffer. Le produit étant fondu à la plus basse température possible dans un creuset couvert, se partagera par le refroidissement, en deux couches distinctes. L'une, supérieure, de couleur grisâtre, sans éclat, formée d'aiguilles disposées parallèlement les unes par rapport aux autres, se composera de protoxyde d'antimoine, d'oxydes de fer, de plomb et d'arsenic ; l'autre, inférieure, brillante, compacte, sera de l'antimoine pur.

Ce procédé, qu'adopte le Codex, a le très grand inconvénient de ne fournir, à l'état de pureté, que le quart environ de l'antimoine mis en expérience.

Mélangez l'antimoine en poudre avec 1/20 de son poids de 2ᵉ procédé. nitre, projetez le mélange par petites portions successives dans un creuset de Hesse rouge de feu, chauffez fortement jusqu'à ce que la matière soit en fusion tranquille, laissez refroidir, brisez le creuset, séparez le culot métallique, et répétez ces opérations à 2 ou 3 reprises.

Les métaux étrangers plus oxydables que l'antimoine s'emparent, de préférence à lui, de l'oxygène qu'abandonne le nitre, et de là, en même temps qu'un peu d'acide antimonieux, des oxydes de fer et de plomb, de l'acide arsénique ou arsénieux que leur faible densité appelle à la surface du bain, d'abord à l'état liquide, parce qu'ils sont fusibles par eux-mêmes, ou sous l'influence de l'alcali avec lequel même les acides de l'arsenic et de l'antimoine se combinent; puis à l'état solide.

Leur mélange constitue les scories.

Suivant le troisième procédé, dû à M. Liebig, on mélange 3ᵉ procédé. 16 p. d'antimoine, 1 p. de sulfure d'antimoine, et 2 p. de carbonate de soude desséché. On fait fondre dans un creuset, on maintient la matière en pleine fusion, durant 1 heure, afin de donner aux scories le temps de se séparer complétement; on laisse refroidir, on détache les scories, on pulvérise le culot métallique, et l'on recommence la série d'opérations; cette fois, en n'employant qu'une partie 1/2 de carbonate alcalin au lieu de 2. S'il en est besoin, on procède à une troisième calcination, avec 1 seule partie de carbonate.

L'addition du sulfure d'antimoine, a pour objet, de fournir à l'arsenic, au fer et au plomb, le soufre nécessaire à leur transformation en sulfures, ultérieurement susceptibles de se combiner avec le sulfure de sodium produit en même temps qu'eux, et de donner ainsi naissance à des composés extrêmement fusibles.

Du Bismuth (Bi).

Le bismuth est solide, d'un blanc jaunâtre, cassant, de tex- Ses propriétés ture lamelleuse, d'une densité de 9,82, fusible à + 240°, cristallisable par le refroidissement en cubes irisés, qui se disposent les uns par rapport aux autres, de manière à former des pyramides quadrangulaires renversées, et à escaliers en dedans.

L'acide sulfurique est sans action sensible sur lui, à la température ordinaire; l'acide azotique le dissout, et sa dissolution,
d'ailleurs incolore, est précipitée :

En blanc, par l'eau, pourvu du moins qu'elle ne soit pas trop acide. (Sous-
        azotate de bismuth.)
— noir, par l'acide sulfhydrique et les sulfures alcalins. (Sulfure de bismuth.)
— blanc, par les alcalis caustiques et leurs carbonates, sans qu'un excès de
        précipitant redissolve le précipité. (Oxyde de bismuth.)
— — par le cyanure jaune de potassium et de fer. (Cyanure de bismuth
        ferrugineux.)
— brun marron, par l'iodure de potassium. (Iodure de bismuth.)
— jaune orangé, par l'infusion de noix de galle. (Tannate de bismuth.)

Son extraction. L'extraction de ce métal est des plus faciles, attendu qu'il est
très fusible, et se rencontre dans la nature à l'état natif, disséminé
au milieu d'une gangue quartzeuse.

Dans certaines localités, on se contente de chauffer son minerai dans des creusets percés en dessous, et placés au-dessus d'autres creusets, destinés à recevoir le métal en fusion.

Ailleurs, on remplace les creusets par des cylindres en fonte
disposés sous un angle déterminé d'inclinaison, au milieu d'un
fourneau. On les charge par le haut, et le métal s'écoule par
l'ouverture inférieure, tandis que la gangue infusible demeure
dans le cylindre.

Celui du commerce retient, entre autres métaux étrangers, de
l'arsenic, auquel il doit de laisser un résidu pulvérulent blanchâtre d'arséniate de bismuth, quand on le traite par l'acide azotique
bouillant, de ne pouvoir cristalliser régulièrement, et qu'il en
faut séparer.

Sa purification. On y parvient, à l'aide d'un procédé semblable à l'un de ceux
que nous venons de voir servir à purifier l'antimoine.

L'alliage arsénical en poudre est intimement mélangé avec 5
pour 100 de son poids de nitre, puis chauffé au rouge dans un
creuset. Après refroidissement, on sépare le culot métallique des
scories formées en partie d'arséniate de potasse, et l'on répète
l'opération.

Dans le cas où le bismuth eût retenu du soufre, ce qui arrive
quelquefois, parce que ce métal peut être accompagné de sulfure
de bismuth, le soufre se retrouverait aussi dans les scories, mais à
l'état de sulfate de potasse. Il en serait de même, de celui qui

proviendrait des sulfures de fer, de zinc et de cuivre. Les scories se composeraient alors essentiellement, d'arséniate et de sulfate de potasse, d'oxydes de fer, de cuivre et de zinc.

Après son traitement par le nitre, le bismuth retient encore des traces de fer, de cuivre et de zinc, dont on ne peut le priver qu'en le pulvérisant, le dissolvant dans l'acide azotique, délayant dans une grande masse d'eau la liqueur privée par l'évaporation de l'excès d'acide qu'elle avait tout d'abord contenu, recueillant le dépôt de sous-azotate de bismuth qui se forme, lui enlevant l'acide azotique par son ébullition avec une solution de carbonate alcalin ; et finalement réduisant l'oxyde au moyen du charbon, à une température élevée.

Le pharmacien se contente d'ordinaire du traitement par le nitre.

Du Mercure (Hg).

Le mercure, que son état liquide à la température ordinaire, *Ses propriétés.* ne permet de confondre avec aucun autre métal, devient solide et malléable vers 40°—0°. Il est brillant, d'un éclat bleuâtre, d'une densité de 13,568, volatil vers 360°, inattaquable par l'acide sulfurique étendu, attaquable, surtout à chaud, par cet acide concentré ; plus attaquable encore par l'acide azotique, qui le dissout même à la température ordinaire, en donnant alors naissance à un liquide plus ou moins incolore, dans lequel les réactifs indiqués en traitant des oxydes de ce métal, font reconnaître la présence d'un sel de protoxyde ou de bioxyde de mercure, ou plutôt d'un mélange de ces sels.

On le retire du sulfure naturel par l'un des procédés sui- *Son extraction.* vants :

L'un consiste à introduire le minerai mélangé de chaux éteinte dans des cornues en fonte, en communication avec des récipients en terre, au tiers remplis d'eau, et à chauffer.

La chaux s'empare du soufre, il se fait du sulfure de calcium et du sulfate de chaux, et le mercure mis à nu se vaporise, pour se condenser dans les récipients.

L'autre, à calciner le minerai dans des fours d'une forme particulière. Sur leur sole en briques, percée de trous livrant passage à la flamme du foyer, l'on étend le sulfure de mercure, divisé par fragements. L'oxygène de l'air brûle le soufre, le convertit en acide sulfureux, et le mercure, à l'état de vapeurs, est conduit au dehors et condensé.

Sa purification. Le mercure du commerce, étant fréquemment altéré par la présence de métaux étrangers (étain, plomb, etc.), on le distille dans une cornue en fonte, au col de laquelle s'adapte une sorte de manchon en toile à tissu serré, que l'on double pour plus de précaution, et dont l'extrémité inférieure plonge dans l'eau. On a le soin de tenir ce manchon constamment humide, et de disposer l'appareil sous la hotte d'une cheminée tirant bien, fermée même en devant d'un rideau qui en augmente le tirage; enfin, de se mettre, par tous les moyens possibles, à l'abri des vapeurs mercurielles singulièrement délétères.

Les métaux étrangers restent dans la cornue.

Si l'on voulait obtenir du mercure chimiquement pur, le mieux toutefois, serait de distiller un mélange de 2 p. de cinabre avec 1 p. de chaux vive, ou de limaille de fer; en effet, le mercure contenant de l'arsenic ou du zinc, les laisserait en partie passer à la distillation, et parce qu'ils sont volatils, et parce que leur volatilité naturelle s'augmente de la présence du mercure.

La chaux et le fer retiendraient le soufre.

Chaque kilogramme de mercure fournit de 830 à 850 gr. de mercure (Guibourt), on en pourrait retirer jusqu'à 863 gr., s'il était possible d'éviter toute espèce de perte.

De l'eau mercurielle simple. Lorsque l'on fait bouillir, pendant 2 à 3 heures dans un matras en verre, 1 partie de mercure et 2 d'eau, en remplaçant au fur et à mesure celle qui s'évapore, on obtient une liqueur douée de propriétés vermifuges assez prononcées, dans laquelle les réactifs signalent l'existence du mercure, après qu'on l'a additionnée d'acide azotique, puis concentrée, suivant le conseil de Wiggers; ou mieux encore, d'après M. Soubeiran, après qu'on l'a additionnée de chlore, et 24 heures après, d'un peu de sel ammoniac, avant de l'évaporer. On admet assez généralement, que cette liqueur, désignée sous le nom d'eau mercurielle simple, contient du mercure en dissolution. Je croirais plus volontiers à la présence du bioxyde, puisque le mercure chauffé au contact de l'air, se convertit en bioxyde sensiblement soluble dans l'eau.

De l'Argent (Ag).

L'argent est solide, blanc, brillant, très malléable et très ductile, assez peu dur, d'une densité de 10,474, fusible au-dessus de la chaleur rouge ; fixe. *Ses propriétés.*

A la température ordinaire, l'acide sulfurique étendu ne l'attaque pas; concentré et bouillant il le dissout. L'acide azotique le dissout plus aisément; il produit une dissolution incolore, dans laquelle :

> L'acide chlorhydrique et les chlorures alcalins déterminent la formation d'un précipité blanc, caillebotté, insoluble dans l'acide azotique concentré, à toutes températures ; soluble dans l'ammoniaque, passant au violet d'abord, au noir ensuite, sous l'influence de la lumière. (Chlorure d'argent.)
> La potasse et la soude la précipitent en brun clair ou en olive. (Oxyde d'argent hydraté.)
> L'acide sulfhydrique et les sulfures alcalins, — en noir. (Sulfure d'argent hydraté.)
> Le chromate de potasse, — en pourpre. (Chromate d'argent.)
> Le phosphate et l'arsénite de soude, — en jaune serin. (Phosphate et arsénite d'argent.
> L'arséniate de soude, — en rouge brun. (Arséniate d'argent.)
> Le cyanhure jaune de potassium, — en blanc. (Cyanure d'argent ferrugineux.)
> Le cuivre, le fer et le zinc y forment des dépôts d'argent métallique.

Ce métal ayant une grande valeur, l'on en exploite presque toutes les mines. Cependant, les grandes exploitations portent sur son sulfure. Les procédés d'extraction singulièrement variables, et plus ou moins compliqués, tendent tous à l'allier, soit au mercure, soit au plomb, pour ensuite, s'il est allié au mercure, distiller l'amalgame ; s'il est allié au plomb, soumettre l'alliage aux deux opérations successives, ci-dessous sommairement décrites. *Son extraction.*

Dans la première, nommée coupellation, l'alliage est chauffé au milieu d'un fourneau à réverbère, disposé de telle sorte, que la matière en fusion reçoive l'action directe de l'air, que portent incessamment à sa surface d'énormes soufflets. Le plomb s'oxyde, passe à l'état de litharge que sa moindre pesanteur spécifique retient au-dessus du métal, et qu'une échancrure ménagée à cette intention sur la paroi latérale de l'espèce de creuset nommé coupelle, qui a reçu l'alliage, laisse couler au dehors, tandis que l'argent métallique reste au fond de la coupelle.

Dans la seconde, nommée *raffinage*, on chauffe l'argent, préalablement allié d'une proportion déterminée de plomb, destiné, en écartant les molécules de l'argent, à favoriser la réaction de l'air sur le plomb qu'il contient déjà, à la surface de vastes coupelles formées de matières poreuses, et de même que précédemment insufflant de l'air à la surface. Les phénomènes précités se reproduisent, de la litharge se forme ; mais au lieu de s'écouler sur le côté de la coupelle, elle la pénètre, et lorsque l'opération est terminée, l'argent tout entier se retrouve à la surface de celle-ci, en masse plus ou moins arrondie.

L'argent vendu sous le nom d'argent de coupelle est, sinon complètement, du moins assez pur, pour que le pharmacien puisse s'abstenir de le purifier, que d'ailleurs il provienne des usines dans lesquelles il a été soumis aux traitements précités, ou des laboratoires dans lesquels les essayeurs exécutent en petit, une véritable coupellation, pour déterminer la proportion de cuivre allié à l'argent ; l'oxyde de cuivre pénétrant la matière poreuse aussi bien que celui de plomb.

Mais il en est autrement de l'argent provenant des affinages. Le départ de ce métal et du cuivre, s'y faisant en dissolvant l'alliage dans l'acide sulfurique concentré bouillant, et précipitant l'argent au moyen de lames de cuivre ; l'argent que l'on obtient, retient du cuivre, parce qu'une portion du métal précipitant est entraînée avec le métal précipité, et plus tard s'allie avec lui, quand on le fond pour couler en lingots.

Celui-ci donc, comme au reste celui des monnaies, des vases, etc., a besoin d'être purifié ; à cet effet, on le dissout à chaud dans l'acide azotique étendu d'eau distillée, on verse dans la dissolution de l'acide chlorhydrique ou du chlorure de sodium en excès, on recueille le précipité de chlorure d'argent formé, on le lave, on le sèche, on le mélange avec la moitié de son poids de carbonate de soude sec, et l'on chauffe fortement pendant une heure au moins, dans un creuset de Hesse.

L'excès de carbonate alcalin employé et le chlorure de sodium formé, viennent se rassembler à la surface ; l'argent réduit se prend en culot au fond du creuset.

100 de chlorure représentent 75 d'argent.

On pourrait réduire le chlorure par la voie humide, le laisser digérer avec un excès de grenaille de zinc et d'acide sulfurique étendu. L'hydrogène développé absorberait le chlore, et l'argent réduit apparaîtrait sous formes d'éponges, qu'on laverait, et auxquelles l'acide sulfurique étendu enlèverait au besoin la portion de zinc non dissous.

Mais de cette manière, l'on risquerait de n'obtenir que de l'argent allié de zinc, ou mélangé d'un peu de chlorure indécomposé.

De l'Or (Au).

L'or est solide, jaune, très brillant, très ductile, très malléable, assez mou, d'une densité de 19,257, fusible au-dessus de la chaleur rouge ; fixe. Ses propriétés.

Les acides sulfurique et azotique concentrés et bouillants sont, pour ainsi dire, sans action sur lui ; l'eau régale le dissout facilement. Sa dissolution, d'un beau jaune, se comporte avec les réactifs comme il sera dit plus loin. (Voir oxyde d'or.)

L'or n'existant jamais qu'à l'état natif, son extraction est Son extractio généralement facile. En effet, d'ordinaire elle se réduit à séparer à la main ou par des lavages, les parcelles métalliques que renferment certains terrains d'alluvion, ou bien à triturer du mercure avec le produit de la division mécanique de ses minerais, afin de produire un amalgame que l'on distille.

Quelquefois cependant, on est obligé de les fondre avec des matières plombifères, dans le but d'obtenir un alliage de plomb et d'or que l'on soumet à la coupellation, ainsi que nous avons vu qu'on le faisait pour l'alliage analogue à base d'argent.

Que si les opérations précitées ont laissé dans le métal, du fer, de l'étain, du cuivre, on le fond avec du nitre. Les métaux étrangers s'oxydent, et se rassemblent à la surface de l'or sous forme de scories.

Quant à l'argent, que l'emploi du nitre n'aurait pu séparer

parce que ce métal n'est guère plus oxydable que l'or, pour l'éliminer, on fondrait l'alliage avec une quantité d'argent telle, qu'en définitive il en contînt les 3/4 au moins de son poids; on le coulerait dans l'eau de manière à le réduire en grenailles, puis on le traiterait par l'acide sulfurique concentré et bouillant. L'argent et le cuivre s'il en existait, seraient dissous, l'or inattaqué resterait à l'état de poudre.

Sans la présence d'une proportion suffisante d'argent, ses molécules très rares au sein de l'alliage, enveloppées qu'elles seraient d'une masse d'or considérable, se trouveraient défendues de l'action de l'acide. En agissant autrement, le métal soluble convertit en une sorte d'éponge chaque petite masse d'alliage, au fur et à mesure qu'il se dissout, et la pénétration par l'acide devient possible.

Sa purification. S'il arrivait que le pharmacien n'eût à sa disposition que de l'or allié de cuivre ou même d'argent, il devrait le fondre avec trois fois son poids de cuivre, grenailler l'alliage, et le traiter à chaud par l'acide azotique pur, jusqu'à ce que la liqueur décantée cessât, ou de précipiter l'acide chlorhydrique, ou, après neutralisation par les alcalis, de former par l'addition du cyanure jaune de potassium, un précipité briqueté de cyanure de cuivre.

Le résidu n'aurait besoin que d'être parfaitement lavé.

De la pulvérisation du zinc, de l'étain, de l'antimoine, du bismuth, de l'argent, de l'or. Le zinc, l'étain, l'antimoine, le bismuth, l'argent et l'or, lorsqu'on les emploie en médecine, sont administrés en poudre. On amène facilement à cet état, l'antimoine et le bismuth qui sont cassants, et que par suite il suffit de battre ou de triturer dans un mortier en fonte.

Mais il n'en est pas de même des autres. Ceux-ci ne feraient guère que s'étendre en lames sous la pression du pilon. Au contraire, ils peuvent être pulvérisés :

Tous, en les broyant après les avoir réduits en feuilles minces telles que, par exemple, les préparent les batteurs d'or, avec du sulfate de potasse, de la crème de tartre ou quelque autre matière analogue à particules dures et résistantes; puis traitant par l'eau bouillante le mélange pulvérulent.

L'eau laisse pour résidu, dans un état de ténuité très grand, le métal lui-même, qu'il suffit dès lors de sécher et de passer au tamis de soie.

Tous encore, en les frottant avec une râpe ou une lime suffisamment fine.

Le zinc et l'étain, en chauffant un grand mortier en fonte et la tête de son pilon, assez fortement, pour que le contact ne puisse, en la refroidissant, solidifier la masse en fusion; versant dans ce mortier, d'abord du sel marin en fusion ignée, puis les métaux également fondus, saisissant l'extrémité supérieure du pilon au moyen de manipules, et triturant vivement jusqu'à ce que le métal dont l'agitation et l'interposition du sel empêche l'accolement des particules, soit entièrement solidifié. Cela fait, comme ci-dessus, on lave la poudre à l'eau bouillante, on la sèche, on la passe au tamis.

L'or enfin, en remplissant aux 3/4 de sa dissolution aussi peu acide que possible, un flacon susceptible d'être bouché hermétiquement, achevant de le remplir presque en totalité avec une dissolution concentrée et limpide de sulfate de protoxyde de fer, fermant le flacon, l'agitant violemment, et abandonnant le tout au repos pendant 24 à 36 heures. L'or se précipite en poudre extrêmement ténue, qu'on lave par décantation tant que l'eau lui enlève de l'acide sulfurique et du fer, et qu'en définitive on fait sécher.

Dans cette dernière opération, qui n'exige d'autres précautions, que celles de faire usage d'une dissolution de fer parfaitement limpide, incapable partant de mêler au précipité d'or métallique des matières étrangères en suspension, et de l'employer en quantité suffisante, pour que la décomposition du chlorure d'or soit complète;

Ou bien l'eau est décomposée, et tandis que son oxygène se porte sur le protoxyde de fer pour le convertir en peroxyde, son hydrogène se porte sur le chlore du chlorure d'or. De là du peroxyde de fer, de l'acide chlorhydrique qui maintient l'état de saturation du sel ferrique dont l'oxyde, en se suroxydant, augmente de capacité de saturation, et de l'or métallique;

Ou bien une portion de protoxyde de fer cède son oxygène

à l'autre qu'elle convertit en peroxyde, et repassant elle-même
à l'état métallique, s'empare du chlore du chlorure d'or.

Les métaux dont nous venons de nous occuper ne sont pas
les seuls qui intéressent le pharmacien,

Le potassium,	L'aluminium,
— sodium,	Le manganèse,
— barium,	L'arsenic,
— calcium,	Le cuivre,
— magnésium,	Le plomb,

lui fournissent aussi de nombreux composés usités en médecine; mais comme on ne les y emploie jamais à l'état métallique
il n'en sera question qu'alors que nous étudierons ·

Les acides,	Les iodures,	
— oxydes,	— bromures,	métalliques.
— sulfures,	Et les sels.	
— chlorures,		

Au reste, nous en pourrions dire autant de plusieurs métalloïdes dont il n'a point été question dans cette leçon, notamment
de l'hydrogène, que nous retrouverons dans une foule de combinaisons; de l'azote qui fait partie de l'acide azotique, de l'ammoniaque etc.; du bore, base de l'acide borique, etc.

XXXIVe LEÇON.

Des Acides minéraux en général,

ET EN PARTICULIER

DE L'ACIDE BORIQUE, — CARBONIQUE, — PHOSPHORIQUE, — SULFUREUX, SULFURIQUE, — AZOTIQUE, — ANTIMONIEUX, — ANTIMONIQUE, — AR- SÉNIEUX, — ARSÉNIQUE, — CHLORHYDRIQUE, — CHLORO-AZOTIQUE (EAU RÉGALE), — ET SULFHYDRIQUE.

Les acides minéraux ou inorganiques, que leur origine surtout, distingue des acides organiques, lesquels s'extraient des êtres organisés, ou se produisent aux dépens de certains de leurs principes, sont caractérisés par les propriétés suivantes : *(Leurs caractères génériques.)*

Ils rougissent le tournesol, se dissolvent plus ou moins aisément dans l'eau, présentent une saveur aigre ou caustique, devenant aigre quand on les étend d'eau ; se rendent au pôle positif, lorsqu'on les place unis à l'eau dans le courant d'une pile en activité, et qu'ils ne se décomposent pas ; s'unissent à la plupart des oxydes métalliques, spécialement à la potasse et à la soude, les neutralisent et sont neutralisés par eux.

Le dernier de ces caractères, est de beaucoup le plus important, si bien qu'un corps qui le possède, doit être mis au rang des acides, alors même qu'il ne posséderait pas les autres ; c'est précisément le cas des acides de l'antimoine, qui rougissent à peine le tournesol, sont insipides et insolubles dans l'eau. Quant à leurs caractères spécifiques, en étudiant les propriétés des acides qui intéressent plus particulièrement le pharmacien, nous aurons le soin de relater celles, qui peuvent le mieux servir à les distinguer.

Les uns, nommés oxacides métalloïdiques, sont formés d'un métalloïde et d'oxygène. *(Leur composition.)*

L'acide borique = bore + oxygène,
— carbonique = carbone + oxygène,
— sulfurique anhydre = soufre + oxygène.

D'autres, nommés oxacides métalliques, sont formés d'un métal et d'oxygène.

L'acide antimonique = antimoine + oxygène,
— arsénique = arsenic + oxygène.

D'autres encore, nommés acides métalloïdiques, résultent de la combinaison de deux métalloïdes, dont l'un négatif par rapport à l'autre, c'est-à-dire susceptible de se rendre au pôle positif, quand l'acide soumis à l'action de la pile voltaïque, est par elle décomposé y joue le même rôle que l'oxygène dans les oxacides, tandis que l'autre y joue le rôle de radical.

Tels sont les acides   { chlorhydrique = chlore + hydrogène,
                       { sulfhydrique = soufre +   —

L'usage veut que, dans leurs noms composés, les initiales de l'élément négatif (le chlore, le soufre, etc.), figurent en premier.

Les acides métalloïdiques offrent cela de très remarquable, qu'ils ne se combinent pas en nature avec les oxydes métalliques, ainsi que le font les autres, bien qu'ils en fassent aussi disparaître les propriétés basiques.

Au contact des oxydes, leur élément négatif se combine avec le métal pour donner naissance à un chlorure, à un sulfure, etc., tandis que leur élément positif se combine avec l'oxygène de l'oxyde.

Tandis, par exemple, que l'acide carbonique, l'acide sulfurique et la potasse, produisent du carbonate, du sulfate de potasse, l'acide chlorhydrique, l'acide sulfhydrique et la même base, produisent du chlorure de potassium et de l'eau, du sulfure de potassium et de l'eau.

Le nombre des acides minéraux est considérable. On s'en peut convaincre par l'inspection du tableau suivant.

OXACIDES MÉTALLOÏDIQUES.

Acide borique,	B^2,O^3	Acide	hyposulfureux,	S,O
— silicique,	Si,O^3		sulfureux,	S,O^2
— carbonique,	C,O		hyposulfurique,	S^2,O^5
			sulfurique,	S,O^3
— { hypophosphoreux,	Ph^4,O^3	—	sélénieux,	Se,O^2
{ phosphoreux,	Ph^2,O^3		sélénique,	Se,O^3
{ hypophosphorique,		—	hypochloreux, Ch^2,O	protoxyde et deutoxyde de chlore de quelques chi- chimistes.
{ phosphorique,	Ph^2,O^5		chloreux, Ch^2O^3	

OXACIDES MÉTALLOÏDIQUES (*suite*).		Acide molybdique,	Mo,O^3
Acide { chlorique,	Ch^2,O^5	— chromique,	Cr,O^3
{ chlorique oxygéné,	Ch^2,O^7	— vanadique,	V,O^3
— bromique,	Br^2,O^5	— tungstique,	W,O^3
— { iodique,	I^2,O^5	— columbique,	Ci,O^3
{ hyperiodique,	I^2,O^7	— { antimonieux,	Sb,O^4
— azoteux ou nitreux,	Az^2,O^3	{ antimonique,	Sb^2,O^5
— hypoazotique ou hyponitrique,	Az^2,O^4	**ACIDES MÉTALLOÏDIQUES.**	
— azotique ou nitrique,	Az^2,O^5	Acide fluorhydrique,	F,H
OXACIDES MÉTALLIQUES.		— chlorhydrique,	Ch,H
		— bromhydrique,	Br,H
— { manganique,	Mn,O^3	— iodhydrique,	I,H
{ hypermanganique,	Mn,O^7	— sulfhydrique,	S,H^2
		— sélénhydrique,	Se,H^2
— { arsénieux,	As^2,O^5	— fluoborique,	F^3,B
{ arsénique,	As^2,O^5	— chloroborique,	Ch^3,B
		— fluosilicique,	F^6,Si
		— chlorosilicique,	Ch^6,Si

Nous n'aurons, bien entendu, à nous occuper que de ceux qu'emploie le pharmacien.

De l'acide Borique,

(Acide boracique, sel sédatif de Homberg.)

$$B^2 O^5 = \begin{cases} \text{Bore,} & 135,98 \\ \text{Oxygène,} & 300,00 \end{cases} \text{à l'état anhydre,}$$

$$+ 3 H^2 O = \text{. Eau,} \quad 337,44 \quad \text{à l'état de cristaux,}$$

Sa composition.

Ses propriétés. L'acide borique est solide, blanc, inodore, peu sapide, peu acide aux réactifs colorés; il ne fait guère que colorer en rouge vineux la teinture de tournesol; fusible au degré de la chaleur rouge en un verre transparent; fixe, et cependant susceptible d'être assez facilement entraîné par les gaz et par les vapeurs; soluble dans environ 26 fois son poids d'eau à $+150^o$, et dans moins de 3 fois son poids d'eau bouillante; assez soluble dans l'alcool, pour lui communiquer la faculté de brûler avec une flamme verte.

Sa dissolution aqueuse saturée à chaud, laisse précipiter par le refroidissement, des cristaux lamellaires ou prismatiques, retenant 3 atomes d'eau, ou 44 sur 100.

Sa préparation. On pourrait se procurer cet acide en purifiant, au moyen de dissolutions et de cristallisations multipliées, celui que l'on extrait de certains lacs de la Toscane; cependant on préfère le retirer du Borate de soude, par l'intermédiaire d'un acide capable de le déplacer.

On dissout 1000 p. de borax cristallisé, dans 5000 p. d'eau bouillante ; on filtre au papier au-dessus de terrines en grès, puis, sans laisser refroidir, on instille dans la dissolution, que l'on agite avec un tube en verre, et de manière à prévenir la projection du liquide que le calorique, dégagé au moment .du contact, tend à réduire en vapeurs, environ 320 gr. d'acide sulfurique à 66° ; l'on abandonne au repos durant 24 heures.

L'acide borique mis à nu, beaucoup moins soluble dans l'eau froide que le sulfate acide de soude formé, se dépose en cristaux lamellaires, que l'on sépare par décantation des eaux mères, que l'on jette sur une toile, que l'on y lave à 2 ou 3 reprises à l'eau froide, et que l'on sèche à l'étuve.

Les eaux mères aussi bien que les eaux de lavage, évaporées à 14° Baumé, fournissent une nouvelle quantité d'acide, mais légèrement coloré, ce qui oblige à le faire redissoudre et cristalliser.

La séparation complète de l'acide borique et du sulfate de soude, basée sur la plus grande solubilité de celui-ci dans l'eau froide, présente d'assez grandes difficultés, en raison de ce que la présence d'un excès d'acide sulfurique, indispensable à l'entière décomposition du borax, augmente la solubilité de l'acide borique.

Pour obvier à cet inconvénient, M. Girardin a proposé de substituer à l'acide sulfurique, son équivalent d'acide chlorhydrique, c'est-à-dire une quantité de ce dernier acide telle, qu'elle représente les 320 gr. d'acide sulfurique, qu'elle puisse saturer une égale quantité de soude (237 gr. d'acide réel). Le chlorure de sodium, qui remplace alors le sulfate de soude, étant à très peu près aussi soluble à froid qu'à chaud, les liqueurs refroidies deviennent susceptibles de le retenir tout entier, sans cesser d'abandonner la presque totalité de l'acide borique.

Quelque multipliés qu'aient été les lavages, l'acide que fournit le borax du commerce n'est pas chimiquement pur ; il retient des traces de matières grasses naturelles au sel, et de l'acide sulfurique qui semble s'y trouver en quelque sorte en combinaison.

La fusion ignée le débarrasserait des unes et de l'autre, mais cette purification n'est pas nécessaire en pharmacie.

C'est à la présence de la matière grasse qu'il doit de cristalliser en larges écailles nacrées; car il cristallise en prismes quand il est pur. De là vient que l'acide borique fourni par le borax naturel, ou borax de l'Inde, plus chargé de matière grasse que ne l'est le borax artificiel, obtenu en neutralisant par le carbonate de soude l'acide borique naturel, est plus feuilleté que celui fourni par ce dernier borax.

On communiquerait à l'acide extrait de celui-ci, la forme écailleuse prononcée de son analogue, en clarifiant au blanc d'œuf la dissolution saline, avant de la décomposer par l'acide sulfurique ou chlorhydrique; parce que la très minime quantité d'albumine restée dans les liqueurs, produirait le même effet que la matière grasse; mais cette espèce de tour de main ne peut évidemment que diminuer la pureté du médicament.

De 100 p. de borax prismatique on retire environ 50 p. d'acide borique cristallisé. Le borax octaédrique, que nous verrons contenir moins d'eau de cristallisation, en fournirait davantage.

De l'acide Carbonique.

$$(C,O) = \begin{cases} \text{Carbone,} & 38,218 \\ \text{Oxygène,} & 100 \end{cases}$$

Sa composition.

L'acide carbonique est gazeux à la température et¹ sous la pression atmosphérique ordinaires, liquéfiable par une augmentation considérable de pression, solidifiable, une fois liquide, par l'abaissement de température que produit sa propre vaporisation partielle; sans couleur, sans odeur, sans saveur, peu soluble dans l'eau, absorbable par les alcalis caustiques. Il forme avec l'eau de chaux ajoutée en excès, un précipité blanc de carbonate de chaux, que les acides dissolvent avec effervescence; ne rougit que faiblement la teinture de tournesol; éteint les corps enflammés qu'on y plonge; asphyxie les animaux.

Ses propriétés.

On l'obtient en décomposant le carbonate de chaux par l'acide sulfurique, ou par l'acide chlorhydrique.

Sa préparation.

Lorsque celui-ci est exempt d'acide sulfureux, lequel pourrait se dégager avec le gaz carbonique, parce que la présence d'un grand excés d'acide chlorhydrique l'empêcherait d'être absorbé par la chaux; peu importe celui des deux que l'on emploie : leurs valeurs commerciales comparées déterminent à peu près seules le choix. Seulement, il faut faire usage de carbonate de chaux sans compacité (de craie), quand on a recours à l'acide sulfurique, le délayer dans l'eau, de plus, étendre l'acide de 10 à 12 fois son poids d'eau.

Contrairement, faire usage de carbonate de chaux compacte (de marbre blanc); ne le diviser que grossièrement, n'étendre l'acide que d'environ son poids d'eau, quand on se sert d'acide chlorhydrique.

Les marbres colorés fourniraient du gaz impur, mêlé d'acide sulfhydrique, si le sulfure de fer les colorait.

Avec le marbre et l'acide sulfurique, l'action ne tarderait pas à s'arrêter, ou ne marcherait qu'avec une extrême lenteur, attendu qu'il se formerait à la surface de chaque fragment, une couche de sulfate de chaux insoluble, qui défendrait de l'action de l'acide le carbonate indécomposé.

Avec la craie et l'acide chlorhydrique, la réaction serait trop vive. Elle s'arrêterait, ou plutôt se terminerait presque aussitôt l'affusion de l'acide terminée, pour renaître tumultueusement à chaque nouvelle affusion, attendu que le chlorure de calcium soluble n'y mettrait aucun obstacle.

Chaque atome de carbonate de chaux neutralisera un atome d'acide sulfurique, 2 atomes d'acide chlorhydrique, et laissera dégager 2 atomes d'acide carbonique.

$$Ca,O,2(C,O) + SO^3 = CaO,SO^3 + 2(C,O)$$

Carbonate de chaux.   Acide sulfurique.   Sulfate de chaux.   Acide carbonique.

ou

$$CaO,2(CO) + 2(Ch,H) = Ca,Ch^2 + H^2O + 2(C,O)$$

Carbonate de chaux.   Acide chlorhydrique.   Chlorure de calcium.   Eau.   Acide carbonique.

Dans un cas, il y aura donc simplement substitution de l'acide sulfurique à l'acide carbonique et mise en liberté de celui-ci;

tandis que dans l'autre, au déplacement de l'acide carbonique
par l'acide chlorhydrique, succédera la décomposition mutuelle
de l'oxyde et de l'hydracide.

C'est toujours en dissolution dans l'eau, que le gaz carboni- Sa préparation.
que s'emploie en médecine.

On introduit dans un flacon à deux tubulures, les fragments
de marbre et quelque peu d'eau, ou la craie délayée dans l'eau ;
on adapte à l'une des tubulures, un tube droit plongeant de
quelques lignes dans le liquide ; à l'autre, un tube à double courbure, plongeant par sa seconde branche au fond d'un flacon de
lavage, contenant très peu d'eau, afin qu'elle ne puisse dissoudre que le gaz chlorhydrique ou les vapeurs d'acide sulfurique
entraînées ; l'on fait suivre le flacon de lavage, d'une succession
de flacons plus grands, disposés comme dans l'appareil pour le
chlore liquide ; on lute les jointures, et versant l'acide par le
tube droit, on procède au dégagement du gaz, en se réglant, pour
ajouter une dose d'acide, sur la rapidité avec laquelle les bulles
traversent l'eau de lavage, et cessant toute addition aussitôt que,
malgré l'extrême lenteur de leur passage au travers de cette eau,
on les voit arriver à l'extrémité de l'appareil, sans être retenues
par l'eau des flacons intermédiaires, ou bien encore, quand tout
le carbonate calcaire est dissous.

Préparée sous la pression et à la température ordinaires,
cette dissolution ne renferme qu'une fois son volume de gaz
carbonique. Pour l'obtenir plus chargée, il faudrait employer
des appareils particuliers qui permissent d'opérer sous une
pression plus forte. Ils seront décrits en traitant des eaux minérales.

Elle offre une saveur aigrelette, rougit légèrement le tournesol, précipite en blanc l'eau de chaux, au moins alors qu'on
en ajoute assez pour que le carbonate de chaux formé ne se dissolve pas à la faveur de l'excès d'acide ; précipite en blanc aussi
le sous-acétate de plomb, abandonne tout son acide carbonique
à la température de l'ébullition, et se distingue essentiellement
de l'eau de Seltz artificielle, en ce qu'elle ne laisse dégager aucune bulle de gaz quand on débouche les flacons qui la con-

tiennent, et n'exerce, de dedans en dehors, aucune pression sur
leurs parois ou sur leurs bouchons.

De l'acide Phosphorique.

Sa composition.

$$Ph^2,O^5 = \begin{cases} \text{Phosphore,} & 392,30 \\ \text{Oxygène,} & 500 \end{cases} \text{à l'état anhydre,}$$

$$+ \ \text{Eau,} \qquad \text{. telle qu'on l'emploie en médecine.}$$

Ses propriétés. L'acide phosphorique, le seul des acides du phosphore qu'emploie la médecine, est solide, sans couleur, sans odeur, de saveur caustique, fusible, vitrifiable, indécomposable par la
chaleur, volatil à une température élevée, soluble dans l'eau
en toutes proportions; déliquescent, soluble aussi dans l'alcool.

Quand, après l'avoir neutralisé par la potasse ou par la soude,
on vient à calciner avec du potassium, ses sels préalablement
desséchés, l'on obtient une masse susceptible, au contact de l'eau,
de développer du gaz hydrogène phosphoré, reconnaissable à sa
manière toute particulière de brûler.

On l'obtient par le procédé suivant, dû à M. Berzélius.

Sa préparation. Dans une cornue tubulée, de capacité double au moins du volume du mélange qu'elle doit contenir, et dont le col communique avec un ballon portant à sa tubulure un long tube droit
destiné à porter dans une cheminée, les gaz et les vapeurs non
condensés; on introduit :

D'abord 4 parties d'acide azotique concentré,
    et 8 — d'eau distillée,
    puis 1 partie de phosphore en gros fragments, et l'on porte à l'ébullition.

L'acide azotique se décompose, cède de l'oxygène au phosphore; de cette réaction résulte, d'une part, du gaz azote et du
bioxyde d'azote que le contact de l'air transforme au fur et à mesure en acide hypoazotique, lequel se condense en partie dans le
ballon, et s'échappe en partie, en vapeurs rutilantes par le tube
droit, en même temps que l'azote; d'autre part, de l'acide phosphorique, qui se dissout dans l'excès d'acide azotique. On continue de chauffer, en ayant le soin de reverser à deux ou trois
reprises dans la cornue, l'acide distillé qu'accompagne quelque
peu de phosphore plus ou moins oxygéné, jusqu'à ce que la dissolution de celui resté dans la cornue en soit complète; on concen-

tre en consistance sirupeuse : pour être plus certain de dégager les dernières portions d'acide azotique, on chauffe dans un creuset en platine à une température voisine de 200°; en définitive, l'on ajoute au produit la quantité d'eau distillée nécessaire à sa conversion en une solution marquant 45° Baumé, ou d'une densité de 1,45.

En cet état, elle constitue l'acide phosphorique médicinal.

100 parties de phosphore représentent, très approximativement, 227 parties d'acide phosphorique anhydre, 272 parties d'acide phosphorique monohydraté, et une plus forte proportion d'acide médicinal.

Durant l'opération, on voit parfois le phosphore nager sous forme d'huile à la surface du liquide : cet effet a lieu, lorsque par suite d'une ébullition trop rapide, la majeure partie de l'acide azotique passe dans les récipients avant d'avoir réagi. Il laisse alors le phosphore baigné d'un liquide, dont la densité finit par devenir supérieure à la sienne, et parce que l'eau de l'acide azotique distille de préférence à lui, et surtout parce que la proportion d'acide phosphorique dissous y va sans cesse en augmentant.

On remédie à cet inconvénient, qui pourrait déterminer la rupture de l'appareil, au cas où la condensation des vapeurs permettant à l'air d'y rentrer, le phosphore viendrait à s'enflammer; en modérant l'action de la chaleur et de temps à autre cohobant, sans attendre que le liquide de la cornue se soit notablement épaissi.

On remarque également vers la fin, alors que la consistance du produit est devenue sirupeuse ou plutôt visqueuse, que les vapeurs rutilantes après avoir disparu, du moment où le phosphore tout entier converti en acide phosphorique avait cessé de réagir sur l'acide azotique; se reproduisent avec assez d'intensité pour occasionner parfois des détonations dangereuses.

M. Guibourt attribue cette recrudescence à ce que l'acide phosphorique, très avide d'eau, déshydrate l'acide azotique, d'où de l'acide hypoazotique et de l'oxygène. Quelle qu'en soit la cause, elle doit faire ménager la chaleur dès que le liquide de la cornue commence à s'épaissir.

On pourrait préparer l'acide phosphorique par d'autres procédés : décomposer par l'acide sulfurique les phosphates de baryte ou de plomb dissous dans l'eau aiguisée d'acide azotique pur ; filtrer afin de séparer les sulfates de baryte ou de plomb formés, évaporer à siccité de manière à chasser l'acide azotique et l'excès d'acide sulfurique , enfin redissoudre dans suffisante quantité d'eau le produit de cette évaporation;

Ou bien encore, brûler le phosphore dans l'air ; calciner fortement le phosphate d'ammoniaque, puis reprendre également par des quantités d'eau convenables, et l'acide phosphorique produit, et celui laissé pour résidu;

Mais, il serait à craindre que ces acides phosphoriques ne présentassent pas une parfaite identité de composition, et surtout de propriétés physiologiques, avec l'acide obtenu au moyen de l'acide azotique.

Les très curieuses recherches de MM. Clarke, Stromeyer, Graham, ont en effet démontré que l'acide phosphorique offre des propriétés chimiques différentes, suivant qu'il est anhydre ou hydraté, suivant même qu'il renferme telle ou telle proportion d'eau. On observe notamment que l'acide monohydraté précipite les dissolutions étendues de chlorure de barium et celles d'albumine, que ne précipitent ni l'acide anhydre, ni l'acide à trois atomes d'eau. Or, l'acide phosphorique par l'acide azotique, simplement chauffé qu'il est à + 200°, retient 3 atomes d'eau ; celui de la calcination du phosphate d'ammoniaque n'en retient que 1 atome, et celui par la combustion du phosphore est anhydre.

Une ébullition prolongée avec l'eau, semble même ne pouvoir que très difficilement communiquer aux acides anhydre et monohydraté les propriétés de l'acide trihydraté.

Des quatre oxacides du soufre, deux seulement, le sulfureux et le sulfurique, s'emploient en médecine à l'état de liberté.

De l'acide Sulfureux.

$$SO^2 = \begin{cases} \text{Soufre,} & 201,165 \\ \text{Oxygène,} & 200 \end{cases}$$

Sa
composition.

L'acide sulfureux est gazeux à la température ordinaire, mais Ses propriétés. susceptible d'être liquéfié par le froid, que produit un mélange de sel marin et de glace; incolore, d'une odeur piquante qu'il est impossible de confondre avec quelqu'autre, et qui n'est après tout, que celle du soufre qui brûle; soluble dans l'eau, absorbable par les alcalis caustiques. Il détruit les couleurs bleues végétales, plutôt qu'il ne les rougit.

On l'emploie en médecine sous deux états : gazeux, et dissous dans l'eau.

Dans le premier cas, il s'obtient presque exclusivement par la Sa préparation. combustion du soufre au moyen de l'oxygène de l'air, dans des appareils fumigatoires disposés de telle sorte, que le malade que l'on expose à son action, ne le puisse respirer.

M. Dumas, t. 1er, pag. 152, a décrit d'une manière complète l'appareil fumigatoire construit à l'hôpital St-Louis de Paris, sous la direction de M. Darcet; et l'on trouverait encore d'utiles renseignements à ce sujet, dans le *Dictionnaire technologique* publié en 1826, chez Thomine, articles Assainissement, Bains, Désinfection.

Dans le second, il peut être obtenu en traitant par l'acide sulfurique concentré et bouillant, le mercure, le charbon, la sciure de bois, etc.

L'acide sulfurique est partiellement décomposé, et tandis qu'il se produit à ses dépens de l'acide sulfureux, il se produit :

Aux dépens du mercure, du protoxyde ou du bioxyde, qui donnent immédiatement naissance à du sulfate ;

Aux dépens du charbon, de l'acide carbonique ;

Aux dépens de la sciure de bois, de l'acide carbonique et de l'eau.

En pharmacie, on préfère employer le mercure, pour cela même qu'il ne dégage pas d'acide carbonique. La moindre solubilité dans l'eau de ce dernier gaz, finirait toutefois par permettre à l'acide sulfureux de le déplacer, si l'on avait le soin de prolonger suffisamment le courant de gaz au travers du liquide.

L'appareil dont on se sert, est disposé de la même manière que celui déjà décrit en traitant de la préparation du chlore liquide, sauf que le tube en S du matras ou de la cornue, devenant inutile, du moment où tout le liquide est à l'avance introduit dans l'appareil, on le supprime; et que d'autre part; on remplace le tube simple établissant la communication entre le matras ou la cornue et le flacon de lavage, par un tube à boule de Welter. Sans cette précaution, l'absence du tube en S permettrait à l'absorption de se produire, du flacon de lavage dans le vase renfermant l'acide et le mercure, quand, par une cause quelconque, la pression viendrait à s'exercer plus forte dans cette direction.

L'on introduit dans le matras :

4 parties de mercure, 6 d'acide sulfurique à 66° et l'on porte à l'ébullition ;

L'acide sulfureux dégagé traverse le flacon de lavage, s'y dépouille de l'acide sulfurique qu'il entraîne, et pénétrant dans le second flacon après avoir saturé l'eau du précédent, s'y dissout. L'effet se continue jusqu'à ce que le gaz cesse de se dégager, ou jusqu'à ce que la saturation se soit étendue à l'eau de tous les flacons.

La solution que l'on obtient (celle du premier flacon doit être rejetée comme impure) est incolore, saturée à $+ 15°$ de température, et sous la pression de $0^m,76$; elle offre l'odeur du gaz lui-même, marque 7° à l'aréomètre, et contient environ 37 fois son volume de gaz sulfureux qu'elle perd par l'ébullition.

Le sulfate de mercure formé reste dans le matras; il peut s'employer à la préparation du chlorure de mercure.

En supposant que tout le mercure passe à l'état de sulfate de bioxyde, chacun de ses atomes décomposerait un atome d'acide sulfurique anhydre, en retiendrait un pour produire du sulfate, et rendrait libre un atome d'acide sulfureux.

Voici l'équation qui représenterait la réaction.

$$Hg \;+\; 2(S,O^3) \;=\; HgO,SO^3 \;+\; S,O^2$$

Mercure. Acide sulfurique. Sulfate de bioxyde. Acide sulfureux.

L'on aurait cette autre équation, s'il ne se formait que du sulfate de protoxyde.

$$Hg^2 \;+\; 2(S,O^3) \;=\; Hg^2O,SO^3 \;+\; S,O^2$$

Mercure.   Acide sulfurique.   Sulfate de protoxyde.   Acide sulfureux.

Celle-ci intéresse 2 atomes de mercure au lieu de 1, à la production du sulfate et de l'acide sulfureux. Le plus ordinairement, il y a production de sulfates de protoxyde et de bioxyde.

On placera l'acide sulfureux liquide dans des flacons en verre très hermétiquement fermés, qu'on en remplira. Sans cette précaution, à la faveur de l'eau, il absorberait l'oxygène de l'air, et se convertirait en acide sulfurique.

Aussi sa dissolution d'abord odorante, et susceptible de former avec l'eau de baryte un précipité blanc de sulfite de baryte soluble sans résidu dans l'acide azotique, qui en dégage le gaz acide sulfureux, finit-elle souvent par perdre toute odeur, et par former avec la baryte, un précipité blanc de sulfate, inso·luble dans l'acide azotique, et par lui indécomposable.

De l'acide sulfurique.

(Huile de vitriol).

$$S,O^3 = \begin{cases} \text{Soufre,} & 201,165 \\ \text{Oxygène,} & 300 \end{cases} \text{à l'état anhydre,}$$

$$+\; H^2O = \text{Eau,} \quad 112,48 \quad \text{à l'état de monohydrate} \\ \text{ou marquant } 66^\circ.$$

Sa composition.

L'acide sulfurique monohydraté, le seul que l'on emploie en *Ses propriétés.* médecine, est un liquide incolore, sans odeur, d'une saveur caustique, d'une consistance oléagineuse, d'une densité de 1,842 (66° Baumé), à la température de + 20°; volatil vers 310° sous la pression de 0^m, 76. Il rougit très fortement la teinture de tournesol, noircit les fragments de bois qu'on y plonge, en déterminant l'union de l'hydrogène et de l'oxygène que le ligneux renferme dans les proportions qui constituent l'eau, et par suite la mise à nu de son carbone; développe, par son mélange avec l'eau, une élévation de température considérable. La baryte et ses sels solubles, versés dans sa dissolution aqueuse, forment des précipités blancs de sulfate de baryte.

 On le prépare par deux procédés :

L'un, suivi de préférence en Allemagne, consiste à décomposer dans des appareils distillatoires, du sulfate de protoxyde de fer plus ou moins parfaitement desséché, et mieux encore du sulfate de peroxyde.

L'on obtient, en employant le sulfate de protoxyde :

De l'eau,   } qui se condensent ensemble dans les
Et de l'acide sulfurique anhydre,   } récipients.
De l'acide sulfureux,   } qui se dégagent.
Et de l'oxygène,   }
Du peroxyde de fer, | qui reste pour résidu.

Avec le sulfate de peroxyde, il ne se produit presque plus d'acide sulfureux, et la proportion d'acide sulfurique anhydre est plus forte, parce que c'est aux dépens de cet acide, que, dans le premier cas, se peroxydait le fer.

Nous reviendrons sur cette décomposition si bien étudiée par M. Bussy, en traitant de la préparation du colcothar.

L'autre procédé, usité de préférence en France et en Angleterre, consiste essentiellement à faire réagir dans des chambres en plomb :

Du bioxyde d'azote,   De l'air ou plutôt de l'oxygène,
De l'acide sulfureux,   Et de l'eau.

Puis à concentrer le produit, d'abord dans des chaudières en plomb, ensuite dans des cornues en platine.

Le bioxyde d'azote, immédiatement converti par l'oxygène en acide hypoazotique, cède à l'acide sulfureux, sous l'influence d'une petite quantité d'eau, une portion de son oxygène, le convertit en acide sulfurique, et lui-même devient acide azoteux.

De là, une combinaison cristallisable d'acide sulfurique, d'acide azoteux et d'eau.

Bientôt, sous l'influence d'une proportion d'eau plus considérable, cette combinaison se détruit, son acide sulfurique se dissout, son acide azoteux est partagé en acide hypoazotique et en bioxyde d'azote qui tous deux se dégagent;

Le premier, pour reproduire immédiatement la série de phénomènes précités, le second, pour les reproduire également, mais seulement après s'être reconstitué acide hypoazotique aux dépens de l'air.

On voit que le rôle du bioxyde, se réduit à emprunter à l'air, en quelque sorte avec l'autorisation de l'eau, l'oxygène dont l'acide sulfureux a besoin, pour être converti en acide sulfurique.

(Clément, Desorme, Gay-Lussac, Williams, Henry, Bussy, Gaultier de Claubry, etc.)

Ni l'un ni l'autre de ces procédés ne se pratique en pharmacie, on ne s'y occupe que de priver l'acide sulfurique du commerce, des corps étrangers qu'il peut renfermer, à savoir :

De l'arsenic, sans doute à l'état d'acide arsénieux et provenant des soufres **Sa purification.**
  arsénifères employés,
De l'acide azotique,
Du bioxyde d'azote,   } produits pendant l'opération,
De l'acide hypoazotique,
Du sulfate de plomb, provenant des chambres,
Et des sels fixes qu'aurait introduits l'eau commune, employée autrement qu'à
  l'état de vapeur.

Pour le priver d'arsenic, M. Orfila conseille de le verser rapidement dans un flacon de capacité triple ou quadruple rempli de gaz sulfhydrique, d'agiter pendant quelques instants, de laisser déposer 24 heures, de décanter, et, s'il en est besoin, de filtrer, soit au travers du verre en poudre, soit au travers d'une masse d'amiante, afin de séparer le dépôt formé de sulfure d'arsenic et de soufre (une portion de l'acide sulfurique ayant été ramenée à l'état d'acide sulfureux par l'acide sulfhydrique, et ces deux acides ayant ensuite été mutuellement décomposés en soufre et en eau), enfin de chasser, par l'ébullition, et l'excès d'acide sulfhydrique et l'acide sulfureux.

Pour le priver du sulfate de plomb, des sels fixes et en même temps des composés oxygénés de l'azote, on le distille sur un centième environ de son poids de sulfate d'ammoniaque. Le sulfate de plomb, les sels fixes restent dans la cornue, les composés d'azote, quels qu'ils soient, et l'ammoniaque, sont mutuellement décomposés, en eau, en azote ou en protoxyde d'azote qui s'échappent à l'état de gaz. (Pelouze.)

Le sulfate d'ammoniaque, ou à son défaut, l'ammoniaque liquide, que l'acide sulfurique transforme en sulfate, sans perte sensible pour le produit, réussissent infiniment mieux que la fleur de soufre proposée par Barruel, attendu que celle-ci ne peut agir que sur l'acide azotique, qu'elle convertit en bioxyde d'azote, en même temps qu'elle devient acide sulfureux.

La distillation seule ne pourrait amener la séparation des composés précités, car l'acide sulfurique concentré retient l'acide azotique et le bioxyde d'azote avec une telle ténacité, que les derniers produits en contiennent encore. (Barruel et Ad. Rose.)

La distillation de l'acide sulfurique est difficile à conduire, et parce que son ébullition donne lieu à de violents soubresauts qui peuvent faire briser la cornue, entraîner le liquide dans les récipients, et parce que l'absence des luts que rend impossible l'action décomposante de l'acide, laisse l'opérateur exposé à respirer les vapeurs, et encore, parce que la température très élevée du liquide qui se condense, détermine souvent la rupture des récipients en verre, trop mauvais conducteurs du calorique, pour se mettre rapidement en équilibre de température avec lui.

Leur rupture n'en deviendrait que plus certaine, si l'on essayait de les refroidir.

L'opération marche toutefois assez bien, en n'omettant aucune des précautions qui vont être indiquées.

Prendre une cornue en verre pouvant contenir de 10 à 12 litres, y introduire 2 à 3 fragments de platine, puis, à l'aide d'un tube droit qui lui permet d'en gagner la panse sans en salir les parois, un litre d'acide à 66° et la proportion de sulfate d'ammoniaque voulu, engager la cornue dans une espèce de panier en fils de fer, construit au centre d'un triangle ordinaire, l'y assujettir assez fortement pour qu'elle ne puisse obéir au mouvement que l'ébullition lui pourrait imprimer, placer le tout sur un fourneau muni de son laboratoire, adapter au col de la cornue, sous un degré d'inclinaison convenable, un tube en verre d'un mètre au moins de longueur, de 4 à 5 centimètres de diamètre, dont l'extrémité inférieure puisse verser dans un flacon le produit de l'opération, recouvrir le fourneau de son dôme afin d'y concentrer la chaleur et d'empêcher l'effet des courants d'air froid, chauffer en se servant pour combustible de charbon incandescent, porter peu à peu à l'ébullition, et l'entretenir le plus possible tranquille et régulière, jusqu'à ce qu'il ne reste plus dans la cornue, qu'une très minime quantité de liquide.

L'acide purifié offre tous les caractères que nous lui avons assignés en commençant. Il s'évapore sans résidu, ne donne lieu à aucun dépôt de sulfate de plomb par son mélange avec l'alcool, enfin ne laisse apercevoir aucun indice de la présence des corps étrangers, que les réactifs indiqués plus tard, en traitant des essais de l'acide sulfurique du commerce, signalent dans celui-ci.

On le doit conserver dans des flacons en verre, hermétiquement fermés au moyen de bouchons de même matière, afin qu'il ne s'affaiblisse pas en absorbant l'humidité de l'air, ne se colore pas en réagissant sur les bouchons en liége, etc.

XXXVe LEÇON.

SUITE DE LA PRÉCÉDENTE.

De l'acide Azotique,

(Acide nitrique, esprit de nitre, eau forte).

$$Az^2O^5 + Eau = \begin{cases} \text{Azote,} & 177,026 \\ \text{Oxygène,} & 500 \text{ »} \\ \text{Eau.} \end{cases}$$

Sa composition.

L'acide azotique est liquide, sans couleur, d'une odeur particulière, corrosif, d'une densité de 1,532 = 50° Baumé, à +15°, volatil vers 86° sous la pression de 0^m,76, décomposable par la chaleur rouge en acide hypoazotique et en oxygène; il répand des vapeurs blanches dans l'air humide, rougit fortement la teinture de tournesol, colore la peau en jaune, et versé sur la tournure de fer ou de cuivre, dégage, à la température ordinaire, des vapeurs rouges d'acide hypoazotique, pour peu du

Ses propriétés.

moins qu'il soit concentré, car s'il était très étendu d'eau, il faudrait chauffer.

On ne l'a point encore obtenu anhydre, et l'on n'est pas parfaitement d'accord sur la proportion d'eau que le plus concentré retient, quoique l'on admette généralement, qu'il n'en retient qu'un atome (16^p,5 sur 100).

Sa préparation. Il s'extrait de l'azotate de potasse, et plus avantageusement de celui de soude, lequel renferme sous un même poids, une plus grande quantité d'acide, puisque le poids de l'atome de la soude est 390; celui de l'atome de potasse 589, et que chaque atome de ces bases, neutralise un atome d'acide.

On traite l'azotate par un poids égal au sien d'acide sulfurique à 66°, dans des cornues en verre, ou dans des cylindres en fonte, que des tubes en grès mettent en communication avec des dame-jeanne, faisant fonction de récipient.

L'acide sulfurique déplace l'acide azotique; il se forme du bisulfate de potasse fixe, et l'acide azotique mis à nu, l'eau abandonnée par l'acide sulfurique, se volatilisant, viennent se condenser dans les récipients, en un liquide dans lequel la proportion d'acide réel, varie avec les conditions de l'opération.

On retire d'un kil. d'azotate de potasse sec, traité par un poids égal au sien, d'acide sulfurique à 66°, un produit marquant 50° Baumé; et de la même quantité d'azotate, traité par la même quantité aussi d'acide sulfurique à 66°, préalablement additionné de son poids d'eau, un produit ne marquant que 28°.

Le degré de l'acide du commerce varie de 36° à 42°.

La théorie indique, que chaque atome d'azotate de potasse ou d'azotate de soude sec fournit un atome de bisulfate et un atome d'acide azotique bihydraté.

$$KO,Az^2O^5 + 2(S,O^3 + H^2O) = KO,2(SO^3) + Az^2O^5 + 2H^2O$$

Azotate de potasse.	Acide sulfurique hydraté.	Bisulfate.	Acide azotique bihydraté.

Au lieu de l'extraire, le pharmacien, lorsqu'il a besoin d'acide pur, trouve plus commode de priver celui du commerce des corps étrangers qu'il renferme.

A savoir : de Chlore,
d'Acide sulfurique,
et d'Acide hypoazotique.

Il est à peu près impossible d'obtenir, de prime abord, de l'acide azotique pur, ou plutôt exempt d'acide sulfurique et d'acide hypoazotique, le premier se trouvant toujours entraîné en partie, et le second provenant de la décomposition partielle de l'acide azotique; il suffirait au contraire, pour éviter la présence du chlore, d'agir sur un azotate privé de chlorure.

Le pharmacien qui le veut purifier, verse dans l'acide du commerce, une solution concentrée d'azotate d'argent, jusqu'à cessation de précipité, abandonne le mélange au repos, afin que le chlorure d'argent formé se dépose; puis, au moyen d'un tube droit qui le porte jusque dans sa panse, décante avec précaution, dans une cornue en verre, la liqueur qui le surnage. Le col de la cornue doit s'engager aussi exactement que possible dans le col très allongé d'un matras récipient, sans faire usage de lut non plus que de bouchons en liége, que les vapeurs d'acide détruiraient, et l'on distille presqu'à siccité.

L'excès d'azotate d'argent ajouté, le sulfate d'argent produit aux dépens de l'acide sulfurique libre, quelque peu de chlorure d'argent resté en suspension, demeurent dans la cornue; tandis que l'acide azotique distille, n'entraînant que des traces d'acide hypoazotique; on s'en débarrasse en le redistillant sur du peroxyde de plomb, auquel l'acide hypoazotique enlève l'oxygène nécessaire à sa transformation en acide azotique. (Pelouze.)

Si l'acide mis en expérience ne contenait que de l'acide sulfurique, on le distillerait sur un peu d'azotate de potasse, sans faire usage d'azotate d'argent.

On reconnaîtra que le produit est pur, à l'aide des réactifs indiqués en traitant des essais à faire subir à l'acide du commerce.

Quand l'acide azotique marque plus de 34° Baumé, que doit marquer celui prescrit par le Codex, on l'étend d'eau; quand au contraire il marque moins, on le concentre.

L'opération consiste à le chauffer dans un appareil distillatoire, après l'avoir mélangé avec cinq fois son poids d'acide sulfurique à 66°, en ayant le soin de ne pas porter la température au-delà de 150°, l'acide sulfurique retient l'eau, et laisse passer dans le récipient l'acide azotique dans un grand état de concentration, et n'entraînant que des traces d'acide sulfurique. (Gay-Lussac, Pelouze.)

On ne pourrait l'amener au maximum de concentration, en le chauffant purement et simplement, car les premiers produits de sa distillation, bien que plus riches en acide réel, que ne l'était le liquide mis en expérience, attendu que l'acide azotique est plus volatil que l'eau, en retiendraient encore une proportion considérable, en raison de la faible différence de volatilité des deux liquides et de leur affinité.

On conserve l'acide azotique dans des flacons en verre, hermétiquement fermés, et le plus possible dans l'obscurité. Sous l'influence de la lumière il pourrait se décomposer en partie, de l'oxygène serait mis à nu en même temps que de l'acide hypoazotique, et celui-ci colorerait l'acide indécomposé en jaunâtre ou en vert, suivant sa proportion.

Des Acides de l'antimoine et de l'arsenic.

Leur composition.

Acide antimonieux ou deutoxyde d'antimoine,	$SbO^2 =$	Antimoine,	806,450
		Oxygène,	200
Acide antimonique ou peroxyde d'antimoine, ou matière perlée de Kerkringius,	$Sb^2O^5 =$	Antimoine,	1612,900
		Oxygène,	500
Acide arsénieux ou oxyde blanc d'arsenic, ou mort aux rats,	$As^2O^5 =$	Arsenic,	940,084
		Oxygène,	300
Acide arsénique,	$As^2O^5 =$	Arsénié,	940,084
		Oxygène,	500

L'antimoine et l'arsenic forment l'un et l'autre deux acides que l'on emploie en médecine : les acides antimonieux et antimonique, arsénieux et arsénique.

Caractère des acides de l'antimoine.

Les premiers, calcinés avec du charbon, sont réduits et laissent au fond du creuset un culot d'antimoine métallique, se dissolvent dans l'acide chlorhydrique sans dégagement de chlore, produisent des dissolutions que l'eau précipite en blanc, pourvu que les liqueurs ne soient pas très acides (oxychlorures d'antimoine) et le gaz sulfhydrique en rougeâtre (sulfures d'anti-moine hydratés.) La potasse et la soude caustiques en dissolu-tions concentrées et bouillantes, les dissolvent ; l'eau ne les dissout pas ; ils rougissent légèrement le tournesol, au moins à l'état d'hydrates.

Du reste, l'acide antimonieux est blanc, ou d'un blanc gri-sâtre, indécomposable par la chaleur, tandis que l'acide anti-monique est jaunâtre et se partage, à une haute température, en oxygène et en acide antimonieux.

Les acides de l'arsenic, calcinés dans une cornue avec de la potasse et du charbon, sont réduits, et le métal qui se volatilise, se condense dans le dôme ou dans le col. L'addition de la po-tasse a pour but de fixer l'acide arsénieux volatil, et par suite de favoriser l'action désoxygénante du charbon.

Projetés sur des charbons incandescents, ils laissent l'un et l'autre exhaler des vapeurs blanches d'une odeur d'ail pro-noncée.

Enfin tous deux sont blancs, solubles dans l'eau et dans les alcalis qu'ils neutralisent, rougissent le tournesol ; mais l'acide arsénieux est à peine soluble dans l'eau, l'autre est déliques-cent. Mais celui-là est indécomposable par la chaleur, et volatil, et celui-ci décomposable par elle en acide arsénieux et en oxy-gène. De plus, la dissolution aqueuse de l'acide arsénieux est décomposée à la température ordinaire, par l'acide sulfhydrique, lequel en précipite du sulfure d'arsenic d'un beau jaune ; celle de l'acide arsénique ne l'est qu'à chaud en produisant, un dépôt blanchâtre de sulfure d'arsenic et de soufre, que l'am-moniaque sépare l'un de l'autre, en dissolvant le sulfure. Enfin, leurs sels, à base de potasse et de soude, offrent les différences tranchées qui seront relatées en comparant les arsénites aux ar-séniates.

L'acide antimonieux s'obtient par deux procédés : en chauf-fant l'antimoine en poudre fine avec un grand excès d'acide azotique, évaporant à siccité et calcinant.

100 gr. de métal en fournissent 126 gr.

En dissolvant le chlorure d'antimoine dans l'acide azotique, évaporant au bain de sable jusqu'à siccité, versant sur le résidu

une nouvelle quantité d'acide, évaporant de nouveau , et définitivement chauffant au rouge. L'acide azotique cède de l'oxygène au métal , et le bioxyde d'azote ou l'acide hypoazotique
produits par cette réaction, se dégagent en même temps que le
chlore éliminé. 100 de chlorure en fournissent 68,8.

Quelques praticiens, afin de l'obtenir hydraté, état sous lequel
il paraît plus aisément attaqué par les acides de l'estomac,
fondent à une douce chaleur une partie d'acide antimonieux ,
préparé par l'un quelconque des procédés ci-dessus, avec un
poids égal au sien de carbonate de potasse , traitent la masse
par l'eau légèrement aiguisée d'acide azotique, de manière à
dissoudre l'alcali; lavent le résidu tant que les eaux de lavage
sortent acides au tournesol, et le sèchent à l'air.

Cet hydrate, dont le dosage exige nécessairement que l'on
tienne compte de la quantité d'eau qu'il contient, l'abandonnerait, si l'on essayait de le dessécher à une température élevée.

Préparation de l'acide antimonique. L'acide antimonique se dépose quand on sursature par l'acide
sulfurique, les eaux de lavage du produit de la calcination d'un
mélange d'antimoine pur 1 partie, et d'azotate de potasse 2
parties.

Ces liqueurs contiennent de l'antimoniate de potasse avec
excès d'alcali.

Le dépôt est lavé jusqu'à ce que les liqueurs passent neutres
aux réactifs colorés, puis séché à la température ordinaire.

Il constitue alors un véritable hydrate que la chaleur décomposerait de même que son analogue, et qui contient : métal,
100; oxygène , 31; eau, 32,88.

Il importe de ne pas diminuer la proportion de nitre, et
d'opérer son mélange intime avec l'antimoine. Autrement, on
pourrait obtenir un mélange d'antimonite et d'antimoniate; par
suite, de l'acide antimonique mélangé d'acide antimonieux.

Préparation de l'acide arsénieux. L'acide arsénieux provient du traitement des minerais de
cobalt arsénical. Pendant le grillage, l'arsenic s'oxygène aux
dépens de l'air, et l'acide arsénieux se sublime, au fur et à mesure
qu'il se forme, dans des récipients disposés à cette intention, en
masses blanches, d'abord transparentes et plus tard opaques. Il

éprouve une modification isomérique qui change, avec son aspect, sa solubilité dans l'eau. (Guibourt.)

L'acide arsénique s'obtient en traitant à chaud une partie d'acide-arsénieux, par deux parties d'acide chlorhydrique à 22° et 4 parties d'acide azotique à 35°. On ménage la chaleur tant que la dissolution n'est pas complète; quand elle l'est, on l'augmente, on évapore à siccité, on chauffe le résidu pulvérulent d'acide arsénique, assez fortement pour volatiliser tout l'acide azotique qui l'imprègne, et pas assez pour le décomposer. On est certain qu'il n'en contient plus, quand, trituré avec de la limaille de fer ou de cuivre et un peu d'eau, il ne dégage aucune vapeur rutilante.

Dans cette opération, c'est l'acide azotique qui suroxygène l'arsenic.

On pourrait, au lieu d'un mélange d'acide azotique et d'acide chlorhydrique, n'employer que le premier de ces acides; mais la présence de l'acide chlorhydrique, susceptible de dissoudre l'acide arsénieux beaucoup mieux que ne le fait l'acide azotique, favorise singulièrement la réaction.

100 d'acide arsénieux représentent 125 d'acide arsénique.

Est-il nécessaire de faire remarquer, que la facilité avec laquelle ce dernier acide absorbe l'humidité de l'air, le doit faire enfermer dans des flacons hermétiquement fermés, tandis que les acides antimonieux, antimonique, arsénieux, se peuvent très bien conserver sans cette précaution.

De l'Acide chlorhydrique.

(Acide muriatique, acide hydrochlorique, esprit de sel.)

$$(Ch,H) = \begin{cases} \text{Chlore,} & 221,325 \\ \text{Hydrogène,} & 6,239 \end{cases}$$

L'acide chlorhydrique est gazeux à la température et sous la pression ordinaires, liquéfiable sous une pression de 40 atmosphères, incolore, d'odeur piquante, de saveur très acide, d'une densité de 1,247. Il rougit fortement le tournesol, répand dans l'air humide des vapeurs blanches, que l'approche de l'ammoniaque rend opaques et pesantes, parce qu'il se produit alors du sel ammoniac, se dissout dans 1/500 environ de son volume d'eau à + 15°.

Sa solution aqueuse donne lieu, avec l'azotate d'argent, à un précipité blanc de chlorure d'argent, insoluble dans l'acide azotique même bouillant, et soluble dans l'ammoniaque ; avec le bioxyde de manganèse, à un dégagement de chlore.

En pharmacie, on ne l'emploie que dissous dans l'eau, parfois tel que le commerce le fournit ; ainsi fait-on notamment quand il est destiné à l'usage externe ; mais quand il doit s'administrer à l'intérieur, le pharmacien le doit préparer lui-même. La cause principale en est, que l'acide du commerce contient fréquemment, à l'état de chlorure, par suite de l'emploi pour sa préparation d'acide sulfurique arsénifère, de l'arsenic que M. Dupasquier a vu s'élever jusqu'à 0^{gr},548 par kil., et dont on ne peut le priver qu'en l'affaiblissant considérablement, et en y introduisant du gaz sulfhydrique. Il faut, en effet, commencer par l'étendre de son poids d'eau (l'acide concentré retiendrait de l'arsenic), le faire traverser par un courant de gaz sulfhydrique, et filtrer au papier.

On pourrait l'obtenir en recevant dans de l'eau distillée le gaz chlorhydrique dégagé par la chaleur de l'acide chlorhydrique du commerce, que l'on aurait à l'avance privé d'arsenic, en attendant, pour le recueillir, que le gaz sulfhydrique moins soluble et par suite dégagé le premier, fût tout entier expulsé. Toutefois, on trouve plus commode de décomposer le sel marin ou chlorure de sodium, par l'acide sulfurique exempt d'arsenic.

L'eau est décomposée, et tandis que son oxygène s'unit au métal pour former de la soude, avec laquelle l'acide sulfurique se combine, son hydrogène se porte sur le chlore pour le convertir en acide chlorhydrique.

L'équation suivante représente la réaction,

$$Na,Ch^2 \;+\; SO^3,+H^2O \;=\; NaO,SO^3 \;+\; 2(Ch,H)$$

Chlorure de sodium.	Acide sulfurique hydraté.	Sulfate de soude anhydre.	Acide chlorhydrique.

Chaque atome de chlorure de sodium décompose donc un atome d'eau, produit un atome de protoxyde de sodium, secondairement un atome de sulfate de soude, et ses deux atomes de chlore se combinant aux 2 atomes d'hydrogène de l'eau, donnent naissance à 2 atomes d'acide chlorhydrique.

On prend du sel blanc exempt de bromure et d'iodure, dont la décomposition par l'acide sulfurique fournirait des acides bromhydrique, iodhydrique, même du brôme et de l'iôde, par suite de la décomposition ultérieure partielle de ces hydracides par l'acide sulfurique, d'où : de l'iode, du brôme, de l'eau et de l'acide sulfureux.

On le fait fondre dans un creuset de Hesse, à une température rouge, afin de détruire les matières organiques et surtout les azotates. Ceux-ci, laissant dégager de l'acide azotique, produiraient nécessairement, aux dépens d'une portion de l'acide chlorhydrique, du bioxyde d'azote et du chlore; on le coule sur un marbre où il se solidifie; on le pile dans un mortier en marbre, pour n'y point introduire de fer capable de donner lieu à la formation d'un chlorure volatil; on l'introduit dans la cornue ou dans le matras d'un appareil semblable à celui qui déjà nous a servi à préparer le chlore liquide; on verse peu à peu, par le tube en S, autant d'acide sulfurique à 66° qu'on a employé de sel marin, après l'avoir à l'avance étendu d'un tiers de son poids d'eau; puis on laisse la réaction s'épuiser à froid, pour ne chauffer que plus tard.

Les flacons auront dû n'être remplis qu'aux 2/3 au plus, attendu l'augmentation considérable de volume que le liquide reçoit de l'addition du gáz.

Les tubes ne devront plonger dans l'eau que de quelques millimètres, tout à la fois pour rendre la pression moindre, et pour assurer davantage la saturation; en ce sens, que la solution saturée étant plus dense que l'eau, on pourrait obtenir des couches supérieures imparfaitement saturées, en faisant plonger l'extrémité de ces tubes jusqu'au fond des flacons.

En outre, il sera bon d'entourer ceux-ci d'eau froide, afin que la grande quantité de calorique latent qu'abandonne le gaz en se dissolvant, ne puisse les échauffer au delà de +15°, partant, empêcher la solution de se compléter.

On reconnaît que l'opération est terminée, à ce que le dégagement des bulles de gaz n'est presque plus sensible dans le pre-

mier flacon malgré l'élévation de température, et aussi à ce que,
cessent de se produire les stries que l'on apercevait se former aux
points de contact des tubes avec l'eau, là où la solution saturée,
plus dense que les parties voisines, gagnait en serpentant les
parties inférieures, et de sa densité différente recevait la faculté
de réfracter autrement la lumière.

On délute alors l'appareil, on rejette le liquide du premier flacon comme moins pur, ou plutôt on le met à part, et
l'on ne conserve que celui des flacons intermédiaires, que l'on
mélange et dont on détermine le degré. Il doit marquer 22°
Baumé à +15° de température, ce qui revient à dire que sa densité doit être de 1,17. On l'étendrait d'eau, s'il marquait davantage; on y ferait passer de nouveau gaz, s'il marquait moins.

La théorie indique qu'un kilog. de chlorure de sodium peut
fournir 620 gr. d'acide chlorhydrique, c'est-à-dire assez pour saturer 1185 gr. d'eau, suivant les proportions dans lesquelles le
Codex prescrit d'employer l'acide chlorhydrique liquide; puisque,
d'après les évaluations de Davy, l'acide à 22° Baumé renfermerait 34ᵖ,34 d'acide réel sur 100°; mais il s'en faut que les résultats pratiques répondent aux indications théoriques, et le
mieux est d'employer poids pour poids d'eau et de chlorure.

Cette solution répand dans l'air des vapeurs blanches. Elle
diffère de celle obtenue en fabrique, par l'absence des matières
étrangères que nous apprendrons plus tard à y retrouver, et
aussi, en ce que la teinte jaune que présente celle-ci, et qu'elle
doit à l'existence du chlorure de fer et d'une matière organique
naturelle au sel marin que l'on n'a pas calciné, y est remplacée
par une teinte légèrement verdâtre. Parfois même elle est complétement incolore.

On la conserve dans des flacons en verre bouchés à l'émeri,
et dans des lieux frais.

De l'Eau régale.

(Acide nitromuriatique, hydrochloronitrique, hydrochloroazotique.)

L'eau régale, ainsi nommée de ce qu'elle est le véritable dissolvant de l'or, que les anciens appelaient le roi des métaux,
est un mélange d'acide chlorhydrique et d'acide azotique. Ces

deux acides se décomposent mutuellement, même à la température ordinaire.

L'hydrogène du premier se combine avec une portion de l'oxygène du second, et de là de l'eau, du chlore et de l'acide hypoazotique.

Le chlore et l'acide hypoazotique restent dissous, colorent la liqueur en jaune, et lui communiquent, surtout le premier, le pouvoir dissolvant qui la distingue.

Pour que la décomposition des deux acides fût complète il faudrait employer des quantités d'acide chlorhydrique liquide, et d'acide azotique hydraté telles, que l'acide chlorhydrique, supposé sec, fût à l'acide azotique, également supposé sec, dans le rapport de 2,4948 à 3,7281 ; mais presque toujours l'un est en excès par rapport à l'autre.

Le pharmacien n'emploie ce mélange que comme dissolvant de quelques métaux, et plus spécialement de l'or.

De l'Acide sulfhydrique.

(Acide hydrosulfurique, hydrogène sulfuré.)

$$(S,H^3) = \begin{cases} \text{Soufre,} & 201,163 \\ \text{Hydrogène,} & 12,478 \end{cases}$$

Sa composition.

· L'acide sulfhydrique est gazeux à la température et sous la *Ses propriétés.* pression ordinaires, liquéfiable par une augmentation de pression et par un abaissement de température convenables, sans couleur, d'une odeur d'œuf pourri tout à fait caractéristique, d'une densité de 1,1912. Il rougit très faiblement la teinture de tournesol, s'enflamme par l'approche d'une bougie allumée, et brûle en laissant déposer sur les parois de l'éprouvette, du soufre sous forme de poudre jaune. Il en laisse également déposer, lorsqu'on le met en contact avec du chlore gazeux ; noircit les dissolutions de plomb de cuivre et beaucoup d'autres ; est absorbé par les alcalis caustiques.

On le prépare par plusieurs procédés :

Soit, en traitant le protosulfure d'antimoine en poudre par *Sa préparation* quatre fois son poids d'acide chlorhydrique concentré ; la totalité de l'acide peut être versée sur le sulfure en une seule fois, attendu que son action a besoin d'être aidée par la chaleur ;

Soit, en traitant par trois parties d'acide chlorhydrique concentré, ou par son équivalent d'acide sulfurique étendu de deux à trois parties d'eau, du sulfure de fer obtenu par la calcination dans un creuset couvert, d'un mélange intime de 6 parties de limaille et de 4 parties de soufre en poudre.

Dans ce cas, l'acide ne doit être ajouté que successivement ; en raison de ce que la réaction est très vive, et l'on ne chauffe que vers la fin.

Soit encore en formant, avec 2 parties de limaille de fer, 1 partie de soufre en poudre et de l'eau, une bouillie claire; chauffant de manière à déterminer une réaction qu'annonce le dégagement de chaleur et la coloration en noir de la masse ; puis, quand cette réaction est terminée, ajoutant par petites portions successives, de l'acide chlorhydrique ou de l'acide sulfurique étendu. (Gay-Lussac).

Au moyen de ce mélange, en même temps que l'on évite l'embarras et la dépense de la fabrication du sulfure de fer par voie de fusion, on se procure un sulfure hydraté que son extrême division rend singulièrement propre au dégagement du gaz sulfhydrique.

Suit-on le premier procédé; il se produit du protochlorure d'antimoine, et du gaz sulfhydrique.

L'eau est décomposée, son oxygène brûle l'hydrogène de l'acide chlorhydrique, son hydrogène enlève le soufre au métal, et celui-ci absorbe le chlore de l'acide chlorhydrique déshydrogéné.

Ou, suivant une théorie plus simple, le chlore de l'acide chlorhydrique se combine directement avec le métal, tandis que son hydrogène se porte sur le soufre.

Chaque atome de protosulfure décompose 6 atomes d'acide chlorhydrique, pour produire 2 atomes de protochlorure et 3 atomes d'acide sulfhydrique, ainsi que le fait voir l'équation suivante.

$$Sb^2S^3 \;+\; 6(Ch,H) \;=\; 2(Sb,Ch^3) \;+\; 3(S,H^2)$$

Protosulfure.   Acide chlorhydrique.   Protochlorure.   Acide sulfhydrique.

Suit-on le second et le troisième procédé; il se forme du protochlorure, ou du sulfate de protoxyde de fer, suivant que l'on a fait usage d'acide chlorhydrique ou d'acide sulfurique. Du chlorure avec l'acide chlorhydrique et les réactions précitées se reproduisent, sauf que le fer y remplace l'antimoine ; du sulfate avec l'acide sulfurique ; l'eau est alors décomposée, et tandis que son hydrogène se combine avec le soufre, d'où l'acide sulfhydrique, son oxygène se combine avec le métal, d'où le protoxyde, et secondairement le sulfate.

Toutefois, entre ces deux procédés et le premier existe cette différence, que la présence du fer simplement interposé dans la masse, puisqu'on en emploie une proportion plus forte que celle qui pourrait constituer un protosulfure, amène la mise en liberté d'une certaine quantité d'hydrogène.

On ne pourrait, pour l'éviter, rendre la proportion de soufre prédominante, sans qu'il se formât du bisulfure de fer, à peu près inattaquable par les acides.

Aussi, le premier de ces trois procédés est-il préféré aux deux autres, quand on tient à se procurer de l'acide sulfhydrique, exempt de gaz hydrogène. Il fournit d'ailleurs du protochlorure d'antimoine, dont on tire parti pour la préparation du beurre d'antimoine.

Quel que soit celui que l'on emploie, pour les usages de la médecine, il est nécessaire de dissoudre dans l'eau le gaz sulfhydrique.

On se sert à cet effet de l'appareil de Woulf, encore comme s'il s'agissait de préparer du chlore liquide ; mais on place dans le flacon de lavage, au lieu d'eau, une solution très étendue de potasse caustique, ou de sulfure de potasse, destinée à retenir plus sûrement l'acide chlorhydrique ou sulfurique entraînés.

On introduit dans les flacons intermédiaires, de l'eau distillée privée d'air par l'ébullition, et refroidie à l'abri de son contact ; on les entoure d'eau froide, et l'on brûle à l'extrémité de l'appareil, en le faisant rendre sous le foyer d'un fourneau, l'excès de gaz ; si mieux l'on n'aime l'absorber au moyen de l'eau de potasse, ou d'un lait de chaux.

Malgré ces précautions, il arrive souvent que l'opérateur respire du gaz. Il doit alors en neutraliser les effets délétères au moyen du chlore. M. Mialhe conseille de placer sous le nez un mouchoir trempé dans de l'eau vinaigrée, après y avoir, à l'avance, enveloppé un peu de chlorure de chaux en poudre.

L'eau saturée de gaz sulfhydrique à la température de $+11°$, et sous la pression de $0^m,76$, en contient près de 3 fois son volume. Elle est incolore, limpide, à peine acide au tournesol, d'une odeur fétide, et détermine dans la plupart des dissolutions métalliques, la formation de précipités de couleurs variables, qui la rendent un réactif précieux.

Il faut la conserver dans des flacons que l'on en remplit entièrement, et que l'on tient constamment bouchés, parce que l'oxygène de l'air, en brûlant l'hydrogène du gaz sulfhydrique, ne tarde pas à lui faire éprouver une altération profonde, que trahit la perte d'odeur, de transparence, et la précipitation du soufre sans doute hydrogéné.

Ne terminons pas l'étude des acides minéraux dont les fréquents usages en pharmacie ont nécessité de notre part de grands développements, sans faire les remarques suivantes.

L'acide silicique n'est pas sans intérêt pour le pharmacien, ne fût-ce qu'en raison de sa présence dans certaines plantes, et surtout dans certaines eaux minérales.

L'acide hypophosphorique est le produit constant de la combustion lente du phosphore à l'air;

L'acide hyposulfureux fait partie, à l'état d'hyposulfite, des foies de soufre saturés ou foies de soufre par la voie humide, du sulfite sulfuré de soude, et joue un rôle dans l'essai des limailles de fer supposées mélangées de limaille d'acier, par le procédé de Vauquelin;

Les acides hyperchloreux et chloreux, le premier suivant M. Balard, le deuxième suivant M. Berzélius, existeraient combinés avec la potasse, la soude ou la chaux, dans les chlorures désinfectants;

L'acide chlorique neutralise la potasse dans le chlorate, qui nous fournit en abondance de l'oxygène pur.

Les acides bromique, iodique, se forment dans la préparation du bromure et de l'iodure de potassium au moyen de l'eau, du brôme ou de l'iode, et de la potasse caustique;

L'acide azoteux se produit temporairement durant la fabrication de l'acide sulfurique, et se retrouve fréquemment dans les produits de la décomposition incomplète des azotates par la chaleur, spécialement dans le carbonate de potasse dit nitre fixé par le charbon;

L'acide hypoazotique est un résultat à peu près inévitable, du traitement par l'acide azotique de toute matière capable de désoxygéner cet acide; de la calcination de l'azotate de potasse dans une foule de circonstances; de celle de l'azotate de mercure dans la préparation du bioxyde de ce métal;

Enfin les acides bromhydrique, iodhydrique, se produisent en même temps que les acides bromique et iodique, au contact du brôme ou de l'iode avec les alcalis caustiques et l'eau, bien qu'alors leur existence soit de pure transition; puisque, aussitôt produits ils réagissent sur l'oxyde, et dès lors repassent à l'état de brôme ou d'iode en perdant leur hydrogène, et par suite privant l'oxyde de son oxygène.

XXXVIe LEÇON.

Des Oxydes métalloïdiques et métalliques, et de leurs Hydrates.

Des Oxydes métalloïdiques.

La dénomination d'oxyde métalloïdique, s'applique avons-nous dit, à tous les composés d'oxygène et de métalloïdes dépourvus des propriétés acides; ces corps se distinguent des oxydes métalliques, eu égard à la constitution, en ce que des métalloïdes y remplacent des métaux, eu égard aux propriétés, en ce qu'ils ne peuvent neutraliser les acides, non plus qu'être neutralisés par eux.

Leurs caractères génériques.

Un seul, le protoxyde d'hydrogène (l'eau), devrait nous occuper ici, si nous n'avions déjà fait connaître, et celles de ses propriétés qui nous intérressent le plus, en traitant de la dissolution, de l'évaporation, de la distillation, des solutions médicamenteuses; et les moyens de l'obtenir pur, en traitant de l'eau distillée, si nous n'avions en outre à y revenir, au sujet des eaux minérales.

Quant aux autres, à savoir:

Le bioxyde d'hydrogène ou eau oxygénée,
L'oxyde de carbone que nous verrons faire partie des produits de la décomposition ignée des matières organiques, etc. ,
L'oxyde de phosphore qui recouvre d'une couche rougeâtre, dans certaines circonstances, les bâtons de phosphore,
L'oxyde de sélénium,
Le protoxyde et le bioxyde d'azote dont la formation a lieu si fréquemment, aux dépens des éléments de l'acide azotique, libre ou combiné,

il nous suffira d'en avoir signalé l'existence.

Des Oxydes métalliques et de leurs Hydrates en général;

ET EN PARTICULIER, .

De l'hydrate de protoxyde de potassium,—de sodium.—Du protoxyde de calcium.—De l'oxyde de magnésium.—Du bioxyde de manganèse.—Des oxydes de fer.
De l'oxyde de zinc. — Du protoxyde d'étain. — De l'oxyde d'antimoine. — Des oxydes de plomb. — Du bioxyde de mercure. — De l'hydrate de tritoxyde d'or. — Du pourpre de Cassius.— Et de l'ammoniaque.

Tandis qu'un petit nombre seulement de métaux donne naissance à des acides, il n'en est au contraire aucun qui ne forme un ou plusieurs oxydes. La preuve en est, que l'on ne connaît que 39 métaux, bien que l'on connaisse déjà plus de 60 oxydes.

Parmi les métaux dont on emploie en pharmacie les oxydes, les hydrates d'oxydes ou les sels,

Le potassium,	forme	un protoxyde. . . .	K,O
		un tritoxyde. . . .	K,O^3
Le sodium,	—	un protoxyde. . . .	Na,O
		un sesquioxyde. . .	Na^2,O^3
Le calcium,	—	un protoxyde. . . .	$Ca.O$
		un bioxyde.	Ca,O^2
Le barium,	—	un protoxyde. . . .	Ba,O
		un bioxyde.	Ba,O^2

Le magnésium, forme un oxyde. . . . . . Mg,O
L'aluminium,   —   un oxyde. . . . . . Al^2,O^3
Le manganèse,   —   un protoxyde. . . . Mn,O ⎱ Indépendamment des
                       un sesquioxyde. . . Mn^2,O^3 ⎰ acides manganiques et
                       un bioxyde. . . . . Mn,O^2 hypermanganiques.
Le zinc,   —   un oxyde. . . . . . Zn,O

Le fer,   —   un protoxyde. . . . Fe,O ⎱ Indépendamment des
                       un sesquioxyde. . . Fe^2,O^3 ⎰ composés plus oxygénés,
                                                       récemment découverts
                                                       par M. Fremy, et d'un
                                                       oxyde intermédiaire.
L'étain,   —   un protoxyde. . . . Sn,O ⎱ Acides stanneux et
                       un bioxyde. . . . . Su,O^2 ⎰ stannique de quelques
                                                       chimistes.
L'arsenic,   —   un oxyde. . . . . .   De composition inconnue, ab-
                                             straction faite des acides arsénieux
                                             et arsénique.
L'antimoine,   —   un oxyde. . . . . . Sb^2,O^3 ⎱ Indépendamment des
                                                       ⎰ acides antimonieux et
                                                       antimonique.
Le bismuth,   —   un protoxyde. . . . Bi,O
                       un sesquioxyde. . . Bi^2,O^3
Le cuivre,   —   un protoxyde. . . . Cu^2,O
                       un bioxyde. . . . . Cu,O
                       un quadroxyde. . . Cu,O^2
Le plomb,   —   un protoxyde. . . . Pb,O ⎱ Indépendamment de
                       un bioxyde. . . . . Pb,O^2 ⎰ l'oxyde intermédiaire ou
                                                       minium.
Le mercure,   —   un protoxyde. . . . Hg^2,O
                       un bioxyde. . . . . Hg,O
L'argent,   —   un protoxyde. . . . Ag,O
                       un peroxyde. . . . .   Non analysé.
L'or,   —   un protoxyde. . . . Au^2,O ⎱ Acides aureux et auri-
                       un tritoxyde. . . . Au^2,O^3 ⎰ que.

Ces composés sont essentiellement caractérisés par l'existence simultanée d'un métal et de l'oxygène, et par la propriété qu'ils possèdent presque tous, de pouvoir jouer le rôle de base salifiable, c'est-à-dire de pouvoir former avec les acides, des composés dans lesquels les propriétés basiques et acides des composants, disparaissent plus ou moins complétement.

Plusieurs, et ce sont précisément les plus basiques, verdissent le sirop de violettes, et ramènent au bleu le papier de tournesol, rougi par les acides.

Tous se combinent avec l'eau et donnent naissance à des hydrates, dans lesquels l'eau et l'oxyde lui-même contiennent une égale quantité d'oxygène.

Tous peuvent être ramenés à l'état métallique.

Certains, par l'effet seul de la chaleur (oxydes de mercure, d'or);

Un plus grand nombre par la calcination avec du charbon en poudre (oxydes de zinc, de fer, d'antimoine, etc.)

Quelques-uns. par des procédés plus compliqués, qu'il ne nous appartient pas de décrire (potasse, alumine).

Suivant notre habitude, nous n'étudierons en particulier, que ceux que le pharmacien emploie à l'état de liberté, et de même que pour les acides, c'est en relatant leurs propriétés que seront exposés leurs caractères spécifiques.

De l'Hydrate de protoxyde de potassium ou Potasse.

(Alcali végétal.)

Les anciens appelaient alcali végétal la potasse, parce qu'elle est surtout abondante dans les végétaux. Pour des motifs de même nature, ils appelaient :

Alcali minéral, la soude; alcali animal, l'ammoniaque.

Sa composition.
$$(K,O + H^2O) = \begin{cases} \text{Potassium} & 489,916 \\ \text{Oxygène} & 100,000 \\ \text{Eau} & 112,480 \end{cases}$$

Ni le peroxyde de potassium, ni même son protoxyde anhydre ne s'emploient en médecine, mais on y fait un très fréquent usage de l'hydrate de ce dernier. On l'y emploie très sensiblement pur, sous les noms de potasse pure, ou de potasse à l'alcool ; mélangé d'une notable proportion de matières étrangères, sous ceux de pierre à cautère, de potasse caustique, de potasse à la chaux.

Ses propriétés. Les propriétés suivantes le feront aisément reconnaître.

Il est solide, incolore ou légèrement grisâtre, sans odeur, d'une saveur excessivement caustique, très soluble dans l'eau et dans l'alcool, susceptible de ramener au bleu le papier rouge de tournesol, de verdir le sirop de violettes, d'attirer à la fois l'acide carbonique et l'humidité de l'air, pour se convertir en un carbonate presque aussi déliquescent que lui-même, d'aban-

donner son eau d'hydratation, quand on le calcine avec de l'acide
borique ; de former, avec l'acide sulfurique, un sel amer , cristallisable en prismes à 4 pans très courts, inaltérables à l'air ;
avec l'acide acétique, un acétate à peu près incristallisable et soluble dans l'alcool.

Sa dissolution aqueuse, neutralisée par les acides sulfurique,
azotique, chlorhydrique, n'est précipitée par aucun des réactifs suivants :

Noix de galle ,	Potasse,	
Cyanoferrure de potassium ,	Soude,	Caustiques et carbo-
Sulfure de potassium,	Ammoniaque ,	natées.

pour peu qu'elle soit concentrée, elle donne :

Avec le chlorure de platine , un précipité jaune de chlorure double de potassium et de platine;
— le sulfate d'alumine , un précipité blanc grenu de sulfate d'alumine et
de potasse (alun);
— l'acide perchlorique, un précipité blanc de perchlorate ;
— — tartrique, un précipité blanc cristallin de bitartrate.

Pour obtenir la potasse à la chaux, on fait dissoudre 4 kil.
de belle potasse perlasse, ou mieux encore de sel de tartre, dans
30 litres d'eau commune ; on porte la liqueur à l'ébullition, et
dès que celle-ci se manifeste nettement, l'on y fait tomber peu
à peu, de manière à ne pas interrompre le bouillon, 2 kil. de
chaux vive réduite en bouillie claire.

On continue de chauffer, en ayant le soin d'agiter constamment, et de remplacer au fur et à mesure l'eau qui s'évapore;
jusqu'à ce que tout l'acide carbonique primitivement combiné
avec la potasse, se soit porté sur la chaux. L'on reconnaît que
le transport a eu lieu, à ce qu'une portion de la liqueur, étendue
de son poids d'eau, puis refroidie et filtrée, n'est pas troublée
par l'eau de chaux.

Alors on retire le feu de dessous la bassine, on couvre celle-
ci, on laisse reposer, on tire à clair à l'aide d'un siphon, on
verse le dépôt dans un entonnoir ou dans une forme à sucre
renversée, sur une espèce de tampon en coton destiné à faire
fonction de filtre; on l'y laisse égoutter, on l'y épuise, par lixiviation, de tout l'alcali qu'il avait retenu, et quand enfin les solu-

tions contenant la totalité de la potasse à l'état caustique, ou, pour parler plus exactement, décarbonatée, sont parfaitement limpides, parfaitement libres de carbonate de chaux et de chaux interposés, on les évapore dans une bassine en argent, en commençant par les moins chargées, jusqu'à ce que le produit de ces évaporations ait éprouvé la fusion tranquille, auquel cas sa surface, malgré l'intensité du feu, ne laisse apercevoir aucune apparence d'ébullition.

En cet état, ou bien on le laisse refroidir dans la bassine, puis, exposant le fond de celle-ci au-dessus de la flamme, de manière à liquéfier la couche de potasse la plus inférieure, et plongeant la bassine dans une terrine contenant de l'eau froide, on détache la matière en un seul pain, qu'on divise après coup.

Ou bien on le coule en plaques minces, sur des plateaux en argent ou en cuivre étamé.

Ou bien encore, on le coule dans des lingotières semblables à celles qui servent à mouler la pierre infernale, afin de l'obtenir en cylindres, dont l'usage est très commode pour toucher les chairs baveuses.

Ou bien enfin, à l'aide d'une cuiller à bec, on le coule en pastilles, en le faisant tomber goutte par goutte, à la surface d'un marbre légèrement huilé.

Cette dernière forme est spécialement propre à l'établissement des cautères.

Dans tous les cas, on l'enferme dans des flacons en verre parfaitement secs, et susceptibles d'être hermétiquement bouchés.

Pour avoir un plein succès, l'opération exige :

1º Que le carbonate de potasse reste constamment dissous dans une suffisante proportion d'eau ; car l'expérience prouve, que si la chaux caustique décarbonate les solutions étendues du carbonate alcalin, par contre, la potasse caustique, en dissolution concentrée, enlève l'acide carbonique au carbonate de chaux. (Descroizilles.)

2º Que le lait de chaux soit versé peu à peu dans la dissolution bouillante de carbonate alcalin, attendu qu'en opérant ainsi, l'on obtient un carbonate de chaux grenu, peu volumineux, abandonnant aisément le liquide qui l'imprègne, tandis

⸜qu'en opérant autrement, le dépôt est en flocons volumineux et se tasse difficilement. (Berzélius.)

3º Que, dans l'essai par l'eau de chaux, on commence par étendre la solution, parce qu'une dissolution de potasse très concentrée pourrait, en déterminant la précipitation de la chaux elle-même, induire en erreur.

Dans ce cas, toutefois, la solubilité du précipité dans l'eau, montrerait qu'il ne provenait pas de la formation d'un carbonate calcaire.

4º Que l'on évite, autant que faire se peut, l'emploi des tissus en chanvre pour passer les liqueurs alcalines, qu'ils colorent. Les tissus en coton n'offrent pas cet inconvénient. (Barruel.)

5º Que les liqueurs filtrées ou décantées, soient enfermées dans des vases clos jusqu'au moment de leur évaporation, et que celle-ci ne languisse pas, afin que l'acide carbonique de l'air soit absorbé en moindre quantité.

La potasse à la chaux, outre les sels étrangers qui préexistaient dans le carbonate mis en expérience, renferme le carbonate de potasse qui s'est produit pendant l'opération, et quelque peu de chaux. Aussi les azotates de baryte et d'argent, l'oxalate d'ammoniaque, y indiquent-ils la présence des acides chlorhydrique et sulfurique, celle aussi de la chaux. En outre, elle fait effervescence avec les acides.

L'inconvénient qu'elle présente, en coulant sur la peau, de produire des escarres souvent trop étendues, a fait proposer de la mélanger avec son poids de chaux vive.

On la broie rapidement dans un mortier en fer échauffé, et quand elle est en consistance de pâte, l'on y incorpore très exactement la chaux en poudre. Ce mélange est connu sous le nom de poudre de Vienne. *De la poudre de Vienne.*

La potasse à l'alcool n'est, à vrai dire, que la potasse à la chaux, privée au moyen de l'alcool qui ne les dissout pas, des sels étrangers et de la chaux que celle-ci avait retenus. *De la potasse à l'alcool.*

On prend la potasse à la chaux, on la fond dans une bassine en argent, on l'y laisse refroidir en la triturant avec un pilon en porcelaine ou en verre, à l'exclusion de ceux en bois qui la coloreraient; on introduit la matière divisée et presque pulvé-rulente dans un flacon, avec son poids environ d'alcool à 36°, et l'on prolonge le contact pendant 36 à 48 heures, en ayant le soin d'agiter fréquemment.

Au bout de ce temps, on décante le liquide surnageant, on le met à part, l'on achève d'épuiser le dépôt de toutes ses parties solubles en le traitant, à 3 ou 4 reprises, par de petites quantités d'alcool.

La dissolution incolore d'hydrate de potasse est versée dans une cornue en verre que l'on en remplit à moitié, et distillée au bain-marie, afin d'en retirer la presque totalité de l'alcool, que son odeur désagréable oblige à réserver pour des opérations de même genre.

Lorsque la très minime quantité de liquide qui distille, indique que la majeure partie de l'alcool s'est vaporisée, on décante dans une bassine en argent le résidu plus ou moins coloré, et parfois surnagé par une matière huileuse provenant de l'altéra-tion profonde de l'alcool par l'hydrate, ou plutôt de celle des matières étrangères, que renferme toujours l'alcool du com-merce.

Au moyen d'une cuiller de même métal, on enlève la ma-tière huileuse, plus tard susceptible de colorer le produit, et l'on procède à une évaporation rapide, suivie cette fois encore, d'une fusion tranquille.

Un atome de carbonate de potasse sec, pesant 866,35, repré-sente un atome d'hydrate pesant 702, 40.

La potasse à l'alcool, dans laquelle les réactifs n'indiquent plus la présence des sulfates, des chlorures, de la chaux, du moins en quantités notables, doit à leur absence d'être infini-ment plus caustique que la potasse à la chaux, et par consé-quent ne saurait impunément lui être substituée.

Elle retient un peu de carbonate, dont il est à peu près im-possible de prévenir la formation durant l'évaporation.

De l'Hydrate de protoxyde de sodium, ou Soude.

$$(Na,O+H^2O)= \begin{cases} \text{Sodium,} & 290,900 \\ \text{Oxygène,} & 100,000 \\ \text{Eau,} & 112,480 \end{cases}$$

Sa composition

. De même que l'on n'emploie en médecine que l'hydrate de protoxyde de potassium, de même l'on n'y emploie que l'hydrate de protoxyde de sodium, à l'exclusion de son peroxyde et de son protoxyde anhydre.

· Cet hydrate est incolore, sans odeur, d'une saveur excessive-Ses propriétés. ment caustique. Il verdit le sirop de violettes, ramène au bleu le papier rouge de tournesol, se dissout dans l'alcool et dans l'eau, attire l'humidité et l'acide carbonique de l'air, et se convertit d'abord en un liquide, qui n'est autre que de la soude légèrement carbonatée et de l'eau ; puis, en carbonate de soude effleuri.

Il abandonne son eau d'hydratation, quand on le chauffe fortement avec de l'acide borique, et produit, avec l'acide sulfurique, un sel de saveur amère, cristallisable en longs prismes à 4 pans, très efflorescents ; avec l'acide acétique, un sel cristallisable, non déliquescent, peu ou point soluble dans l'alcool con centré.

Ses solutions aqueuses, neutralisées par les acides sulfurique, chlorhydrique, azotique, ne sont troublées, pour peu qu'elles soient étendues,

Ni par l'infusé de noix de galle,
—   le cyanoferrure de potassium,
—   le sulfure de potassium,
· —   la potasse,
—   la soude,   } caustiques ou carbonatées,
—   l'ammoniaque,   )
—   le chlorure de platine,
—   le sulfate d'alumine.

Elles ne possèdent, par conséquent, que des propriétés négatives.

Sa préparation rentre tout à fait dans celle de l'hydrate de po-Sa préparation. tasse, et consiste essentiellement à décarbonater, au moyen de 8 p. de chaux vive à l'état de lait de chaux, 20 p. de carbonate de soude cristallisé , après les avoir dissoutes dans 120 p. d'eau bouillante; à filtrer, puis à évaporer à siccité.

Si l'on tient à détruire les matières organiques que le produit retient d'ordinaire, et qui seraient plus tard susceptibles de colorer les solutions aqueuses, on lui fait éprouver la fusion ignée; d'un autre côté, si l'on veut obtenir de la soude à l'alcool, on continue l'opération ainsi qu'on l'eût fait pour la potasse à l'alcool.

De la soude caustique liquide. La soude caustique liquide, ou lessive des savonniers, n'est qu'une solution aqueuse marquant 36° Baumé, à + 15° de température, de soude caustique à la chaux, ayant subi la fusion ignée.

On l'abandonne au repos pendant plusieurs jours, afin que la majeure partie des sels étrangers, introduits par le carbonate alcalin, se puisse déposer; l'on décante, et l'on filtre au travers d'une masse en coton, placée au fond d'un entonnoir en verre.

Cette solution, dans laquelle les réactifs dénotent, aussi bien que dans celle de la potasse à la chaux, la présence des sulfates, des chlorures, de la chaux, de l'acide carbonique, contient un peu moins du tiers de son poids d'hydrate.

Le pharmacien la doit conserver à l'abri de l'air, dans des flacons bouchés à l'émeri, parce qu'elle en attire rapidement l'acide carbonique, et corrode le liége. Quand il l'en extrait, il doit avoir le soin d'essuyer à l'intérieur le col du flacon; les parois du bouchon, même de les enduire d'un corps gras; car autrement les surfaces mises en rapport, quand on reboucherait le flacon, contracteraient une adhérence qu'il serait bientôt impossible de détruire.

Du Protoxyde de calcium, ou Chaux.

Sa composition.
$$(Ca,O) = \begin{cases} \text{Calcium, } 256{,}020 \\ \text{Oxygène, } 100 \end{cases}$$

Ses propriétés. La chaux est solide, blanche, rude au toucher, sans odeur, d'une saveur légèrement caustique, inaltérable par la chaleur, soluble dans 778 fois son poids d'eau froide, et dans 1270 fois seulement son poids d'eau bouillante. Elle verdit le sirop de violettes, ramène au bleu la teinture de tournesol rougie par

les acides, et forme avec l'acide sulfurique, un sulfate à peine
soluble dans l'eau ; avec les acides chlorhydrique et azotique,
un chlorure ou un azotate extrêmement solubles, lesquels sont
précipités :

En blanc, par la potasse et par la soude caustiques (hydrate de chaux),
—   — les carbonates solublés et par les bicarbonates (carbonate de
              chaux),
—   — les sulfates solubles en dissolutions concentrées (sulfate de chaux),
—   — l'acide oxalique et par l'oxalate d'ammoniaque, même en disso-
              lutions très étendues (oxalate de chaux),
—   — les dissolutions de savon (margarate et oléate de chaux) ;
    Et ne le sont au contraire pas :
        par l'ammoniaque,
        — l'acide sulfhydrique,
        — les sulfures alcalins.

D'ordinaire, le pharmacien emploie la chaux que l'on pré- Sa préparation.
paré très en grand pour les besoins des arts, en calcinant les carbonates calcaires, et se borne à choisir la chaux dite grasse, de
préférence à la chaux dite maigre, et à rejeter la chaux hydraulique. Celle-là, préparée avec des calcaires magnésiens, renferme de la magnésie, celle-ci contient une plus ou moins forte
proportion d'alumine.

Parfois, cependant, il la prépare en plaçant du marbre blanc
concassé dans un creuset couvert, sur une tourte en terre, au
milieu d'un fourneau à réverbère, surmonté d'un long tuyau en
tôle destiné à augmenter le tirage ; chauffant pendant 1 à 2
heures, et laissant refroidir sans découvrir le creuset.

Chaque atome de carbonate abandonne 2 atomes d'acide
carbonique, et fournit 1 atome de chaux vive ; à très peu près
56 pour 100.

Comme il est d'observation, que la décomposition du carbonate est plus facile en se servant de bois vert qu'en se servant
de bois sec, parce que l'eau que fournit le bois vert tend tout
à la fois à disgréger la masse et à se substituer à l'acide carbonique pour former un hydrate, on se trouvera bien d'humecter
de temps à autre les fragments de marbre.

La calcination est complète lorsque la matière délayée dans
l'eau, après son entier refroidissement, ne fait aucune effervescence avec les acides.

La chaux s’emploie en pharmacie,

A l’état de chaux vive,
—   — éteinte ou d’hydrate de chaux,
—   de lait de chaux,
—   d’eau de chaux.

De la
chaux vive.

La chaux vive n’est autre que le produit de la décomposition par la chaleur du carbonate de chaux.

Au besoin, on la réduit en poudre en la pilant promptement dans un mortier en fonte couvert, et passant au tamis.

De la
chaux éteinte.

La chaux éteinte est la chaux hydratée en poudre. On se la procure en plaçant dans une terrine en grès, des fragments de chaux vive, les arrosant avec de l’eau que l’on répartit le plus également possible à leur surface, en attendant d’ailleurs, pour en ajouter une nouvelle portion, que la précédente soit entièrement-absorbée.

La combinaison de l’eau avec la chaux, par suite sa solidification, produisent une élévation de température telle, qu’une partie de l’eau réduite en vapeurs, s’échappe en écartant les particules calcaires, d’où la division de la masse. L’on couvre la terrine, afin que la chaleur s’y maintienne davantage, et lorsque la matière est refroidie, on la passe au travers d’un tamis en crin.

Si l’emploi d’une trop minime proportion d’eau avait laissé la divison incomplète, de telle sorte qu’au lieu d’hydrate, on dût obtenir un mélange d’hydrate et de chaux vive, on ajouterait de nouvelle eau sur les fragments restés intacts.

100 p. de bonne chaux, doivent fournir environ 131 p. de chaux éteinte, ce qui conduit à verser un peu plus de 31 p. d’eau sur 100 p. de chaux vive. Le véritable hydrate de chaux, s’obtient en versant sur la chaux vive assez d’eau pour la convertir en bouillie, puis, chauffant cette bouillie dans un creuset de platine ou d’argent, à la chaleur de la lampe à esprit-de-vin. (Berzélius.)

La chaux maigre, qui s’échauffe moins, se délite moins bien que la grasse; la chaux hydraulique qui absorbe l’eau pour ainsi dire sans s’échauffer, sans augmenter de volume, même abstraction faite de la présence de la magnésie et de l'alumine, seraient donc moins propres à cette opération que la chaux grasse.

Le lait de chaux est l'hydrate de chaux délayé dans une quantité d'eau commune capable de le convertir en une sorte de bouillie claire.

Enfin, l'eau de chaux n'est à son tour, qu'une solution de chaux saturée à la température ordinaire, et préparée dans des conditions spéciales ayant surtout pour but d'éliminer la potasse qu'elle pourrait contenir.

Jusqu'à ces derniers temps, on avait admis que cette potasse provenait uniquement de ce que les cendres déposées à la surface des fragments de chaux, dans les fours où les chaufourniers superposent des lits alternatifs de bois vert et de carbonate calcaire, contiennent du carbonate de potasse que le contact de la chaux vive et de l'eau transforme en potasse caustique ; mais les expériences récentes de MM. Kuhlmann et Vogel, ont parfaitement démontré qu'elle peut aussi provenir de la présence, dans certaines pierres calcaires, d'une petite quantité de silicate de potasse, que la calcination convertit en silicate de chaux et en potasse, ou d'une petite quantité de chlorure de potassium et de sulfate de potasse, que la calcination décompose également.

Pour l'éviter, et prévenir l'augmentation de causticité qu'en éprouverait la solution médicamenteuse, on introduit dans un flacon une certaine quantité de lait de chaux, et 30 à 40 fois autant d'eau de fontaine, on bouche, on fait macérer quelques heures en agitant de temps à autre, on laisse déposer, on décante le liquide chargé de toutes les matières étrangères solubles, que la chaux lui a pu céder ; on le remplace par de nouvelle eau, et c'est celle-ci, seulement, que l'on emploie sous le nom d'eau de chaux seconde, ou pour mieux dire, d'eau de chaux préparée avec la seconde eau. La potasse est entraînée par le premier lavage.

La même chaux peut, à plusieurs fois, être traitée par l'eau ; cependant les affusions ne sauraient.être répétées indéfiniment, car l'introduction de l'air dans les flacons, au moment où l'on décante le liquide qu'ils renferment, finirait par produire du carbonate de chaux, qui empêcherait la solution des particules de

chaux vive, autour desquelles il se formerait. D'un autre côté,
la tendance prononcée de cette même chaux, à se convertir en
carbonate insoluble, jointe à son peu de solubilité, doit engager
à laisser l'eau séjourner sur un excès de chaux vive, pour ne la
filtrer qu'au fur et à mesure du besoin, afin de maintenir plus
sûrement la saturation du liquide:

L'eau de chaux se reconnaît à sa saveur urineuse, à son alcalinité aux réactifs, à la propriété qu'elle possède d'être troublée,
par l'ébullition qui précipite une portion de la chaux dissoute
à une basse température; par un courant de gaz acide carbonique, qui détermine la formation d'un carbonate insoluble; au
contraire, de ne l'être pas par l'acide sulfurique, attendu que le
sulfate de chaux est très sensiblement plus soluble que la chaux
elle-même.

Elle contient moins de 0,053 de chaux pour 32 gr. d'eau.

La chaux vive, la chaux hydratée, le lait de chaux, et surtout
l'eau de chaux, devront être tenus à l'abri de l'air. La première tend à se carbonater et à s'hydrater, les autres à se
carbonater.

De l'Oxyde de magnesium, ou Magnésie.

Sa composition.

$$(Mg,O) = \begin{cases} \text{Magnésium,} & 158,353 \\ \text{Oxygène,} & 100 \end{cases}$$

Ses propriétés. La magnésie est solide, blanche, douce au toucher, inodore,
insipide, à très peu près insoluble dans l'eau, alcaline aux réactifs colorés. Les acides sulfurique, chlorhydrique, azotique, la
dissolvent, et ses dissolutions ne sont troublées :

Ni par l'acide sulfhydrique,
   — les sulfures de potassium et de sodium,
   — l'ammoniaque, pourvu qu'elles soient acides,
   — les sulfates solubles,
   — l'infusé de noix de galle,
   — le cyanoferrure de potassium ;

Elles le sont, au contraire :

En blanc, par la potasse et par la soude (hydrate de magnésie),
   —   — l'oxalate d'ammoniaque. pour peu (oxalate de magnésie,)
             qu'elles soient concentrées,
   —   — les carbonates solubles ;
   —   — les bicarbonates, mais seulement } carbonate de magnésie,
             à la température de l'ébullition,

Il résulte de là, que la magnésie se distingue de la chaux, celui de tous les corps qui s'en rapproche le plus ; surtout en ce que l'acide sulfurique la dissout aisément, en ce que les sulfates solubles ne troublent pas ses dissolutions salines ; en ce que les bicarbonates ne les troublent qu'à la température de l'ébullition. Elle s'extrait du carbonate de magnésie exempt de carbonate de Sa préparatio chaux, afin d'éviter la présence de cette dernière base. L'opération se fait dans des creusets ordinaires, ou pour plus de facilité ; car l'extrême légèreté du carbonate magnésique, la nécessité de ne le pas tasser, si l'on tient à obtenir une magnésie légère, spongieuse, facilement soluble dans les acides, oblige d'avoir recours à des vases d'une grande capacité, dans ces pots en terre à l'usage des peintres, que l'on appelle camions.

Après les avoir usés sur leurs bords afin qu'ils puissent plus exactement s'appliquer les uns sur les autres, les avoir entourés près de leurs rebords supérieurs, de fils de fer destinés à les rendre moins fragiles ; ou tout au moins à retenir leurs fragments au cas où ils viendraient à se briser, avoir pratiqué à leur fond le dernier, excepté une large ouverture ; on les remplit de carbonate de magnésie en poudre sans l'y tasser autrement qu'au moyen de légères secousses ; on les superpose ainsi que le fait voir la figure ci-contre, en les assujettissant à l'aide de fils d'archal ; on recouvre d'un couvercle percé à son centre le camion supérieur, l'on porte l'appareil dans un fourneau assez profond pour qu'il s'y puisse engager tout entier, et l'on chauffe au rouge pendant au moins deux heures. Au bout de ce temps, la matière est détachée des camions, et renfermée dans des flacons, sans même qu'il soit besoin d'attendre qu'elle soit entièrement refroidie.

L'hydrocarbonate basique abandonne d'abord son eau d'hydratation, puis son acide carbonique, et finit par laisser pour résidu, 45 pour 100 de magnésie caustique d'une blancheur parfaite, à moins qu'elle n'ait eu le contact du fer. Le peroxyde de ce métal lui communiquerait une teinte rougeâtre, avec une facilité extrême.

La calcination doit être poussée assez loin, pour que les parties centrales de la masse, que le peu de conductibilité de la matière a davantage défendues de l'action de la chaleur, se dissolvent après refroidissement, dans les acides étendus sans produire d'effervescence. Si, au lieu de l'obtenir très légère, on préférait l'obtenir compacte, et telle que se présente la magnésie anglaise, on tasserait fortement le carbonate magnésique, ou mieux, suivant le conseil de M. Durand, on l'introduirait encore humide dans les camions, au moment où il viendrait d'être obtenu par la double décomposition du carbonate de soude et du sulfate de magnésie, on l'y comprimerait à l'aide d'une espèce de truelle, et l'on chaufferait au rouge durant 5 à 6 heures. Dans ces nouvelles conditions, l'oxyde éprouve un retrait considérable qui modifie son état physique.

Du Bioxyde de Manganèse.

Sa
composition.

$$(Mn,O^2) = \begin{cases} \text{Manganèse}, & 345,900 \\ \text{Oxygène}, & 200 \end{cases}$$

L'un des composés de manganèse et d'oxygène, le bioxyde, nous intéresse, en raison du fréquent usage que l'on en fait en pharmacie pour obtenir le chlore, et quelquefois aussi l'oxygène; mais comme, à l'encontre des oxydes précédemment étudiés, il ne constitue pas, à vrai dire, un médicament, nous n'aurons à nous occuper que des moyens de le reconnaître, de purifier celui que la nature offre en abondance, de déterminer la proportion de chlore et d'oxygène qu'il est susceptible de fournir.

On reconnaît le bioxyde de manganèse, à la couleur violette qu'il communique au borax, à la couleur verte qu'il communique à la potasse, que l'on calcine avec lui. La double faculté de dégager de l'oxygène par la chaleur, de produire du chlore au contact de l'acide chlorhydrique, lui étant commune avec tous les oxydes décomposables par la chaleur et incapables de former des chlorures correspondants à leur degré d'oxygénation, tel que le peroxyde de plomb, est moins propre à le caractériser.

Parmi les matières étrangères qu'il contient, les unes presque constamment, les autres souvent, à savoir : le carbonate et le fluate de chaux, le sulfate de baryte, l'argile, les sesquioxydes de manganèse et de fer hydraté; l'eau d'hydratation et le carbonate de chaux, sont les seules que le pharmacien ait parfois besoin de séparer. L'isolement des autres offrirait des difficultés hors de rapport avec les inconvénients qu'elles peuvent présenter. On le prive d'eau en le desséchant dans une marmite de fonte à une température incapable de le décomposer; on le prive de carbonate de chaux, en le délayant dans de l'eau fortement aiguisée d'acide chlorhydrique. Le carbonate se dissout sans que l'acide, affaibli qu'il est, puisse, à la température ordinaire, réagir sur le bioxyde. On laisse digérer 24 heures en agitant de temps à autre, on décante la liqueur surnageant le dépôt; après s'être assuré qu'elle est restée très acide, on lave le résidu et on le sèche.

Nous dirons plus tard comment on détermine la valeur réelle de cet oxyde.

Des Oxydes de Fer.

Il n'existe, ainsi que déjà nous avons eu l'occasion de le dire, que deux oxydes de fer, un protoxyde et un sesquioxyde ou peroxyde, encore le premier ne peut-il s'obtenir qu'à l'état d'hydrate, en décomposant par les alcalis caustiques ses composés salins; car, de quelque manière que l'on s'y prenne pour le dessécher, il passe en partie à l'état de sesquioxyde. Mais dans une foule de circonstances, il se produit entre le protoxyde et le peroxyde des combinaisons analogues : celles-ci à l'oxyde magnétique des minéralogistes, celles-là à leur hématite; l'une est un sesquioxyde monoprotoxydé, résultant de l'union d'un atome de sesquioxyde avec un atome de protoxyde; il s'en produit alors que l'on décompose l'eau par le fer à une haute température; l'autre est un sesquioxyde quadriprotoxydé, résultant de l'union d'un atome de sesquioxyde avec 4 atomes de protoxyde; telle est celle des battitures.

On les peut représenter dans leur composition, de la manière suivante :

Protoxyde, $Fe,O = \begin{cases} Fer, & 339,220 \\ Oxygène, & 100 \end{cases}$

Sesquioxyde, $Fe^2,O^3 = \begin{cases} Fer, & 678,440 \\ Oxygène, & 300 \end{cases}$

$$\text{Sesquioxyde monoprotoxydé, } Fe,O+Fe^2,O^3 = \begin{cases} \text{Protoxyde,} & 439,220 \\ \text{Sesquioxyde,} & 978,440 \end{cases}$$

$$\text{— quadriprotoxydé, } 4(Fe,O)+Fe^2,O^3 = \begin{cases} \text{Protoxyde,} & 1756,880 \\ \text{Sesquioxyde,} & 978,440 \end{cases}$$

Leurs caractères distinctifs.

Ces différents oxydes sont indécomposables par la chaleur, réductibles par le charbon à une température élevée. Le protoxyde est facilement soluble dans les acides, il produit avec eux des sels d'un vert émeraude, de saveur astringente, et susceptibles de former ,

Avec le cyanure jaune de potassium,	un précipité blanc verdâtre devenant bleu au contact de l'air.
— rouge —	un précipité bleu.
— les sulfures alcalins, ...	un précipité noir de protosulfure de fer hydraté.
— la potasse, ...	un précipité blanc d'hydrate de fer passant au vert, puis au rouge briqueté, au contact de l'air.
— la soude, ...	
— l'ammoniaque, ...	
— le chlorure d'or, ...	un précipité jaunâtre d'or métallique.

Tandis qu'ils ne précipitent pas par l'addition de l'infusé de noix de galle ou par celle de l'acide sulfhydrique liquide, pour peu du moins qu'ils soient acides.

Le peroxyde produit avec les acides, et de préférence avec l'acide chlorhydrique, qui le dissout infiniment mieux que les acides sulfurique et azotique, une dissolution d'un jaune rougeâtre, lorsqu'elle est concentrée ; jaune, lorsqu'elle est étendue, de saveur à la fois astringente et âpre ; laquelle se comporte de la manière suivante avec les réactifs :

Cyanure jaune de potassium. . . .	Précipité bleu.
— rouge —	Pas de précipité.
Infusé de noix de galle.	Précipité noir de tannate et de gallate de peroxyde.
Sulfures alcalins.	Précipité noir de sulfure de fer hydraté.
Acide sulfhydrique.	Dépôt de soufre et formation d'eau, aux dépens d'une portion de l'oxygène du sesquioxyde, ramené à l'état de protoxyde.
Sulfocyanure de potassium.	Pas de précipité , seulement la liqueur prend une teinte rouge de sang.
Potasse.	
Soude.	Précipité jaune d'hydrate de peroxyde.
Ammoniaque.	

Quant aux combinaisons du protoxyde et du sesquioxyde, si, lorsqu'on les a dissoutes dans l'acide chlorhydrique, on ajoute avec précaution à la liqueur de l'ammoniaque liquide, on obtient au début, un précipité rougeâtre de sesquioxyde hydraté, et plus tard, un précipité blanc de protoxyde également hydraté. Ce dernier plus basique n'étant déplacé par l'alcali qu'en dernier.

Etendues d'eau, puis additionnées de carbonnate d'ammoniaque jusqu'à décoloration, ces mêmes dissolutions abandonnent le sesquioxyde et retiennent le protoxyde, que l'on peut à son tour précipiter au moyen d'une nouvelle quantité de carbonate d'ammoniaque, après qu'un courant de chlore ou l'eau chlorée, l'ont converti en peroxyde, aux dépens de l'oxygène de l'eau. (Berthier.)

Les composés oxygénés de fer employés en médecine, sont au nombre de 5. Ce sont :

L'oxyde rouge, ou sesquioxyde anhydre ou colcothar,
Le peroxyde, ou sesquioxyde hydraté,
Le safran de mars apéritif,
    —   — astringent,
Et l'éthiops martial ou oxyde noir.

De l'Oxyde rouge, ou Colcothar.

L'oxyde de fer rouge ou colcothar est pulvérulent, d'un *Ses propriétés.* rouge foncé, sans odeur, sans saveur, non magnétique, c'est-à-dire non attirable au barreau aimanté, inaltérable par la chaleur et par l'air, soluble sans effervescence dans l'acide chlorhydrique, surtout à chaud, en raison de sa grande cohésion.

Sa dissolution offre tous les caractères précités des sels de fer au maximum.

Il provient de la calcination du sulfate de protoxyde de fer, à *Sa préparation.* l'avance privé par les procédés indiqués à l'article sulfate de fer, du sulfate de cuivre et de l'arsenic qu'il lui arrive parfois de contenir.

Le sulfate de cuivre introduirait son bioxyde dans le produit, l'arsenic oxydé le rendrait vénéneux.

Sous l'influence d'une température capable de le décomposer, le sulfate de protoxyde est converti en sesquioxyde, en acide sulfureux, en oxygène et en acide sulfurique anhydre, s'il est employé sec; en un mélange d'acide sulfurique anhydre et d'acide sulfurique monohydraté, retenant l'acide anhydre en dissolution, s'il est employé cristallisé.

L'équation suivante

$$4(FeO,SO^3) = 2(Fe^2,O^3) + 3(S,O^2) + S,O^3 + O$$

$$\underbrace{\qquad}_{\substack{\text{Sulfate} \\ \text{de protoxyde.}}} \quad \underbrace{\qquad}_{\text{Sesquioxyde.}} \quad \underbrace{\qquad}_{\substack{\text{Acide} \\ \text{sulfureux.}}} \quad \underbrace{\qquad}_{\substack{\text{Acide} \\ \text{sulfurique.}}} \quad \underset{\text{Oxygène.}}{\underbrace{\qquad}}$$

fait voir que 4 atomes de sulfate de protoxyde fournissent 2 atomes de sesquioxyde, 3 atomes d'acide sulfureux, 1 atome d'acide sulfurique anhydre, et 1 atome d'oxygène.

Des 3 atomes d'acide sulfureux, 2 proviennent du report sur le protoxyde, des 2 atomes d'oxygène qui les avaient primitivement constitués acide sulfurique, et le 3ᵉ de la conversion d'un atome d'acide sulfurique, en acide sulfureux et en oxygène.

Cette décomposition, à peu près inévitable, d'une portion de l'acide sulfurique en acide sulfureux et en oxygène, explique pourquoi l'on n'obtient pas à l'état d'acide sulfurique anhydre, tout celui qu'il semblerait possible d'obtenir.

100 p. de sulfate de protoxyde parfaitement desséché, donnent, à très peu près, 59 p. de sesquioxyde.

Pour enlever le sulfate neutre et l'acide sulfurique, que la chaleur n'aurait pu décomposer ou volatiliser, on traite le produit de la calcination par l'eau bouillante, tant que les lavages entraînent de l'acide ou du fer. Mais il se produit constamment du sous-sulfate de peroxyde que l'eau ne dissout pas ; quelque bien lavé qu'il ait été, au lieu de n'être formé que de sesquioxyde, le résidu retient obstinément du sous-sulfate, que, toutefois, son innocuité permet au pharmacien d'y laisser.

On en constaterait la présence par la méthode suivante.

On dissoudrait, dans l'acide chlorhydrique, une portion de colcothar en poudre très ténue, à l'avance débarrassé, par des lavages suffisamment multipliés, de tout l'acide sulfurique libre ou combiné, que l'eau bouillante lui peut enlever, et dans sa dissolution acide, étendue d'eau distillée, on verserait du chlorure de barium ou de l'azotate de baryte. Il ne pourrait évidemment s'y produire du sulfate de baryte, qu'autant que la matière mise en expérience contiendrait du sous-sulfate, puisque le sulfate neutre est soluble dans l'eau.

A son tour, l'oxyde d'arsenic que l'emploi d'un sulfate impur y aurait introduit, et que des lavages n'en peuvent séparer, puisqu'il existe dans le colcothar à l'état d'arsénite de fer insoluble, serait dissous par l'acide sulfurique bouillant et concentré, de telle sorte, que la liqueur acide, décantée après refroidissement, dégagerait de l'hydrogène arsénié dans l'appareil de Marsh.

De l'Hydrate de sesquioxyde.

$$(Fe^2,O^5 + Eau) = \begin{cases} Fer, & 678,440 \\ Oxygène, & 300 \\ Eau. & \end{cases}$$

L'hydrate de sesquioxyde, que l'on n'emploie guère que comme contre-poison de l'acide arsénieux, avec lequel il forme une arsénite, que son insolubilité dans l'eau rend à peu près inerte, est sans odeur, sans saveur, d'un rouge briqueté. *Ses propriété*

Il passe au rouge par la calcination, qui en dégage l'eau d'hydratation, sans le rendre magnétique, se dissout aisément sans effervescence dans l'acide chlorhydrique, et donne naissance à une dissolution de perchlorure de fer, ou de chlorhydrate de peroxyde.

Le Codex prescrit de le préparer de la manière suivante : *Sa préparation*

Dans un vase quelconque, en verre, en porcelaine, ou en grès, de capacité plus que suffisante pour contenir le mélange, vous placerez 1000 p. de sulfate de protoxyde de fer, 2 fois autant d'eau, et 200 p. d'acide sulfurique à 66°, destiné à maintenir l'oxyde en solution, alors que plus tard converti en sesquioxyde, il aura augmenté de capacité de saturation, proportionnellement à la quantité d'oxygène absorbé ; vous chaufferez. Aussitôt que la solution sera complète, et l'ébullition nettement déterminée, vous verserez dans la liqueur, par petites portions successives, de l'acide azotique du commerce, jusqu'à ce que les dernières portions ajoutées cessent de dégager des vapeurs rutilantes, ainsi que l'avaient fait les précédentes, par suite du report d'une partie de leur oxygène sur le protoxyde.

Alors, laissez complétement refroidir, étendez la dissolution de 20 à 30 fois son poids d'eau froide, versez-y un grand excès d'ammoniaque liquide; agitez. L'ammoniaque s'emparera de l'acide sulfurique, et précipitera le peroxyde à l'état d'hydrate.

Le précipité sera lavé à l'eau froide, et quand ses eaux de lavage cesseront de précipiter les sels solubles de baryte, de ramener au bleu le papier rouge de tournesol, on l'enfermera dans des flacons avec de l'eau pure, destinée à le maintenir en bouillie claire.

Le pharmacien a besoin de conserver devers lui une masse considérable de cette bouillie (plusieurs litres). En effet, la présence de l'eau fait affecter au peroxyde de fer, un volume tellement hors de proportion avec le poids réel d'oxyde qui fait partie du mélange, que, d'après M. Guibourt, 36 p. de magma, en consistance assez ferme, n'en représenteraient guère que $1^p,5$.

De plus, l'expérience a prouvé que l'hydrate n'agit efficacement, comme contre-poison de l'acide arsénieux, qu'autant qu'on l'administre à très hautes doses. Suivant le même chimiste, 1 p. d'acide arsénieux exigerait, pour sa complète neutralisation, 4 p. de sesquioxyde, supposé sec.

L'emploi du sulfate de fer pur, ou du moins du sulfate ne contenant pas de cuivre, est justement recommandé, parce que l'excès d'ammoniaque pourrait ne pas enlever tout le bioxyde de cuivre, précipité avec le sesquioxyde de fer.

Aussi, dans le cas où les réactions indiquées en traitant du sulfate de fer, y auraient annoncé l'existence du cuivre, faudrait-il faire bouillir sa dissolution sur de la limaille de fer, et filtrer, avant d'ajouter l'acide sulfurique; ou bien encore, après l'avoir légèrement acidulée, faire passer au travers un courant de gaz sulfhydrique. Le cuivre seul serait précipité à l'état de sulfure.

L'addition de la proportion d'acide sulfurique indiquée, n'est pas moins nécessaire, pour prévenir la formation d'un sous-sulfate de peroxyde insoluble; l'excès d'acide azotique ne pouvant que très imparfaitement remplir le même objet, parce qu'il est un mauvais dissolvant du peroxyde de fer.

Celle d'un grand excès d'ammoniaque, assure la complète décomposition du sulfate. En la diminuant, on risquerait d'obtenir un précipité d'un jaune ocracé, mélange d'hydrate et de sous-sulfate, dans lequel les sels solubles de baryte indiqueraient la présence de l'acide sulfurique; après qu'il aurait été dissous dans l'acide chlorhydrique, et qu'on aurait étendu d'eau la solution, suivant au reste ce qui vient d'être dit au sujet du colcothar.

L'ammoniaque ne saurait être remplacée par la potasse, non plus que par la soude caustique, attendu la tendance prononcée du sesquioxyde à jouer le rôle d'acide, à former avec les alcalis, des composés avec excès de sesquioxyde, plus ou moins insolubles dans l'eau. (Berzélius.)

Attendu encore d'après M. Guibourt, que l'emploi de la potasse ou de la soude à la chaux, introduirait dans le précipité une certaine quantité de la chaux, et de l'alumine qu'elles contiennent presque toujours.

Même, quoiqu'il retienne moins fortement l'ammoniaque, il la retient cependant assez, pour que souvent une odeur ammoniacale prononcée se développe, en triturant avec de la potasse caustique ou de la chaux vive, l'hydrate séché à l'air; et aussi, pour qu'il communique à l'eau des réactions alcalines, après quelques instants d'ébullition.

Enfin, la précipitation par l'alcali, doit être pratiquée sur des liqueurs refroidies; les lavages des dépôts doivent être faits avec l'eau froide, parce qu'une portion du gaz ammoniac serait dégagée en pure perte; parce que l'hydrate serait plus ou moins complétement converti en sesquioxyde anhydre, si la chaleur intervenait.

Du Safran de Mars apéritif.

Le safran de mars apéritif est pulvérulent, sans odeur, sans saveur, d'un rouge brun, non magnétique, décomposable par la chaleur qui en dégage de l'eau et de l'acide carbonique, soluble dans l'acide chlorhydrique, en produisant une très légère effervescence. De même encore que les dissolutions de colcothar

Ses propriétés.

7*

et d'hydrate de sesquioxyde, sa dissolution se comporte avec les réactifs à la manière des sels de fer peroxydé.

 Pour l'obtenir, on dissout à chaud, dans des quantités d'eau telles que les solutions ne puissent cristalliser par le refroidissement :

D'une part, 17 p. de sulfate de protoxyde de fer cristallisé, exempt de sulfate de cuivre ;

D'autre part, 20 p. de carbonate de soude également cristallisé.

On filtre les deux dissolutions, on les laisse refroidir complétement, on les mélange en ayant le soin d'agiter continuellement, afin que le précipité ne puisse s'agglomérer ; on abandonne au repos, on décante, on jette le dépôt sur une toile ou sur un filtre ; on l'y lave jusqu'à ce que les liqueurs passent sans saveur et cessent de bleuir le papier rouge de tournesol ; on le fait égoutter, on l'étend en couche mince à la surface du filtre ou sur des assiettes ; on le fait lentement sécher à l'ombre, on le pulvérise, et l'on passe au tamis de soie.

Les deux sels se décomposent mutuellement ; il se produit du sulfate de soude qui reste en dissolution avec l'excès de carbonate alcalin ajouté, et du carbonate de protoxyde de fer, qui se précipite à l'état d'hydrate blanc. Mais bientôt le protoxyde de ce carbonate absorbe l'oxygène de l'air et se convertit d'abord en un hydrate de couleur verte, longtemps considéré comme un oxyde intermédiaire entre le protoxyde et le sesquioxyde, aujourd'hui considéré comme une véritable combinaison de ces deux oxydes ; ensuite, en un hydrate de sesquioxyde de couleur rouge briquetée. L'acide carbonique pourvu d'une affinité presque nulle pour le peroxyde, se dégage au fur et à mesure que celui-ci se produit.

C'est principalement durant la période de dessiccation, que cette transformation du carbonate de protoxyde hydraté en hydrate de sesquioxyde a lieu ; car, après les lavages, quelque multipliés qu'ils aient été, la matière a conservé sa teinte blanche primitive, sauf à la surface, qui déjà présente une coloration verdâtre ou noirâtre.

En définitive, le produit se compose essentiellement d'hydrate

de sesquioxyde, mais il retient presque inévitablement des traces d'hydrate de sesquioxyde, protoxydé, de carbonate de fer,
même de carbonate de soude, que des lavages ne peuvent lui
enlever entièrement. Sans doute qu'il se produit une sorte de
carbonate double de soude et de protoxyde de fer, avec excès de
carbonate ferrique. On y rencontre aussi des traces de carbonate de chaux et de magnésie, provenant de la décomposition
par le carbonate de soude, des sels calcaires et magnésiens,
dans l'eau employée à la dissolution du sulfate de fer. (Guibourt.)

De là vient précisément que lorsqu'on dissout le safran de
mars apéritif dans l'acide chlorhydrique, on retrouve dans la
liqueur des traces de chlorure de sodium, de calcium, de magnesium, après qu'un excès d'ammoniaque en a précipité tout
le peroxyde.

Le safran de mars apéritif constitue donc un médicament
dont la composition peut et doit varier, suivant que la dessiccation a été poussée plus ou moins loin, s'est faite à une température plus ou moins élevée; suivant aussi que les lavages ont
été plus prolongés, plus nombreux; enfin, suivant que, pendant
ces lavages et la dessiccation du précipité, l'oxygène de l'air a
pu davantage exercer son action.

Ici, l'emploi du sulfate de fer mélangé de sulfate de cuivre,
offrirait plus d'inconvénients encore que pour la préparation de
l'hydrate de sesquioxyde, car le carbonate de cuivre formé se
retrouverait immanquablement dans le produit. Au contraire,
l'oxyde d'arsenic resterait probablement dans les liqueurs, à
l'état d'arsénite de soude.

Les lavages à l'eau froide, continuent d'être rendus nécessaires par la tendance en général très grande des oxydes à perdre leur eau d'hydratation; et cette circonstance oblige en outre
à laisser complétement refroidir les dissolutions de sulfate de fer
et de carbonate alcalin, avant de les mélanger.

Dans les anciennes pharmacopées, on trouve désigné sous le
nom de safran de mars apéritif, le produit de l'oxydation du
fer à sa rosée. La lenteur extrême de l'opération a fait abandonner l'usage de ce composé, dont la constitution plus varia-

ble encore, ne devait, dans tous les cas, répondre que très imparfaitement à celle du safran de mars apéritif que nous venons d'étudier.

Du Safran de Mars astringent.

Ses propriétés. Le safran de mars astringent est pulvérulent, sans odeur, sans saveur, d'un brun noir, non magnétique, inaltérable par la chaleur et par l'air, soluble sans effervescence dans l'acide chlorhydrique, mais moins aisément que le précédent en raison de sa plus forte cohésion. Sa dissolution offre du reste aussi, les réactions propres aux sels de fer au maximum d'oxydation.

Sa préparation. Autrefois, on le préparait en calcinant au contact de l'air, avec le soin de renouveler fréquemment les surfaces, le produit de la pulvérisation des battitures, c'est-à-dire de cette matière sous forme lamellaire et très cassante, qui se produit lorsqu'on bat le fer rouge.

Ces battitures que nous savons être du sesquioxyde protoxydé, absorbaient l'oxygène et finissaient par se convertir en sesquioxyde.

Aujourd'hui, afin d'obtenir un produit plus divisé, moins compacte, on chauffe au rouge dans un vase qui permet à l'air d'intervenir, par exemple, dans un têt, le safran de mars apéritif.

Il abandonne son eau d'hydratation, l'acide carbonique qu'il aurait pu retenir; et le protoxyde qu'y aurait laissé l'action incomplète de l'air, y passe peu à peu à l'état de peroxyde.

On pourrait remplacer le safran de mars apéritif par l'hydrate de peroxyde; alors l'opération pourrait se faire dans un creuset, et n'aurait d'autre résultat que de dégager l'eau d'hydratation.

Le safran de mars astringent se trouve, par conséquent, n'être que du sesquioxyde de fer anhydre comme le colcothar.

Toutefois son mode particulier de préparation modifie ses propriétés physiques, plus spécialement sa couleur, et ne lui permet pas de contenir des traces de sous-sulfate de peroxyde.

De l'Ethiops martial, ou Oxyde de fer noir.

L'éthiops martial est pulvérulent, sans odeur, sans saveur, *Ses propriétés.* d'un noir foncé sans mélange de rouge, magnétique, soluble sans effervescence dans l'acide chlorhydrique. Sa dissolution offre les caractères d'un mélange de sel de fer protoxydé et de sel de fer peroxydé.

Plusieurs procédés de préparation ont été donnés ; le suivant *Sa préparation.* est adopté par le Codex.

On place dans une terrine en grès, 4 à 5 kil. de limaille de fer exempte à la fois de peroxyde, d'acier, et de cuivre.

On la débarrasse du peroxyde qui la pourrait recouvrir, en la triturant dans un mortier en fonte avec un pilon de même métal, puis la frottant à la surface d'un tamis en crin ou mieux encore en fil de fer, à tissu assez large pour que l'oxyde plus friable que le métal le traverse, assez serré pour qu'il retienne la limaille décapée.

Quant à l'acier et au cuivre, on s'assure qu'elle n'en contient pas, au moyen des essais relatés plus loin.

On humecte la limaille d'une quantité d'eau distillée telle, que toutes ses surfaces en soient imprégnées, sans que cependant l'eau puisse s'écouler en inclinant le vase; on tasse légèrement la masse, puis on l'abandonne à l'action de l'air.

Elle s'échauffe, on la remue de temps à autre en reportant en dessus les portions du dessous; on remplace par de nouvelle eau celle qui disparaît vaporisée ou détruite, et quand, au bout de 2 à 3 jours, la limaille s'est refroidie et l'oxydation arrêtée, mettant le produit de l'opération dans un mortier en fonte, on l'y triture de manière à détacher l'oxyde du fer; on jete le tout sur un tamis en crin à tissu serré; on l'y lave à grande eau jusqu'à ce que celle-ci passe incolore, et tandis que le fer non oxydé, infiniment moins divisé que l'oxyde, reste sur le tissu et peut être reporté dans la terrine pour y être traité comme précédemment, l'oxyde le traverse.

On le remet en suspension dans l'eau, afin que les parcelles métalliques les plus ténues qui auraient été entraînées, puissent être séparées par lévigation ; et dès que le départ s'est effectué, on décante sur un linge l'eau retenant l'oxyde en suspension. Le dépôt égoutté est enveloppé du linge faisant fonction de filtre, fortement comprimé sous la presse, détaché du linge, placé entre des feuilles de papier non collé, destinées à le défendre de l'action de l'air, et séché à l'étuve.

Ces dernières opérations ont besoin d'être conduites aussi rapidement que possible ; car l'éthiops martial, en se saturant d'oxygène, dont la présence de l'eau favorise l'absorption, serait profondément altéré, converti en sesquioxyde.

Si la température basse de l'atmosphère, ou la petite quantité de matière mise en expérience, ne permettait pas à la masse de s'échauffer assez pour que la réaction fût complète, on placerait la terrine dans une étuve chauffée à 30°.

Le fer, incapable de décomposer l'eau à la température ordinaire, ainsi qu'on peut s'en convaincre en plaçant une lame de ce métal parfaitement décapée, dans un flacon rempli d'eau privée d'air par l'ébullition, et très hermétiquement bouché ; commence par s'oxyder aux dépens de l'oxygène de l'air, que l'eau tient en dissolution, ou qui se renouvelle à la surface de la masse.

L'oxydation une fois commencée sous cette influence, chaque particule de peroxyde qui se forme, s'accolant à une particule de métal, produit une véritable pile, susceptible de décomposer l'eau, et dès lors l'oxygène de l'eau décomposée se porte sur le fer, tandis que l'hydrogène se dégage, trahissant sa présence par la formation de bulles au sein du liquide qu'il traverse, et par une odeur légèrement alliacée.

Dès ce moment, l'oxydation du fer se continue tout à la fois par l'absorption de l'oxygène de l'air, et par celle de l'oxygène de l'eau.

L'élévation de température que nous avons signalée, et que M. Guibourt a vue dépasser 70°, est la conséquence de ces réactions, et surtout celle de la fixation de l'oxygène de l'air, car elle ne tarde pas à s'abaisser quand on couvre le vase.

Dans les conditions ordinaires, elle se maintient tant qu'il reste du fer à oxyder, ou du moins tant que celui qui n'a pas éprouvé la transformation, se trouve en quantité assez considérable pour que la masse ne puisse être refroidie par le courant d'air qui la touche constamment.

Un autre procédé de préparation de l'éthiops, consiste à mélanger très intimement 8 parties de safran de mars apéritif, 3 parties de vinaigre distillé, à introduire le mélange dans une cornue en grès ; à chauffer, doucement d'abord, afin de vaporiser l'eau de préférence à l'acide acétique avec lequel l'oxyde se doit combiner ; puis au rouge, de manière à décomposer l'acétate formé. Les produits hydrogénés et carbonés de sa décomposition ignée, ramènent le sesquioxyde à l'état d'éthiops martial, sans que la décomposition aille plus loin. (Bouillon-Lagrange et Trusson.)

On admet que le produit des deux opérations précitées est du sesquioxyde de fer monoprotoxydé ($Fe^2 O^3 + Fe, O$).

Cependant il est évident qu'il ne saurait, non plus que le colcothar, que le safran de mars apéritif, que le safran de mars astringent, constituer un médicament de composition constante.

En effet, l'éthiops préparé par le procédé du Codex, renouvelé de celui Cavezzali, peut et doit retenir du fer mécaniquement interposé, peut-être du sesquioxyde libre et de l'ammoniaque ; puisqu'il s'en forme, d'après M. Chevallier, toutes les fois que pendant l'oxydation d'un corps, l'eau et l'air agissent sur lui simultanément.

Quant à l'éthiops préparé par le procédé de MM. Lagrange et Trusson, il doit retenir à l'état de mélange du sesquioxyde ou du carbone, parce qu'il est à peu près impossible que l'action désoxygénante des éléments combustibles du vinaigre s'exerce régulièrement sur toute la masse.

En résumé, parmi les composés oxygénés de fer usités en médecine,

L'hydrate de sesquioxyde est le seul que l'on puisse considérer comme un corps chimiquement pur. Les autres, et surtout le colcothar, le safran de mars apéritif, l'éthiops martial, ne constituent guère que des mélanges de compositions plus ou moins variables.

XXXVIIᵉ LEÇON.

SUITE DE LA PRÉCÉDENTE.

De l'Oxyde de Zinc.

(Fleur de zinc, *pompholix, lana philosophica, nil album.*)

Sa composition.

$$(Zn,O) = \begin{cases} \text{Zinc,} & 403,226 \\ \text{Oxygène,} & 100 \end{cases}$$

Le protoxyde de zinc est solide, blan cou d'un blanc jaunâtre, sans odeur, sans saveur, sans action sur les réactifs colorés, fixe, indécomposable par la chaleur, insoluble dans l'eau, réductible au moyen du charbon, soluble dans les acides sulfurique, chlorhydrique, azotique.

Ses dissolutions, d'ailleurs incolores, ne sont pas précipitées par la noix de galle, par l'acide sulfhydrique, pour peu qu'elles soient acides.

Elles le sont :

En blanc, par l'ammoniaque, la potasse et la soude caustiques; un excès de précipitant redissout le précipité d'hydrate d'oxyde;
— par les carbonates alcalins, sans qu'un excès de ces précipitants redissolve le précipité. (Carbonate de zinc hydraté.)
— par le cyanure jaune de potassium. (Cyanure de zinc et de fer.)
— par les monosulfures de potassium et de sodium. (Sulfure de zinc hydraté.)
Le fer n'en sépare pas le métal.

Sa préparation.

Deux procédés sont suivis pour sa préparation. L'un consiste essentiellement à chauffer au contact de l'air, du zinc dans lequel les réactifs indiqués en traitant de ce métal, ont constaté l'absence du fer et de l'arsenic; l'autre, à précipiter une dissolution aqueuse de sulfate ou de tout autre sel soluble de zinc, par un carbonate alcalin, puis à décomposer par la chaleur le carbonate de zinc formé.

1ᵉʳ procédé.

On prend un creuset en terre, on le remplit aux 2/3 de zinc en fragments, on le dispose dans un fourneau à réverbère sous un angle d'environ 45°, de telle sorte que la partie supérieure soit en regard de l'ouverture circulaire que forment, en se juxtà-posant, les échancrures du laboratoire et du dôme; on chauffe jusqu'à ce que le métal, après s'être fondu, commence à brûler avec une flamme éblouissante ; puis, quand l'incandescence se manifeste, on recouvre le creuset d'un creuset plus grand, mais renversé, dans lequel la majeure partie des flocons d'oxyde doivent se rassembler. De temps en temps, on enlève le creuset supérieur ; l'on remet à nu le bain de métal en détachant avec précaution à l'aide d'une cuiller en fer, ou d'un fil de fer dis-posé en forme de fourchette, l'oxyde qui le recouvre ; l'on re-place le creuset faisant fonction de couvercle, et l'on répète ces opérations alternatives, jusqu'à ce que tout le métal soit con-verti en oxyde.

Le produit est passé au tamis, afin de retenir les portions de zinc qu'il aurait entraînées.

Quelques praticiens conseillent de ne pas se contenter de le tamiser, de le traiter par lévigation, ainsi qu'on le fait pour les terres bolaires que l'on veut débarrasser des fragments siliceux qui les accompagnent.

Le métal infiniment plus dense se précipite, et l'oxyde que l'eau retient en suspension est recueilli sur un linge et séché.

100 de zinc devraient fournir 125 d'oxyde; mais il s'en faut de beaucoup que l'on en obtienne cette quantité, la perte est toujours considérable.

Le second procédé, exige que l'on commence par priver le 2ᵉ procédé. sulfate de zinc, du fer qu'il contient presque toujours, par l'une quelconque des méthodes que nous indiquerons en parlant de la purification de ce sulfate.

Quand on l'a purifié, on en dissout 10 parties dans trois fois autant d'eau bouillante, on verse dans la liqueur, sans cesser d'agiter, une dissolution également bouillante de carbonate de soude cristallisé, en quantité suffisante pour qu'elle présente une réaction alcaline prononcée.

De la double décomposition des sels résulte du sulfate de soude soluble, et du carbonate de zinc basique et hydraté, que son insolubilité fait se précipiter sous forme de magma blanc, tandis qu'il se dégage de l'acide carbonique. On recueille le précipité, on le lave par décantation ou sur une toile, tant que ses eaux de lavage bleuissent le papier rouge de tournesol ; on lui fait éprouver à l'étuve un commencement de dessiccation qui en chasse l'eau interposée, en contracte les particules ; en dernier lieu, on le calcine dans un creuset assez fortement, pour qu'il perde toute son eau d'hydratation, tout son acide carbonique, sans que cependant il devienne compacte.

100 de sulfate de zinc sec représentent 50 d'oxyde.

Obtenu par le premier procédé l'oxyde de zinc doit être blanc, spongieux, très léger, soluble dans les acides sans dégagement de gaz hydrogène, preuve de l'absence du zinc métallique, assez difficilement toutefois, en raison de sa grande cohésion. Sa dissolution acide doit ne pas précipiter en jaune par l'acide sulfhydrique, preuve de l'absence de l'arsenic; former avec le cyanure jaune de potassium, après addition de chlore liquide, un précipité blanc; avec l'ammoniaque, un précipité soluble sans résidu dans un excès d'ammoniaque, preuve de l'absence du fer. Au reste, la présence de ce dernier métal, ou plutôt de son sesqui-oxyde, s'annoncerait par la coloration jaune rougeâtre du produit. On s'explique très bien l'état en quelque sorte neigeux de cet oxyde, en observant que le zinc métallique, réduit en vapeurs, absorbe l'oxygène et retombe à l'état d'oxyde fixe.

Obtenu par le deuxième procédé, l'oxyde est d'un blanc légèrement jaunâtre, pulvérulent. Il ne saurait évidemment contenir du zinc métallique, encore moins de l'oxyde d'arsenic, puisqu'en supposant même que le sel mis en expérience en eût contenu, tout l'arsenic fût demeuré dans les liqueurs à l'état d'arsénite de soude.

Enfin, ce serait seulement par suite d'un défaut de soin, qu'il serait altéré par la présence de l'oxyde de fer.

De la tuthie et de la cadmie. La tuthie et la cadmie ne sont que des oxydes de zinc très impurs, obtenus dans les traitements métallurgiques des minérais zincifères. Leur impureté, leurs variations de composition, en devraient faire abandonner l'usage.

Du Protoxyde d'Étain.

$$(Sn,O) = \begin{cases} \text{Etain,} & 735,290 \\ \text{Oxygène,} & 100 \end{cases}$$

Sa
composition.

L'étain forme avec l'oxygène un protoxyde (Sn,O), et un bi-oxyde (Sn,O^2), que ses propriétés plutôt acides que basiques, font assez généralement ranger parmi les acides.

On les distingue aisément de tous les autres oxydes en ce que, calcinés avec du charbon en poudre, ils fournissent de l'étain métallique.

Leurs
propriété

On les distingue non moins aisément l'un de l'autre, aux pro-priétés suivantes :

Le protoxyde dissout dans l'acide chlorhydrique, donne lieu à un liquide incolore, que l'eau ne trouble pas, même quand la solution est neutre; que l'air trouble en produisant du bioxyde; celui-ci n'y trouvant pas assez d'acide pour se maintenir en so-lution complète.

Dans cette même liqueur , il se produit :

Avec la potasse et la soude.	des précipités blancs d'hydrate de pro-toxyde, solubles dans un excès d'alcali.
— le bichlorure de mercure. . .	un précipité blanc grisâtre de proto-chlorure de mercure, mélangé de mercure métallique.
— le cyanure jaune de potassium.	un précipité blanc de cyanure d'étain ferrugineux.
— les sulfures alcalins.	des précipités d'un brun chocolat, pro-tosulfures d'étain hydratés.
— le chlorure d'or.	un précipité pourpre.

Le bioxyde traité par l'acide chlorhydrique, donne lieu à une dissolution incolore, dont le contact de l'air ne trouble en rien la transparence, et qui ne précipite ni le bichlorure de mercure, ni le chlorure d'or.

On n'emploie en médecine que le protoxyde.

M. Soubeiran le prépare en chauffant au contact de l'air, l'é- Sa préparation. tain exempt de plomb. Il se forme à sa surface, presque aussitôt qu'il est fondu, une crasse grisâtre que l'on rejette sur les bords du vase, au fur et à mesure qu'elle se produit, et qui n'est autre qe le protoxyde.

La difficulté qu'on éprouve à se procurer, par cette méthode, autre chose qu'un mélange d'étain, de protoxyde et de bioxyde puisque une portion de métal doit être entraînée avec l'oxyde, et que d'un autre côté, le protoxyde chauffé à l'air se convertit en bioxyde, me ferait préférer, avec M. Guibourt, de décomposer une dissolution de protochlorure d'étain dans l'eau bouillie, par le carbonate de potasse ou de soude pur, également dissous dans l'eau privée d'air.

Du contact des deux sels résulterait du chlorure de potassium ou de sodium qui resterait dissous, de l'acide carbonique qui se dégagerait, et du protoxyde d'étain qui se précipiterait. On le laverait avec de l'eau bouillie, puis on le dessécherait rapidement, le plus possible à l'abri du contact de l'air. A cet effet par exemple, on le comprimerait à la presse, après l'avoir enveloppé d'un linge, et on le chaufferait dans une cornue tubulée, au travers de laquelle on entretiendrait un courant de gaz acide carbonique.

Le protoxyde d'étain est pulvérulent, d'un gris noirâtre, sans odeur, sans saveur, indécomposable par la chaleur; il contient 13,6 d'oxygène pour 100 de métal.

De l'Oxyde d'Antimoine.

(Fleurs argentines.)

Sa composition.

$$(Sb^2,O^3) = \begin{cases} \text{Antimoine,} & 1612,900 \\ \text{Oxygène,} & 300,000 \end{cases}$$

Ses propriétés.   L'oxyde d'antimoine se distingue des oxydes des autres métaux, en ce que son mélange avec le tartre ou la poudre de charbon, laisse après calcination de l'antimoine métallique ; en ce qu'il forme avec l'acide chlorhydrique une dissolution incolore, que l'eau précipite en blanc (oxychlorure d'antimoine) pourvu du moins qu'elle ne soit pas très acide; que l'acide sulfhydrique et les protosulfures alcalins précipitent en jaune orangé (protosulfure d'antimoine hydraté), la potasse, la soude, l'ammoniaque, en blanc (hydrate de protoxyde), qu'enfin, le cyanure jaune de potassium précipite en blanc aussi (cyanure d'antimoine ferrugineux.)

Le zinc et le fer en isolent le métal, à l'état de poudre grisâtre.

Ce même oxyde se distingue des acides antimonieux et antimonique, en ce qu'il ne rougit pas la teinture de tournesol, même à l'état d'hydrate, ne neutralise ni la potasse, ni la soude, bien qu'il se dissolve dans leurs dissolutions concentrées, fournit du protochlorure d'antimoine volatil, au lieu d'un mélange de protochlorure et d'antimoine oxydé, quand, après l'avoir dissous dans l'acide chlorhydrique, on évapore à siccité sa dissolution.

On l'emploie en médecine sous deux états : en aiguilles blanches, brillantes, d'un éclat nacré; en poudre grisâtre et terne.

Le Codex donne le procédé suivant pour obtenir l'oxyde cristallisé, plus particulièrement nommé fleurs argentines. Sa préparation.

Prenez de l'antimoine exempt d'arsenic, dont l'oxyde pourrait rendre le produit vénéneux, exempt aussi de fer dont le peroxyde le colorerait, placez-le dans un têt à rôtir, introduisez le têt dans le moufle d'un fourneau de coupelle, placez au devant de ce moufle un charbon en ignition, disposé de telle sorte, qu'il n'en ferme qu'incomplètement l'ouverture, et permette à l'air de la traverser, chauffez.

Lorsque le métal sera en pleine fusion et répandra d'abondantes vapeurs blanches, vous boucherez toutes les ouvertures du fourneau, excepté celle du moufle. Le courant d'air diminuant, la température baissera, l'antimoine se solidifiera.

L'oxyde formé se déposera en aiguilles, partie sur les parois du têt, partie à la surface du métal. Vous retirerez ce têt; vous enlèverez l'oxyde à l'aide d'une spatule en fer parfaitement décapée, puis, replaçant le têt dans le moufle, et de nouveau activant la combustion en dégageant les ouvertures, vous recommencerez l'opération, jusqu'à ce que tout le métal soit oxydé.

A défaut de fourneau de coupelle, on pourrait placer l'antimoine dans un creuset ordinaire, disposer celui-ci dans un fourneau à réverbère sous un angle de 45°, ainsi qu'on le fait pour l'oxyde de zinc, recouvrir le creuset de 2 à 3 autres creusets renversés, et percés à leur fond afin de rendre possible la circulation de l'air à leur intérieur, et de plus d'établir la communication entre eux. L'air s'introduisant entre le creuset de fusion et celui qui le recouvre, au moyen d'une échancrure

ménagée à cette intention sur leurs parois latérales, pour s'é-
chapper par le trou pratiqué au fond du creuset supérieur, oxyderait le métal, et l'oxyde formé, partageant avec presque tous
les corps solides la faculté d'être entraîné par les gaz et par les
vapeurs, se condenserait dans l'un quelconque des creusets
renversés.

Si, pour plus de facilité, on voulait se contenter de chauffer
le métal dans un têt, en rejetant sur les bords l'oxyde au fur et
à mesure de sa formation, on risquerait d'obtenir un mélange
d'oxyde et de métal.

Le procédé à l'aide duquel on se procure l'oxyde d'antimoine
pulvérulent, est d'une exécution plus facile.

Il consiste à faire bouillir, pendant une demi-heure environ,
200 parties de poudre d'algaroth ou protoxychlorure d'antimoine, dans 1000 parties d'eau tenant en dissolution 100 parties
de bicarbonate de potasse, à laisser déposer, à décanter la liqueur chargée de l'excès de sel alcalin, du chlorure de potassium provenant de la décomposition de l'oxychlorure ; à laver
le dépôt jusqu'à ce qu'il ne cède plus d'alcali à l'eau, et finalement à le sécher.

M. Figuier préfère au carbonate de potasse, le carbonate d'ammoniaque, dont la base n'a pas, comme la potasse, l'inconvénient d'être retenue par l'oxyde d'antimoine, avec une opi-
niâtreté telle, que des lavages multipliés ne peuvent l'entraîner
tout entière.

La preuve que l'oxyde d'antimoine préparé au moyen de
cette dernière base en retient, c'est que, traité par l'acide azotique, il fournit des traces sensibles d'azotate de potasse que
l'eau enlève au résidu de l'évaporation du liquide.

100 gr. d'antimoine devraient fournir 118 gr. de fleurs argentines, s'il n'y avait aucune perte de matière. Ils représentent
sûrement, 118 gr. d'oxyde par précipitation.

Des Oxydes de plomb.

Quelques chimistes admettent l'existence :

D'un sous-oxyde,
— protoxyde,
— sesquioxyde ou deutoxyde, } de plomb;
et — bioxyde ou peroxyde,

Mais, pour le plus grand nombre, il n'existe que deux oxydes de ce métal :

Un protoxyde jaune ou jaune rouge à l'état anhydre, blanc à l'état d'hydrate,
Un bioxyde ou peroxyde d'un brun foncé.

Ceux-ci en se combinant, forment le composé particulier connu sous le nom de minium.

Quels qu'ils soient, les oxydes de plomb fournissent un culot de plomb métallique, lorsqu'on les calcine avec du charbon. En outre, le protoxyde et même le bioxyde et l'oxyde composé, après calcination, se dissolvent dans l'acide azotique, et produisent des dissolutions incolores, de saveur à la fois astringente et sucrée, susceptibles de se comporter avec les réactifs ainsi qu'il va être dit.

Leurs
propriétés.

La potasse,
La soude,
L'ammoniaque, } les précipitent en blanc, } hydrate de protoxyde, soluble dans un excès d'alcali.
Les carbonates alcalins,   — | carbonate de plomb.
L'acide sulfurique, et les sulfates solubles,   — | sulfate de plomb.
L'acide sulfhydrique, et les protosulfures alcalins,   — en noir, { protosulfure de plomb hydraté.
Le chromate de potasse, les précipite en jaune, | chromate de plomb.
L'iodure de potassium,   — | iodure de plomb.
Le cyanure jaune de potassium,   — en blanc, { cyanure de plomb ferrugineux.
L'infusion de noix de galle,   — { gallate et tannate de plomb.
Le zinc et le fer, | en précipitent le plomb.

Sans la calcination qui les ramène tous deux à l'état de protoxyde, le bioxyde serait insoluble dans l'acide azotique, et le minium de couleur rouge, serait par lui partagé en protoxyde qui se dissoudrait, et en bioxyde de couleur brune qui ne se dissoudrait pas; de telle sorte, qu'à la rigueur, leur manière d'être avec l'acide azotique suffirait pour distinguer l'un de l'autre les 3 composés oxygénés de plomb.

Nous n'avons à nous occuper que du protoxyde et de l'oxyde composé, le bioxyde étant sans usage en médecine.

Du Protoxyde de plomb.

(Massicot, litharge.)

$$Pb,O = \begin{cases} \text{Plomb}, & 1294,500 \\ \text{Oxygène}, & 100 \end{cases}$$

Le protoxyde de plomb, que le pharmacien emploie à l'état de massicot et à l'état de litharge, offre sous ces deux états, des caractères extérieurs différents.

Le massicot est pulvérulent, terne, d'un jaune sale;

La litharge, qui n'est en quelque sorte que du massicot fondu, est en lamelles brillantes, souvent translucides sur les bords, d'un jaune tirant plus ou moins sur le rouge.

Sa préparation. Ni le massicot, ni la litharge ne se préparent dans nos laboratoires. Le massicot s'obtient très en grand, par la calcination du plomb au contact de l'air, dans des fours d'une forme particulière.

La litharge provient de l'opération que nous avons décrite sous le nom de coupellation, en traitant de l'argent et de l'or.

Tel que le commerce le fournit, le massicot contient souvent des traces de plomb auquel il doit de dégager des vapeurs rutilantes au contact de l'acide azotique, de né se dissoudre qu'imparfaitement dans l'acide acétique.

A son tour, la litharge renferme presque toujours des traces de minium et de carbonate de plomb, formés pendant la coupellation, et accidentellement, de la silice, des oxydes de fer et de cuivre provenant des minerais.

Nous verrons plus tard comment on constate la présence de ces derniers oxydes; disons seulement ici, quant au carbonate, que l'effervescence de la litharge, au contact des acides, indiquerait sa présence, et quant au minium, que celle qui en contient, laisse un résidu de bioxyde de plomb, quand on la dissout dans l'acide azotique.

Du Minium.

$$2(Pb,O) + Pb,O^2 = \left\{ \begin{array}{l} \text{Bioxyde,} \quad 2789,0 \text{ ou plomb} \quad 3883,5 \\ \text{Protoxyde,} \; 1494,5 - \text{oxygène} \quad 400 \\ \hline \qquad\qquad 4283,5 \qquad\qquad\qquad 4283,5 \end{array} \right.$$

Sa composition.

Le minium est pulvérulent, d'un rouge vif.

Les expériences de M. Dumas ont démontré que celui du commerce est constamment un mélange de minium réel et de protoxyde. Une dissolution concentrée et bouillante d'acétate de plomb neutre dissout le protoxyde, et laisse le minium pour résidu.

Il n'est pas davantage que le massicot et que la litharge un produit du laboratoire du pharmacien.

On le prépare pour les besoins des arts, en chauffant le mas- Sa préparation. sicot dans des fours à réverbère, à des températures telles, que l'oxygénation ait lieu, sans que cependant le peroxyde formé, puisse être plus tard ramené à l'état de protoxyde.

La forte cohésion de la litharge la rend peu propre à cette transformation.

Le tiers du protoxyde absorbe précisément autant d'oxygène qu'il en contenait déjà, passe à l'état de peroxyde; et celui-ci une fois produit, se combine immédiatement avec les 2 autres tiers de peroxyde restés intacts.

Comme l'oxygénation ne se fait que lentement, de telle sorte qu'il est nécessaire de reporter un certain nombre de fois dans le four, la masse pulvérulente, après avoir mélangé toutes ses couches; les minium désignés sous les noms de minium du 1er, du 2e, du 3e, du 4e, du 5e, du 6e, du 7e, du 8e feu, suivant qu'ils ont éprouvé 1, 2, 3, 4, 5, 6, 7, 8 calcinations, renferment des proportions variables de protoxyde non combiné.

C'est ce protoxyde qui tend, en affaiblissant la teinte rouge du produit, à le faire passer au rouge orangé.

Le minium le plus beau, celui que le pharmacien doit em-

ployer, est désigné sous le nom de mine orange : il ne renferme
que 4 à 5 pour 100 de protoxyde interposé..

Du Bioxyde de mercure.

(Oxyde rouge, précipité rouge, précipité per se.)

$(Hg,O) =$ | Mercure, 1265,800
| Oxygène, 100

Sa composition.

Des deux oxydes de mercure, un seul, le bioxyde, peut s'employer à l'état de liberté, puisque le protoxyde n'existe qu'en
combinaison avec les acides, et se convertit en mercure métallique et en bioxyde, dont le mélange apparaît sous forme de
poudre noirâtre, dès qu'on vient à décomposer ses sels par une
base énergique. (Guibourt.)

Ses propriétés. Ce bioxyde est de couleur rouge, de saveur mercurielle prononcée, légèrement soluble dans l'eau. Il verdit le sirop de violettes ; est décomposé par la chaleur en oxygène et en mercure;
se dissout dans les acides azotique et chlorhydrique.

Ses dissolutions de saveur excessivement styptique, sont incolores à l'état neutre ; parfois jaunes à l'état basique. Elles
produisent :

Avec la potasse et la soude,	un précipité jaune,	hydrate de bioxyde.
— l'ammoniaque,	— blanc,	sel allembroth insoluble.
— les carbonates alca- lins,	— rougeâtre,	carbonate de bioxyde
— l'acide sulfhydrique et les sulfures alca- lins,	— orangé.	devenant blanc si le réactif est en excès, noir dans le cas contraire.
— le chromate de po- tasse,	— jaune-rouge,	chromate de bioxyde.
— l'iodure de potas- sium,	— rouge,	biiodure de mercure, soluble dans un excès de précipitant.
— le cyanure jaune de potassium,	— blanc,	bicyanure de mercure ferrugineux.
— les sulfates alcalins	— blanc,	sulfate de bioxyde, que des lavages à l'eau bouillante, transforment partiellement en sous-sulfate de couleur jaune.

L'acide chlorhydrique et les chlorures alcalins ne les troublent pas ; une lame de cuivre s'y recouvre d'une couche blanche
de mercure métallique.

Les sels de protoxyde, qu'au besoin d'ailleurs il serait facile de transformer en sels de peroxide, au moyen du chlore, fourniraient :

Avec la potasse, la soude et l'ammoniaque,	un précipité noir,		protoxyde, ou plutôt mélange de bioxyde et de mercure métallique.
— les carbonates alcalins,	—	—	carbonate de protoxyde.
— l'acide sulfhydrique et les sulfures alcalins,	—	—	protosulfure de mercure.
— le chromate de potasse,	—	rouge,	chromate de protoxyde.
— l'iodure de potassium,	—	jaune,	protoiodure.
— le cyanure jaune de potassium,	—	blanc,	protocyanure de mercure ferrugineux.
— l'acide chlorhydrique et les chlorures alcalins,	—	blanc,	protochlorure de mercure.
— les sulfates solubles,	—	blanc,	sulfate de protoxyde, que l'eau bouillante ne jaunit pas.

Une lame de cuivre s'y recouvre d'une couche de mercure métallique, que le frottement rend plus distincte.

Deux procédés sont employés pour obtenir le bioxyde de mer- Sa préparation cure.

Le premier, réservé pour la préparation du bioxyde destiné aux recherches expérimentales, consiste à chauffer le mercure pendant 12 à 15 jours, à une température voisine de son ébullition, dans un matras à fond plat, dont le col ouvert se termine par une pointe effilée. L'absorption de l'oxygène de l'air donne naissance a du bioxyde en petites lamelles isolées, brillantes, d'un rouge brun, et chimiquement pur. C'est le précipité *per se* des anciens.

Le second, beaucoup plus expéditif, consiste à décomposer l'azotate de mercure par la chaleur.

L'acide azotique se convertit en acide hypoazotique et en oxygène qui se dégagent.

. Le bioxyde de mercure qui préexistait dans le sel, si l'on met en expérience de l'azotate de bioxyde, qui s'est produit aux dépens de l'oxygène de l'acide, si l'on agit sur de l'azotate de protoxyde, reste pour résidu; pourvu que la température n'ait pas été assez élevée pour le décomposer lui-même,

On introduit dans un matras en verre à fond plat, parties égales de mercure et d'acide azotique à 35°; quand la réaction, que l'on a commencé par laisser se produire à la température ordinaire, a cessé, auquel cas il ne se dégage plus de vapeurs rutilantes, on chauffe au bain de sable. Le mercure achève de se dissoudre, et bientôt l'excès d'acide se vaporisant, il reste au fond du vase de l'azotate de protoxyde ou de bioxyde, ou bien encore un mélange des deux; la matière est d'autant plus compacte que l'évaporation plus lentement conduite, a produit moins de boursouflure.

L'on continue de chauffer, en se réglant sur l'intensité du dégagement des vapeurs rutilantes; de temps à autre, on tâte la masse au moyen d'une baguette en verre, et quand celle-ci, qui d'abord ne s'y enfonçait qu'avec effort, ne rapportait que des points blancs et ternes d'azotates de mercure, ou jaunâtres et ternes encore de sous-azotate, la pénètre aisément, rapporte des particules brillantes et micacées d'un beau rouge, on en conclut que l'opération avance, et que l'azotate est presque entièrement décomposé.

Alors on donne un léger coup de feu, de telle sorte que des traces de mercure revivifié, viennent se condenser à l'extrémité supérieure du matras, et qu'une allumette en ignition qu'on y engage s'y rallume, double signe auquel on reconnaît que l'oxyde, à son tour, commence à se décomposer; on enlève le bain de sable de dessus le feu, on laisse le matras refroidir lentement, on le brise et l'on en retire l'oxyde.

Il est d'un rouge vif, en masse compacte, présentant çà et là, surtout vers les parties qui touchaient les parois du matras, de nombreuses paillettes. Sa surface est fréquemment recouverte d'une couche d'un jaune orangé, due à la présence d'une petite quantité de sous-azotate, dont le peu de conductibilité de la matière pour la chaleur, a prévenu la décomposition complète.

100 de mercure doivent fournir 108 de bioxyde.

De l'eau phagédénique.

L'eau phagédénique, que le Codex prescrit de préparer en ajoutant 32 gr. d'eau de chaux à la solution aqueuse de 0ᵍʳ,1 de bichlorure de mercure, renferme en suspension de l'hydrate dé bioxyde, et en dissolution, du chlorure de calcium et de la chaux en excès.

Elle contiendrait en suspension du bichlorure et du bioxyde combinés, en dissolution du bichlorure de mercure et du chlorure de calcium, si l'on n'employait que la même quantité d'eau de chaux, pour $0^{gr},2$ de bichlorure de mercure, ainsi que le veulent certaines formules.

Une portion du bichlorure de mercure resterait alors indécomposée.

De l'Hydrate de tritoxyde d'or.

$$(Au^2,O^3 + 3H^2,O = \begin{cases} Or, & 2486 \\ Oxygène, & 300 \\ Eau, & 337,44 \end{cases}$$

Sa composition.

Ses propriétés.

Cet oxyde, brun à l'état sec, d'un jaune rougeâtre à l'état d'hydrate, remarquable ainsi que son analogue le protoxyde, en ce qu'ils ne peuvent saturer les acides, tandis qu'ils se combinent si bien avec les alcalis, que beaucoup de chimistes les considèrent comme de véritables acides, se distingue :

Du protoxyde, par sa plus forte proportion d'oxygène, et parce qu'il n'est pas comme lui transformé par la lumière, en tritoxyde et en métal ;

Des oxydes des autres métaux, par la propriété qu'il possède, de se convertir à une haute température en oxygène et en or métallique ; de former, avec l'acide chlorhydrique, une dissolution d'un beau jaune, très styptique, colorant la peau en pourpre.

Le sulfate de protoxyde de fer et l'azotate de protoxyde de mercure, } y produisent un dépôt brunâtre d'or métallique, que le frottement rend jaune et brillant.

Un mélange de proto et de bichlorure d'étain, } y produit un dépôt pourpre, que nous étudierons plus loin sous le nom de précipité pourpre de Cassius.

Sa préparation.

Le Codex le prépare par le procédé suivant : il dissout dans environ 400 fois son poids d'eau distillée, du perchlorure d'or aussi peu acide que possible, y délaie 40 parties de magnésie calcinée pour 10 de chlorure, fait bouillir quelques minutes; jette le tout sur un filtre; y lave le dépôt formé d'oxyde d'or et de magnésie, d'abord avec de l'eau distillée jusqu'à ce que les liqueurs cessent de précipiter l'azotate d'argent, de manière à entraîner tout le chlorure de magnésium; ensuite avec de l'acide azotique pur, étendu de 20 parties d'eau, jusqu'à ce que les nouvelles liqueurs ne précipitent plus par le carbonate, ou par le phosphate de soude, de manière à dissoudre toute la magnésie ; en dernier lieu avec de l'eau distillée, qui entraîne l'excès d'acide dont il s'était imprégné.

Le produit séché à l'ombre et à l'air libre, constitue l'hydrate de tritoxide d'or.

Il importe d'employer au lavage, de l'acide azotique exempt d'acide chlorhydrique ; car de la mutuelle décomposition de ces deux acides pourrait résulter du chlore, susceptible de dissoudre une partie du précipité; et de l'employer étendu, car à l'état de concentration; il pourrait déshydrater l'hydrate.

D'un autre côté, comme les eaux de lavage entraînent toutes quelque peu d'or, celles-là, par ce qu'il tend à se produire entre le chlorure de magnésium et l'aurate de magnésie une combinaison soluble, celles-ci, parce que l'oxyde d'or, si peu basique qu'il soit, est cependant légèrement soluble dans l'acide azotique, il faut recueillir toutes les liqueurs, les réunir, les évaporer à siccité, calciner le produit de l'évaporation et le reprendre par l'eau aiguisée d'acide azotique pur. L'or entraîné se retrouve tout entier au fond du vase, sous forme de poudre.

M. le docteur Chrestien, auquel on est en grande partie redevable des applications médicales des composés d'or, précipitait son chlorure, peu acide et dissous, par un léger excès de bicarbonate de potasse; recueillait sur un filtre le précipité d'oxyde, le lavait et le séchait à l'abri de la chaleur et de la lumière.

Ce procédé est moins avantageux que le précédent, en ce qu'une notable portion de l'ox de reste dissoute à la faveur de l'alcali. Si l'on croyait devoir l'adopter, on évaporerait les liqueurs, on calcinerait le produit, et l'on traiterait par l'eau acidulée comme précédemment, afin de ne pas perdre d'or.

En remplaçant le bicarbonate alcalin par le carbonate neutre, à plus forte raison par la potasse caustique, on obtiendrait un oxychlorure au cas où la proportion de réactif ajoutée ne serait pas assez considérable, on dissoudrait l'oxyde, au cas où elle le serait trop.

Du Précipité pourpre de Cassius.

Toutes les analyses signalent dans ce composé l'existence de l'or, de l'étain, et de l'oxygène; mais l'on n'est pas d'accord sur la proportion de ses composants, non plus que sur leur mode d'arrangement. Sa composition.

Les uns croient à l'existence d'une combinaison d'or métallique et d'oxyde d'étain si intime, que le mercure ne pourrait la détruire, que l'ammoniaque liquide la dissoudrait sans altération.

Les autres, avec plus de vraisemblance ce me semble, admettent que le pourpre de Cassius constitue un stannate d'or (combinaison d'acide stannique ou de bioxyde d'étain avec l'oxyde d'or), ou bien un double stannate d'or et de protoxyde d'étain.

Quelle qu'en soit la composition, on le reconnaît aux caractères suivants: il est pulvérulent, brunâtre, soluble dans l'ammoniaque liquide, et colore soit en rose, soit en violet, le verre ou la porcelaine à la surface desquels on le chauffe. Ses propriétés.

L'observation qu'il offre des teintes plus ou moins belles, dues sans doute à des différentes décompositions, suivant que les dissolutions avec lesquelles on le prépare, sont plus ou moins concentrées, plus ou moins acides, plus ou moins chargées de proto et de bichlorure d'étain, etc., doit engager le pharmacien à suivre en tous points le *modus faciendi* du Codex. Prenez : Sa préparation.

D'une part, 2000 parties d'eau distillée,
    et   10 —   de perchlorure d'or,
D'autre part, 10 parties d'acide azotique à 35°,
    et   20 —   —   chlorhydrique à 20°.

Projetez par fragments dans ce dernier mélange, et sans faire chauffer, 10 parties d'étain exempt de plomb, puis quand la dissolution sera complète, étendez-la de 100 parties d'eau distillée.

Alors vous verserez peu à peu la dissolution d'étain, dans celle d'or à l'avance chauffée au bain-marie, vous agiterez, et lorsqu'il ne se produira plus de précipité, vous laisserez déposer et décanterez. Le précipité lavé par décantation, tant que les liqueurs sortiront acides au tournesol, sera séché à une douce chaleur, et le plus possible à l'abri de la lumière.

En admettant que le pourpre de Cassius est un stannate d'or, l'eau serait décomposée, et tandis que son oxygène se porterait sur l'étain et sur l'or des chlorures, son hydrogène se porterait sur le chlore; puis les oxydes d'étain et d'or produits se combineraient, tandis que l'acide chlorhydrique resté libre se dissoudrait dans l'eau.

APPENDICE AUX OXYDES MÉTALLIQUES.

De l'Ammoniaque.

(Alcali volatil, alcali volatil fluor, esprit de sel ammoniac.)

Sa
composition.

$$(Az, H^5) = \begin{cases} \text{Azote,} & 88,518 \\ \text{Hydrogène,} & 18,719 \end{cases}$$

A l'exemple des chimistes, nous étudierons à la suite des oxydes métalliques, le composé particulier si connu sous le nom d'ammoniaque , qui partage avec eux la remarquable propriété de saturer les acides. On observera toutefois, qu'à l'encontre des oxydes métalliques, l'ammoniaque s'unit directement avec les hydracides, et ne peut s'unir avec la plupart des oxacides, que par l'intermédiaire d'un atome d'eau, sans, par exemple, qu'on puisse obtenir son sulfate, son azotate à l'état anhydre.

es propriétés. Ce corps, formé d'azote et d'hydrogène dans le rapport de 1 du premier à 3 du second en volume, est gazeux à la température et sous la pression ordinaires, liquéfiable par le froid, sans couleur, d'une saveur caustique, d'une odeur vive et pénétrante toute particulière, d'une densité de 0,591, non inflammable, extrêmement soluble dans l'eau qui en dissout plus de 670 fois son volume; il ramène au bleu le tournesol rougi par les acides, sature ceux-ci, et forme avec tous ceux d'entre eux qui sont gazeux, d'épaisses vapeurs blanches.

préparation. En pharmacie on ne l'emploie que dissous dans l'eau; il porte alors le nom d'ammoniaque liquide.

Sa préparation consiste essentiellement à décomposer par la chaux le chlorhydrate ou le sulfate d'ammoniaque. En fabrique, l'économie fait préférer le sulfate, surtout, parce qu'il évite l'opération qu'exige sa transformation en chlorhydrate ; mais en pharmacie, mieux vaut employer ce dernier sel, que cette même opération a débarrassé d'une portion des matières empyreumatiques que retenait le sulfate. Du reste, fait-on usage de chlorhydrate ;

Le gaz ammoniac est éliminé par la chaux et se dégage, tandis que de la décomposition mutuelle de l'acide chlorhydrique et de l'oxyde, résultent du chlorure de calcium et de l'eau qui restent dans la cornue, celle-ci fixée par le chlorure, à moins que la température ne s'élève assez pour la réduire en vapeurs.

Fait-on usage de sulfate, lequel retient de l'eau, indispensable à son existence ;

La chaux encore se substitue aux gaz ammoniac, et il se forme du sulfate de chaux, qui, de même que le chlorure de calcium, retient ou abandonne l'eau mise en liberté, suivant que la température est plus ou moins élevée.

Dans le premier cas, la réaction se représente par l'équation suivante :

$$2(AzH^3, ChH) + Ca,O = Ca,Ch^2 + H^2O + 2(AzH^3)$$

Chlorhydrate d'ammoniaque. — Chaux. — Chlorure de calcium. — Eau. — Ammoniaque.

Dans le second, par celle-ci :

$$(2Az,H^3)SO^3 + H^2O + Ca,O = CaO,SO^3 + H^2O + 2(Az,H^3)$$

Sulfate d'ammoniaque. — Chaux. — Sulfate de chaux. — Eau. — Ammoniaque.

Dans les deux cas, chaque atome de chaux met en liberté 2 atomes d'ammoniaque.

On introduit dans une cornue en grès, un mélange à parties égales de chlorhydrate d'ammoniaque en poudre et d'hydrate de chaux, on place la cornue dans un fourneau à réverbère, on adapte à son col une allonge suivie d'un ballon vide communiquant avec une série de flacons de Woulf, comme dans l'appareil pour le chlore liquide, à cela près, qu'entre le ballon et le premier flacon on place un tube à boule de Welther, afin qu'il ne se puisse produire d'absorption.

Les jointures de l'appareil étant parfaitement lutées, on chauffe graduellement de manière à entretenir le courant de gaz à peu près régulier et suffisamment rapide, quand il ne s'en dégage plus, ce que l'on reconnaît à ce que l'eau du premier flacon, saturée qu'elle est longtemps avant celle des flacons suivants, n'est plus traversée par des bulles, on laisse refroidir, on délute, on met de côté la solution du premier flacon, rendue impure par les portions de sel ammoniac et autres matières étrangères entraînées, le liquide qui s'est condensé dans le ballon, comme n'étant qu'une dissolution plus ou moins impure aussi de gaz ammoniac dans l'eau abandonnée par le mélange, même celui du dernier flacon, comme pouvant n'être qu'imparfaitement saturé, et l'on conserve les dissolutions des flacons intermédiaires.

Si l'on opérait sur des masses tant soit peu considérables, on remplacerait la cornue par une marmite en fonte garnie d'un couvercle, présentant latéralement ou à sa partie supérieure, un tube destiné à conduire le gaz dans l'eau des flacons où il devrait se dissoudre.

L'opération est des plus faciles à conduire, cependant elle exige que l'on se conforme aux précautions ci-dessous énumérées.

Faire usage de chlorhydrate d'ammoniaque sans couleur, sans odeur d'empyreume, de chaux complétement décarbonatée ; autrement, le produit serait altéré par des huiles empyreumatiques, et partie de l'ammoniaque serait remplacée par du carbonate d'ammoniaque.

Pulvériser séparément et le sel ammoniac et la chaux, dont la décomposition mutuelle a lieu à la température ordinaire, par suite opérer leur mélange aussi rapidement que faire se peut.

Quoique la chaux vive pût servir, lui préférer l'hydrate de chaux pour le double motif, que la pulvérisation en est plus facile, et que l'eau qu'elle introduit dans la masse tend à rendre le contact plus intime, la décomposition plus facile, en agissant comme dissolvant du sel ammoniac.

Ne remplir qu'à moitié les flacons qui suivent le flacon de lavage, parce que le gaz ammoniac, en s'y dissolvant, peut augmenter d'un tiers environ le volume de l'eau.

N'introduire en tout, dans ces mêmes flacons, qu'un poids d'eau égal à celui du sel ammoniac, afin qu'elle puisse être saturée.

Faire plonger jusqu'au fond des flacons les tubes qui conduisent le gaz, attendu qu'en vertu de cette disposition, leurs extrémités inférieures se maintiendront constamment dans les couches de liquide les moins saturées. En effet, la solution du gaz ammoniac diminue de densité, au fur et à mesure que la proportion de gaz dissous y deviens plus considérable.

Au moyen de terrines remplies d'eau, ou de toute autre manière, entretenir les flacons dans lesquels doit plus spécialement s'opérer la dissolution, à une température voisine de $+ 15^{\circ}$, afin que l'eau puisse se saturer d'ammoniaque à cette température. Plus refroidie elle en contiendrait trop; moins refroidie elle n'en contiendrait pas assez.

A la fin de l'opération, mélanger les solutions qui doivent être conservées, afin d'obtenir un liquide homogène, et s'assurer qu'il marque 22° Baumé à $+ 15^{\circ}$ de température, ce qui revient à dire que sa densité doit être de 0,923; on l'étendrait d'une quantité convenable d'eau distillée au cas où il marquerait davantage; on y ferait passer de nouveau du gaz ammoniac, au cas où il marquerait moins.

Le liquide du dernier flacon que nous avons supposé pouvoir n'être pas saturé, pourra servir à une nouvelle opération, et la matière restée dans la cornue, à la préparation du chlorure de calcium.

C'est un mélange de chlorure de calcium et de chaux sans doute combinés, du moins existe-t-il un oxychlorure de calcium, dont la formule est $3\,CaO + Ca,Ch^2 + 15\,H^2O$. 100 gr. de chlorhydrate d'ammoniaque, contenant 32 gr. d'ammoniaque, suffiront à la saturation de 100 gr. d'eau, car 100 gr. d'eau, pour se convertir en ammoniaque liquide à 22°, n'absorbent guère que 24 gr. de gaz ammoniac, et sa grande solubilité assure son absorption presque complète.

L'ammoniaque liquide est sans couleur, d'une saveur et d'une odeur qui rappellent tout à fait celles du gaz lui-même, très alcaline aux réactifs. A — 40° elle se fige, devient opaque et perd son odeur ; à la température de l'ébullition elle laisse dégager tout le gaz qu'elle contient.

On la doit conserver dans des flacons bouchés à l'émeri ; outre que dans des vases ouverts elle tend à s'affaiblir, à s'emparer de l'acide carbonique de l'air, elle attaque facilement les bouchons en liége et par suite se colore.

Des sachets résolutifs. Les sachets résolutifs, avec :

Sel ammoniaque en poudre, 1 partie,
Chaux éteinte, — 1 —

De la poudre de Leayson. La poudre de Leayson avec :

Chaux éteinte. . . . . 32 parties,
Sel ammoniac. . . . . 4 —
Charbon végétal. . .
Cannelle. . . . . } de chaque. . . 1 —
Girofle. . . . .
Bol d'arménie. . . . . 2 —

Sont des préparations à l'aide desquelles on obtient un dégagement en quelque sorte continu de gaz ammoniac.

Pour les employer, on étend le premier mélange entre deux feuillets de coton cardé, que l'on enveloppe d'une mousseline fine, et l'on applique cette espèce de bande sur la partie désignée.

Quant au second, on introduit dans un flacon à l'émeri, des couches alternatives de chaux vive et de charbon mélangés, de sel ammoniac et de charbon également mélangés ; on étend sur la dernière les autres matières pulvérulentes, on arrose le tout d'un peu d'eau, et l'on bouche pour n'ouvrir le flacon que de temps à autre, et lorsque le malade doit être exposé aux émanations qui s'en échappent.

Nous avons vu bon nombre d'acides minéraux mériter que nous en signalions nominativement au moins l'existence, bien qu'à l'état de liberté, le pharmacien n'en fasse aucun usage, parce qu'ils se produisent dans certaines réactions qui se manifestent sous ses yeux, ou font partie de combinaisons qu'il emploie ; c'est au contraire à peine, si quelques oxydes métalliques se trouvent dans le même cas.

A l'exception :

De l'alumine, que nous retrouverons dans l'alun;

De l'oxyde de cadmium que l'on a fait servir à l'état de sel, au traitement de certaines affections des organes de la vue;

De l'oxyde de chrome, que nous verrons résulter de la désoxygénation partielle de l'acide du bichromate de potasse, dans l'essai de l'acide azotique supposé mélangé de bioxyde d'azote ou d'acide hypoazotique;

Du bioxyde de cuivre, que nous verrons exister dans le sulfate et dans l'acétate du cuivre, donner naissance à des phénomènes particuliers dans la préparation du vinaigre radical, que déjà nous avons vu jouer un rôle dans celle de l'onguent ægyptiac;

je n'en vois, en effet, aucun que le pharmacien puisse rencontrer libre ou combiné dans le cours des préparations auxquelles il se livre, ou des essais qui s'y rattachent.

XXXVIIIe LEÇON.

Des Sulfures métalliques.

Tous les métaux se combinent avec le soufre, souvent même en plusieurs proportions. Nous ne nous occuperons toutefois, que de quelques-uns des sulfures que forment :

Le potassium,	L'étain.
— sodium,	L'antimoine,
— calcium,	Et le mercure.
— fer,	

On peut les reconnaître aux caractères suivants :

S'ils sont à base de potassium, de sodium ou de calcium, l'eau les dissout en acquérant une odeur, une saveur prononcées d'œuf gâté. Les acides chlorhydrique et azotique étendus les dissolvent également. Il se dégage alors du gaz sulfhydrique, parfois accompagné d'un dépôt de soufre, et la liqueur filtrée puis bouillie, afin d'en séparer le soufre précipité, d'en expulser tout le gaz sulfhydrique, présente les caractères d'un chlorhydrate ou d'un azotate à base de potasse de soude ou de chaux.

S'ils sont à base de fer, d'étain, d'antimoine ou de mercure, l'eau ne les dissout plus; mais pulvérisés et traités à chaud par un léger excès de carbonate de potasse dissous dans l'eau distillée, ils finissent par donner lieu à du sulfure de potassium qui reste en dissolution avec l'excès de carbonate alcalin, et à de l'oxyde de leur propre métal qui se précipite. Le soufre du sulfure s'est porté sur le potassium, l'oxygène de la potasse sur le métal de ce même sulfure, et l'acide carbonique s'est dégagé.

En outre, ceux à base de fer, d'étain, d'antimoine, calcinés avec de la potasse caustique et quelque peu de charbon en poudre, destiné à produire la réduction de l'oxyde auquel donner naissance l'échange entre l'oxygène de la potasse et le soufre du sulfure métallique; laissent au fond du creuset un culot de fer, d'étain ou d'antimoine, que recouvrent des scories de sulfure de potassium. Ceux à base de mercure se comportent avec la chaleur de la même manière, seulement la volatilité du métal obligerait d'opérer dans un appareil distillatoire si l'on tenait à le recueillir, et l'addition du charbon deviendrait inutile, parce que les oxydes de mercure sont réductibles par la chaleur seule.

La présence du sulfure de potassium dans le creuset ou dans les liqueurs, indiquerait donc que l'on a eu affaire à un sulfure, et, d'un autre côté, les caractères que nous avons précédemment assignés au fer, à l'étain, à l'antimoine, au mercure et à leurs oxydes, permettraient de déterminer la nature de la base, en soumettant à l'action des réactifs : le culot métallique, produit de la première opération, le précipité d'oxyde, produit de la seconde.

Des Sulfures de potassium.

Suivant M. Berzélius, il existerait au moins 5 sulfures de potassium, contenant, pour la même quantité de métal, des quantités de soufre qui seraient entre elles comme les nombres 1, 2, 3, 4 et 5.

Un protosulfure correspondant au protoxyde K,S
— bisulfure, K,S^2
— trisulfure correspondant au peroxyde, K,S^3
— quadrisulfure, K,S^4
— quintisulfure, K,S^5

Ces sulfures se distinguent les uns des autres par la faculté qu'ils possèdent, étant dissous dans l'eau, de dégager par l'addition des acides, du gaz sulfhydrique sans dépôt de soufre, quand on agit sur le protosulfure ; du gaz sulfhydrique qu'accompagne un dépôt de soufre double, triple ou quadruple, en quantité de celui qui fait partie de l'acide sulfhydrique mis à nu, quand on agit sur les autres, autrement dit sur les polysulfures.

C'est que le protosulfure trouve dans l'eau, dont l'oxygène oxyde son métal, assez d'hydrogène pour convertir tout son soufre en acide sulfhydrique, tandis qu'il n'en est pas de même des sulfures plus sulfurés.

Aucun d'eux ne s'emploie en médecine à l'état de pureté ; mais le trisulfure fait partie du sulfure de potasse ou foie de soufre, et le quintisulfure du foie de soufre saturé.

Du Polysulfure de potassium du Codex.

(Sulfure de potasse, foie de soufre, sulfure de potassium sulfaté.)

Le sulfure de potasse est solide, jaune rougeâtre, d'une saveur prononcée d'œuf pourri, sans odeur quand l'humidité n'intervient pas ; d'une saveur hépatique quand elle intervient en même temps que l'acide carbonique de l'air, parce qu'alors celui-ci déplace une portion de l'acide sulfhydrique produit aux dépens de l'eau ; d'une texture compacte, légèrement déliquescent, soluble dans l'eau et dans l'alcool. Ses dissolutions sont colorées en jaune rougeâtre, tandis que celles du protosulfure sont incolores. Ses propriétés

Lorsqu'on le destine à l'usage externe, on le prépare en faisant fondre dans une marmite en fonte, fermée d'un couvercle, 1 partie de soufre et 2 parties de belle potasse perlasse ; agitant, vers la fin donnant un coup de feu capable de faire éprouver à la matière une fusion tranquille, et coulant à la surface d'une plaque en tôle légèrement huilée. Sa préparation.

Ainsi préparé, il doit à la présence d'une petite quantité de sulfure de fer, d'être légèrement coloré en vert.

Pour l'usage interne, le Codex recommande de mélanger très exactement :

2 parties de soufre sublimé et lavé,
4   —   de carbonate de potasse pur et sec;

De les introduire dans un matras en verre à fond plat, qu'ils doivent remplir aux 2/3 au plus, de placer le matras sur un bain de sable, et de chauffer graduellement, jusqu'à ce que le mélange soit en fusion complète et tranquille.

A cette époque, on arrête le feu, on couvre le matras, et lorsque la matière s'est solidifiée et refroidie, on brise le vase pour la détacher.

Dans cette opération, l'acide carbonique du carbonate alcalin est éliminé, d'où la boursouflure qui oblige à ne pas remplir entièrement le matras; et tandis qu'une portion de l'oxyde ramené à l'état métallique, produit du trisulfure de potassium, l'autre se combine avec l'acide sulfurique, auquel a donné naissance le report sur du soufre de l'oxygène abandonné par le métal. En définitive, on obtient pour produit, du trisulfure de potassium et du sulfate neutre de protoxyde de potassium.

Sa composition.

L'équation,

$$4(KO,2(CO) + S^{10} = KO,SO^3 + 3(K,S^3) + 8(C,O)$$

| Carbonate de potasse. | Soufre. | Sulfate de potasse. | Trisulfure. | Acide carbonique. |

montre que la réaction se passe entre 4 atomes de carbonate et 10 de soufre.

Des 4 atomes de carbonate, ou plus exactement d'oxyde, puisque l'acide carbonique est tout d'abord éliminé,

1 reste indécomposé;
3 servent à former du trisulfure de potassium;

Des 10 atomes de soufre,

1 devient acide sulfurique;
9 servent à former du trisulfure.

Ce qui conduit à dire, que le foie de soufre est un mélange d'un atome de sulfate de potasse neutre, et de 3 atomes de trisulfure de potassium.

En d'autres termes,

> Que 4 atomes de carbonate de potasse pesant 3465g,416
> \+ 10   —   de soufre   —   2011, 650
>
> fourniront 4371g,314 de foie de soufre,
> formés de 3280   de trisulfure,
> et de 1091   de sulfate neutre.

En employant, ainsi que nous l'avons recommandé d'après le Codex, 2 parties de soufre et 4 de carbonate de potasse, il doit rester interposé dans la masse une petite quantité de carbonate, ou plutôt il doit se former quelque peu de sulfure de potassium à un degré de sulfuration inférieur au trisulfure, puisque 2 parties de soufre n'exigeraient pour leur conversion en foie de soufre, à 1 atome de sulfate et à 3 atomes de trisulfure, que 3p,46 de carbonate.

Du Polysulfure de potassium liquide du Codex.

(Sulfure de potasse, foie de soufre, liquides.)

Si l'on dissout le polysulfure de potassium dans une quantité d'eau froide telle, que la liqueur marque 30° Baumé, à la température de + 15°, on a le polysulfure de potassium liquide, lequel contient, à très peu près, 2 parties d'eau et une de sulfure. *Sa préparation.*

Cette dissolution partage avec celles de tous les polysulfures, la propriété de laisser dégager du gaz sulfhydrique et déposer du soufre, quand on l'additionne d'un acide fort; mais elle doit à la présence du sulfate de potasse, que nous savons faire partie du polysulfure des pharmacies, de former avec les sels solubles de baryte, un précipité blanc de sulfate de baryte, après qu'on l'a sursaturée par les acides chlorhydrique ou azotique et filtrée; ce que ne font pas les dissolutions de polysulfures purs. *Ses caractères.*

A l'air, elle abandonne peu à peu le soufre qui constituait le sulfure à l'état de polysulfure, et le protosulfure qui remplace celui-ci, absorbant l'oxygène par ses deux éléments, se convertit d'abord en hyposulfite, ensuite en sulfite, enfin en sulfate neutre de potasse.

La transformation s'explique d'elle-même, en considérant
que l'hyposulfite, le sulfite, et finalement le sulfate neutre de
potasse, ne sont que du protosulfure de potassium auquel on
aurait fourni assez d'oxygène pour oxyder le métal, et acidifier
le soufre, si bien que le sulfate de potasse neutre, calciné avec
du charbon, repasse à son tour à l'état de protosulfure.

Du Persulfure de potassium du Codex.

(Foie de soufre saturé, sulfure de potassium hyposulfité.)

Il ne faudrait pas confondre avec le polysulfure de potassium
liquide, le persulfure de potassium du Codex, quoique liquide
aussi.

Sa composition. Dans celui-ci,

Le trisulfure de potassium est remplacé par du quintisulfure,
Le sulfate de potasse   —   par du trihyposulfite.

Ses caractères. Il doit à la présence du quintisulfure, de laisser déposer une
plus forte proportion de soufre que ne le fait le trisulfure, quand
on le décompose par les acides; à celle de l'hyposulfite, de former
par l'addition des sels solubles de baryte, mais seulement quand
les dissolutions sont concentrées, un précipité blanc d'hyposulfite
de baryte assez soluble dans l'eau, très soluble dans l'acide azotique, et décomposable par l'acide sulfurique concentré, qui en
dégage de l'acide sulfureux, et en sépare du soufre. Il ne sera
pas inutile d'ajouter, que la mutuelle décomposition des acides
sulfhydrique et sulfureux en eau et en soufre, empêche d'a-
percevoir la production de l'acide sulfureux, lorsque l'on verse
de l'acide sulfurique, dans la liqueur contenant à la fois le sulfure et l'hyposulfite.

Sa préparation. On le prépare de la manière suivante : on délaie dans 300
parties de solution aqueuse de potasse à la chaux marquant 30°
Baumé, 100 parties de fleur de soufre lavée, l'on introduit le
mélange dans un matras, l'on chauffe à une douce chaleur jusqu'à dissolution complète, et l'on concentre à 42° Baumé.

Dans ces nouvelles conditions, la totalité du potassium réduit
se sature de soufre, donne naissance à du quintisulfure, tandis

que la portion de soufre qui s'acidifie ne passe qu'à l'état d'acide hyposulfureux.

4 atomes de potasse et 18 atomes de soufre sont mis en jeu, pour produire 1 atome de trihyposulfite et 3 atomes de quintisulfure.

$$4(KO) \; + \; S^{18} \; = \; KO, 3(SO) \; + \; 3(K, S^5)$$

Potasse.   Soufre.   Trihyposulfite,   Quintisulfure.

Du Polysulfure et du Persulfure de Sodium.

En substituant au carbonate et à l'hydrate de potasse , leurs équivalents de carbonate ou d'hydrate de soude, on préparerait le polysulfure et le persulfure de sodium, correspondant aux composés de potassium que nous venons d'étudier.

Ces équivalents, ces quantités de carbonate ou d'hydrate de soude, capables de remplacer exactement celles précédemment indiquées de carbonate ou d'hydrate de potasse, consisteraient à faire servir à la préparation :

```
Du polysulfure , | Soufre. . . . . . . . . . . . . . . . 2p.
                 | Carbonate de soude pur et sec. . . . . 3,08
Du persulfure ,  | Soufre. . . . . . . . . . . . . . . . 1
                 | Solution de soude à la chaux à 35°. . . 2,31
```

On fait rarement usage de ces sulfures, que leurs propriétés physiques et chimiques rapprochent à tel point de leurs analogues à base de potassium, qu'il est presque indispensable , pour les en distinguer , de les convertir en sulfate de soude ou en quelque autre composé bien connu pour être à base de soude.

Au contraire , on emploie fréquemment le sulfure de sodium cristallisé.

Du Sulfure de sodium cristallisé.

(Hydrosulfate de soude , sulfhydrate de protosulfure de sodium , bisulfhydrate de soude.)

Ce sulfure, qu'il est possible de considérer, soit comme une combinaison d'acide sulfhydrique et de protosulfure de sodium hydraté ;

Soit comme un sulfhydrate renfermant deux fois autant d'acide sulfhydrique qu'en renferme le sulfhydrate neutre, en admettant que le protosulfure hydraté s'est trouvé converti, par les éléments de l'eau, en acide sulfhydrique et en oxyde de potassium, se distingue :

Ses caractères. 1° Des polysulfures, en ce que sa dissolution sursaturée par les acides ne laisse pas précipiter de soufre;

2° Du protosulfure hydraté ou sulfhydrate neutre, en ce que les acides en dégagent un volume double de gaz sulfhydrique, et aussi en ce que sa dissolution aqueuse, versée dans un sel soluble de manganèse ou de zinc, donne lieu tout à la fois à un précipité de sulfure de manganèse ou de zinc, et à une effervescence de gaz sulfhydrique; tandis que la dissolution du protosulfure ne donne lieu qu'à une précipitation de sulfures métalliques sans dégagement de gaz. Avec lui, il y a perte de la moitié de l'acide sulfhydrique, de même qu'il y a perte de la moitié de l'acide carbonique, quand on verse une solution de bicarbonate de potasse, dans une solution d'azotate de chaux.

Ses propriétés. Le sulfure de sodium est solide, cristallisable, de saveur et d'odeur d'œuf pourri, sans couleur, à moins qu'il ne retienne du polysulfure qui le colore en jaune, très soluble dans l'eau. Sa dissolution, d'abord incolore, jaunit au contact de l'air, parce qu'il se produit de l'eau et du bisulfure, plus tard redevient incolore, parce que le bisulfure forme de l'hyposulfite neutre, en laissant déposer du sonfre. Le premier effet de la réaction de l'air, est donc de brûler l'hydrogène de l'acide sulfhydrique, par suite de former de l'eau et du bisulfure de couleur jaune ; le second, de brûler le soufre correspondant au protosulfure, pour le convertir en acide hyposulfureux.

Sa préparation. Le Codex prescrit de diriger lentement, au travers d'une solution aqueuse de soude à l'alcool marquant 25° aréométriques, un courant de gaz sulfhydrique, que son passage préalable dans l'eau ou dans une solution de sulfure de potasse a débarrassé des acides étrangers qu'il aurait entraînés.

Quand la liqueur cesse d'absorber le gaz, on l'abandonne à elle-même à l'abri de l'air, sans la retirer des flacons, jusqu'à ce qu'elle cristallise, on fait tomber dans un entonnoir en verre susceptible d'être fermé, les cristaux qui se sont déposés, on les y laisse égoutter, et on les enferme encore humides, dans des flacons bouchant bien.

M. Gueranger a fait la remarque, que la cristallisation est singulièrement favorisée par la précaution de chasser, au moyen d'une légère ébullition, l'excès de gaz sulfhydrique retenu dans les liqueurs.

Mais comme l'ébullition, d'après M. Félix Boudet, finirait par convertir le bisulfhydrate en sulfhydrate neutre, ou le sulf-hydrate de protosulfure en simple sulfure, le mieux est de ne dépasser que le moins possible le point de saturation, et de ne pas avoir recours à l'intervention de la chaleur.

Du Sulfure de calcium du Codex.

(Foie de soufre calcaire.)

Sous la dénomination de sulfure de calcium, le Codex prépare deux composés dont l'un est du protosulfure de calcium (Ca, S) coloré par un peu de charbon, l'autre un mélange de polysulfure de calcium, d'hyposulfite de chaux, et de chaux.

Le premier provient de la calcination dans un creuset couvert, d'un mélange intime de quatre parties de sulfate de chaux, exempt de carbonate de chaux, et d'une partie de noir de fumée, auquel on ajoute quelques gouttes d'huile, destinées à lier les particules de matière pulvérulente.

Leur préparation.

Le sulfate de chaux contenant du carbonate, fournirait du protosulfate mélangé de chaux.

Il est blanc, opaque, de saveur à la fois hépatique et alcaline, peu soluble dans l'eau, et présente la propriété éminemment caractéristique des protosulfures alcalins, de ne pas laisser précipiter de soufre quand on le décompose par les acides.

Le deuxième s'obtient en mélangeant très exactement :

    100 parties de soufre sublimé,
    500   —   de chaux hydratée,
    500   —   d'eau,

faisant bouillir jusqu'à ce qu'une portion de la matière versée sur une surface froide s'y prenne en masse, solide, homogène, et coulant sur un marbre huilé.

Traité par l'eau, il laisse un résidu considérable principalement formé de chaux.

La théorie de sa préparation serait la reproduction de celle que nous avons donnée en parlant du persulfure de potassium. Les conditions de l'opération sont en effet les mêmes, puisque le soufre, l'eau, et un oxyde alcalin interviennent, seulement les proportions réagissantes sont telles, qu'il se produit plutôt du protosulfure que du quintisulfure, et qu'il reste un excès de chaux.

Les composés sulfurés dont il vient d'être fait mention devront être conservés à l'abri de l'air. Son oxygène, son acide ██████ bonique, son eau hygrométrique tendant à leur faire éprouver des altérations que trahissent leurs changements d'aspect, de saveur, etc., etc., et dont le résultat le plus constant est l'oxygénation du métal et celle du soufre.

Nous ne devons pas omettre de faire remarquer, que les auteurs ne sont pas d'accord relativement aux proportions de soufre et d'alcali qu'il convient d'employer à leur préparation. Certaines de celles que l'on a proposé de substituer aux proportions du Codex, auraient l'avantage de fournir des composés plus en harmonie avec les combinaisons définies des chimistes, cependant, pour ne pas être exposé à produire des médicaments de compositions et peut-être de propriétés dissemblables, il convient de se conformer aux prescriptions du Codex, ou du moins de ne point substituer aux siennes les préparations d'autres formulaires.

Du Sulfure de fer.

Le fer et le soufre se combinent en trois proportions, pour donner naissance à autant de sulfures, auxquels les chimistes assignent les formules suivantes :

Fe,S protosulfure répondant au protoxyde ,
Fe^2,S^3 sesquisulfure   —   — sesquioxyde,
Fe,S^2 bisulfure.

Sous le nom de fer sulfuré magnétique, de pyrite magnétique, on connaît encore une combinaison toute particulière de proto et de bisulfure.

Le sulfure des pharmacies ne correspond à aucun de ces sulfures; on doit le considérer comme du protosulfure retenant interposée une notable portion de fer.

Il est noir, cassant, facile à pulvériser, soluble dans les acides **Ses propriétés.** sulfurique et chlorhydrique, avec dégagement de gaz sulfhydrique et de gaz hydrogène, précisément parce qu'il contient plus de fer qu'il n'en faut pour constituer un protosulfure, et avec dépôt de soufre quand la combinaison ne s'est pas convenablement effectuée.

Sa préparation.

Pour obtenir : chauffez doucement dans un creuset couvert, un mélange de 6 p. de limaille de fer et de 4 p. de soufre, lorsque la réaction qui se manifestera par une abondante émission de vapeurs sulfureuses et par une grande élévation de température, sera terminée ; vous chaufferez assez pour amener la fusion complète de la matière, et vous coulerez sur une plaque en fonte.

Du Bisulfure d'étain.

(Or mussif ou musif.)

$$(Sn,S^2) = \begin{cases} \text{Etain,} & 735,290 \\ \text{Soufre,} & 402,330 \end{cases}$$

Sa composition.

Des trois sulfures d'étain connus des chimistes, à savoir :

Le protosulfure, Sn,S
Le sesquisulfure, Sn^2,S^3
Le bisulfure, Sn,S^2

le dernier seul a de l'intérêt pour le pharmacien.

Il est d'un jaune d'or, brillant, de texture micacée, d'une fai- **Ses propriétés.** ble densité, gras au toucher.

Pour le préparer, faites fondre dans un creuset en terre, à la **Sa Préparation.** plus douce chaleur possible, 12 p. d'étain de Malaca, retirez du feu, ajoutez 6 p. de mercure, triturez, et quand l'amalgame sera formé, broyez-le avec 7 p. de fleur de soufre et 6 de sel ammoniac : vous introduirez ce mélange, aussi homogène que possible, dans un matras en verre placé sur un bain de sable, vous chaufferez graduellement jusqu'à ce qu'il se manifeste des vapeurs blanches et une légère odeur de gaz sulfhydrique. A cette époque, vous maintiendrez la température stationnaire jusqu'à

cessation de toute vapeur, puis vous laisserez refroidir lentement.

Au fond du matras se trouvera du protosulfure d'étain, de
couleur de plombagine, en proportion d'autant plus considérable, que la chaleur aura été moins ménagée, et au-dessus de lui,
du bisulfure en écailles jaunes, brillantes, que vous enlèverez
avec précaution après avoir brisé le matras.

Le mercure en divisant l'étain, permet de le réduire en particules presque impalpables, et favorise sa combinaison avec le
soufre. Le sel ammoniac, en ne laissant pas la température dépasser le degré nécessaire à sa propre vaporisation, prévient la
transformation du bisulfure en protosulfure; de plus, il communique au produit l'état spongieux, en se frayant un passage au
travers de la masse, à l'état de vapeur.

La théorie indique que 100 p. d'étain correspondent à 154 de
bisulfure, mais il s'en faut que l'on en obtienne cette proportion.
La majeure partie du métal est convertie en protosulfure.

La fusion de l'étain avec du soufre, ne fournirait que des mélanges, et d'un autre côté le sulfure résultant de la décomposition d'une solution légèrement acidulée de bichlorure d'étain,
par l'acide sulfhydrique ou par les sulfhydrates neutres, diffère du
bisulfure des pharmacies par sa teinte jaune pâle, sa solubilité
dans l'acide chlorhydrique.

Des Sulfures et des Oxysulfures d'antimoine.

Il existe trois sulfures d'antimoine :

Un protosulfure, Sb^2,S^3 correspondant à l'oxyde,
— deutosulfure, Sb,S^2 —   à l'acide antimonieux,
— persulfure, Sb^2,S^5 —   à l'acide antimonique.

Le dernier est sans usage en médecine, le second fait partie
du soufre doré d'antimoine, le premier non-seulement est employé par le pharmacien à l'état de liberté, mais encore fait partie essentielle,

Du foie d'antimoine,   Du verre d'antimoine,
— crocus metallorum,   Et du kermès.

Du Protosulfure d'antimoine, ou Antimoine cru.

$$(Sb^2,S^3) = \begin{cases} \text{Antimoine,} & 1612,900 \\ \text{Soufre,} & 603,495 \end{cases}$$

Sa composition.

Le protosulfure est solide, brillant, gris bleuâtre, très fusible, ses propriétés. de texture aiguillée, soluble dans l'acide chlorhydrique bouillant et concentré, avec dégagement de gaz sulfhydrique. La dissolution qui en résulte offre tous les caractères énumérés en traitant de l'oxyde d'antimoine.

La majeure partie de celui que l'on emploie, est obtenue en Sa purification. purifiant par voie de fusion le sulfure naturel. On le chauffe dans des pots en terre percés à leur fond d'un trou qui les met en communication avec d'autres pots placés en dessous. Le sulfure fond et coule dans les vases inférieurs, tandis que la gangue infusible reste dans les supérieurs.

Toutefois, comme le sulfure ainsi purifié retient presque constamment une certaine quantité de sulfure d'arsenic, le Codex, pour l'en priver, prescrit de le faire digérer, pendant huit ou dix jours, dans un flacon bouché, avec le double de son poids d'ammoniaque liquide, en ayant le soin d'agiter fréquemment, de laisser déposer; de renouveler les affusions d'ammoniaque et les digestions, jusqu'à ce que les liqueurs décantées cessent de précipiter du sulfure d'arsenic par l'addition des acides en excès; de laver le résidu à l'eau distillée, et de le sécher. A la suite de ces opérations, le sulfure d'antimoine ne retient plus guère que des traces de sulfure de cuivre et de fer, provenant des minerais, et que l'ammoniaque n'a pu lui enlever.

Si l'on voulait obtenir un produit exempt de sulfures étran-Sa préparation. gers, on triturerait, dans un mortier en fonte, de l'antimoine pur avec la moitié de son poids de soufre; on fondrait le mélange dans un creuset de Hesse, que l'on tiendrait couvert; on le coulerait; quand la matière serait refroidie, on la pulvériserait; on la mélangerait avec la moitié de son poids de soufre, et de nouveau l'on chaufferait à l'abri de l'air, avec le soin, vers la fin, de donner un coup de feu capable de volatiliser l'excès de soufre.

Sans la précaution de tenir le creuset couvert, une portion du soufre de sulfure pourrait être brûlée, et de là, au lieu de sulfure, de l'oxysulfure.

Sans celle aussi de répéter la calcination, il arriverait souvent le métal ne se saturerait pas de soufre.

On n'a nullement à craindre qu'il se produise un sulfure plus sulfuré que le proto, puisque les deuto et persulfures sont ramenés par la chaleur à l'état de protosulfure; et si l'on pense que de l'antimoine a pu rester à l'état métallique, on s'assure de sa présence, en traitant la masse pulvérisée par l'acide chlorhydrique bouillant. Le métal reste pour résidu.

100 gr. d'antimoine fournissent 137 gr. de protosulfure.

Des Oxysulfures d'antimoine.

Le protosulfure et le protoxyde d'antimoine s'unissent dans le rapport de 2 du premier à 1 du second, et donnent naissance à une combinaison définie de couleur jaune, insoluble dans l'eau, susceptible d'être partagée par l'acide chlorhydrique faible, en protoxyde qui se dissout, et en sulfure qui ne se dissout pas.

Le foie d'antimoine, le *crocus métallorum* ou safran des métaux, le verre d'antimoine, sont des mélanges de cette combinaison avec des proportions variables de protoxyde.

Du Foie d'antimoine et du Crocus metallorum.

Leurs propriétés. Le foie d'antimoine est opaque, à cassure vitreuse, d'un rouge jaunâtre; il contient, d'après M. Thomson, 1 p. de sulfure et 4 d'oxyde.

Le crocus est opaque, à cassure vitreuse, doué d'un éclat métallique prononcé, brun à l'état de masse, d'un brun rougeâtre à l'état de poudre; il contient, d'après le même chimiste, 1 p. de sulfure et seulement 2 p. d'oxyde.

Leur préparation. On les obtient l'un et l'autre en grillant à l'air le sulfure d'antimoine du commerce, préalablement réduit en poudre, jusqu'à ce qu'il ait perdu son brillant métallique, et soit devenu d'un gris de cendre; puis, fondant le produit dans un creuset en terre, et coulant.

L'oxygène de l'air convertit partiellement le soufre en acide sulfureux qui se dégage, oxyde partiellement aussi le métal, et une portion de l'oxyde d'antimoine produit, s'unit intimement avec le sulfure indécomposé, pour former l'oxysulfure des chimistes, tandis que l'autre reste interposée dans la masse.

Le grillage étant moins prolongé pour-le crocus que pour le foie, on conçoit qu'il doit contenir une plus faible proportion d'oxyde.

Du Verre d'antimoine.

(Oxysulfure demi-vitreux.)

Le verre d'antimoine, d'aspect vitreux, de couleur jaune hyacinthe, presque transparent, ne contient guère, sur 100, que 2 à 3 p. de sulfure et 89 à 90 p. d'oxyde. Le reste se compose principalement de silice.

Il est obtenu par le même procédé que ses analogues, à cela près, que le grillage est infiniment plus prolongé, et que la matière est maintenue fondue assez longtemps, pour qu'elle enlève au creuset une notable portion de silice. Celle-ci, sans doute à l'état de silicate d'antimoine, rend le composé transparent et très incomplétement soluble dans l'acide chlorhydrique concentré.

Observons que le foie, le crocus et le verre d'antimoine, renferment inévitablement les métaux étrangers que renfermait la matière mise en expérience, et varient de composition avec les conditions de leur préparation.

Les anciens pharmacologistes désignaient sous les mêmes dénominations, certains composés aujourd'hui sans usage et tous différents des précédents, qu'ils obtenaient par la calcination du sulfure d'antimoine avec le nitre.

Ces composés devaient contenir :

Du sulfate de potasse,	De l'antimonite,
Du sulfure de potassium,	Et de l'antimoniate, } de potasse.
De l'oxysulfure d'antimoine,	

Du Kermès.

Outre celles déjà relatées, qui permettraient au besoin de constater qu'il appartient au genre sulfure, et que sa base est l'antimoine, le kermès possède les propriétés suivantes : il est pulvérulent, d'un rouge brun, sans odeur, sans saveur, insoluble dans l'eau, soluble sans résidu dans l'acide chlorhydrique concentré et bouillant, en donnant naissance à du protochlorure d'antimoine, et à un dégagement de gaz sulfhydrique.

Peu de médicaments ont été l'objet de travaux plus nombreux ; car depuis Glauber, qui le découvrit vers 1700, il n'a guère cessé d'occuper les chimistes. De nos jours encore, MM. Gay-Lussac, Berzélius, Liébig, Robiquet, Ossian Henry, l'ont notamment pris pour sujet de leurs investigations.

Sa préparation.   Décrivons d'abord ceux de ses procédés de préparation qui se pratiquent le plus habituellement ; ensuite nous signalerons les avantages ou les inconvénients propres à chacun d'eux; nous comparerons la composition de leurs produits, pour enfin terminer par l'exposé des théories applicables aux opérations précédemment décrites.

Les procédés de préparation du kermès se peuvent réduire à quatre, qui consistent essentiellement :

1° A faire bouillir le sulfure d'antimoine dans une dissolution aqueuse de carbonnate de potasse, et de préférence de carbonate de soude, attendu que ce dernier fournit un produit d'une plus belle couleur; puis à filtrer, à laisser refroidir et à recueillir le dépôt.

Tel est le procédé de Cluzel renouvelé de ceux de Scheele et de la Ligerie.

2° A remplacer les carbonates alcalins par leurs alcalis caustiques;

Tel est celui de Piderit.

3° A calciner un mélange de sulfure d'antimoine et de carbonate alcalin, puis à traiter par l'eau bouillante le produit de cette calcination;

Tel est celui de M. Berzélius.

4° Et enfin, à calciner un mélange de sulfure d'antimoine, de carbonate alcalin et de soufre, puis encore à traiter par l'eau bouillante le produit de la calcination;

Tel est le procédé de Baumé, que le nouveau Codex reproduit pour la préparation du kerm ès, destiné aux usages de la médecine vétérinaire.

PRENEZ :	Codex.	Thénard et Soubeiran.	Guibourt.
Sulfure d'antimoine du commerce. .	1,0	1,0	1,0
Carbonate de soude cristallisé. . .	21,4	22,5	13 5
Eau pure.	213,4	250,0	100,0

Procédé
de Cluzel.

Portez l'eau à l'ébullition dans une chaudière en fonte, afin d'en dégager tout l'air; après qu lques bouillons, projetez-y le carbonate, et quand il sera dissous, le sulfure en poudre fine; continuez de faire bouillir durant une heure environ, en agitant avec une spatule en bois, retirez la bassine de dessus le feu, laissez reposer quelques instants, filtrez rapidement au travers de toiles recouvertes de papier non collé, et tendues au-dessus de pots en terre, étroits et profonds, que vous aurez à l'avance échauffés d'une manière quelconque, par exemple, en y laissant séjourner de l'eau bouillante; couvrez les pots, laissez refroidir complétement et lentement.

Le kermès se déposera en flocons rougeâtres ; vous le recueillerez sur des filtres en papier, l'y laverez avec de l'eau, bouillie et refroidie à l'abri de l'air, jusqu'à ce que celle-ci coule sans saveur ; vous le laisserez égoutter, l'enfermerez entre plusieurs doubles de papier gris dans une toile à tissu serré, l'exprimerez à la presse, le sécherez à $+ 25^{\circ}$ à l'abri de la lumière; vous le pulvériserez, le passerez au tamis de soie, et l'enfermerez parfaitement sec dans des flacons, à l'abri de l'air et de l'humidité.

Plus le refroidissement sera lent, plus l'on aura prévenu le contact de l'air, et plus, toutes circonstances égales d'ailleurs, le produit sera beau.

Les eaux mères seront replacées dans la chaudière avec le résidu de l'opération, elles fourniront après 1 à 2 heures d'ébullition, de nouveau kermès; elles en fourniront même tant qu'il restera du sulfure indissous, pourvu que de temps en temps on leur ajoute de nouveau carbonate de soude; mais les derniers pro-

duits seront d'une couleur moins belle que celle des précédents,
et pour ce motif, devront être mis à part.

Procédé
de Piderit.

Substituez aux matières premières employées par Cluzel :

Sulfure d'antimoine en poudre. . . . . . 1 partie.
Soude caustique liquide à 36° Baumé. . 3 —
Eau. . . . . : 1 —

Du reste opérez absolument de la même manière.

Procédé
· de
M. Berzélius.

Chauffez, dans un creuset couvert :

Sulfure d'antimoine. . . . 2,666
Carbonate de potasse sec. 1,000

après les avoir, à l'avance, très intimement mélangés.

Quand la matière sera fondue, laissez-la refroidir, détachez-la
du creuset, réduisez-la en poudre et traitez par l'eau bouillante,
en vous conformant, cette fois encore, à toutes les précautions
précédemment recommandées.

Le produit de la fusion était formé de carbonate alcalin, de
sulfure de potassium, de sulfure d'antimoine, d'antimonite de
potasse et d'antimoine métallique. Sous l'influence basique de
l'alcali, le protoxyde d'antimoine qui s'était tout d'abord produit, par le report sur l'antimoine d'une proportion d'oxygène
correspondante à celle du soufre absorbé par le potassium, s'est
trouvé converti en acide antimonieux et en métal.

Procédé
de M. Thierry.

M. Thierry mélange

3 parties de sulfure d'antimoine,
1 partie de carbonate de soude desséché.

Les introduit dans un creuset de Hesse, chauffe graduellement au milieu d'un fourneau à réverbère, qu'il garnit successivement de son laboratoire, puis de son dôme, de manière à
obtenir une matière en fusion parfaite, la coule sur une plaque
en tôle, la pulvérise après refroidissement. Cela fait, il projette
par portions la totalité de la poudre, dans 60 à 70 parties d'eau
chargée d'une demi-partie de carbonate de soude cristallisé, lorsqu'elle est en pleine ébullition ; fait bouillir pendant deux heures,
avec le soin de remplacer celle qui s'évapore, par de l'eau également
bouillie ; enlève la bassine de dessus le feu, la couvre ; abandonne
quelques instants au repos, afin que les matières en suspension
se déposent, aussitôt que les liqueurs sont devenues transpa-

-rentes, les décante presque bouillantes encore dans des terrines échauffées, couvre celles-ci de toiles et laisse refroidir. Du soir au lendemain le kermès s'est déposé; on le sépare par décantation, des eaux mères qui le surnagent, on le lave à l'eau bouillie froide, on le sèche à une douce chaleur, à l'abri de la lumière.

En reversant dans la chaudière, au fond de laquelle est resté le premier dépôt, en grande partie formé de sulfure d'antimoine, les eaux mères et les premières liqueurs de lavage, ajoutant une demi-partie de carbonate de soude, et de nouveau faisant bouillir, on obtient une nouvelle quantité de kermès; aussi répète-t-on la série d'opérations précitées, avec addition chaque fois, d'une demi-partie de carbonate alcalin, tant qu'un dépôt rougeâtre se forme par le refroidissement.

Baumé, au lieu de ne fondre ensemble que du sulfure d'anti- moine et du carbonate de potasse ou de soude, fondait : *(Procédé de Baumé.)*

```
Sulfure d'antimoine en poudre . . . . .   500 p.
Carbonate de potasse pur (sel de tartre).  1000
Soufre sublimé et lavé. . . . . . . . . .    30
```

traitait ensuite la masse refroidie et pulvérisée par 10 fois autant d'eau bouillante qu'il avait employé de carbonate alcalin, filtrait et laissait refroidir.

Le procédé de Cluzel est de tous les procédés connus, celui qui fournit le plus beau kermès; malheureusement il en fournit fort peu. *(De l'examen comparatif des kermès.)*

Son produit est d'un rouge brun foncé, d'un aspect velouté.

Le procédé de Piderit en fournit davantage; mais le kermès est moins beau, plus terne, plus brun.

Les procédés de MM. Berzélius et Thierry en fournissent plus que les précédents : M. Thierry a, par exemple, obtenu 2 p. de kermès de 3 p. de sulfure d'antimoine; mais ce kermès quoique plus beau que celui obtenu par le procédé de Piderit, quoique d'une assez [belle couleur et d'un reflet velouté, le cède encore au kermès de Cluzel.

Enfin, par la méthode de Baumé on n'obtient, du reste en abondance, qu'un kermès terne et de couleur de brique.

Le kermès, préparé par le procédé de Cluzel, est celui qui

s'emploie de préférence dans la médecine humaine; celui préparé par le procédé de Baumé est réservé pour la médecine
vétérinaire.

De la composition du kermès, et de la théorie de sa formation.

La constitution chimique du kermès n'est pas la même, quel
que soit le procédé suivi pour l'obtenir, peut-être même varie-
t-elle, lorsque les conditions dans lesquelles se font des opérations semblables, ne se reproduisent pas identiques.

Du kermès par les alcalis caustiques.

Préparé par l'intermédiaire des alcalis caustiques, M. Berzélius le considère comme un hydrate de protosulfure d'antimoine,
correspondant à celui que l'on obtient en décomposant par l'a-
cide sulfhydrique les protosels d'antimoine, et renfermant une
proportion d'eau d'hydratation telle, que le métal en s'oxydant,
et le soufre en s'acidifiant, à ses dépens, produiraient un atome
de protoxyde et un atome d'acide sulfhydrique.

Sa formule serait donc : $Sb^2 S^3 + 3 (H^2 O)$.

Selon lui, l'oxyde d'antimoine que l'on a prétendu s'y trouver, y existerait en combinaison avec l'alcali, serait étranger à
sa constitution essentielle, et proviendrait de ce qu'il est fort
difficile de l'enlever en totalité par des lavages.

Dans cette hypothèse, la production du kermès serait accompagnée des phénomènes suivants :

Au début de l'opération, il se ferait entre les éléments d'une
portion de la soude ou de la potasse, et ceux d'une portion du
sulfure d'antimoine, un échange duquel résulterait du protosulfure de potassium ou de sodium, et du protoxyde d'antimoine.

A la température de l'ébullition, le sulfure alcalin susceptible de dissoudre le sulfure d'antimoine, s'en saturerait; tandis
que de son côté l'oxyde d'antimoine produirait :

D'une part, avec du sulfure d'antimoine, de l'oxysulfure;

D'autre part, avec la potasse ou la soude restée libre, deux
combinaisons : l'une avec excès d'oxyde, l'autre avec excès
d'alcali.

Ces combinaisons ont été nommées hyperantimonites, en
assimilant l'oxyde d'antimoine aux acides.

Filtre-t-on les liqueurs bouillantes?

L'hyperantimonite avec excès d'oxyde, l'excès de sulfure

d'antimoine, l'oxysulfure, insolubles qu'ils sont dans l'eau à toutes températures, restent sur les filtres.

Au contraire, l'hyperantimonite avec excès d'alcali, le sulfure double de potassium ou de sodium et d'antimoine, se dissolvent, et par suite traversent le filtre ;

Puis, attendu que le sulfure alcalin perd de son pouvoir dissolvant au fur et à mesure que la température baisse, il abandonne la majeure partie du sulfure d'antimoine, et celui-ci se dépose lentement à l'état d'hydrate.

Les eaux mères retiennent :

Du sulfure de sodium ou de potassium ;
Des traces de sulfure d'antimoine,
Et l'hyperantimonite avec excès d'alcali.

Aussi, sursaturées par l'acide chlorhydrique, dégagent-elles de l'acide sulfhydrique, et laissent-elles déposer le protosulfure d'antimoine, jusque-là retenu en dissolution par le sulfure alcalin, et avec lui, celui qui résulte de la réaction d'une partie du gaz sulfhydrique, sur le protoxyde d'antimoine de l'hyperantimonite, que l'acide chlorhydrique a de même décomposé.

Observons à l'égard des eaux mères, que l'air peut en modifier la composition, de telle sorte que l'acide chlorhydrique en excès y produise autre chose, qu'un dégagement de gaz sulfhydrique accompagné d'une précipitation de protosulfure hydraté. Nous le démontrerons en traitant du soufre doré d'antimoine.

C'est, d'ailleurs, parce que le sulfure de potassium ou sodium qu'elles contiennent, conserve la faculté de dissoudre à chaud une nouvelle quantité de sulfure d'antimoine, pour encore l'abandonner à la température ordinaire, que le résidu de chaque opération, en partie formé de sulfure d'antimoine, reproduit du kermès en le faisant bouillir avec les eaux mères.

C'est aussi parce que leur sulfure alcalin finit par se dénaturer sous l'influence prolongée de l'air, qu'il convient d'ajouter de temps à autre, une nouvelle quantité d'alcali pour en reproduire.

Est-il besoin d'ajouter que l'emploi d'un excès, de sulfure d'antimoine est indispensable à la production du kermès, précisément parce que la potasse et la soude caustiques le décom-

posant, il ne se formerait que du sulfure de sodium ou de potassium et de l'hyperantimonite alcalin, si la potasse ou la soude
se trouvaient en excès.

Du kermès par les carbonates alcalins.

Le kermès obtenu par l'intermédiaire des carbonates alcalins, diffère de celui obtenu au moyen des alcalis caustiques
en ce qu'il retient, quoi que l'on fasse, quelque multipliés que
soient les lavages, du protoxyde d'antimoine dont on constate
la présence en le traitant par l'acide chlorhydrique faible, ou
mieux par une solution concentrée de bitartrate de potasse.
L'oxyde est dissous, le sulfure ne l'est pas. (Gay-Lussac, Liébig, Robiquet.)

Toutefois, l'on ne connaît pas encore le rôle qu'y joue ce protoxyde, s'il sert à constituer un oxysulfure hydraté, ou, ce qui
revient au même, un sulfhydrate sesquibasique, de telle sorte,
que dans le premier cas on représenterait le kermès par la formule

$$\underbrace{(2Sb^2S^3),Sb^2O^3}_{\text{Oxysulfure.}} \quad + \quad \underbrace{6(H^2O)}_{\text{Eau.}}$$

et dans le second par celle-ci :

$$\underbrace{(2Sb^2O^3,S^3H^6)}_{\text{Sulfhydrate.}} \quad + \quad \underbrace{Sb^2O^3}_{\text{Oxyde.}}$$

Ou bien encore, s'il existe combiné avec une très minime proportion d'alcali, par conséquent à l'état d'hyperantimonite avec
excès d'acide.

En effet, si l'analyse de **M. O. Henry** s'accorde parfaitement
avec les formules précitées, puisqu'elle conduit aux nombres
suivants :

Protosulfure. 62,5	La Théorie	(	63,14
Protoxyde. 27,4	indiquant	{	27,25
Eau. 10	ceux-ci :	(	9,61
Soude. . . . . des traces,			

il en est autrement de celle de **M. Liébig** : d'une même, quantité de matière il a retiré :

70 parties de protosulfure,
22   —   de protoxyde,
5   —   d'eau,
3   —   d'alcali.

Quoi qu'il en soit, il est certain que le kermès de Cluzel retient constamment de l'alcali (Liébig, Guibourt), même du sulfure de sodium (Brandes, Soubeiran).

Dans l'état actuel de la science, la très grande majorité des
chimistes, le considère comme un oxysulfure hydraté, ou comme
un sulfhydrate sesquibasique.

Les réactions qui se manifestent au contact du carbonate de
soude et du sulfure d'antimoine, par l'intermédiaire de l'eau,
sont à peu près les mêmes que celles que nous avons étudiées,
en supposant que la matière alcaline était un alcali caustique.
Elles diffèrent cependant, en ceci :

1° En même temps qu'une portion de la base du carbonate
alcalin, en réagissant sur le sulfure d'antimoine, abandonne
son acide pour devenir caustique, et secondairement produire
du sulfure de sodium et du protoxyde d'antimoine, l'autre absorbe l'acide carbonique éliminé, et se convertit en sesquicarbonate, en sorte qu'il ne se dégage aucun gaz.

Les affinités du carbonate neutre pour l'acide carbonique, du
sodium pour le soufre, de l'antimoine pour l'oxygène, du
protoxyde d'antimoine pour la soude, et du sulfure d'antimoine
pour le sulfure de sodium, concourent à ce résultat.

2° Pendant le refroidissement des liqueurs, le kermès entraîne
du protoxyde d'antimoine, soit, comme le pense M. Thénard,
que la majeure partie de celui-ci s'y trouvât simplement dissous
à la faveur du carbonate alcalin; soit, comme le pense M. Guibourt, que la soude de l'hyperantimonite formé, en raison de
son affinité pour l'acide carbonique qu'elle tend à reprendre au
sesquicarbonate, et l'oxyde d'antimoine de ce même hyperantimonite, en raison de son affinité pour le sulfure d'antimoine, se
dissocient pour produire : la soude, du carbonate neutre; l'oxyde
d'antimoine, de l'oxysulfure.

M. Berzélius avait pensé que, même en opérant par le procédé
de Cluzel, le kermès n'était comme dans le procédé de Piderit,
que du protosulfure hydraté, qu'à chaud, le sulfure mis en
expérience se dissolvait purement et simplement dans le carbonate alcalin, et se précipitait par le refroidissement.

Il avait même révoqué en doute l'existence du sulfure de soude dans ses eaux mères, mais la présence dans ce produit de l'oxyde d'antimoine qu'y ont constamment rencontré M. Gay-Lussac, M. Liébig, et Robiquet, ne peut se concilier avec cette manière de voir, et l'on peut en outre s'assurer, en versant dans les eaux mères de l'acide chlorhydrique, qu'elles contiennent en réalité du sulfure alcalin.

———

Le traitement par l'eau du produit de la calcination du sulfure d'antimoine avec le carbonate alcalin, donne très sensiblement lieu aux mêmes phénomènes; toutefois l'acide antimonieux que nous avons dit faire partie de la masse, doit modifier quelque peu les résultats, en se substituant au protoxyde d'antimoine; et la réaction très profonde du carbonate alcalin sur le sulfure d'antimoine, à une température élevée, partant, la formation d'une très forte proportion de sulfure de sodium ou de potassium, susceptible de contracter avec le sulfure d'antimoine indécomposé, une union très intime, doit à son tour favoriser la production du kermès. De là vient précisément, que le procédé de M. Berzélius, et son analogue, celui de M. Thierry, fournissent comparativement beaucoup plus de produit que n'en fournit le procédé de Cluzel.

Du kermès par les carbonates et le soufre.

Des phénomènes du genre de ceux précédemment étudiés, ont encore lieu en opérant d'après Baumé; mais alors, ainsi que l'a prouvé M. Berzélius, l'addition du soufre diminue la quantité de kermès, ou plutôt amène son remplacement par du soufre doré; la cause en est, qu'il tend à se produire du persulfure de potassium et du deutosulfure d'antimoine, au lieu de protosulfure : nous reviendrons sur ce fait en traitant du soufre doré.

En résumé, nous considérerons :

Le kermès par la voie humide et par les alcalis caustiques, comme un protosulfure d'antimoine hydraté, ou comme un sulfhydrate neutre;

Le kermès par la voie humide et par les alcalis carbonatés, comme un oxysulfure d'antimoine hydraté, ou comme un sulfhydrate sesquibasique;

Nous assimilerons à celui-ci, le kermès par la voie sèche sans addition de soufre;

Enfin, nous considérerons le kermès préparé par le procédé de Baumé, comme un mélange de kermès, et de soufre doré.

Le pharmacien ne saurait, par conséquent, employer indifféremment toutes espèces de kermès.

Du Soufre doré d'antimoine.

Nous avons dit que les eaux mères du kermès contenaient : *Sa préparation et sa composition.*

Du protosulfure de potassium ou de sodium, du protosulfure d'antimoine, retenu en dissolution à la faveur du sulfure alcalin; de l'hyperantimonite avec excès d'alcali, et qu'à ces matières se joignait de l'antimonite également avec excès d'alcali, quand on opérait par la voie sèche. Telle serait en effet leur composition, si l'on se préservait de toute action de l'air; mais comme il intervient, une portion du protosulfure alcalin est converti en bisulfure, la moitié de son métal étant oxydé; une portion du protosulfure d'antimoine est converti en deutosulfure et en oxyde; et l'oxyde d'antimoine de l'hyperantimonite devient acide antimonieux. Dès lors, vient-on à sursaturer les liqueurs par l'acide chlorhydrique ou par l'acide acétique, que lui préfère le Codex, le protosulfure alcalin est décomposé en acide sulfhydrique qui se dégage; en chlorure ou en acétate qui reste dissous, le polysulfure alcalin l'est en acide sulfhydrique, en chlorure ou en acétate, et en soufre qui se précipite.

En même temps, le protosulfure et le deutosulfure d'antimoine sont l'un et l'autre précipités, puisque les sulfures alcalins détruits, les abandonnent à leur insolubilité naturelle;

L'oxyde d'antimoine et l'acide antimonieux mis en liberté, réagissent sur de l'acide sulfhydrique, et donnent naissance :

Le premier, à du protosulfure;

Le deuxième, à du deutosulfure;

En d'autres termes, à des sulfures correspondant à leurs degrés d'oxygénation. Ce mélange de soufre, de proto et de deutosulfure, constitue le soufre doré d'antimoine, médicament de nature essentiellement variable, suivant que l'action de l'air sur les eaux mères s'est exercée plus ou moins profonde.

Il est de couleur briquetée quand le kermès y domine;

rouge, et même jaunâtre, quand le bisulfure d'antimoine ou le soufre y deviennent au contraire prédominants.

Il colore en jaune foncé, l'ammoniaque liquide à 0,931 de densité, cède à l'essence de térébenthine bouillante, du soufre susceptible de cristalliser par le refroidissement de sa dissolution : au contraire, le kermès ne colore pas l'ammoniaque, ne cède pas de soufre à l'essence (Vogel).

Les eaux mères du kermès par le carbonate de soude, ne donnent que peu de soufre doré, pour le motif que les carbonates sont moins favorables que les alcalis caustiques, à la production des sulfures alcalins, et que, moins les eaux mères contiennent de sulfures alcalins, moins elles retiennent de protosulfure d'antimoine en solution, moins, par suite, elles exposent aux réactions, desquelles doit plus tard résulter le soufre doré.

Les eaux mères du kermès par les procédés de Piderit et de M. Berzélius, celles surtout du kermès par le procédé de Baumé, qui sans même que l'air intervienne, donne naissance à des polysulfures alcalins, et à du bisulfure d'antimoine, par suite de l'addition du soufre; fournissent comparativement beaucoup plus de soufre doré.

Il résulte de ce qui précède, que ce médicament n'est pour ainsi dire jamais, l'objet d'une préparation spéciale, et n'est à vrai dire qu'un produit secondaire de la préparation du kermès.

Il importe que la saturation par les acides, se fasse avec toutes les précautions capables de mettre l'opérateur à l'abri du gaz sulfhydrique.

Des Sulfures de mercure.

Qu'il n'existe, ainsi que le pense M. Guibourt, qu'un sulfure de mercure correspondant au bioxyde, le protosulfure de quelques chimistes n'étant qu'un mélange de bisulfure et de mercure, ou qu'il en existe deux ;

Un protosulfure, et un bisulfure ;

Toujours est-il, qu'en pharmacie, l'on emploie deux composés très distincts de soufre et de mercure. L'un sous le nom d'éthiops minéral ou de sulfure noir ; l'autre, sous celui de sulfure rouge, de vermillon, de cynabre.

Du Sulfure noir, ou Ethiops minéral.

L'éthiops minéral est pulvérulent, d'un noir foncé, sans odeur, sans saveur, etc. Sa préparation.

On l'obtient en triturant dans un mortier en porcelaine ou en verre, jusqu'à ce que le mélange ait acquis une teinte noire prononcée, et ne laisse apercevoir à la loupe aucun globule métallique :

Une partie de mercure pur et 2 parties de soufre sublimé et lavé.

Au début, le mercure est simplement disséminé entre les particules de soufre ; mais avec le temps, il se produit entre eux une véritable combinaison, ce qui doit faire sentir la nécessité de ne pas assimiler cette préparation récemment préparée, à celle que l'on aurait obtenue depuis longtemps. Toutefois on ne peut la considérer, quelque ancienne qu'elle soit, que comme un mélange de proto ou deutosulfure, et de soufre en grand excès, puisque la composition chimique du bisulfure est celle-ci :

Mercure, 1 atome ou 1265,80
Soufre, 1   —   ou 201,16

et celle du protosulfure :

Mercure, 2 atomes ou 2530,60
Soufre, 1   —   ou 201,16

Dans l'intention d'activer la combinaison, M. Destouche a proposé d'ajouter au mélange 1/20 de son poids de sulfure de potasse liquide, que des lavages peuvent ensuite séparer.

Il est certain que cette addition produit l'effet qu'on en attend ; resterait à savoir si elle ne modifie pas la nature du produit.

Du Sulfure rouge.

(Cinabre, vermillon.)

$$Hg,S = \begin{cases} \text{Mercure, } 1265,800 \\ \text{Soufre, } \quad 201,165 \end{cases}$$ Sa composition.

Ce sulfure est reconnaissable à la propriété qu'il possède de pouvoir être sublimé sous forme de masses d'un rouge brun et Ses propriétés.

de texture fibreuse, de donner lieu, quand on le chauffe dans un tube fermé par un bout avec un peu de chaux vive ou de limaille de fer, à du mercure qui se volatilise, et à du sulfure de chaux ou de fer qui restent au fond du tube. Sa couleur varie avec le procédé à l'aide duquel on l'a préparé, et même suivant qu'il est en masse ou en poudre. On lui donne plus spéciale- ment le nom de cinabre quand il est en masse et d'un rouge brun; celui de vermillon quand il est en poudre et d'un rouge vif.

Sa préparation.

Le pharmacien ne le prépare, à vrai dire, jamais. Celui qu'il emploie est fait de toutes pièces ; Ou bien, en fondant dans un creuset une partie de soufre, y faisant tomber, sous forme de pluie en les forçant à tamiser au travers d'un tissu, 4 parties de mercure, agitant, laissant refroidir et sublimant dans des matras en verre à long col.

Ou bien, en décomposant par l'acide sulfhydrique ou par les sulfures alcalins, les sels de mercure peroxydé;

Ou bien

En broyant 300 parties de mercure,
   114 — de soufre en fleur ,
   75 — de potasse caustique ,
   400 — d'eau ;

puis chauffant le mélange à une température voisine de $+\ 50^{\circ}$.

Le premier et le troisième procédés, sont toutefois plus fré- quemment suivis que ne l'est le second.

XXXIXe LEÇON.

Des Chlorures métalliques.

Aussi bien que le soufre, le chlore se combine avec tous les métaux, souvent même en plusieurs proportions ; et il existe des oxychlorures correspondant aux oxysulfures.

Nous aurons à traiter :

Du chlorure de potassium,.
— de sodium,
— de barium,
— de calcium,
— de magnesium,
— de zinc,

Du protochlorure } de fer,
Du sesquichlorure }
Du protochlorure } d'antimoine,
De l'oxychlorure }
Du protochlorure } de mercure,
Du bichlorure }
Du perchlorure d'or ;

et comme appendice :

Du chlorhydrate d'ammoniaque,
Du chlorure ferrosoammoniacal,
Du muriate de mercure et d'ammoniaque,

De l'oxychlorure de mercure ammoniacal.
Enfin, du chlorure double d'or et de sodium.

Ces différents composés seront reconnus pour appartenir au genre chlorure, aux propriétés qu'ils possèdent :

1° De dégager au contact de l'acide sulfurique concentré, des vapeurs blanches et piquantes d'acide chlorhydrique, que l'approche d'un tube imprégné d'ammoniaque liquide rend opaques et pesantes ; ou des vapeurs jaunes de chlore, quand on a commencé par les mélanger avec du peroxyde de manganèse;

Leurs caractères génériques et spécifiques.

2° Lorsqu'ils sont solubles dans l'eau, ou lorsqu'étant insolubles dans ce liquide, on les a traités par une dissolution bouillante de carbonate de potasse ; de produire des dissolutions susceptibles de former avec l'azotate d'argent, du chlorure d'argent insoluble dans l'eau, dans l'acide azotique, et soluble dans l'ammoniaque.

Ce dernier caractère est préférable à celui qui consisterait dans l'emploi de l'acide sulfurique seul, car certains chlorures, notamment le protochlorure de mercure, ne dégagent, au contact de cet acide, que peu ou point de gaz chlorhydrique.

Si l'on tient à connaître l'espèce, qu'on les triture avec de la potasse caustique ou avec de la chaux vive légèrement humides, l'on en dégagera l'ammoniaque, reconnaissable à son odeur, au cas où cette base ferait partie du composé.

Qu'on les traite par l'eau; ou ils y seront solubles, et c'est le cas du plus grand nombre, dès lors, il suffira de soumettre leurs dissolutions à l'action des réactifs; ou ils y seront insolubles comme le protochlorure de mercure, ce qui ne permettrait pas d'avoir immédiatement recours à eux; mais en les traitant comme nous avons dit qu'on traiterait les sulfures insolubles dans les mêmes circonstances (pag. 128), c'est-à-dire, en les calcinant avec de la potasse caustique, et, s'il en est besoin, quelque peu de charbon; ou en les faisant bouillir avec une dissolution de carbonate de potasse; on obtiendra : dans le premier cas, du chlorure de potassium et le métal du chlorure, dans le second, du chlorure de potassium et l'oxyde de ce même chlorure; en sorte que ce métal ou cet oxyde pourront être reconnus aux caractères qui leur ont été assignés.

Le chlore du chlorure se sera porté sur le potassium, aura été remplacé par l'oxygène de la potasse, absolument ainsi que cela avait eu lieu avec le soufre des sulfures; d'ailleurs, pendant la calcination avec la potasse caustique, de l'ammoniaque; pendant l'ébullition avec le carbonate de potasse, du carbonate d'ammoniaque, se dégageront alors qu'on opérera sur les chlorures double d'ammoniaque et de mercure, ou d'ammoniaque et de fer;

Enfin, le chlorure d'or, par la chaleur seule, pourra être converti en chlore qui se dégagera, et en or métallique.

Le chlorure double d'or et de sodium, par la chaleur seule aussi, en chlore, en or et en chlorure de sodium, que l'eau séparerait ensuite du métal.

Du Chlorure de potassium.

(Muriate, hydrochlorate, chlorhydrate de potasse, sel febrifuge de Sylvius.)

Sa composition	$(K,Ch^2) =$	{ Potassium, 489,916 { Chlore, 442,650

Ses propriétés.   Ce chlorure est incolore, de saveur amère et piquante, soluble dans l'eau, facilement cristallisable en prismes rectangulaires qui ne retiennent pas d'eau de cristallisation.

On l'obtient, en dissolvant dans l'eau distillée du carbonate de potasse pur, filtrant, neutralisant la solution par l'acide chlorhydrique, concentrant à 30° Baumé, laissant refroidir et cristalliser. Sa préparatio

Le commerce le fournit en abondance, dans un état de pureté qui permet d'ordinaire au pharmacien de l'employer, sinon immédiatement, du moins après l'avoir seulement fait dissoudre et cristalliser. Il provient en grande partie des eaux de la mer, dont on a commencé par retirer le chlorure de sodium infiniment moins soluble que lui, et aussi, du traitement des soudes de varech, destinées à l'extraction de l'iode. Il est bon de s'assurer qu'il ne renferme pas d'iodure, au moyen des essais relatés en traitant de ceux à faire subir au sel marin.

Du Chlorure de sodium.

(Muriate, hydrochlorate, chlorhydrate de soude, sel marin, sel de cuisine.)

$$(Na,Ch^s) = \begin{cases} Sodium, & 290,900 \\ Chlore, & 442,650 \end{cases}$$
Sa
composition.

Incolore, de saveur franchement salée, presque également so- Ses propriétés.luble dans l'eau, à froid et à chaud, cristallisable en cubes qui ne retiennent pas d'eau de cristallisation, à moins qu'ils ne se soient formés à des températures inférieures à — 12°.

Le sel blanc du commerce, de bonne qualité, ne contient guère Sa préparation.que des traces de chlorures de magnesium et de potassium, de sulfate de chaux, de matières organiques, auxquelles se joint, dans le sel gris, quelque peu de matière argileuse : d'ordinaire, on l'emploie tel qu'il s'y rencontre ; quelquefois, cependant, on le purifie.

A cet effet, tantôt on le chauffe au rouge dans une bassine en fonte, en l'y remuant lentement avec une spatule en fer, jusqu'à ce qu'il cesse de faire entendre le pétillement que produit en se vaporisant, par suite, en brisant les lamelles des cristaux, l'eau d'interposition que ceux-ci retenaient.

Cette opération plus spécialement nommée *décrépitation*, dégage l'eau interposée, décompose les matières organiques, et la majeure partie du chlorure de magnésium. Il se produit aux dépens de l'eau, de l'acide chlorydrique qui se volatilise, et de la magnésie qui reste mêlée au produit fixe.

Tantôt, au contraire, après avoir décrépité le sel blanc, afin de détruire les matières organiques et le chlorure de magnesium, on le traite dans une bassine en argent ou en cuivre étamé par 3 ou 4 fois son poids d'eau bouillante, on verse dans la liqueur quelques gouttes de dissolution de carbonate de soude, afin de précipiter les sels terreux qui pourraient s'y trouver ; on filtre aussitôt qu'il ne se produit plus de précipité, on fait évaporer presque à siccité en ayant soin d'enlever, au moyen d'une écumoire, les cristaux de sel marin, au fur et à mesure qu'ils se déposent ; on les place dans un entonnoir en verre, on les y lave à 2 ou 3 reprises avec un peu d'eau froide, on les fait égoutter sur un filtre, et finalement on les sèche à l'étuve ou à l'air.

Le chlorure de potassium que la calcination seule n'avait pu séparer, reste dans les eaux mères, avec la très minime quantité de sulfate de soude provenant de la décomposition du sulfate de chaux par le carbonate alcalin.

On obtiendrait plus promptement un bon résultat, en se contentant de traiter le sel blanc par de petites quantités d'eau froide, suivant la méthode dite de déplacement. Les chlorures de potassium et de magnesium seraient entraînés dès les premiers lavages, mais le sulfate de chaux et les matières organiques ne seraient pas éliminés. (On verra plus loin comment on constate dans le sel marin la présence des corps étrangers qu'il renferme souvent.)

Du Chlorure de barium.

(Muriate, hydrochlorate, chlorhydrate de baryte.)

Sa composition. $Ba,Ch^2 = \begin{cases} \text{Barium,} & 856,98 \\ \text{Chlore,} & 442,65 \end{cases}$ à l'état anhydre,

$+ 2(H^2O) = $ Eau, $\quad$ 224,959 à l'état de cristaux.

Ses propriétés. De saveur âcre et piquante, vénéneux, soluble dans l'eau, cristallisable en prismes à 4 pans très larges, peu épais, simulant des tables ou des feuillets, qui retiennent 14,75 sur 100 d'eau de cristallisation.

Deux procédés ont été donnés pour le préparer; ils réussissent
également bien.

M. Bouillon-Lagrange conseille de chauffer fortement pen-
dant deux heures, dans un creuset de Hesse, un mélange intime
de 2 parties de sulfate de baryte, et d'une partie de chlorure de
calcium sec, que l'on a pulvérisé séparément dans un mortier
légèrement échauffé, en raison de son extrême tendance à s'emparer de l'humidité de l'air, et par suite à s'agglomérer.

On laisse refroidir, on brise le creuset, on réduit la matière
qu'il contient, en poudre aussi fine que possible, on la projette
dans l'eau bouillante, après quelques instants d'ébullition, durant lesquels on n'a pas cessé d'agiter, on filtre, et l'on évapore à
pellicule.

Tandis qu'à l'état de dissolution, le sulfate de chaux et le
chlorure de barium, obéissant à la loi des doubles décompositions, donneraient du chlorure de calcium et du sulfate de baryte; à une température élevée, le contraire a lieu, le chlorure
de calcium et le sulfate de baryte se décomposent mutuellement,
en sulfate de chaux insoluble, et en chlorure de barium soluble;
sans doute, parce que le sulfate de chaux est plus fusible que
celui de baryte; car, la chaleur tend à produire aux dépens
des corps sur lesquels elle agit, ou des composés volatils, ou des
composés fusibles.

Le chlorure de barium se dissout dans l'eau bouillante, avec
l'excès de chlorure de calcium mis en expérience, à moins que,
trop lent à séparer les liqueurs du dépôt qu'elles surnagent, on
ne lui donne le temps d'être décomposé par le sulfate de chaux.
La dissolution rapprochée à pellicule, laisse, en refroidissant,
cristalliser la presque totalité du chlorure de barium et retient
celui de calcium.

Il arrive cependant un moment où ce dernier empâte assez
les cristaux de chlorure barytique pour les empêcher de se déposer; alors, on doit dessécher la masse et la réserver pour une
nouvelle opération, en remplacement de chlorure de calcium.

Pour opérer suivant le deuxième procédé, on réduit en pou-
dre très fine 5 parties de sulfate de baryte, on les triture avec
1 partie et demie de charbon végétal ou de noir de fumée, et suf-

fisante quantité d'huile pour lier la masse; on introduit le mélange dans un creuset que l'on en remplit, on étend à la surface
une couche de charbon uniquement destinée à préserver de l'action de l'air les matières qu'elle recouvre, on ferme le creuset,
on en lute le couvercle avec de la terre à four, on chauffe au
rouge pendant 4 à 5 heures, puis on laisse refroidir.

Le carbone désoxygène l'acide et la base du sulfate, produit
de l'acide carbonique ou de l'oxyde de carbone, qui s'échappent
par les fissures que laisse le lut en se desséchant; et à la fin de
l'opération, on trouve dans le creuset du sulfure de barium,
que les particules de charbon interposées font paraître noir,
quoiqu'il soit en réalité de couleur rosée. La matière pulvérulente est projetée dans l'eau bouillante, le sulfure se dissout à
l'exclusion du charbon et du sulfate de baryte, dont une cause
quelconque aurait empêché la décomposition; on filtre ou sursature la solution par l'acide chlorhydrique en très léger excès,
on filtre de nouveau pour séparer le soufre précipité, soit qu'une
portion du protosulfure de barium ait été convertie par l'oxygène
de l'air, en polysulfure et en baryte, soit encore qu'une portion
de l'acide sulfhydrique mis en liberté, ait, à l'état de gaz naissant, cédé son hydrogène à l'oxygène de l'air; finalement on
concentre et l'on fait cristalliser.

S'il arrivait que les cristaux fussent colorés en jaune par du
chlorure de fer, ce qui arrive quand le sulfate mis en expérience,
ou l'acide chlorhydrique, renferment du fer, ou quand les chaudières en fonte dans lesquelles on fait bouillir le sulfure et l'eau,
sont attaquées, on les en débarrasserait, en les faisant redissoudre, versant dans leur solution ou de l'eau de baryte, ou plus
économiquement, du sulfure de barium mis en réserve à cette intention, et filtrant. L'oxyde de fer précipité, si l'on a fait usage
d'eau de baryte; le sulfure de fer, si l'on a fait usage de sulfure de
barium, restent sur le filtre, et, dès ce moment, la liqueur fournit par l'évaporation des cristaux incolores.

Il est bon, après l'addition de la baryte ou du sulfure barytique, de neutraliser les liqueurs par l'acide chlorhydrique, sans
quoi on risquerait d'obtenir un chlorure mélangée d'oxyde ou
de sulfure.

N'omettons pas de faire remarquer, que les précautions recommandées au sujet de la préparation de l'acide sulfhydrique liquide, doivent être prises, pour que le gaz dégagé lors de la décomposition du sulfure alcalin, ne puisse incommoder l'opérateur.

Du Chlorure de calcium.

(Muriate, hydrochlorate, chlorhydrate de chaux.)

$$\text{Ca,Ch}^2 = \begin{cases} \text{Calcium,} & 256,020 \\ \text{Chlore,} & 442,650 \end{cases} \text{à l'état anhydre,}$$
$$+ 6(\text{H}^2\text{O}) = \text{Eau,} \quad 674,878 \text{ à l'état de cristaux.}$$

Sa composition.

Le chlorure de calcium est incolore, de saveur à la fois âcre, piquante et amère, si soluble dans l'eau, qu'il est un des corps les plus déliquescents que l'on connaisse, soluble aussi dans l'alcool, cristallisable en prismes à 4 pans terminés par des pyramides aiguës, et retenant 49,13 sur 100 d'eau de cristallisation. *Ses propriétés.*

On l'obtient en cristaux, en dissolvant dans l'acide chlorhydrique de la craie ou du marbre blanc, filtrant, évaporant à siccité, afin de chasser l'excès d'acide, reprenant le résidu par une quantité d'eau bouillante telle, que la liqueur marque 40°, laissant refroidir et cristalliser. *Sa préparation.*

En le chauffant dans un creuset de Hesse, de manière à lui faire éprouver la fusion ignée, il se convertirait en chlorure anhydre. Aussitôt qu'il serait en fusion tranquille, on le coulerait sur une pierre unie ou sur un plateau en cuivre étamé, puis on l'introduirait en fragments, et encore chaud, dans des flacons susceptibles d'être très hermétiquement bouchés.

Le résidu de la préparation de l'ammoniaque liquide, que nous savons être formé de chlorure de calcium et de chaux, est très propre à la préparation de ce composé, puisqu'il suffit de le concasser, de le traiter par l'eau froide pour en isoler la chaux, de faire évaporer les liqueurs filtrées, ou mieux encore, de délayer le tout dans l'acide chlorhydrique étendu de manière à neutraliser la chaux.

Le résidu de la fabrication du carbonate d'ammoniaque, au moyen du chlorhydrate d'ammoniaque, et du carbonate de chaux, presque entièrement aussi formé de chlorure de calcium, est encore très propre à sa préparation.

Du Chlorure de magnesium.

(Muriate, hydrochlorate, chlorhydrate de magnésie.)

Sa composition.

$$Mg,Ch^2 + 5(H^2O) = \begin{cases} \text{Magnesium,} & 158.353 \\ \text{Chlore,} & 442,650 \\ \text{Eau,} & 562,398 \end{cases}$$

Ses propriétés. Ce chlorure est incolore, amer, très soluble dans l'eau, déliquescent, cristallisable en aiguilles.

Sa préparation On l'obtient par un procédé semblable à celui que nous venons de voir servir à la préparation du chlorure de calcium, en traitant le carbonate de magnésie par l'acide chlorhydrique, seulement, il faut avoir le soin de ne pas employer un excès d'acide, car on n'aurait pas la ressource de l'expulser au moyen de la calcination. Une température élevée décompose en partie le chlorure de magnesium hydraté, en acide chlorhydrique qui se dégage ; et en magnésie qui demeure au fond du creuset, avec la portion de chlorure indécomposée.

Si l'air intervenait, son oxygène finirait même par éliminer tout le chlore, et le résidu ne se composerait que de magnésie.

Du Chlorure de zinc.

(Muriate, hydrochlorate, chlorhydrate, beurre de zinc.)

Sa composition.

$$(Zn,Ch^2) = \begin{cases} \text{Zinc,} & 403,226 \\ \text{Chlore,} & 442,650 \end{cases}$$

Ses propriétés. Le chlorure de zinc est solide, d'un blanc grisâtre, translucide, onctueux au toucher, fusible vers 100°, volatil à la chaleur rouge, très soluble dans l'eau, déliquescent.

Sa préparation Le Codex, pour le préparer, dissout dans l'acide chlorydrique 100 parties de zinc, ajoute à la dissolution 5 parties d'acide azotique, destiné à peroxyder le fer que renferme constamment le zinc du commerce, ou plutôt à le faire passer à l'état de perchlorure ou de chlorhydrate de peroxyde; évapore à siccité, reprend par l'eau qui dissout le chlorure de zinc formé, et laisse pour résidu la majeure partie du fer à l'état d'oxychlorure ou de sous-hydrochlorate; délaie dans la solution filtrée 5 parties de craie en poudre, afin d'achever la précipitation du fer, filtre après 24 heures de contact à la température ordinaire, finalement fait évaporer à siccité, la liqueur dans laquelle est resté le chlorure de zinc.

A la température ordinaire, le carbonate de chaux est sans action sur ce chlorure, tandis qu'il décompose celui de fer, en produisant du chlorure de calcium et du peroxyde. L'acide carbonique se dégage.

On n'obtient, par ce procédé, que du chlorure de zinc retenant de l'eau et quelque peu de chlorure de calcium, presque toujours même des traces de perchlorure de fer qui le colorent en rougeâtre.

On l'obtiendrait anhydre, et tout à la fois exempt de chaux et de fer, en chauffant dans une cornue en grès, munie d'un récipient, soit :

> 1000 parties de bichlorure de mercure,
> et 250   —   de zinc distillé, en poudre;

Soit un mélange de sel marin blanc décrépité, et de sulfate de zinc parfaitement pur et sec.

Dans le premier cas, le chlore abandonnerait le mercure pour se porter sur le zinc, et le chlorure de zinc se condenserait dans le récipient, tandis que le mercure allié à l'excès de zinc resterait dans la cornue, pour peu du moins que la température ne fût pas trop élevée.

Dans le second, il se produirait entre le chlorure de sodium et le sulfate de zinc, des échanges semblables à ceux que nous verrons tout à l'heure avoir lieu, entre ce même chlorure et le sulfate de mercure. Il se pourrait toutefois que le chlorure obtenu au moyen du bichlorure de mercure en retint des traces, on ne saurait donc le substituer à la préparation du Codex, avant de l'avoir soumis à une sévère investigation.

Des Chlorures de fer.

Il existe deux chlorures de fer,

Un protochlorure correspondant au protoxyde, Fe,Ch^2,
Et un sesquichlorure ou perchlorure correspondant au protoxyde, Fe,Ch^3.

Tous deux s'emploient en médecine.

Du Protochlorure de fer.

(Chlorure ferreux, muriate, chlorhydrate, hydrochlorate de fer oxydulé.)

Sa composition.

$$\text{Fe,Ch}^{2} = \begin{cases} \text{Fer,} & 339,220 \\ \text{Chlore,} & 442,650 \end{cases} \text{à l'état anhydre,}$$

$$+ 4(\text{H}^{2}\text{O}) = \text{Eau,} \quad 449,918 \text{ à l'état de cristaux.}$$

Ses propriétés·

Ce chlorure est solide, d'un vert pâle, très styptique, très soluble dans l'eau, dans l'alcool, dans l'éther alcoolisé, insoluble dans l'éther, facilement cristallisable, volatil en petites paillettes blanches, mais en laissant dégager, pour peu qu'il soit humide, de l'acide chlorhydrique, et laissant pour résidu, une quantité correspondante de protoxyde. Dans ce cas, l'eau est décomposée. L'oxygène de l'air le convertit en un composé insoluble dans l'eau, de sesquioxyde et de sesquichlorure; alors, la moitié du fer passe à l'état de peroxyde, l'autre reste unie à tout le chlore.

Sa préparation.

Versez de l'acide chlorhydrique dans un matras, ajoutez-y un excès de tournure ou de limaille de fer, exempte de cuivre, quand la réaction aura cessé, faites chauffer, laissez déposer; lorsqu'il ne se produira plus d'effervescence de gaz hydrogène, décantez, évaporez à siccité, le plus rapidement possible, afin de prévenir l'action decomposante de l'air. (Codex.)

Leproduit sera le protochlorure retenant un peu d'eau, et presque inévitablement des traces du composé précité de peroxyde et de perchlorure; qui lui communiquera une légère teinte rougeâtre.

La sublimation dans un creuset en terre, recouvert d'un autre creuset, recommandée par quelques auteurs, est au moins inutile. Elle ne fournirait qu'un mélange de protochlorure et de perchlorure, parce que l'air de l'appareil oxydant une partie du métal, il se produirait encore du perchlorure et du peroxyde; la fixité de celui-ci le ferait rester au fond du creuset.

Du Perchlorure ou Sesquichlorure de fer.

(Chlorure ferrique, muriate, hydrochlorate, chlorhydrate de fer au maximum.)

Sa composition.

$$\text{Fe,Ch}^{3} = \begin{cases} \text{Fer,} & 339,220 \\ \text{Chlore,} & 663,975 \end{cases} \text{à l'état anhydre,}$$

$$+ \text{Eau,} \qquad \qquad \text{à l'état de cristaux.}$$

Ses propriétés.

Il est solide, d'un jaune rouge, très styptique, très soluble dans l'eau, soluble dans l'alcool, l'éther alcoolisé, l'éther, cristalli-

sable en gros cristaux de couleur rouge et très déliquescents,
plus volatil que le précédent. Quand on le chauffe et qu'il contient de l'eau, il laisse pour résidu du sesquioxyde ou plutôt de
l'oxychlorure de sesquioxyde, et abandonne de l'acide chlorhydrique. Pour l'obtenir, en suivant le procédé du Codex, dissolvez dans l'acide chlorhydrique bouillant, du safran de mars
apéritif ou astringent ; ou mieux encore, de l'hydrate de peroxyde dont la faible cohésion favorise la dissolution. Le colcothar, que nous savons contenir d'ordinaire une notable proportion de sous-sulfate, ne doit au contraire pas être employé.
Evaporez à une très douce chaleur, car une température de
quelques degrés seulement supérieure à $+$ 100°, tend à partager le perchlorure hydraté, en perchlorure, en oxychlorure et en acide chlorhydrique. M. Beral, dans le but d'en
prévenir plus sûrement l'altération, ne pousse l'évaporation
à feu nu que jusqu'en consistance sirupeuse, et l'achève au
moyen de la chaux vive, sous une cloche.

Ce perchlorure retient de l'eau en proportion variable, suivant
que l'opération a été poussée plus ou moins loin; on l'obtiendrait
anhydre, sous forme de paillettes d'un violet foncé, soit en faisant
passer un excès de chlore sec sur de la tournure de fer placée
dans un tube en porcelaine chauffé au rouge, et recueillant à
l'extrémité de l'appareil le chlorure volatilisé; soit, et plus commodément, en introduisant le perchlorure hydraté dans une
cornue en grès, chauffant de manière à ne dégager d'abord que
l'eau, puis adaptant au col de la cornue, au moyen d'un bouchon percé, un tube recourbé plongeant de quelques lignes dans
le mercure, afin d'intercepter l'accès de l'air, et chauffant plus
fortement. Le perchlorure anhydre se viendrait sublimer dans le
col et dans le dôme de la cornue; quand celle-ci serait en partie
refroidie, on la briserait, on retirerait le chlorure; et on l'introduirait immédiatement dans des flacons à l'émeri.

On doit se rappeler que la teinture éthérée de perchlorure de
fer du Codex, aussi nommée teinture de Bestuchef, teinture du
docteur Klaproth, n'est autre chose qu'une dissolution de 4
parties de perchlorure de fer dans 28 parties de liqueur d'Hof-
mann.

De la teinture
éthérée de
perchlorure
de fer.

Ce que nous avons dit de sa décoloration sous l'influence de la lumière, de l'odeur d'éther chlorhydrique qu'elle acquiert alors, s'explique par la transformation du perchlorure jaune en protochlorure incolore, et par le report d'une portion de chlore sur l'hydrogène de l'alcool ou de l'eau, d'où secondairement l'acide et l'éther chlorhydrique.

D'un autre côté, on conçoit qu'après s'être d'abord décolorée, elle redevienne colorée et se trouble, quand le flacon qui la contient bouché mal; puisque l'oxygène intervenant fait repasser le protochlorure, partie à l'état de perchlorure qui reste dissous, partie à l'état d'oxychlorure de sesquioxyde qui se précipite.

Du Protochlorure et de l'Oxychlorure d'antimoine.

Quoiqu'il existe 3 oxydes et 3 sulfures d'antimoine se correspondant, on ne connaît encore que deux chlorures de ce métal.

Le proto (Sb,Ch³) correspondant au protoxyde et au protosulfure,
Et le per (Sb,Ch⁵)   —   à l'acide antimonique, et au persulfure.)

Le premier seul est usité en pharmacie.

Du Protochlorure ou Beurre d'antimoine.

Sa composition.	$(Sb,Ch^3) =$	$\begin{cases} \text{Antimoine,} & 806,450 \\ \text{Chlore,} & 663,973 \end{cases}$

Ses propriétés. Ce chlorure est solide, blanc, translucide, très caustique, d'un éclat gras, très fusible, cristallisable par voie de fusion en tétraèdres réguliers, déliquescent, décomposable par l'eau.

Sa préparation. On le peut préparer par plusieurs procédés; les suivants sont plus particulièrement suivis.

1ᵉʳ procédé. Chauffez dans une cornue en grès, placée au centre d'un fourneau à réverbère, et suivie d'une allonge dont la douille s'abouche avec un flacon faisant fonction de récipient, un mélange intime de 3 parties de bichlorure de mercure, et d'une partie d'antimoine métallique.

L'antimoine doué d'une plus forte affinité pour le chlore que le mercure, le lui enlève, et de là du protochlorure d'antimoine qui se volatilise, se condense à l'état liquide dans l'allonge, quelquefois çà et là coloré en noir ou en rougeâtre, par le composé particulier de protochlorure de mercure et d'arsenic, découvert par M. Capitaine, et auquel a donné naissance l'arsenic, presque toujours allié à l'antimoine du commerce; puis coule dans le flacon. Il s'y prend en masse incolore, tandis que le composé arsénical précité, infiniment moins volatil, reste tout entier dans l'allonge.

Lorsqu'il ne se dégage plus rien, on laisse tomber le feu; si l'on voulait extraire du résidu, mélange d'amalgame d'antimoine, de protochlorure de mercure arsénical, et de sulfure de mercure, provenant de ce que l'antimoine du commerce retient des traces du sulfure dont on l'a extrait, le mercure que l'amalgame abandonne à une haute température; on chaufferait ce résidu au rouge, avec les précautions relatées en parlant de la distillation du mercure. Au besoin aussi, on purifierait le chlorure d'antimoine qui serait coloré, par une nouvelle distillation, laquelle pourrait se faire dans une cornue en verre.

Quoique d'après la théorie, 3 kil. de bichlorure de mercure, formés de 777 gr. de chlore et de 2223 gr. de mercure, dussent produire 1721 gr. de protochlorure d'antimoine, à leur tour formés de : 777 gr. de chlore et de 944 d'antimoine, l'expérience prouve qu'ils n'en fournissent guère que 1505 gr.

La perte est donc considérable.

Chauffez dans une cornue en verre, 1 partie de sulfure d'antimoine, et 2 parties de bichlorure de mercure pulvérisé. La pulvérisation de celui-ci n'aura pas dû se faire dans un mortier en fonte, qui donnerait naissance à du chlorure de fer, susceptible d'altérer le produit, mais bien dans un mortier en gaïac : il y aura transport du soufre sur le mercure, du chlore sur l'antimoine, et le sulfure de mercure, comparativement moins volatil que le chlorure d'antimoine, restera dans la cornue.

Dissolvez du sulfure d'antimoine en poudre, dans l'acide chlorhydrique concentré et bouillant, en opérant de manière à vous mettre à l'abri du gaz sulfhydrique qui se dégage, ou plutôt de manière à l'utiliser. Décantez la solution dans une capsule en porcelaine; concentrez-la en consistance sirupeuse, afin tout à la fois d'en chasser le gaz sulfhydrique, l'excès d'acide chlorhydrique et la majeure partie de l'eau ; laissez refroidir, afin de déterminer la précipitation d'une petite quantité de kermès ou de soufre doré, qu'aura produite le contact du gaz sulfhydrique et du chlorure d'antimoine, celle aussi du chlorure de plomb provenant de la décomposition par l'acide chlorhydrique, du sulfure de plomb naturellement mélangé avec le sulfure d'antimoine; décantez encore, concentrez davantage, et jusqu'à ce qu'une portion du liquide placé à la surface d'une capsule en porcelaine, s'y solidifie par le refroidissement. Alors, au moyen d'un tube droit plongeant jusque dans sa panse, vous l'introduirez encore chaud dans une cornue en verre, et vous distillerez au bain de sable, en rejetant, s'il en est besoin, si l'évaporation n'a pas été poussée assez loin, les premiers produits principalement composés d'acide chlorhydrique et d'eau, pour ne recueillir que ceux qui les suivront, alors qu'ils se solidifieront complétement dans le flacon, ou dans le ballon servant de récipient.

S'il arrivait que le chlorure en s'y figeant, tendît à obstruer la douille de l'allonge, le col de la cornue ou du ballon, un charbon ardent que l'on approcherait des parois de l'appareil, remédierait à cet inconvénient.

La distillation ne doit s'arrêter que lorsque toute la matière a passé de la cornue dans le récipient.

Ce procédé qu'adopte le Codex est le plus économique, pour le motif surtout, qu'il utilise le résidu de l'extraction du gaz sulfhydrique par l'acide chlorhydrique et par le sulfure d'antimoine.

Du beurre d'antimoine liquide.

Le beurre d'antimoine exposé au contact de l'air, en absorbe l'humidité et se liquéfie.

En cet état, il constitue le beurre d'antimoine liquide.

La proportion d'eau absorbée ne dépasse pas certaines limites; il ne se produit pas d'oxychlorure, il n'y a pas d'acide chlorydrique mis en liberté, comme lorsqu'on verse le chlorure dans

une grande quantité d'eau; c'est un véritable hydrate de protochlorure qui se forme.

De l'Oxychlorure d'antimoine.

(Poudre d'algaroth, mercure de vie.)

Prenez du protochlorure d'antimoine solide, ou celui tombé Sa préparation
en déliquium; triturez-le dans un mortier en porcelaine ou en
verre, avec la plus petite quantité possible d'eau distillée aiguisée
d'acide chlorydrique, afin de l'obtenir en dissolution sirupeuse;
versez la dissolution dans au moins 40 à 50 fois son poids d'eau.

Une partie du chlorure est décomposée, son chlore s'empare
de l'hydrogène de l'eau et produit de l'acide chlorhydrique; son
métal s'empare de l'oxygène correspondant et produit du protoxyde d'antimoine; puis, le protoxyde d'antimoine s'unit à
une autre portion de chlorure non décomposé, pour donner
naissance à de l'oxychlorure qui se précipite, tandis que le reste
de ce même chlorure indécomposé, plus l'acide chlorhydrique
formé, restent dans la liqueur.

On laisse déposer; on décante, on lave le dépôt jusqu'à ce
que les eaux de lavage cessent de rougir le papier bleu de tournesol.

Le produit constitue l'oxychlorure d'antimoine; il est blanc,
caillebotté au moment où il vient d'être précipité, grenu et cristallin après un certain temps, et retient une proportion d'autant plus considérable de protochlorure, qu'il a été lavé moins
longtemps, que l'eau a été employée plus froide, ce qui doit
engager le pharmacien à opérer le plus possible dans des conditions identiques.

Au lieu de beurre d'antimoine, on pourrait employer la dissolution dans l'acide chlorhydrique du sulfure d'antimoine,
après l'avoir privée, par l'évaporation, de l'excès d'acide et du
chlorure de plomb. Si elle était très acide, elle ne laisserait évidemment pas se précipiter d'oxychlorure, par son mélange avec
l'eau.

Des Chlorures de mercure.

Le proto et le bichlorure de mercure s'emploient en médecine.

Du Protochlorure.

(Chlorure mercureux, mercure doux, calomélas, panacée mercurielle, muriate
de mercure doux, précipité blanc, mercure à la vapeur.)

Sa
composition.

$$(Hg,Cb) = \begin{cases} \text{Mercure, } 1265,80 \\ \text{Chlore, } \quad 221,32 \end{cases}$$

Ses propriétés. Le protochlorure de mercure est solide, blanc, tantôt translucide, tantôt opaque, insipide, inodore, volatil, inaltérable à
l'air, insoluble dans l'eau, dans l'alcool, dans l'éther, cristallisable par voie de sublimation, en prismes à 4 pans que terminent des pyramides à 4 faces. Il noircit au contact des alcalis
caustiques, lesquels en isolent du protoxyde, par suite du report de leur oxygène sur le mercure, et du chlore du chlorure
mercureux, sur leur propre métal.

Sa préparation. On le prépare par divers procédés, qui le fournissent de
composition absolument identique, mais dans des états physiques
variables, ceux-ci en poudre plus ou moins ténue, ceux-là en
masse, d'où très probablement les différences observées dans
l'action thérapeutique des produits.

L'un se peut appeler procédé par sublimation, l'autre procédé par précipitation, le dernier procédé par la vapeur.

Procédé par
sublimation.

Bichlorure de mercure, 400 p. $\begin{cases} \text{Mercure, } 296,36 \\ \text{Chlore, } \quad 103,64 \end{cases}$
Mercure,. 300

Triturez dans un mortier en bois de gaïac, avec suffisante
quantité d'eau pour former une pâte dans laquelle le mercure
devra se trouver complétement éteint; prenez d'ailleurs toutes
les précautions possibles pour éviter le contact du bichlorure ou
de ses émanations. Séchez la masse à l'étuve sur des assiettes,
broyez-la après dessication, introduisez-la dans un matras à
sublimation que vous en remplirez aux 2/3 environ, imprimez
au vase de légères secousses pour y niveler la poudre, placez-le
sur un bain de sable, dans lequel il s'engagera jusqu'à la surface
de la matière pulvérulente, et chauffez, en vous conformant à

toutes les prescriptions énumérées en traitant de la sublimation, notamment en vous assurant de temps à autre que le col du matras ne s'obstrue pas, en recouvrant son ouverture d'un petit pot ou d'une fiole renversée, pour assurer la condensation des vapeurs, en découvrant ou recouvrant de sable chaud sa paroi supérieure, afin de la refroidir ou de l'échauffer, suivant que la condensation des vapeurs se fera plus ou moins bien; en dernier lieu, donnez un coup de feu capable de rendre compacte la matière sublimée. Quand l'opération est terminée, on laisse refroidir, on brise le matras et l'on détache le produit.

Le bichlorure cède au mercure la moitié du chlore qu'il renferme, et de cette double transformation, résulte du protochlorure de mercure. Celui-ci se sublime sous forme de pains convexes en dessus, concaves en dessous, parce qu'ils se sont moulés sur les parois supérieures du matras; d'une texture compacte dans les portions adhérentes au verre et garnis en dessous de cristaux prismatiques, suspendus ainsi que le sont les stalactites, dans certaines cavernes. Ces pains sont presque toujours salis par du mercure métallique que son éclat, sa forme globulaire, sa teinte grise, font aisément reconnaître, et par du bichlorure de mercure. La grande volatilité de celui-ci le fait en partie échapper à la décomposition, et dès lors une quantité proportionnelle de mercure se trouve privée du chlore qui le devait convertir en chlorure; ou plutôt une portion du protochlorure est décomposée en bichlorure et en mercure, sous l'influence de la chaleur, que nous savons tendre à donner naissance à ces produits nouveaux, alors que de la décomposition de matières volatiles, peuvent résulter des matières plus volatiles encore.

En prévalant, cette dernière opinion a fait abandonner l'usage dans lequel on était autrefois, de pulvériser les pains de protochlorure, d'en mélanger toutes les parties, et de procéder à une nouvelle sublimation.

Quelle qu'en soit l'origine, la présence incontestable du bichlorure oblige à laver le produit.

On le broie donc dans un mortier en gaïac; on le passe au tamis de soie; on le porphyrise avec quelque peu d'eau; on délaie dans une grande quantité d'eau distillée bouillante la pâte qui en résulte ; on laisse déposer ; on décante ; on continue les lavages, tant que les liqueurs précipitent en jaune par la potasse, en blanc par l'ammoniaque ; on recueille sur un filtre ou sur une toile à tissu serré le protochlorure ; on l'y laisse égoutter ; on le sèche à l'étuve, et, s'il en est besoin, on le repasse au tamis.

Ainsi broyé avec de l'eau, le protochlorure est blanc, tandis que broyé à sec il offre une légère teinte verdâtre. M. Guibourt attribue cette différence à la présence d'une petite quantité d'eau; cependant elle ne disparaît pas, quand la matière est complétement desséchée.

Hermstand et Planche avaient donné un autre procédé; ils chauffaient dans un matras à sublimation, un mélange intime de sel marin décrépité et de sulfate de bioxyde de mercure, dans lequel ils avaient commencé par éteindre autant de mercure qu'il en contenait déjà.

Il se produisait du sulfate de soude fixe, et du protochlorure de mercure volatil; la quantité de chlore abandonnée par le sodium étant capable de transformer tout le mercure en protochlorure, et d'un autre côté, la quantité d'oxygène abandonné par le bioxyde, pouvant transformer le sodium en protoxyde ; l'acide sulfurique se transportait de l'un à l'autre.

En effet,

$$HgO,SO^3 \quad + \quad Hg \quad + \quad Na,Ch^2 \quad = \quad NaO,SO^3 \quad + \quad 2(Hg,Ch)$$

Sulfate de bioxyde de mercure.	Mercure.	Chlorure de sodium.	Sulfate de soude anhydre.	Protochlorure de mercure.

L'emploi d'un mélange de sulfate de bioxyde et de mercure dans des proportions telles, que tout le métal pût s'y trouver à l'état de protoxyde, en admettant que celui ajouté s'emparât de la moitié de l'oxygène du bioxyde, avait pour objet de rendre inutile la préparation du sulfate de protoxyde qu'il est difficile d'obtenir.

Ce procédé, avantageux en cela, qu'il économise la préparation du bichlorure de mercure; désavantageux en cela, que l'extinction complète du mercure, cependant indispensable au succès de l'opération, se fait lentement, est rarement suivi.

Quant à celui du Codex, M. Guibourt a démontré qu'il fournirait un mélange de bi et de protochlorure, attendu qu'en faisant chauffer, même pendant peu de temps, 500 p. de mercure avec 600 p. d'acide sulfurique à 66°, évaporant à siccité et desséchant ; pour, plus tard, décomposer le sulfate résultant de cette première opération par le sel marin décrépité, l'on obtient une forte proportion de sulfate de bioxyde, dont la décomposition ultérieure par le chlorure de sodium produit inévitablement du bichlorure.

Introduisez dans un matras 1000 p. de mercure, 1500 p. d'acide azotique ; laissez la réaction se produire, la dissolution s'opérer, sans faire intervenir la chaleur, et abandonnez la liqueur à elle-même pendant 24 à 48 heures. Au bout de ce temps, vous trouverez au fond du matras, des cristaux d'azotate de protoxyde de mercure ; l'élévation de température résultant de la réaction, n'ayant pu se maintenir, en aura déterminé la précipitation ; au contraire, la liqueur retiendra de l'azotate de protoxyde mélangé d'azotate de bioxyde : il serait facile de le prouver, en précipitant à l'état de protochlorure, au moyen du sel marin, tout le mercure protoxydé, à l'exclusion de celui bioxydé que retiendrait la liqueur, à l'état de bichlorure. Vous décanterez le liquide que vous mettrez à part ; vous ferez égoutter les cristaux dans un entonnoir, vous les broierez dans un mortier en porcelaine ou en verre, avec une petite quantité d'eau distillée chaude aiguisée d'acide azotique pur, destiné à prévenir la formation de l'azotate basique insoluble, et continuerez ces traitements de manière à produire une solution complète.

Les liqueurs seront réunies dans un vase à précipité, peu large et profond, puis additionnées d'acide chlorhydrique étendu, tant qu'elles se troubleront.

Le protoxyde de mercure échangera son oxygène contre l'hydrogène de l'acide chlorhydrique, et de là, de l'eau ; le métal absorbera une quantité correspondante de chlore, et de là, du protochlorure ; l'acide azotique sera mis en liberté.

L'équation suivante rend visibles les évolutions des atomes.

$$\underbrace{Hg^2O, Az^2O^5}_{\substack{\text{Azotate de protoxyde} \\ \text{de mercure.}}} + \underbrace{2(Ch, H)}_{\substack{\text{Acide} \\ \text{chlorhydrique.}}} = \underbrace{2(Hg, Ch)}_{\substack{\text{Protochlorure} \\ \text{de mercure.}}} + \underbrace{H^2O}_{\text{Eau.}} + \underbrace{Az^2O^5}_{\substack{\text{Acide} \\ \text{azotique.}}}$$

Le protochlorure se dépose sous forme de poudre blanche qu'on lave par décantation, d'abord à l'eau froide, ensuite à l'eau bouillante, tant qu'elle la rend acide au papier, que l'on jette sur un filtre et que l'on sèche à l'étuve.

Il importe que la dissolution des cristaux se fasse dans de l'eau très faiblement acidulée, et que l'acide employé à la précipitation soit étendu; autrement, les acides azotique et chlorhydrique se décomposant mutuellement, donneraient lieu à du chlore, par suite, à du bichlorure, en pure perte pour le produit. (Robiquet, Guibourt.) A défaut d'acide chlorydrique, on pourrait employer une dissolution de sel marin, mais alors, on risquerait davantage d'obtenir un mélange de protochlorure et de sous-azotate de mercure, à moins que l'on n'acidulât plus fortement l'eau de dissolution des cristaux d'azotate, ou que l'on n'ajoutât quelque peu d'acide azotique à la solution de chlorure alcalin. (Mialhe.)

Dans ce cas, au lieu de contenir de l'acide azotique libre, les eaux de lavage contiendraient de l'azotate de soude, et il cesserait de se produire de l'eau. Le chlorure de sodium et le protoxyde de mercure échangeraient mutuellement leur chlore et leur oxygène.

Le protochlorure par précipitation jouit d'une remarquable activité que l'on ne peut attribuer qu'à son extrême division, et qui ne saurait permettre de le substituer à celui obtenu par sublimation, quelque bien porphyrisé que celui-ci ait été ultérieurement. Il est plus blanc que lui, plus ténu, et cependant, sous ce double rapport, le cède au protochlorure à la vapeur. En outre, il se tasse, s'agglomère à la manière des poudres obtenues par précipitation, et n'offre aucune particule cristalline et brillante, contrairement à ce qui a lieu avec le mercure doux à la vapeur.

Procédé à la vapeur. Le protochlorure à la vapeur, n'est point préparé par un procédé particulier, en ce sens, que les matières premières seraient de nature spéciale ; il est seulement obtenu dans des conditions particulières.

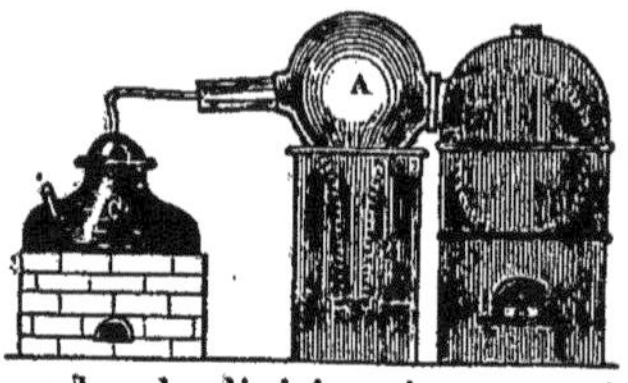

Nous avons eu déjà l'occasion d'indiquer d'une manière sommaire comment se pratique l'opération, alors que nous avons passé en revue les différents modes de division des corps (pag. 70, tome 1). Il nous suffira d'ajouter qu'en fabrique, on remplace : le ballon en verre très fragile, par un ballon en grès A, à col très large; le flacon également en verre par un seau également en grès B, sur les bords duquel s'appuie le ballon et dont le fond est recouvert d'une couche d'eau dans laquelle plonge de quelques lignes le col du ballon; la cornue propre à produire de la vapeur d'eau par une chaudière C. Une tubulure adaptée à sa paroi latérale et supérieure, permet au besoin de laisser la vapeur s'échapper par cette ouverture.

On introduit dans la cornue en grès, du mercure doux tout préparé, de préférence aux matières propres à le produire, parce qu'il est d'observation que de cette manière le produit est plus blanc.

On ajoute au protochlorure une petite quantité de bichlorure, afin que le mercure qu'une cause quelconque aurait pu revivifier, et rendre capable d'altérer la blancheur de la matière pulvérulente, puisse repasser à l'état de protochlorure.

On bouche avec un lut fait de pâte d'amandes ou de farine de lin et de colle d'amidon, les jointures du côté du générateur de vapeur; avec de la terre à four celles du côté de la cornue; la température dans ces dernières parties devant être assez élevée.

On recouvre la cornue en grès d'un grillage en fil de fer qui descend jusqu'à la moitié de sa panse, de telle sorte que le contact du charbon froid, au moment ou ses parois sont rouges de feu, ne puisse la briser.

Enfin, l'on conduit l'opération de manière à ne pas laisser le col de la cornue s'obstruer, son dôme se refroidir en d'autres termes, la condensation des vapeurs se faire ailleurs que dans le ballon, de manière aussi à prévenir la formation de masses solides contre les parois de celui-ci.

Le protochlorure par sublimation porte plus particulièrement le nom de calomélas ou de mercure doux ; celui par précipitation, le nom de précipité blanc ; celui au moyen de la vapeur, le nom de calomélas, de mercure doux à la vapeur.

La panacée mercurielle des anciens, n'était que du protochlorure sublimé 5 à 6 fois ; le précipité blanc de Lémery, au contraire, était de l'oxychlorure ammoniacal de mercure.

Du Bichlorure de mercure.

(Chlorure mercurique, muriate oxygéné de mercure ; sublimé corrosif.)

Sa composition.

$$(Hg,Ch^2) = \begin{cases} \text{Mercure,} & 1265,800 \\ \text{Chlore,} & 442,640 \end{cases}$$

Ses propriétés. Ce composé est blanc, inaltérable à l'air, de saveur styptique insupportable, éminemment vénéneux, volatil, et cristallisable, par voie de solution et de sublimation, en aiguilles blanches. L'eau, l'alcool, l'éther, le dissolvent en grande quantité, surtout à chaud. L'eau bouillante en dissout 1/2, l'eau froide 1/16 de son poids, et l'éther le lui peut enlever. Au contact des alcalis caustiques en dissolution, il se colore en jaune ; du bioxyde hydraté est mis en liberté.

Sa préparation. Pour l'obtenir, on pulvérise séparément : dans un mortier en gaïac, le sulfate de bioxyde de mercure provenant du traitement de 500 parties de mercure métallique par 600 parties d'acide sulfurique à 66°, (environ 720 parties) et dans un mortier en fer, 550 parties de sel marin décrépité ; on mélange très intimement les deux sels, on introduit le tout dans un matras à sublimation qu'on en remplit à moitié, et qu'on enfonce dans le sable aux 2/3 environ de sa hauteur, le col excepté ; on dispose l'appareil sous la hotte d'une cheminée tirant bien, pour plus de sécurité même, pour davantage se mettre à l'abri des vapeurs mercurielles, on enveloppe le matras et le fourneau d'une sorte de cage, garnie latéralement de châssis vitrés s'ouvrant à charnière.

Les choses ainsi disposées, on chauffe légèrement d'abord, pour que l'humidité retenue par les matières premières, ou absorbées par elles durant la pulvérisation, se dissipe, puis de manière à faire rougir le fond du bain de sable ; l'on entretient le feu pendant 8 à 10 heures, encore en se conformant aux indications relatées à l'article sublimation, et reproduites en parlant dû protochlorure.

Quand tout le bichlorure sublimé est venu s'attacher contre les parois supérieures du matras, on lui fait éprouver le commencement de fusion qui doit produire un pain compacte, on retire le feu, on laisse refroidir sur le bain de sable.

La conduite de cette opération exige une grande habitude; si l'on chauffe trop, le chlorure s'échappe en vapeurs, si l'on ne chauffe pas assez, il ne se sublime pas, et reste sous forme de neige à la surface de la masse. Il faut donc alternativement activer et ralentir le feu, ce que l'emploi du bois, comme combustible, permet de faire beaucoup mieux, que ne le ferait celui du charbon. D'un autre côté, le point de fusion est si voisin du point de sublimation, que lorsqu'on essaie de rendre la masse compacte, on court grand risque de la réduire en vapeurs, ou de la faire retomber à l'état liquide, au fond du matras.

Une réaction tout à fait analogue à celle que nous avons vue se produire entre le chlorure de sodium et le sulfate de protoxyde de mercure, se produit entre ce même chlorure et le sulfate de bioxyde.

L'acide sulfurique et l'oxygène de l'oxyde du sulfate, se portent sur le sodium du chlorure, tandis que le chlore de celui-ci se porte sur le mercure.

On voit par l'équation suivante, que chaque atome de sulfate de bioxyde produit un atome de bichlorure, et chaque atome de chlorure de sodium, un atome de sulfate neutre de soude anhydre.

$$HgO,SO^3 \ + \ Na,Ch^2 \ = \ Hg,Ch^2 \ + \ NaO,SO^3$$

Sulfate de bioxyde de mercure.	Chlorure de sodium.	Bichlorure de mercure.	Sulfate de soude.

Les auteurs du dernier Codex, conseillent d'ajouter au mélange de sel marin et de sulfate de mercure, une certaine quantité de bioxyde de manganèse, dans le but de prévenir la formation du protochlorure, au cas où le sulfate mis en expérience serait partiellement à l'état de sulfate de protoxyde. Mais, puisque, d'après M. Guibourt, les ulfate de mercure préparé suivant la méthode du Codex, est tout entier à l'état de sulfate de bioxyde, l'addition du bioxyde de manganèse est complétement inutile.

Fût-il en partie à l'état de sulfate de protoxyde, comme il est parfaitement neutre quand on l'a convenablement desséché, la présence du bioxyde de manganèse ne saurait prévenir la formation du protochlorure de mercure, ou plutôt amener sa conversion en bichlorure. (Guibourt.)

En effet, le bioxyde de manganèse ne peut évidemment compléter la chloruration du mercure, qu'en cédant au sodium une quantité d'oxygène capable d'assurer son oxygénation, proportionnellement au chlore qu'il perd ; en d'autres termes, qu'en éliminant au moyen de l'oxygène qu'il cède au sodium, une proportion de chlore, capable de faire passer le mercure à l'état de bichlorure.

Or, pour produire un pareil résultat, il ne suffit pas de mettre en rapport du protoxyde de mercure, du chlorure de sodium et du bioxyde de manganèse, ainsi qu'il est facile de s'en assurer par l'expérience ; voire, de remplacer le protoxyde de mercure par le protosulfate neutre, il faut, indispensablement, faire intervenir l'acide sulfurique en quantité suffisante, pour qu'il neutralise la plus grande quantité de protoxyde de sodium, qui doit se former, en même temps qu'une proportion plus forte de chlore est mise en liberté ; il faut, enfin, qu'on mette en présence des éléments capables de représenter l'équation suivante.

$$Hg^2O,SO^5 + SO^3 + Mn,O^2 + 2Na,Ch^2 = Hg^2,Ch^4 + 2NaO,SO^3 + MnO$$

Sulfate de protoxyde de mercure.	Acide sulfurique.	Bioxyde de manganèse.	Chlorure de sodium.	Bichlorure de mercure.	Sulfate neutre de soude.	Protoxyde de manganèse.

La très minime proportion de protochlorure de mercure que l'on obtient lorsqu'on n'ajoute pas de bioxyde de manganèse, se représente lorsqu'on en ajoute, et ne saurait être attribuée, qu'à la décomposition partielle du bichlorure, ou à la réaction incomplète des matières premières.

Ce protochlorure, moins volatil que le bichlorure, se trouve former vers la partie inférieure des pains, une zone que sa moindre translucidité, sa teinte grisâtre, fait aisément reconnaître, et que l'on peut séparer.

100 parties de mercure fourniront :

151	—	de sulfate de bioxyde sec,
117	—	de bichlorure.

Admettrait-on que le sulfate de bioxyde préparé d'après le Codex, retient du sulfate de protoxyde, et que l'addition de l'oxyde de manganèse produit l'effet qu'on en attend? pour rendre cette addition inutile, il suffirait d'augmenter la proportion d'acide sulfurique destiné au traitement du mercure, d'en employer pour 500 de métal, au lieu de 600 parties; 667^P suivant M. Guibourt, 750 suivant M. Soubeiran.

On serait certain alors de n'obtenir que du sulfate de bioxyde.

Un procédé de préparation fort ancien, et de nos jours abandonné, parce qu'il était peu économique, et nécessitait une seconde sublimation, est celui qui consistait dans l'emploi, à parties égales, de l'azotate de bioxyde de mercure, du chlorure de sodium et du sulfate de protoxyde de fer. L'acide azotique commençait par peroxyder le fer, le peroxyde de fer formé abandonnait facilement son acide sulfurique, et dès lors, le bioxyde de mercure, le chlorure de sodium et l'acide sulfurique mis en liberté, réagissant l'un sur l'autre, produisaient du sulfate de soude et du bichlorure de mercure.

Le résidu se composait essentiellement de l'excès de sel marin, de sulfate de soude et de peroxyde de fer.

Relativement aux préparations médicinales, dans lesquelles on fait entrer le bichlorure de mercure, il en est dans lesquelles ce corps demeure intact, telles sont spécialement ses solutions dans l'eau distillée; il en est d'autres, au contraire, dans lesquelles il a complétement disparu, telles sont ses solutions dans l'émulsion d'amandes dans le lait; ses mélanges avec la farine, etc. La matière azotée des amandes, le caseum du lait, le gluten de la farine, forment avec lui de véritables combinaisons plus ou moins insolubles, plus ou moins analogues à celles qu'il forme avec l'albumine, d'où l'emploi que l'on peut faire du lait, du blanc d'œuf, comme contre-poisons des sels mercuriels.

Certains extraits, certains infusés ou décoctés végétaux, le ramènent à l'état de protochlorure, d'autres en réduisent le mercure.

Le protochlorure, à son tour, est facilement transformé en bichlorure par le sel ammoniac, et par les chlorures alcalins, surtout à la faveur des matières organiques. (Pettenkoffer, Mialhe.)

Il est converti, partie en cyanure de mercure, partie en bichlorure, par les amandes amères et toutes les matières susceptibles de produire de l'acide cyanhydrique. (Deschamps.)

L'association des sels mercuriels à des matières organiques exige donc, de la part du médecin, une grande circonspection.

Du Perchlorure ou Trichlorure d'or.

(Hydrochlorate, muriate d'or.)

Sa
composition.

$$(Au,Ch^8) = \begin{cases} \text{Or,} & 1243{,}000 \\ \text{Chlore,} & 663{,}975 \end{cases}$$

Il existe deux chlorures d'or :

Un protochlorure (Au,Ch), correspondant au protoxyde,
Et un trichlorure (Au,Ch³),   —   au peroxyde;

Ce dernier seul intéresse le pharmacien.

Ses propriétés. Il est d'un jaune orangé, de saveur styptique, cristallisable en aiguilles prismatiques, décomposable par une chaleur de 200°, en chlore et en protochlorure; par une température plus élevée, en chlore et en métal; très soluble dans l'eau, dans l'éther, déliquescent.

Sa dissolution aqueuse, d'un beau jaune lorsqu'elle est étendue, d'un jaune rubis lorsqu'elle est concentrée, produit sur la

peau des taches qui ne disparaissent que par le renouvellement
de l'épiderme, elle est décomposée par la plupart des matières organiques et des corps minéraux non saturés d'oxygène, ce qui doit
engager le pharmacien à la défendre de leur contact; et, d'ailleurs, se comporte avec les réactifs, ainsi qu'il a été dit en traitant de l'or.

On le prépare en dissolvant à une douce chaleur, 10 parties Sa préparation.
d'or pur laminé ou grenaillé, dans un mélange de 10 parties
d'acide azotique à 35°, et de 30 parties d'acide chlorhydrique à
22°, évaporant au bain de sable à siccité, et continuant de chauffer, jusqu'à ce que le résidu cesse d'abandonner de l'acide chlorhydrique, appréciable au moyen d'un papier bleu humide que
l'on promène à sa surface. Il est même bon d'attendre, qu'une
légère odeur de chlore annonce un commencement de décomposition.

On l'enferme encore chaud dans un flacon à l'émeri, préalablement séché à l'étuve.

Si l'évaporation et la dessiccation n'étaient conduites avec une
extrême précaution, le trichlorure se convertirait partiellement
en protochlorure jaune serin, insoluble dans l'eau froide, et décomposable par l'eau bouillante, en or et en trichlorure.

On remplacerait avec succès l'évaporation au bain de sable, par l'évaporation sous une cloche, au moyen de la chaux
vive.

Du Chlorhydrate d'ammoniaque.

(Hydrochlorate, muriate d'ammoniaque, sel ammoniac.)

$$(AzH^3, ChH) = \begin{cases} \text{Ammoniaque,} & 107,2374 \\ \text{Acide chlorhydrique,} & 227,5648 \end{cases}$$ Sa composition

Le chlorhydrate d'ammoniaque ou sel ammoniac, ainsi nommé Ses propriétés
de ce que, au rapport de Pline, on le trouvait en abondance aux
environs du temple de Jupiter Ammon, dans la haute Égypte,
est blanc, inodoré, de saveur piquante, très soluble dans l'eau,
surtout à chaud, légèrement soluble dans l'alcool, cristallisable
par le refroidissement de ses dissolutions, en longues aiguilles
prismatiques, qui se groupent sous forme de barbes de plume, et
ne retiennent pas d'eau de cristallisation; volatil sous forme de

vapeurs blanches, à une température peu élevée; décomposable par les alcalis caustiques humides, qui en éliminent l'ammo-niaque.

Sa préparation.   Le commerce le fournit au pharmacien. Il provient de la trans-formation en chlorhydrate, du carbonate d'ammoniaque résul-tant de la décomposition ignée, en vaisseaux clos, des matières azotées, et plus spécialement des os dont le résidu, à la fois calcaire et charbonneux, constitue le charbon animal. La série d'opérations à l'aide desquelles on l'obtient, se réduit à con-vertir ce carbonate en sulfate, en le filtrant à l'état de dissolu-tion, au travers d'une couche de sulfate de chaux, dont la base échange son acide contre le sien, secondairement à con-vertir le sulfate d'ammoniaque en chlorhydrate, en le mélangeant avec du sel marin, et sublimant. Il se produit du chlorhydrate d'ammoniaque volatil, et du sulfate de soude fixe; l'atome d'eau indispensable à l'existence du sulfate, sert à oxygéner le sodium, à hydrogéner le chlore.

Sa pulvérisation et sa purification.   Ce sel se présente en pains convexes en dessus, concaves en dessous, d'une texture à la fois compacte et fibreuse; il est trans-lucide et remarquablement élastique La difficulté qu'on éprouve à le pulvériser par les moyens ordinaires, fait que souvent le pharmacien le soumet à une opération qui a le double avantage de changer son état moléculaire, et de le débarrasser des dernières portions de matières étrangères qu'il aurait pu retenir, surtout des huiles empyreumatiques formées pendant la distillation des os, et qui auraient suivi la base dans toutes ses combinaisons transitoires. On le pulvérise très grossièrement, on le fait bouil-lir dans la plus petite proportion possible d'eau distillée, on fil-tre au-dessus de terrines, on recueille les cristaux formés par le refroidissement, on concentre les eaux mères, afin qu'elles en fournissent de nouveaux, on laisse ceux-ci égoutter aussi bien que les premiers, et on les sèche tous à l'étuve, après avoir sé-paré, s'il en était besoin, les portions colorées.

A une certaine époque (vers 1820), on trouvait fréquemment dans le commerce, sous le nom de sel ammoniac, de l'alun au-quel les fraudeurs avaient communiqué la forme des pains de sel ammoniac, en lui faisant éprouver la fusion aqueuse, et le cou-

lant dans des moules formés de 2 pièces juxtaposées. L'action de
la chaleur qui ne le volatilisait pas, de la chaux vive humectée
d'eau, qui n'en dégageait pas d'ammoniaque, faisait bientôt reconnaître la fraude.

Du Chlorure ferroso-ammonical.

(Muriate, hydrochlorate, chorhydrate de fer et d'ammoniaque, fleurs ammoniacales martiales.)

Ce chlorure est solide, jaune, sans odeur, très soluble dans Ses propriétés.
l'eau. Sa solution indique avec les réactifs, la présence d'un sel
de fer au minimum d'oxydation, celle de l'acide chlorhydrique
ou plutôt du chlore; et la chaux vive qu'on triture avec lui, en
dégage une odeur prononcée d'ammoniaque.

Sa préparation est des plus faciles. On fait dissoudre une par- Sa préparation
tie de protochlorure de fer sec, et 2 parties de chlorhydrate
d'ammoniaque, dans l'eau bouillante; l'on évapore à siccité en
remuant constamment, et l'on enferme le produit dans un flacon
à l'émeri.

La tendance que possède le protochlorure à se convertir en
oxychlorure de sesquioxyde, doit faire éviter, autant que faire se
peut, le contact de l'air. Dans cette intention, l'on n'emploie à
la dissolution que la quantité d'eau nécessaire, après l'avoir à
l'avance fait bouillir, et l'on ne laisse pas languir l'évaporation.

Ce composé est plutôt un mélange qu'une combinaison des
deux sels.

Autrefois, on introduisait dans une espèce de cucurbite en
terre, surmontée d'un chapiteau également en terre, auquel s'a-
daptait un récipient :

8 parties de sel ammoniac,
12   —   de fer pulvérisé,

que l'on avait à l'avance triturés ensemble avec un peu d'eau,
et l'on chauffait, après 24 heures de contact, assez doucement
au début, pour que l'eau additionnelle se dégageât seule.

Le fer s'oxydait aux dépens de l'air et de l'eau, comme dans
la préparation de l'éthiops martial; une fois oxydé, son oxyde
déplaçait une portion d'ammoniaque, et de là de l'ammoniaque
libre, du chlorhydrate de fer, et secondairement de l'eau, du

protochlorure et du perchlorure de fer, puisque le fer, au contact
de l'air et de l'eau, se convertit, partie en protoxyde, partie en
sesquioxyde. En chauffant, l'ammoniaque d'abord, l'eau à l'état
de vapeur ensuite, en dernier le proto et le perchlorure de fer, et
le sel ammoniac indécomposé, se volatilisaient : l'ammoniaque
et la vapeur d'eau pour se perdre dans l'atmosphère, les chlorures pour être recueillis. Il restait au fond de la cucurbite, une
petite quantité d'oxychlorure de sesquioxyde, formé pendant
l'opération même, aux dépens du perchlorure.

Quelques pharmacologistes ont conseillé de sublimer le mélange dont il a été question en premier lieu.

Ces derniers procédés ont été justement abandonnés; leurs
produits pouvaient renfermer des proportions différentes de proto
et de perchlorure de fer, de chlorure de fer et de chlorhydrate
d'ammoniaque.

Du Muriate de mercure et d'ammoniaque.

(Hydrochlorate, chlorhydrate de mercure et d'ammoniaque, chlorhydrate
ammoniacal de bichlorure, sel de la sagesse, sel allembroth soluble.)

Ce composé est blanc, pulvérulent, de saveur styptique, vénéneux, soluble dans l'eau. Sa dissolution présente avec les réactifs, aussi bien que celle du bichlorure de mercure, les doubles
caractères des chlorures et des sels de mercure au maximum;
mais les alcalis caustiques que l'on triture avec lui, en dégagent
de l'ammoniaque, ce qui le distingue du bichlorure.

Pour l'obtenir, on triture ensemble dans un mortier en porcelaine ou en verre, un mélange à parties égales, de sel ammoniac et de bichlorure de mercure.

Le muriate de mercure et d'ammoniaque, ne correspond à
aucune des combinaisons définies de bichlorure et de sel ammoniac connues des chimistes, c'est un mélange de ces deux sels,
ou plutôt de quelqu'une des combinaisons précitées et de sel
ammoniac. On le substitue avec succès au bichlorure de mercure, beaucoup moins soluble, lorsqu'on a besoin d'employer
en dissolution très concentrée, un sel mercuriel présentant à
peu près les mêmes propriétés que lui.

De l'Oxychlorure de mercure ammoniacal, ou Sel allembroth insoluble.

(Précipité blanc de Lemery, chlorure ammoniaco-mercuriel de M. Soubeiran,
précipité blanc ammoniacal de M Guibourt, oxydochlorure ammoniacal de
M. Thénard , chloroamidure de mercure de M. Kane.)

Ce composé mercuriel, qu'il importe de ne confondre ni avec
le véritable précipité blanc, ou protochlorure de mercure par
précipitation, ni avec le muriate de mercure et d'ammoniaque,
que nous venons d'étudier, se distingue :

1º Du protochlorure : en ce que la potasse caustique humide,
qui noircit celui-ci et n'en dégage pas d'ammoniaque, le jaunit
et en dégage de l'ammoniaque; en ce que l'ébullition prolongée
dans l'eau distillée ne dissout pas le protochlorure , le laisse à
très peu près intact sous forme de poudre blanche, tandis qu'elle
convertit l'oxychlorure, en un composé soluble de bichlorure et
de sel ammoniac, et en bioxyde de mercure hydraté insoluble
et de couleur jaune.

En ce que le protochlorure ne se dissout sensiblement , ni
dans l'acide chlorhydrique, ni dans l'acide sulfurique, tandis
que l'oxychlorure se dissout dans ces acides en se convertissant :
en bichlorure simple et en bichlorure ammoniacal, si l'on agit
avec de l'acide chlorhydrique; en sulfate double d'ammoniaque
et de mercure légèrement soluble dans l'eau à la faveur de l'a-
cide chlorhydrique mis à nu, si l'on agit sur l'acide sulfurique ;

2º Du muriate de mercure et d'ammoniaque, en ce que l'eau
qui dissout celui-ci de telle sorte que, froide, elle en prenne les 2/3
de son poids, et bouillante, une quantité presque indéterminée ;
ne le dissout pas.

On l'obtient en dissolvant dans 2000 parties d'eau distillée Sa préparation.
froide, 100 parties de bichlorure de mercure, filtrant, et dans la
dissolution versant de l'ammoniaque liquide, jusqu'à cessation
de précipité. Le dépôt blanc qui se produit, lavé à l'eau froide
et séché, est l'oxychlorure de mercure ammoniacal ; le liquide
retient du chlorhydrate d'ammoniaque.

M. Soubeiran considère ce composé comme une combinaison ,

De bichlorure de mercure,
De bioxyde de mercure,
Et d'ammoniaque;

Il le représente par cette formule :

$$\underbrace{Hg,Ch^2}_{\text{Bichlorure.}} + \underbrace{3(Hg,O)}_{\text{Bioxyde.}} + \underbrace{3(Az,H^3)}_{\text{Ammoniaque.}}$$

M. Kane admet qu'il contient :

Du bichlorure de mercure,
Et de l'amidure de mercure,

c'est-à-dire, un composé particulier de mercure et d'un corps susceptible de jouer par rapport à lui un rôle analogue à celui du cyanogène, et contenant, comme l'ammoniaque, de l'hydrogène et de l'azote, mais dans d'autres rapports (Amide).

Il lui attribue, en conséquence, cette autre formule :

$$\underbrace{Hg,Ch^2}_{\text{Bichlorure.}} + \underbrace{Hg,2(Az,H^2)}_{\text{Amidure de mercure.}}$$

Si l'on partage l'opinion de M. Soubeiran, le bichlorure de mercure mis en expérience serait en partie décomposé en même temps que l'eau, et de cette mutuelle décomposition résulterait : d'une part, de l'acide chlorhydrique ; d'autre part, du bioxyde. L'acide se combinant ultérieurement avec de l'ammoniaque donnerait naissance au sel ammoniac que nous avons dit rester dans les liqueurs ; le bioxyde, la portion de bichlorure indécomposé, et de l'ammoniaque s'associeraient, pour constituer le médicamment qui nous occupe. Si l'on préfère l'opinion de M. Kane, ou bien encore il y aurait décomposition de bichlorure et d'eau, formation de chlorhydrate d'ammoniaque et de bioxyde, mais celui-ci réagirait secondairement sur l'ammoniaque, brûlerait par son oxygène le tiers de l'hydrogène que celle-ci contient, le ferait ainsi passer à l'état d'amide (Az,H^2), lequel à son tour s'unirait au métal réduit.

Ou bien, sans que l'eau fût en quelque manière intéressée ,

ce serait une portion de l'hydrogène de l'ammoniaque, qui convertirait une portion du chlore du bichlorure en acide chlorhydrique; et par suite de cette déshydrogénation partielle, l'ammoniaque formerait l'amide.

L'équation suivante représente la réaction qui serait la conséquence de la manière de voir de M. Soubeiran.

$$4(\mathrm{Hg,Ch^2}) + 3(\mathrm{H^2O}) + 9(\mathrm{AzH^3}) = \mathrm{Hg,Ch^23(HgO),3(AzH^3)} + 6(\mathrm{AzH^3,ChH})$$

Bichlorure   Eau.   Ammoniaque.   Oxychlorure   Chlorhydrate
de mercure.   ammoniacal.   d'ammoniaque.

La réaction résultant de la manière d'envisager les faits particuliere à M. Kane, conduirait au contraire aux deux équations suivantes :

$$2(\mathrm{Hg,Ch^2}) + \mathrm{H^2O} + 4(\mathrm{AzH^3}) = \mathrm{HgCh^2,Hg.2(AzH^2)} + \mathrm{H^2O} + 2(\mathrm{AzA^5,CbH})$$

Bichlorure.   Eau.   Ammo-   Chloroamidure.   Eau.   Chlorhydrate
                    niaque.   d'ammoniaque.

$$2(\mathrm{Hg,Ch^2}) + 4(\mathrm{AzH^3}) = \mathrm{HgCh^2,Hg^2(AzH^2)} + 2(\mathrm{AzH^3,ChH})$$

Bichlorure.   Ammoniaque.   Chloroamidure.   Chlorhydrate
                                             d'ammoniaque.

Du Chlorure double d'or et de sodium.

Le chlorure d'or, forme avec tous les chlorures alcalins, des combinaisons en proportions fixes et définies. Le chlorure d'or et de sodium appartient à cette série de combinaisons.

$$2(\mathrm{Au,Ch^5}),\mathrm{Na\ Ch^2} = \begin{cases} \text{Trichlorure d'or,} & 3813,950 \\ \text{Chlorure de sodium,} & 733,550 \end{cases}$$

Sa composition.

Il se comporte avec les réactifs à la manière du chlorure d'or simple, et s'en distingue, en ce qu'il fournit, au lieu d'or métallique, un mélange d'or et de chlorure de sodium, quand on le calcine.

Faites dissoudre dans une petite quantité d'eau distillée : Sa préparation. d'abord 85 parties de chlorure d'or préparé suivant ce qui a été dit au sujet de ce chlorure, puis 15 parties de chlorure de sodium purifié au moyen des procédés également indiqués au sujet de cet autre chlorure, et parfaitement sec. Evaporez jusqu'à pellicule à une très douce chaleur et laissez refroidir en repos. La majeure partie du chlorure double se précipitera sous forme de prismes à 4 pans, d'un jaune orangé, que vous enfermerez dans un flacon à l'émeri.

Les eaux mères rapprochées, fourniront de nouveaux cristaux, et quand elles refuseront de cristalliser on les évaporera à siccité, on calcinera le produit, on le reprendra par l'eau, afin d'en retirer tout l'or.

On préfère assez généralement le chlorure double au chlorure d'or simple, en raison de ce qu'il est moins altérable à l'air, quoique cependant il soit légèrement déliquescent. On l'emploie d'ordinaire mélangé avec de la poudre de gomme, de sucre, ou d'iris de Florence, que l'alcool et l'eau ont épuisée de tous ses principes solubles.

Le mélange est fait dans un mortier en verre ou en porcelaine légèrement échauffé.

XLᵉ LEÇON.

Du Bromure de potassium, de l'Iodure de soufre, des Iodures métalliques et des Chlorures d'oxydes.

Du Bromure de potassium.

(Hydrobromate, bromhydrate de potasse.)

Sa composition. $\quad$ $K,Br^2 = \begin{cases} \text{Potassium, } & 489{,}916 \\ \text{Brôme, } & 978{,}300 \end{cases}$

Ses propriétés. Ce Bromure est solide, incolore, sans odeur, de saveur âcre, cristallisable en prismes rectangulaires ou en cubes ne retenant

pas d'eau de cristallisation, très soluble dans l'alcool et davantage encore dans l'eau.

Il est caractérisé, comme genre, par la propriété de dégager
des vapeurs de brôme, quand on le calcine avec du bisulfate de
potasse, ou quand on le traite par l'acide sulfurique concentré;
sans que l'on puisse confondre ses vapeurs avec celles également
rouges, d'acide hypoazotique, que produisent dans les mêmes
conditions, les hypoazotates; puisque celles-ci font passer au
rouge la teinte bleue du papier de tournesol humide, tandis que
les autres la détruisent. D'ailleurs les hypoazotates continuent
d'en dégager au contact de l'acide sulfurique étendu, ce que ne
fait pas le bromure.

Il est caractérisé comme espèce, par les propriétés précédemment attribuées aux sels à base de potasse.

A leur tour, l'iodure de potassium et le chlorure de sodium,
que plusieurs propriétés, et spécialement celle de cristalliser en
cubes se disposant les uns par rapport aux autres, de manière à
former des espèces de trémies à escaliers, en rapprochent singulièrement, s'en distinguent :

Le premier, en ce qu'il produit avec l'acide sulfurique concentré, des vapeurs violettes que l'approche d'un corps froid condense en lames d'apparence métallique; avec l'amidon additionné de chlore, un iodure d'un beau bleu;

Le deuxième, en ce que l'acide sulfurique concentré en dégage des vapeurs blanches d'acide chlorhydrique; l'acide sulfurique étendu, des vapeurs jaunes de chlore, après qu'on l'a mélangé de bioxyde de manganèse.

D'ordinaire, le pharmacien tire le bromure de potassium, des Sa préparation.
fabriques dans lesquelles les eaux mères des soudes de warech
sont traitées en grand, pour en extraire l'iode et le brôme.

Cependant il pourrait le préparer par le procédé suivant :

Dissoudre de la potasse caustique dans 15 parties d'eau; verser la dissolution dans un vase étroit; y faire lentement arriver
le brôme jusque dans les couches les plus inférieures, au moyen
d'un entonnoir à douille effilée; agiter doucement et continuer
l'addition du brôme, jusqu'à ce que la liqueur conserve une légère
gère teinte rosée; décanter dans une capsule en porcelaine; éva-

porer à siccité ; chauffer le produit au rouge dans un creuset en platine ; reprendre par l'eau ; filtrer ; concentrer s'il en est besoin ; laisser refroidir et cristalliser.

Sous l'influence de l'oxyde, l'eau est décomposée ; ses éléments font passer le brôme, partie à l'état d'acide bromique, partie à l'état d'acide bromhydrique, lesquels, s'unissant avec la potasse, donnent secondairement naissance à du bromate et à du bromhydrate, par suite, à du bromure et à de l'eau.

La calcination chasse l'eau, et l'excès de brôme auquel était due la teinte rosée de la solution, chasse aussi tout l'oxygène du bromate, tant celui de l'acide que celui de la base, de telle sorte qu'en définitive, l'on n'obtient que du bromure.

L'on pourrait admettre que l'eau n'est réellement pas intéressée à la réaction, et que l'oxygène d'une portion de la potasse s'unit avec le brôme pour donner naissance à l'acide bromique, tandis que le potassium réduit, s'unit directement à une autre portion de brôme.

Nous reviendrons sur ce genre de réaction, en traitant de l'iodure de potassium.

Si l'on versait le brôme dans la solution de potasse, et si celle-ci était très concentrée, l'élévation de température en vaporiserait en pure perte une partie, tandis qu'en opérant suivant l'indication précitée, celui qui se vaporise ne peut manquer d'être absorbé par l'alcali des couches de solution que traversent ses vapeurs.

L'excès de brôme que l'on ajoute afin de prévenir la formation d'un bromure alcalin, se volatilise pendant la calcination.

Des Iodures.

On a pu remarquer, que le pharmacien n'emploie aucun des nombreux composés, que le soufre, le chlore, le brôme sont susceptibles de former en se combinant avec d'autres métalloïdes ; au contraire, il emploie l'iodure de soufre.

Quant aux iodures métalliques, nous aurons à nous occuper :

Du protoïodure de potassium,	Du protoïodure d'or,
— — de fer,	Et comme appendice, de l'iodhydrate
— — de plomb,	d'ammoniaque.
Du proto et du biiodure de mercure,	

Dé l'Iodure de soufre.

(Sulfure d'iode.)

L'iodure de soufre est solide, d'un noir grisâtre, de texture Ses propriétés. fibreuse, d'odeur prononcée d'iode, décomposable par une température élevée, qui en isole les composants.

L'eau de potasse concentrée et bouillante le dissout, et sa solution dégage du gaz sulfhydrique par l'addition des acides; colore en bleu le décocté d'amidon additionné de quelques gouttes de chlore, lorsqu'on l'a neutralisée au moyen d'un acide.

On l'a pendant longtemps préparé en chauffant au bain de Sa préparation. sable, dans un matras surmonté d'un tube effilé à la lampe, et à une température capable seulement de le faire entrer en fusion; un mélange de 8 parties d'iode et d'une partie de fleur de soufre lavée.

Maintenant, afin de pouvoir assimiler l'iodure des pharmaciens à celui des chimistes, formé de :

$$\text{Iode,} \quad 1 \text{ atome} = 789,75$$
$$\text{Soufre,} \quad 1 \quad - \quad = 201,16$$

le Codex prescrit d'opérer sur 4 parties d'iode et une de soufre; du reste, d'agir ainsi qu'il vient d'être dit.

Il faut avoir grand soin de ménager la chaleur, non-seulement pour prévenir l'altération que le médicament pourrait en éprouver, mais encore pour ne pas courir le risque de volatiliser une notable portion d'iode, et de déterminer, entre les corps mis en présence, une réaction capable de produire une véritable explosion.

Des Iodures métalliques.

Les iodures métalliques fortement chauffés avec du bisulfate Leurs caractères génériques et spécifiques. de potasse, laissent dégager des vapeurs d'iode. Quelques-uns même, tel que celui d'or, en laissent dégager par l'effet seul de la chaleur.

S'ils sont solubles comme ceux de potassium et de fer, et que dans leurs dissolutions, préalablement additionnées d'amidon à l'état d'empois, on ajoute goutte à goutte du chlore liquide légèrement aiguisé d'acide sulfurique, on produit de l'iodure d'amidon d'une belle teinte bleue.

S'ils sont insolubles, comme ceux de mercure, d'or, et jusqu'à un certain point, de plomb, après les avoir pulvérisés et mis en suspension dans l'eau, ils continuent de se comporter avec l'amidon et le chlore, à la manière des précédents; seulement, la présence des particules insolubles masque plus ou moins la réaction.

Ceux-là trahissent immédiatement la présence du métal qui s'y trouve en combinaison, lorsqu'on essaie leurs dissolutions aqueuses par les réactifs indiqués, en traitant de la potasse et des oxydes de fer.

Ceux-ci, que leur insolubilité complète ou presque complète ne permet pas de soumettre à des épreuves du même genre, fournissent, par la calcination avec de la potasse caustique, le premier dans un appareil distillatoire, les deux autres dans un creuset, des scories en partie formées d'iodure de potassium, et du mercure, de l'or ou du plomb reconnaissables aux propriétés qui nous ont servi à les caractériser. Traités par une dissolution bouillante de carbonate de potasse, ils donnent lieu à de l'iodure de potassium, qui reste dissous, à des oxydes de mercure, de plomb, ou d'or, qui se précipitent, pourvus de tous les caractères assignés à chacun d'eux.

Quant à l'iodhydrate d'ammoniaque, il se comporte avec l'amidon chloré, à la manière des iodures, et manifeste la présence de l'ammoniaque, quand on le triture avec la potasse ou la chaux, humectées d'eau.

De l'Iodure de potassium.

(Hydriodate, iodhydrate de potasse.)

$$K,I^2 = \begin{cases} \text{Potassium,} & 489,916 \\ \text{Iode,} & 1579,750 \end{cases}$$

M. Baup admet l'existence d'un proto, d'un bi et d'un tri-iodure de potassium. Celui des pharmacies est le protoïodure.

Ses propriétés. Il est solide, sans couleur, sans odeur, de saveur âcre et piquante, cristallisable en cubes, qui ne retiennent pas d'eau de cristallisation, très soluble dans l'eau et dans l'alcool, légèrement deliquescent, altérable par l'oxygène de l'air, qui déplace une portion de l'iode et par suite le colore.

On le peut préparer par un procédé fort analogue à celui que Sa préparation nous avons fait servir à l'obtention du bromure correspondant.

Dans une dissolution de potasse caustique, marquant 30° Baumé, on fait dissoudre de l'iode, en quantité telle, que la liqueur constamment agitée, afin de multiplier les points de contact, reste légèrement jaunâtre : ce point atteint, on ajoute goutte à goutte une portion de solution alcaline, mise en réserve à cette intention, et très étendue, de manière à produire une décoloration complète, sans cependant dépasser le point précis de saturation, puisque autrement le produit serait alcalin.

On évapore à siccité, on chauffe le résidu dans un creuset couvert; quand il est en fusion tranquille, on le laisse refroidir; on le dissout dans 4 à 5 fois son poids d'eau, l'on filtre, l'on concentre au bain de sable; et retirant le feu, on abandonne la liqueur à un refroidissement lent. La majeure partie de l'iodure se dépose en cristaux cubiques, que l'on sépare des eaux mères par décantation, que l'on fait égoutter dans un entonnoir, à l'abri de l'air, et que l'on introduit dans des flacons secs et bouchant bien.

Par la concentration, les eaux mères fournissent de nouveaux cristaux, qu'au besoin l'on purifie par des dissolutions et des cristallisations répétées.

100 gr. d'iode fourniront, très approximativement, 137 gr. d'iodure.

Dans cette opération, il se forme de l'iodure de potassium et de l'iodate de potasse, soit que l'eau acidifie l'iode par ses deux éléments, pour produire de l'iodate et de l'iodhydrate, qu'une réaction ultérieure convertit en iodure et en eau; soit que la potasse se décompose en oxygène qui se porte sur une portion de l'iode, d'où l'acide iodique, par suite l'iodate; et en potassium qui s'unit à une autre portion d'iode, d'où l'iodure.

Dans l'un et dans l'autre cas, la calcination qui le décompose, qui en élimine tout l'oxygène, ramène l'iodate à l'état d'iodure.

Suivant la première hypothèse, la réaction se peut représenter par l'équation suivante :

$$6(K,O) + I^{12} + 5(H^2O) = \begin{cases} \underbrace{5(KO,I^2H^2)}_{\text{Iodhydrate de potasse.}} + \underbrace{KO,I^2O^5}_{\text{Iodate de potasse.}} & \Big\} \begin{array}{l}\text{avant} \\ \text{la calcination.}\end{array} \\[2ex] \underbrace{6(K,I^{12})}_{\text{Iodure de potassium.}} + \underbrace{5(H^2O)}_{\text{Eau.}} + \underbrace{O^6}_{\text{Oxygène.}} & \Big\} \begin{array}{l}\text{après} \\ \text{la calcina-} \\ \text{tion ;}\end{array} \end{cases}$$

Suivant la seconde, elle peut être représentée par cette autre équation :

$$6(K,O) + I^{12} = \begin{cases} \underbrace{5(K,I^2)}_{\text{Iodure.}} + \underbrace{KO,I^2O^5}_{\text{Iodate.}} & \Big\} \text{avant la calcination.} \\[2ex] \underbrace{6(K,I^2)}_{\text{Iodure.}} + \underbrace{O^6}_{\text{Oxygène.}} & \Big\} \text{après la calcination.} \end{cases}$$

En définitive donc, 6 atomes de potasse et 12 atomes d'iode, produisent 6 atomes d'iodure, après avoir transitoirement formé 1 atome d'iodate et 5 atomes d'iodure.

S'il arrivait que le produit fût coloré par un léger excès d'iode, l'addition à sa solution, d'une quantité convenable d'eau de potasse, le décolorerait ; et par contre, celle de l'iode neutraliserait l'excès d'alcali qu'il pourrait contenir.

Le procédé qui vient d'être décrit, est celui que suivent de préférence les fabricants de produits chimiques, attendu qu'il n'a pas, comme le suivant, l'inconvénient de fournir un iodure que la présence du fer colore fréquemment, et d'occasionner la perte d'une portion d'iode que le précipité d'oxyde de fer entraîne. Cependant celui-ci, dû à MM. Baup et Caillot, est adopté par le Codex.

On prend : 100 parties d'iode,
    30   —   de bonne limaille de fer,
   500   —   d'eau distillée.

et quantité suffisante de carbonate de potasse pur (environ 80 parties.)

On met l'eau froide dans une chaudière en fonte, on ajoute la limaille de fer et l'iode par petites portions successives, afin de prévenir une élévation de température capable de volatiliser une partie de ce dernier ; on agite et l'on chauffe tant que la li-

qùeur, que colore en brun l'iodure ioduré de fer produit au début, ne s'est pas décolorée par suite de l'union complète de
l'iode avec le fer, qu'à cette intention on emploie en excès.

Lorsqu'elle est incolore, ou que du moins elle ne présente
plus qu'une légère teinte verdâtre, propre aux sels de fer protoxydé, on filtre, on lave le résidu de limaille de fer avec une
petite quantité d'eau pure, que l'on réunit aux premières liqueurs; on verse dans celles-ci une dissolution de carbonate de
potasse, tant qu'il se forme un précipité, en évitant d'en ajouter
un grand excès. L'iodure de fer est décomposé; il se produit :
d'une part, de l'iodure de potassium soluble; d'autre part, des
flocons blancs de protocarbonate de fer. Ceux-ci, éprouvant au
contact de l'air, des modifications qui rappellent celles déjà signalées en traitant du safran de mars apéritif, passent successivement au vert, puis au brun, et finissent par se convertir en
hydrate de sesquioxyde.

L'acide carbonique se dégage, l'hydrate se précipite, l'iodure de potassium reste dissous. On filtre, on lave le dépôt, on
évapore à siccité, dans une chaudière en fonte, et les premières
liqueurs et les eaux de lavages; aussitôt que l'addition du chlore
indique, en ne les troublant plus, qu'elles ont cessé de renfermer de l'iodure, on redissout le résidu dans 4 à 5 fois son
poids d'eau; on filtre, on concentre, cette fois dans une capsule
en porcelaine, et l'on fait cristalliser.

Il importe de maintenir pendant longtemps les liqueurs en
pleine ébullition au contact de l'air, pour assurer la séparation
du fer, infiniment moins susceptible d'y rester en solution à
l'état de peroxyde, qu'il ne l'est à un état moins avancé d'oxygénation; et aussi de n'employer que la quantité de carbonate de
soude nécessaire à la complète décomposition de l'iodure de fer,
puisque autrement son excès resterait mélangé avec l'iodure
alcalin.

L'iodure de potassium possède deux propriétés que les médecins ont mises à profit. La première, c'est de rendre soluble dans
l'eau une forte proportion d'iode. Par exemple, en plaçant dans
un flacon 1 partie d'iodure, 1 1/2 d'iode, et 1 d'eau; le mélange ne tarde pas à se liquéfier en produisant un froid consi-

De l'iodure
de potassium
ioduré.

dérable, et l'iode disparaît, quoique la liqueur reste opaque
et d'aspect métallique; mais l'addition d'une plus forte proportion d'eau en précipite l'iode. Aussi, pour éviter cette précipitation, les solutions aqueuses d'iodure ioduré destinées aux usages
de la médecine, ne doivent se faire qu'en augmentant la proportion d'iodure, ou, ce qui revient au même, en diminuant celle
d'iode, et tout au plus dans le rapport de 1 d'iode à 2 d'iodure.
Alors elles se maintiennent, quelque étendues qu'elles soient.

Des iodures double. La seconde, c'est de se combiner avec la plupart des autres
iodures, spécialement avec ceux de mercure, et de donner naissance à des iodures doubles parfois doués de propriétés physiologiques spéciales.

M. Polydore Boullay, dont le nom rappelle aux chimistes
d'importants travaux, à ses amis, un rare assemblage de brillantes facultés de l'esprit et de nobles qualités du cœur, en
avait fait l'objet de ses investigations.

Il a notamment signalé l'existence de 3 iodures de mercure
et de potassium, contenant pour la même quantité d'iodure alcalin,

$$\left.\begin{array}{l}\text{Le 1}^{er}\ 1 \text{ proportion} \\ \text{Le 2}^e\ 2 \text{ proportions} \\ \text{Le 3}^e\ 3 \quad — \end{array}\right\} \begin{array}{l}\text{de biiodure,} \\ \text{de mercure.}\end{array}$$

La tendance prononcée que les composés de ce genre ont à
s'altérer, à se convertir les uns dans les autres, fait toutefois
que, généralement, on leur préfère de simples mélanges d'iodure
de mercure et d'iodure de potassium.

Pour ce motif, nous nous contenterons d'en avoir signalé
l'existence.

De l'Iodure de fer.

Sa composition.
$$\text{Fe,I}^2 = \begin{cases} \text{Fer,} & 339{,}220 \\ \text{Iode,} & 1579{,}500 \end{cases}$$

Ses propriétés. L'iodure de fer est solide, opaque, d'un vert noir, de saveur
styptique, très soluble dans l'eau, déliquescent, peu ou point
cristallisable. Sa dissolution aqueuse s'altère facilement au contact de l'air; il s'y produit une combinaison de sesquioxyde et
d'iodure qui se précipite, et du periodure qui reste dissous.

Quand il est en masse, et que l'air intervient, une altération
analogue à lieu, une combinaison de sesquioxyde et d'iodure
se forme à sa surface, mais on observe en même temps, qu'il se
développe une odeur prononcée, annonçant que de l'iode est
mis en liberté.

Pour l'obtenir, il suffit d'évaporer à siccité, aussi rapide- *Sa préparation.*
ment que possible, la solution qui nous a tout à l'heure servi à
préparer l'iodure de potassium par le procédé de MM. Baup et
Caillot, aussitôt qu'elle est devenue incolore, ou plutôt qu'elle
ne présente plus qu'une légère teinte verdâtre.

On le conserve dans des flacons en verre bouchés à l'émeri.

100 d'iode correspondant à 121,5 d'iodure.

De l'Iodure de plomb.

$$\text{Pb,I}^s = \begin{cases} \text{Plomb,} & 1294,500 \\ \text{Iode,} & 1579,500 \end{cases}$$

Sa préparation.

L'iodure de plomb est solide, sans odeur, sans saveur, d'un *Ses propriétés.*
beau jaune, terne et pulvérulent quand il est obtenu par voie
de précipitation; brillant et lamelleux quand il l'est par voie de
cristallisation; à peine soluble dans l'eau froide, assez soluble
dans l'eau bouillante.

Lorsqu'il est brillant et lamellaire, il ressemble singulièrement à l'or mussif, ou bisulfure d'étain, dont cependant, au
besoin, sa solubilité dans l'eau bouillante suffirait pour le distinguer. Lorsqu'il est terne et pulvérulent, il ressemble au contraire beaucoup au chromate de plomb. Mais la chaleur qui
colore celui-ci en vert, en ramenant son acide chromique à l'état
d'oxyde de chrome, dégage de l'iodure qui nous occupe, des
vapeurs d'iode.

On l'obtient en versant dans la dissolution aqueuse d'un sel *Sa préparation.*
à base de plomb (communément d'acétate cristallisé), une dissolution d'iodure de potassium, en quantité telle, que la liqueur
filtrée cesse de précipiter par l'addition d'une nouvelle dose
d'iodure. L'on recueille le précipité sur un filtre, on l'y lave à
l'eau distillée froide, tant que les eaux de lavage offrent de la
saveur et précipitent l'acétate de plomb; on le sèche à l'étuve
ou au bain-marie, entre des feuilles de papier non collé, des-

tinées à le défendre de l'action de la lumière, qui pourrait le ternir et même affaiblir sa teinte.

Il y a transport de l'iode de l'iodure alcalin sur le plomb, de l'oxygène et de l'acide du sel de plomb sur le potassium, et par suite, formation simultanée d'acétate de potasse soluble et d'iodure de plomb, que son peu de solubilité dans l'eau froide, fait se précipiter presque en totalité à l'état de poudre.

Si l'on tenait à l'obtenir en écailles brillantes, on le traiterait, encore humide, par l'eau distillée bouillante, on reprendrait le résidu par de nouvelles quantités d'eau, jusqu'à dissolution de toute la masse, on laisserait refroidir les liqueurs, l'on recueillerait sur un filtre les lamelles qu'elles auraient laissé déposer, et on les sècherait. Cet état lamellaire le rend peu propre à faire partie des pommades et autres médicaments par trituration, parce qu'alors il se prête mal à la division.

L'opération n'a tout le succès désirable qu'autant,

Que le sel de plomb est parfaitement neutre; car, pour peu qu'il soit basique, de l'oxyiodure de couleur blanche, capable d'altérer à la fois la teinte et la constitution du produit, prend naissance. Le conseil donné par M. Denot, d'aciduler légèrement avec l'acide acétique, la solution d'acétate de plomb du commerce, que nous verrons retenir un léger excès de base, doit donc être suivi.

Que l'on évite d'ajouter un grand excès d'iodure de potassium à la solution plombique, attendu que la formation d'un iodure double de plomb et de potassium soluble, pourrait déterminer la solution du produit.

De là vient qu'il faut verser l'iodure dans l'acétate, plutôt qu'agir en sens contraire, afin que tout l'iodure alcalin soit détruit au moment du contact; qu'il faut aussi s'assurer que les liqueurs filtrées ne forment pas avec l'acétate de plomb, un précipité plus abondant que ne le comporte le très léger excès d'iodure de potassium qu'elles doivent contenir.

Que l'on opère les lavages avec de l'eau froide, et non avec de l'eau bouillante, puisque celle-ci pourrait redissoudre une partie du précipité.

$$\text{Fourniront} \quad +\begin{cases} 1 \text{ atome d'iodure de potassium,} & \text{pesant } 2069{,}420 \\ 1 \quad - \quad \text{d'acétate de plomb cristallisé, } - & 2175{,}112 \\ 1 \quad - \quad \text{d'iodure de plomb,} & - \quad 2874{,}000 \end{cases}$$

Des Iodures de mercure.

Les deux iodures de mercure connus des chimistes,

$$\text{Le proto, } Hg,I = \begin{cases} \text{Mercure, } & 1265{,}800 \\ \text{Iode, } & 789{,}750 \end{cases}$$

$$\text{Le bi, } Hg,I^2 = \begin{cases} \text{Mercure, } & 1265{,}800 \\ \text{Iode, } & 1579{,}500 \end{cases}$$

Leur composition.

se préparent pour les besoins de la médecine. Le premier est pulvérulent, d'un jaune verdâtre, insoluble dans l'eau et dans l'alcool, volatil. La chaleur lui fait prendre une teinte rouge qui disparaît par le refroidissement, pour faire place à la teinte jaune primitive.

Leurs propriétés.

Le second est pulvérulent, d'une couleur rouge qui ne le cède point en beauté à celle du vermillon, insoluble dans l'eau, légèrement soluble dans l'alcool, volatil. Ses vapeurs se condensent sous formes de paillettes jaunâtres, qui ne tardent pas à reprendre la couleur rouge.

Les caractères génériques que nous avons assignés aux iodures et aux sulfures, ne permettraient pas de les confondre avec le sulfure de mercure, si leur analogie de couleur pouvait rendre nécessaire leur examen comparatif, d'ailleurs, le sulfure de mercure, quand on condense ses vapeurs, se presente tout d'abord avec sa couleur rouge.

La seule manière d'obtenir le protoïodure pur, est d'opérer par le procédé que le Codex a reproduit d'après M. Berthemot; de triturer dans un mortier en porcelaine :

Leur préparation.

$$\begin{cases} 100 \text{ parties de mercure,} \\ 62 \quad - \quad \text{d'iode,} \end{cases}$$

en les arrosant d'alcool, de manière à communiquer au mélange une consistance de pâte molle, jusqu'à ce que tout le mercure ait disparu, et que la matière se soit convertie en une poudre d'un jaune verdâtre. A cette époque, on la retire du mortier, on la sèche à l'étuve et à l'abri de la lumière, le plus rapidement que faire se peut ; puis, on l'enferme dans des flacons en verre bien

bouchés et recouverts de papier noir, où d'une seconde enveloppe en fer-blanc, imperméable aux rayons lumineux.

Le mercure et l'iode se trouvent mis en présence, précisément dans les proportions qui constituent le protoïodure : l'alcool a pour objet de dissoudre l'iode, et par là, de favoriser son
contact moléculaire avec le mercure; de dissoudre aussi le biiodure qui se pourrait former, et par là, d'en assurer davantage la
décomposition.

Quand on opère sur de petites quantités, quelques gouttes d'alcool suffisent; quand, au contraire, on opère sur des quantités
considérables, il est préférable d'en augmenter la proportion.
L'élévation de température qui pourrait amener de véritables
explosions, se trouve alors prévenue. Encore bien, toutefois,
ne faut-il pas opérer sur plus de 225 à 250 gr. de matières.

La décomposition du protoacétate de mercure par l'iodure de
potassium, conseillée par M. Polydore Boullay, fournirait un
mélange de proto et de deutoïodure, parce que le proto sel de
mercure n'est guère soluble que dans l'eau bouillante, laquelle
le convertit partiellement en acétate de bioxyde qui se dissout,
et en mercure qui se précipite. (Berthemot.)

D'un autre côté, la décomposition par ce même iodure alcalin du protoazotate de mercure, donne lieu à des précipités de
compositions variables, suivant les conditions de l'expérience.
En effet, verse-t-on l'azotate dans l'iodure ? le precipité de protoïodure qui se forme dès le début, se trouvant en contact avec
un grand excès d'iodure alcalin, tend à se décomposer en mercure qui se précipite, et en deutoïodure de mercure qui se redissout dans l'iodure alcalin, pour ne se remontrer que lorsque
les liqueurs approchent du point de saturation.

Aussi, le précipité offre-t-il successivement,

La teinte vert jaunâtre du protoïodure de mercure,
   — noirâtre du mercure très divisé,
   — jaune d'un mélange, ou plutôt d'une combinaison particulière, de
      proto et de deutoïodure,
Finalement, la teinte rouge vif du deutoïodure.

Le moment précis où le précipité se compose exclusivement
de protoïodure, serait si difficile à saisir, que l'on n'obtiendrait
guère que des mélanges.

Verse-t-on l'iodure de potassium dans l'azotate ; l'excès d'acide azotique, indispensable à la solution de celui-ci, que l'eau seule ferait en partie passer à l'état de sous-azotate, commence par décompenser l'iodure alcalin, met à nu de l'iode en oxydant le métal, et de là, encore, du biiodure, ou du moins un mélange de proto et de biiodure.

Que si, pour prévenir cette altération de l'iodure, cette mise en liberté de l'iode, on faisait usage d'une dissolution de proto-azotate de mercure aussi peu acide que possible, ce serait du sous-azotate de mercure, qui se viendrait ajouter au précipité de protoïodure.

Pour obtenir le biiodure, on fait dissoudre séparément, dans une grande quantité d'eau distillée, 100 parties d'iodure de po-tassium et 80 parties de bichlorure de mercure. *Préparation du biiodure.*

On mélange les deux dissolutions, on laisse déposer, on lave par décantation le dépôt formé, jusqu'à ce que les eaux de lavage n'entraînent plus rien, et par conséquent cessent de troubler l'a-zotate d'argent ; on le fait sécher comme son analogue, entre des feuilles de papier non collé, et on l'enferme dans des flacons à l'émeri, que l'on place à l'abri de la lumière.

Peu importe que l'on verse l'iodure dans le chlorure ou le chlorure dans l'iodure ; seulement on observe :

Dans le premier cas, qu'au moment de la première affusion, il se produit un précipité rouge que l'agitation fait disparaître ;

C'est qu'il se forme entre le biiodure produit tout d'abord, et le bichlorure indécomposé, une combinaison très soluble ;

Que par l'addition d'une proportion plus considérable d'io-dure alcalin, un autre précipité d'un rouge pâle et persistant se reproduit ;

C'est qu'il se forme une combinaison d'iodure et de chlorure de mercure avec excès de biiodure, insoluble dans l'eau ;

Qu'enfin, le précipité présente la teinte rouge caractérisque du biiodure de mercure, et continue de persister, quand l'iodure de potassium est en léger excès.

Son addition successive a nécessairement amené la décomposition d'une quantité croissante de bichlorure, et a fini par le décomposer tout entier.

Dans le second cas, que le précipité rouge formé par la chute des premières gouttes de bichlorure mercurique, se redissout par l'agitation, reparaît par l'affusion d'une nouvelle quantité de bichlorure, et persiste, quand la proportion de celui-ci est telle, que l'iodure et le bichlorure sont à peu près détruits l'un et l'autre, sans que jamais sa teinte se modifie.

C'est que, cette fois, il ne se fait d'autres précipités que des précipités de biiodure : seulement, la solubilité de celui-ci dans l'iodure alcalin, à certains moments, le fait disparaître.

De quelque manière que l'on opère, il convient qu'en dernier résultat, l'iodure de potassium soit en excès, précisément pour prévenir la formation du composé précité de biiodure et de bichlorure, sans cependant qu'il devienne assez abondant, pour amener la solution d'une notable portion de biiodure de mercure.

> 1 atome d'iodure de potassium,   pesant 2069,42
> et 1 — de bichlorure de mercure,   —   1708,46

Se décomposent très exactement en :

> 1 atome de chlorure de potassium, pesant 932,56
> et 1 — de biiodure de mercure,   —   2845,30

De l'Iodure d'or.

Sa composition.

$$(Au,I) = \begin{cases} Or, & 1243,00 \\ Iode, & 789,75 \end{cases}$$

Ses propriétés. Cet iodure est solide, d'un jaune verdâtre, insoluble dans l'eau froide, à peine soluble dans l'eau bouillante, décomposable en or métallique et en iode, à une température voisine de 150 degrés.

Sa préparation. Faites dissoudre séparément dans l'eau distillée, du chlorure d'or et de l'iodure de potassium ; versez peu à peu la seconde dissolution dans la première, jusqu'à ce qu'il ne se produise plus de précipité ; jetez sur un filtre, lavez le dépôt avec de l'alcool, tant que celui-ci passera coloré, faites sécher à l'abri de la lumière dans une étuve très modérément chauffée, et conservez dans un flacon à l'émeri, à l'abri de la lumière et d'une forte chaleur.

L'alcool employé au lavage, a pour objet, d'enlever au précipité l'iodure de potassium qu'il aurait retenu et l'iode qui se dépose. En effet, puisque le chlorure d'or mis en expérience est un trichlorure, et qu'il ne se forme que du protoïodure, il faut : ou que les deux atomes de chlore, que l'iode ne remplace pas dans sa combinaison avec l'or, se dégagent; ou que, se portant sur le potassium de l'iodure alcalin, ils déplacent deux atomes d'iode, les mettent en liberté et les précipitent.

Le dernier résultat est celui qui se produit.

D'après M. Fordos, les lavages doivent être faits dans une éprouvette, par agitation et décantation, de manière à ne laisser l'alcool et l'iodure en contact, que le moins longtemps possible; on les arrête aussitôt que l'alcool cesse de se colorer, et l'on en effectue un dernier avec l'eau distillée froide.

Sans ces précautions, l'on n'obtiendrait que des mélanges de protoïodure et d'or métallique, tant est grande la tendance de l'iodure à se réduire en ses éléments. Le même expérimentateur préférerait encore, placer dans une éprouvette, une solution de perchlorure d'or, y ajouter avec précaution un léger excès de solution d'iodure de potassium, en ayant le soin d'agiter et de n'ajouter l'iodure que goutte à goutte, à partir du moment où la faible couleur rougeâtre de la liqueur indiquerait que la précipitation complète de l'or approche; laisser reposer, décanter, laver le dépôt à l'eau distillée froide, jeter la matière sur un filtre, l'y laisser égoutter, l'étaler sur quelques doubles de papier Joseph, et sécher dans une étuve chauffée à 30°. Tout l'iode libre se dissiperait, et le produit serait du protoïodure d'un beau jaune et constant dans sa composition.

De l'Iodhydrate d'ammoniaque.

$(AzH^3, IH =$ Ammoniaque, 107,2314
 Acide iodhydrique, 795,9898

Sa
composition.

L'iodhydrate d'ammoniaque est solide, incolore, volatil, très Ses propriétés. soluble dans l'eau, cristallisable en cubes, déliquescent, très altérâble par l'air, dont l'oxygène tend à déshydrogéner son acide, par suite à mettre à nu de l'iode qui colore le sel.

Sa préparation. On le prépare par un procédé qui rappelle tout à fait celui suivi par MM. Baup et Caillot, pour se procurer l'iodure de potassium, en décomposant une solution aqueuse d'iodure de fer, par une excès de solution également aqueuse de carbonate d'ammoniaque; séparant au moyen du filtre, le dépôt de carbonate de fer, évaporant rapidement à pellicule, laissant refroidir et cristalliser.

Les cristaux sont séparés des eaux mères par décantation, égouttés dans un entonnoir fermé, et placés dans des flacons à l'abri de la lumière et de l'air.

S'il arrivait que pendant l'évaporation ou pendant la dessiccation des cristaux, l'influence de l'air eût formé de l'iohydrate ioduré, par suite coloré le produit, l'addition de quelques gouttes d'ammoniaque le décolorerait. Quelques praticiens, dans le but de prévenir cette altération, ont proposé d'opérer la concentration des liqueurs dans une cornue. Le remède au mal est si facile, qu'il ne me semble pas nécessaire d'avoir recours à un mode d'évaporation, que nous savons offrir des inconvénients; celui notamment d'être peu expéditif.

Des Chlorures d'oxydes, chlorites, hypochlorites.

Lorsque, dans des conditions convenables, l'on met le chlore en contact avec les carbonates de potasse et de soude, ou l'hydrate de chaux ;

Soit, comme le pense M. Berzélius, que la combinaison d'une portion du chlore avec l'oxygène d'une portion des oxydes, donne naissance à un acide particulier qu'il nomme acide chloreux, et représente dans sa composition par la formule Ch^2O^3, par suite à des chlorites ; en même temps que le métal mis à nu, absorbe une autre portion de chlore, pour former un chlorure métallique, auquel cas la réaction serait représentée par cette équation :

$$\underbrace{4(K,O)}_{\text{Potasse.}} + \underbrace{Ch^8}_{\text{Chlore.}} = \underbrace{KO,Ch^2O^3}_{\text{Chlorite.}} + \underbrace{3(K,Ch^2)}_{\text{Chlorure.}}$$

Soit, comme le pense M. Balard, qu'au lieu d'acide chloreux, il se produise de l'acide hypochloreux (Ch²O), par conséquent des hypochlorites au lieu de chlorites; mais du reste encore des chlorures métalliques, auquel cas on aurait cette autre équation, pour représenter les évolutions des atomes.

$$\underbrace{2(K,O)}_{\text{Potasse.}} + \underbrace{Ch^4}_{\text{Chlore.}} = \underbrace{KO,Ch^2O}_{\text{Hypochlorite.}} + \underbrace{K,Ch^2}_{\text{Chlorure.}}$$

Soit enfin, comme M. Millon l'a plus récemment annoncé, que le chlore se combine directement avec les oxydes, pour donner naissance à des combinaisons toutes spéciales, dans lesquelles ce corps se trouverait en proportions telles, que s'il y était remplacé par de l'oxygène, la potasse deviendrait tritoxyde, la soude sesquioxyde, la chaux bioxyde; en d'autres termes, dans des proportions correspondantes à celles d'oxygène capables de faire passer à l'état de peroxyde, les protoxydes avec lesquels il est combiné.

Il se produit des combinaisons extrêmement remarquables. Ce sont celles qui, accompagnées de combinaisons toutes différentes qui se sont formées en même temps qu'elles, ou parce que les réactions admises par MM. Berzélius et Balard, supposent nécessairement la production de chlorures métalliques, ou parce que l'on ne sait point encore opérer dans des conditions telles, qu'il ne se produise que les chlorures d'oxyde de M. Millon; constituent les corps complexes, si connus sous les noms :

De chlorure
De chlorite } de potasse,
D'hypochlorite } de soude,
D'oxymuriate } de chaux,
D'eau de Javelle,
De liqueur de LABARRAQUE,

du nom du chimiste auquel la médecine et l'industrie sont redevables des plus belles applications de ces importants composés.

Jusqu'à ce jour, on n'a pu isoler entièrement les chlorites hypochlorites ou chlorures d'oxydes, qui constituent leur partie véritablement essentielle.

Parmi ces 3 chlorures, il en est un, le chlorure de potasse, plus vulgairement nommé eau de Javelle, en raison de ce qu'il fut d'abord préparé très en grand, au village de Javelle près Paris, que l'on n'obtient guère que pour l'employer dans les arts, au blanchiment des toiles, du papier, etc., etc., et que les fabriques livrent en abondance au commerce, retenant en dissolution un excès de gaz chlore.

Il en est un autre, le chlorure de chaux, dont les arts aussi consomment une énorme quantité, et que pour ce motif, on prépare souvent en fabrique.

Mais le chlorure de soude et par fois celui de chaux, destinés aux usages de la médecine, sont plus particulièrement préparés par le pharmacien.

Caractères génériques et spécifiques des chlorures d'oxyde. Les chlorures d'oxydes, d'odeur et de saveur particulières, bien qu'elles rappellent celles du chlore, sont essentiellement caractérisés par la double propriété : de dégager du chlore au contact des acides, sans en excepter l'acide carbonique, de détruire instantanément les couleurs végétales et la plupart des miasmes. Les produits de leur décomposition par les acides azotique et chlorhydrique manifestent d'ailleurs, avec les réactifs connus, les propriétés particulières aux sels de potasse, de soude ou de chaux.

L'emploi qu'on en fait, et comme décolorant et comme désinfectant, est la conséquence naturelle de leur action profonde sur les matières colorantes, et sur les émanations organiques. Ou le chlore très faiblement retenu par l'oxyde, l'abandonne, pour se porter sur l'hydrogène de la substance organique ; ou l'hydrogène de l'eau décomposée, se combine avec le chlore, le convertit en acide chlorhydrique, tandis que son oxygène réagit sur la substance organique ; ou le chlore déplaçant l'oxygène de l'oxyde, donne naissance à du chlorure métallique, et par suite, permet à l'oxygène déplacé par lui, de produire la décomposition.

Peut-être que toutes ces réactions se produisent à la fois.

Leur préparation.
—
Préparation du chlorure de soude ou liqueur de Labarraque. Le Codex prescrit de préparer le chlorure de soude, de la manière suivante :

D'une part, de triturer dans un mortier en porcelaine ou en verre, 100 gr. de chlorure de chaux sec de bonne qualité, avec une petite quantité d'eau ; de laisser déposer, de décanter, de reprendre le résidu par une nouvelle quantité d'eau, et de répéter ces affusions et ces triturations, jusqu'à épuisement complet du chlorure. Cela fait, les liqueurs sont réunies, filtrées et, s'il en est besoin, étendues d'eau, de manière à compléter 3000 gr. de solution.

D'autre part, de dissoudre 200 gr. de carbonate de soude cristallisé, dans 1500 gr. d'eau, de filtrer, et de mélanger les deux liqueurs. De leur mélange, résultent du carbonate de chaux que le filtre permet d'isoler, et du chlorure de soude qui reste en dissolution. Il y a eu transport du chlore sur le sodium, de l'oxygène et de l'acide carbonique sur le calcium.

Obtenu par ce procédé, le chlorure de soude constitue un liquide presque incolore, d'odeur et de saveur prononcées, laissant dégager, par l'addition des acides, du chlore accompagné d'acide carbonique, par ce qu'on y conserve un léger excès de carbonate de soude, dans le but de rendre sa conservation plus certaine.

Il contient 2 fois son volume de chlore, ce qui revient à dire qu'il marque 200 degrés au chloromètre de M. Gay-Lussac, que nous décrirons en parlant de l'essai de ces chlorures.

M. Labarraque prescrit de faire lentement passer au travers d'une dissolution de carbonate de soude, marquant 12° Baumé, et à la température de + 15°, le chlore dégagé d'un mélange de sel marin, de bioxyde de manganèse et d'acide sulfurique, de manière à obtenir une solution dont un volume puisse décolorer 22 volumes d'un soluté, contenant un millième de son poids d'indigo.

Son chlorure renferme du bicarbonate de soude, que ne renferme pas celui du Codex; une portion de l'acide carbonique déplacé par le chlore, ayant été retenue par le carbonate neutre, et près d'un cinquième de chlore en plus, 2 litres 4 décilitres, d'après l'évaluation qu'en a faite M. Soubeiran.

La présence du bicarbonate ne modifie pas ses propriétés; et par conséquent il suffirait, pour qu'on pût le substituer au chlorure du Codex, de l'affaiblir convenablement.

En fabrique, le chlorure de chaux se prépare par des procédés qui n'ont souvent rien autre chose de commun que leur but, c'est-à-dire la saturation de l'hydrate de chaux par le chlore.

Il arrive, par exemple, que l'on étende cet hydrate en couches peu épaisses, à la surface de tablettes à rebords, disposées les unes au-dessus des autres, à quelques pouces de distance, dans des chambres construites en pierres siliceuses, et que l'on fasse pénétrer le gaz dans ces récipients de nouvelle espèce. Il s'introduit par la partie supérieure, déplace l'air moins dense que lui, partant, tombe en quelque sorte sur la couche supérieure, et de tablettes en tablettes, jusque sur la dernière. Mais, en pharmacie, on remplace avec succès les chambres en maçonnerie par des pots à beurre, ou par tout autre vase en matière également inaltérable par le chlore; les tablettes, par un guéridon en bois que l'on puisse introduire dans ces mêmes pots. La chaux vive est délitée au moyen de l'eau, de manière à ce qu'elle soit augmenté d'un tiers en poids, passée au crible, répandue sur les planchettes du guéridon; le tout est introduit dans le récipient, on ferme celui-ci d'un couvercle percé de deux trous : l'un, donnant passage au tube qui doit amener le gaz; l'autre, à un autre tube plus étroit, qui doit conduire sous une cheminée ou dans un vase rempli de matières propres à absorber celui qui s'échapperait; enfin on procède au dégagement du chlore, que l'on oblige à passer au travers d'un flacon de lavage, destiné à le débarrasser de l'acide qu'il entraîne; on entretient son dégagement aussi régulier que possible, et moyennement lent, jusqu'à ce que, s'échappant par le tube ménagé à cet effet, il indique que la saturation est à peu près terminée.

Alors on arrête l'opération, on laisse la chaux au sein de l'atmosphère de chlore qui remplit l'appareil, et peut au besoin compléter la saturation, durant 3 à 4 heures; on enlève le couvercle avec précaution, afin de ne pas respirer le gaz; l'on retire le guéridon, et l'on mélange très exactement les couches diverses de chlorure, de manière à obtenir une matière homogène.

100 gr. de chaux vive peuvent exiger, pour leur saturation, l'emploi de 750 gr. de bioxyde de manganèse de bonne qualité, et de 3000 gr. d'acide chlorhydrique.

Ce chlorure est en poudre, d'un blanc mât, d'une odeur particulière et désagréable, que le contact de l'eau développe. Il constitue un mélange intime de chlorure d'oxyde et de chaux, ou plutôt un oxychlorure. L'eau le partage en chlorure qu'elle dissout, et en oxyde qu'elle ne dissout pas.

Il doit contenir, par kil., 285 gr. de chlore, représentant 90 litres à 0° de température, et sous la pression de $0^m,76$; en d'autres termes, 10 gr. de ce chlorure épuisés par l'eau froide, doivent fournir un litre de solution, marquant 90° chlorométriques. (Voir l'essai des chlorures.)

C'est en traitant le chlorure de chaux sec, par 45 fois son poids d'eau, de la manière que nous avons décrite page 206, au sujet de la préparation du chlorure de soude par double décomposition, que l'on se procure le chlorure de chaux liquide du Codex.

Du chlorure de chaux liquide.

Il contient 2 fois son volume de chlore, partant marque 200° chlorométriques.

L'on augmenterait la proportion de chlorure, s'il arrivait que sa solution marquât moins de 200°; on l'étendrait elle-même d'eau distillée, dans le cas contraire.

On pourrait obtenir le chlorure de chaux liquide, en délayant 1 partie de chaux éteinte dans 45 parties d'eau, faisant passer au travers du mélange, que l'on agiterait fréquemment, de manière à maintenir la chaux en suspension, le chlore dégagé d'un mélange de 4 parties d'acide chlorhydrique et d'une partie de bioxyde de manganèse, puis filtrant. Ainsi d'ailleurs que pour le précédent, on s'assurerait de sa force.

Le chlorure de chaux liquide diffère du chlorure de soude, en ce que, exposé à l'air, il se recouvre d'une couche de carbonate de chaux que ne produit pas celui-ci, et, aussi en ce que l'addition des carbonates solubles y produit un précipité de carbonate de chaux; de plus, le produit de sa décomposition par les acides azotique, chlorhydrique, acétique, précipite abondamment l'oxalate d'ammoniaque, ce qui n'a pas lieu avec l'autre chlorure.

Le chlorure de chaux liquide et le chlorure de soude destinés au pansement des plaies, à servir en injections, etc., etc., sont presque toujours étendus d'eau.

La préparation des chlorures d'oxydes exige que l'on ne

perde pas de vue, que le moindre changement dans les conditions de l'expérience, peut faire grandement varier la constitution des produits.

En effet, outre qu'évidemment l'emploi de proportions différentes de corps réagissants, peut et doit amener ce résultat, celui
de dissolutions trop concentrées de carbonate de soude, donnerait lieu à la formation de chlorates et de chlorures métalliques,
sans formation de chlorure d'oxydes, ainsi que nous le ferons
voir en traitant du chlorate de potasse.

D'un autre côté la chaux vive n'absorbant pas le chlore à la
température ordinaire; à une température élevée, étant par lui
convertie en chlorure de calcium avec élimination d'oxygène,
on conçoit qu'un mélange de chaux vive et de chaux hydratée,
fournirait un chlorure de mauvaise qualité.

L'hydrate en fragments volumineux pourrait, à son tour, ne
pas être pénétré jusqu'au centre.

Le chlore que l'on fait arriver au contact de l'hydrate en trop
grande abondance, échauffe la masse, et le chlorure d'oxyde
se convertit partiellement en chlorure métallique.

C'est précisément parce qu'il est à peu près impossible d'empêcher ces diverses conditions, d'exercer leur influence sur la
constitution définitive du produit, par suite de changer la proportion de chlorure d'oxyde que celui-ci renferme, qu'il est
indispensable de déterminer très exactement le degré chlorométrique des chlorures, avant de les employer.

Ils doivent être enfermés dans des flacons bouchés à l'émeri,
et placés dans des lieux frais. L'acide carbonique de l'air tend
à déplacer le chlore, la chaleur à les convertir en chlorures métalliques, et les bouchons en liége, rapidement détruits, livrent
bientôt accès à l'air.

XLIe LEÇON.

Des Composés résultant de la combinaison des Oxydes avec les Oxacides minéraux.

En traitant des acides minéraux, nous avons fait voir que, s'ils étaient tous susceptibles de neutraliser les oxydes basiques, il existait entre ceux qui sont oxygénés et ceux qui ne le sont pas, cette remarquable différence, que les premiers s'unissent directement aux oxydes, tandis que les seconds réagissent sur eux, les décomposent en se décomposant eux-mêmes.

Plus tard, quand il a été question des sulfures, des chlorures, des bromures et des iodures, nous avons étudié celles des combinaisons résultant de la réaction sur les oxydes, des acides sulfhydrique, chlorhydrique, bromhydrique, iodhydrique qui s'emploient en pharmacie; parce qu'en effet, rien, si ce n'est leur mode particulier de production, ne les distingue des composés correspondants que l'on peut produire par l'union directe du soufre, du chlore, du brôme, de l'iode avec les métaux. A la suite des chlorures et des iodures, nous avons. même alors, traité du chlorhydrate et du bromhydrate d'ammoniaque, quoique les réactions précitées entre les hydracides et les oxydes métalliques ne se produisent pas entre les acides chlorhydrique ou bromhydrique et l'ammoniaque; par le motif que ces composés ammoniacaux, se rapprochent davantage des chlorures et des iodures que de tous autres.

Il nous reste à nous occuper des combinaisons pharmaceutiques, formées d'un oxacide et d'une base inorganique, à savoir :

Du borate de soude,		Du carbonate de plomb,	
Du carbonate de potasse,	carbonate	— d'ammoniaque,	sesquicarbonate,
— de soude,	neutre et bicarbonate.	Du phosphate de soude,	
— de magnésie,		De l'hyposulfite ou sulfite sulfuré de soude,	
— de zinc,			

14*

Du sulfite de soude,
— de chaux,
Du sulfate de potasse,
— de soude,
— de magnésie,
— de fer, .
— de zinc,
— de cuivre,
Du sulfate de cuivre ammoniacal,
— de mercure, { proto, bi, sous-,
— d'alumine et de potasse (alun),
Du chlorate de potasse,

De l'azotate ou nitrate de potasse,
— de bismuth (sous),
— de mercure, { proto, bi, sous-.
— — ammoniacal,
— d'argent cristallisé,
— — fondu,
De l'arsénite de potasse,
De l'arséniate —
— de soude,
De l'antimonite } de potasse.
De l'antimoniate }

Leurs caractères génériques Commençons par indiquer les caractères génériques de ces sels.

Borate de soude. Le borate de soude ne fait pas effervescence avec l'acide sulfurique. Cet acide et le chlorhydrique, versés en léger excès dans sa dissolution aqueuse concentrée et bouillante, en précipitent, par le refroidissement, des cristaux lamelleux d'acide borique.

Carbonates. Les carbonates font effervescence avec les acides sulfurique, chlorhydrique, azotique, etc. : le gaz qui s'en dégage est sans couleur, d'une odeur légèrement piquante, ne trouble pas la transparence de l'air, trouble celle de l'eau de chaux.

Entre les carbonates neutres et les bicarbonates à base de potasse et de soude, existent d'ailleurs les différences suivantes : la chaleur ne décompose pas les premiers, et ramène les seconds à l'état de carbonates neutres.

Les premiers, traités par les acides, fournissent à poids égal, un volume de gaz acide carbonique, de moitié plus petit que ne l'est celui des seconds.

Les dissolutions des premiers troublent à la température ordinaire les dissolutions salines de magnésie, tandis que celles des seconds, ne les troublent qu'à chaud.

Les dissolutions de ceux-là, versées dans les dissolutions d'azotate de baryte, de chlorure de calcium, etc., y déterminent la formation de précipités de carbonates de baryte ou de chaux, sans qu'il se produise d'effervescence ; l'expérience répétée avec les dissolutions de ceux-ci, donne lieu à la formation de précipités qu'accompagne un dégagement de gaz acide carbonique.

Le phosphate de soude ne fait effervescence avec l'acide sulfu- *Phosphate de soude.*
rique à aucune température. Séché, pulvérisé, introduit avec un
fragment de potassium dans un tube en verre fermé par un bout,
et chauffé au rouge, il fournit un résidu, dont l'eau dégage
du gaz hydrogène phosphoré, susceptible de s'enflammer à
l'air.

Sa dissolution aqueuse forme avec les sels solubles de baryte, de chaux, etc., des précipités blancs de phosphates de
ces bases, solubles dans l'eau aiguisée d'acide, et dont l'ammoniaque en excès les précipite.

Le phosphite et l'hyposulfite de soude des chimistes, se comportent bien avec l'acide sulfurique, le potassium et la chaleur,
comme le phosphate; mais, au contraire de celui-ci, ils laissent
également un résidu dégageant au contact de l'eau, de l'hydrogène phosphoré, quand on les chauffe seuls.

L'hyposulfite de soude fait effervescence avec l'acide sul- *Hyposulfite de soude.*
furique faible et concentré. Du gaz acide sulfureux se dégage et
du soufre est mis à nu.

Les sulfites de soude et de chaux se comportent avec l'acide *Sulfite de soude de chaux.*
sulfurique comme l'hyposulfite, sauf qu'il n'y a pas de soufre
mis en liberté.

Il est bon d'ajouter que les hyposulfates, qui laissent aussi
dégager de l'acide sulfureux sans dépôt de soufre, dans les
mêmes conditions; ne donnent lieu à cette réaction qu'à la faveur de chaleur, pour peu que l'acide sulfurique soit affaibli.

Les sulfates ne font pas effervescence avec l'acide sulfurique,
ne sont pas décomposés par lui.

Sont-ils solubles; leurs dissolutions additionnées d'un sel so- *Sulfates.*
luble de baryte, produisent des précipités blancs de sulfate de
baryte insoluble dans l'eau, dans l'acide azotique concentré et
bouillant, décomposable par le charbon, à une haute température, en sulfure de barium soluble, de saveur d'œufs pourris, etc.

Sont-ils insolubles comme le sous-sulfate, ou très peu solubles comme les sulfates neutres et acides de mercure; traités à
chaud par 2 fois leur poids d'azotate de baryte, et 10 fois autant
d'eau, ils finissent par former un dépôt de sulfate de baryte, reconnaissable aux caractères précités. Un échange a lieu entre

les acides et les bases, et de cette réaction résulte du sulfate de baryte plus insoluble encore que ne l'était le sulfate mis en expérience.

Chlorate de potasse.

Le chlorate de potasse fait effervescence avec l'acide sulfurique concentré; un gaz d'un jaune verdâtre (oxyde de chlore), se dégage.

Projeté sur des charbons ardents, il en active la combustion. Sa dissolution ne trouble pas l'azotate d'argent; l'acide acétique ne le décompose pas.

Ces dernières propriétés le distinguent des chlorures d'oxydes, dont il ne présente d'ailleurs pas le pouvoir décolorant, et, d'un autre côté, sa manière d'être, soit avec le charbon en ignition, soit avec l'azotate d'argent, ne permet pas de le confondre avec les chlorures métalliques.

Azotates.

Les azotates ne font pas effervescence avec l'acide sulfurique concentré, mais ils produisent avec lui des vapeurs blanches d'acide azotique, que remplacent des vapeurs rutilantes d'acide hypoazotique, alors qu'on a commencé par les mélanger avec un peu de limaille de fer ou de cuivre.

En outre, ils activent la combustion des charbons à la surface desquels on les répand.

Arsénites et arséniates de soude de potasse.

Les arsénites et les arséniates alcalins ne font point effervescence avec l'acide sulfurique.

Ils exhalent une forte odeur d'ail, quand on les chauffe sur un charbon, et dégagent dans l'appareil de Marsh, du gaz hydrogène arsénié.

Leurs dissolutions aqueuses produisent :

Avec le sulfate de cuivre, . . . {	l'arsénite. . .	un précipité vert.
	l'arséniate. .	— blanc bleuâtre.
— l'azotate d'argent, ... {	l'arsénite. . .	— jaune clair.
	l'arséniate. . .	— brun.
— l'acide sulfhydrique liquide, légèrement additionné d'acide chlorhydrique, ... {	l'arsénite. . . {	— jaune, prompt à se former.
	l'arséniate. . . {	— jaune clair, lent à se former.

Ce sont ces derniers caractères qui permettraient de distinguer l'une de l'autre, la solution de Pearson et la liqueur de Fowler, dont il a été question (tome 1, page 319). Seulement, comme cette dernière est alcaline, il faudrait commencer par neutraliser, au moyen de l'acide azotique ou de l'acide chlorhydrique, l'excès d'alcali susceptible de troubler l'action des réactifs.

Traités par l'acide azotique concentré et bouillant, l'antimonite et l'antimoniate de potasse lui abandonnent leur base, et laissent pour résidus leurs acides sous forme de poudre blanche ou d'un blanc grisâtre. L'hydrogène sulfuré colore ces résidus en jaune orangé, l'acide chlorhydrique les dissout; et leurs dissolutions, privées du grand excès d'acide par la concentration, précipitent en blanc par l'addition de l'eau; du reste, la calcination, qui n'altère pas l'acide antimonieux, convertit l'acide antimonique en acide antimonieux et en oxygène.

Les réactions précitées ayant au besoin fait connaître la nature des acides en combinaison, autrement dit le genre des sels, on déterminerait celle des bases, ou l'espèce, au moyen des réactifs propres à caractériser celles-ci.

Les sels sont-ils à base d'ammoniaque; la chaux ou la potasse caustique humides, que l'on triturera avec eux, en dégageront des vapeurs ammoniacales.

Ayant toute autre base que l'ammoniaque, sont-ils solubles dans l'eau comme le borate, les carbonates, les phosphates, les hyposulfites, les sulfites, les sulfates, les chlorates, les azotates, les arsénites, les arséniates à base de potasse ou de soude; voire l'antimonite et l'antimoniate de potasse, à la faveur d'un excès d'alcali; ou bien encore, comme les sulfates de magnésie, de fer, de zinc, de cuivre, l'alun, comme les azotates neutres et acides de mercure et d'argent;

Leurs dissolutions se comporteront avec les réactifs, ainsi qu'il a été dit en traitant des métaux et de leurs oxydes.

Au contraire, sont-ils insolubles comme les carbonates de magnésie, de zinc, de plomb, comme le sulfite de chaux, le sous-azotate de bismuth, le sous-sulfate, et jusqu'à un certain point, les sulfates neutres et acides de mercure; qu'on les traite par l'eau aiguisée d'acide azotique, on dissoudra les carbonates; qu'on fasse bouillir les autres pendant 25 à 30 minutes, avec une dissolution de carbonate de potasse ou de soude, on les décomposera; on en éliminera la base, soit à l'état d'oxyde, soit à l'état de carbonate, que, dans l'un et dans l'autre cas, l'acide azotique pourra ultérieurement dissoudre. En définitive, l'on aura converti le sel insoluble mis en expérience, en sel soluble ayant la même base, sur lequel dès lors il deviendra possible de faire agir les réactifs.

On voit qu'au moyen des indications qui viennent d'être fournies, le pharmacien pourra toujours constater, qu'un sel à lui donné, pour être quelqu'un de ceux qui vont nous occuper, n'a point été remplacé par quelqu'autre, s'en rapprochant par certaines propriétés secondaires, plus ou moins capables de le faire confondre avec lui.

Du Borate de soude ou Borax.

Sa composition.   Acide borique, } unis dans des rapports sur lesquels on } à l'état anhydre. Soude, } n'est pas encore parfaitement fixé. } +Eau, à l'état de cristaux.

Ses propriétés. — Ce sel est sans couleur, sans odeur, alcalin aux réactifs et même au goût, soluble dans 2 parties d'eau bouillante, et dans 12 parties seulement d'eau à 15°, cristallisable en prismes hexaèdres qui retiennent 47 sur 100 d'eau de cristallisation, ou en octaèdres qui n'en retiennent que 25,5, les uns et les autres légèrement efflorescents.

Sa dissolution aqueuse bouillante marquant 30° Baumé, laisse déposer des octaèdres entre 79 et 55°, des prismes au-dessous de 55° (Payen).

Sa préparation. Le borax est constamment un produit de grande exploitation; pendant longtemps on a purifié celui de l'Inde, dit aussi borax brut, tinckal, ou le borax à demi raffiné de la Chine; mais, aujourd'hui, on le fait de toutes pièces au moyen du carbonate de soude et de l'acide borique naturel provenant des lacs de la Toscane.

Le pharmacien peut employer indifféremment les borax octaèdrique et prismatique, pourvu qu'il tienne compte des différences très notables, d'eau de cristallisation qu'ils retiennent.

S'il jugeait utile de le purifier, 2 à 3 dissolutions, dans 3 à 4 fois son poids d'eau bouillante, suivies de cristallisations, suffiraient.

DES CARBONATES.

Des Carbonates de potasse.

Il existe 3 carbonates de potasse.

Le carbonate neutre $KO,C^2O^3 =$ $\begin{cases} \text{Potasse ,} & 589,916 \\ \text{Acide carbonique ,} & 276,436 \end{cases}$

Le sesquicarbonate $2KO,3C^2O^3=$ $\begin{cases} \text{Potasse.} & 1179,832 \\ \text{Acide carbonique.} & 829,308 \end{cases}$

Et le bicarbonate $KO,2(C^2O^3)+H^2O=$ $\begin{cases} \text{Potasse ,} & 589,916 \\ \text{Acide carbonique ,} & 552,872 \\ \text{Eau ,} & 112,480 \end{cases}$

Sa
composition.

La médecine ne fait usage que du premier et du dernier.

Du carbonate neutre.

(Potasse, sous-carbonate de potasse, sel de tartre, nitre fixé par le charbon,
nitre fixé par le tartre.)

Le carbonate de potasse neutre, que l'on a longtemps consi- *Ses propriétés.*
déré comme un sous-carbonate, parce que le peu de puissance
de l'acide carbonique ne masque pas les propriétés alcalines de
la base, mais dont la composition répond à celle des autres sels
neutres, est incolore, inodore, de saveur légèrement caustique
et fortement urineuse, parce qu'il décompose les sels ammoniacaux de la salive, très alcalin aux réactifs colorés, si soluble dans
l'eau qu'il est presque impossible de l'obtenir cristallisé, déliquescent, insoluble dans l'alcool concentré, indécomposable
par la chaleur.

On le pourrait extraire des potasses du commerce, potasse *Sa préparation.*
d'Amérique, de Russie, perlasse, de Trèves, de Dantzick, des *Purification*
Vosges. *des potasses du commerce.*

Ces potasses obtenues par la calcination et l'incinération des
plantes, la lixiviation du résidu, et l'évaporation des eaux de
lixiviation renferment des proportions variables de carbonate
de potasse. Celle d'Amérique davantage, celle des Vosges moins
que les autres; et aussi du chlorure de potassium, du sulfate
de potasse, et souvent des oxydes de fer et de manganèse qui
les colorent, de la silice. Il ne faudrait pas, au contraire, employer les potasses dites artificielles ou factices; en effet, celles-ci

en masses de couleur rougeâtre, ayant évidemment éprouvé la fusion ignée, ne sont formées que de carbonate de soude plus ou moins mélangé de soude caustique; l'on a brassé la matière avec une espèce de ringard en bois, après y avoir ajouté quel-que peu de sulfate de cuivre, afin qu'une portion du cuivre réduit par les éléments combustibles du bois, à une haute température, communiquât au mélange une teinte rougeâtre, simulant celle des potasses d'Amérique.

Ou bien, on placerait ces potasses dans des entonnoirs en verre, dont la douille serait fermée par un fragment de même matière, et que l'on couvrirait d'un linge ou d'un papier, et l'on abandonnerait l'expérience à elle-même dans un lieu humide (une cave mal ventilée, un magasin que l'on arroserait fréquemment). Le carbonate absorberait l'humidité de l'air, et tomberait goutte à goutte dans des flacons disposés à cette intention, sous forme de liquide d'une densité voisine de $1{,}575 = 52^\circ$ Baumé ; tandis que le chlorure et le sulfate resteraient dans l'entonnoir.

Ce liquide sirupeux, que les anciens désignaient sous les noms de carbonate de potasse en deliquium, d'huile de tartre par défaillance, fournirait par l'évaporation et la calcination, près de la moitié de son poids de carbonate, ne contenant que des traces de chlorure, sans trace aucune de sulfate.

Ou bien on introduirait la potasse préalablement divisée, dans un flacon avec les 3/4 de son poids d'eau froide; on laisserait en contact pendant 24 à 30 heures en prenant le soin d'agiter fréquemment; on filtrerait; on concentrerait et l'on calcinerait.

Ou bien encore, on ferait dissoudre le sel dans l'eau bouillante, on filtrerait la dissolution, on la concentrerait à 50° Baumé; on laisserait refroidir, on séparerait par décantation le dépôt formé de la majeure partie du chlorure et du sulfate; au besoin on filtrerait de nouveau, finalement, on procéderait à l'évaporation et à la calcination.

. Toutefois, comme aucune de ces méthodes ne fournit du carbonate de potasse pur, et spécialement exempt de chlorure, on leur préfère habituellement les suivantes :

Remplir de tartre brut en poudre des cornets en papier; Du sel de tartre. disposer ceux-ci, lits par lits, sur la grille d'un fourneau à réverbère, alternativement avec des couches de poussier de charbon en fragments, afin que l'air puisse circuler au sein de la masse; couvrir le fourneau de son dôme; enflammer le charbon et laisser la combustion se propager. Elle sera favorisée dans sa marche par les gaz combustibles que produiront en se décomposant, et les enveloppes en papier, et l'acide tartrique, et les matières colorantes du tartre. Lorsqu'elle est terminée, époque à laquelle on ne voit s'échapper ni gaz, ni vapeurs, on traite par l'eau la matière pulvérulente restée dans le fourneau; on filtre, on évapore et l'on chauffe fortement dans un creuset, afin, tout à la fois, d'achever la destruction des matières organiques et de vaporiser l'eau.

Le carbonate de potasse ainsi obtenu, porte le nom de sel de tartre; il est le résultat de la combinaison de la potasse du tartre, avec l'acide carbonique provenant de la décomposition des éléments organiques de l'acide tartrique, ou produit pendant la combustion. On n'y rencontre guère d'autres matières étrangères, que celles qu'aurait pu introduire le charbon ou le tartre mis en expérience, par exemple, quelque peu de sulfates, de chlorures alcalins et de chaux.

Rouelle conseillait avec raison de chauffer le tartre au rouge, dans une chaudière en fonte, jusqu'à ce qu'il ne dégageât plus de vapeurs. De cette manière, on prévenait l'introduction dans le produit, des sels faisant partie des cendres du charbon, la formation possible d'une certaine quantité de silicate de potasse soluble, aux dépens de la silice de ces cendres ou des parois du fourneau; on assurait davantage la complète décomposition du tartre, parcequ'il était possible de remuer la matière, et de reporter les parties centrales contre les parois plus échauffées de la chaudière. Mais, par contre, l'opération ne se faisait pas, pour ainsi dire, d'elle-même.

Chauffer dans un creuset d'une capacité triple au moins du Du nitre fixé par le charbon. volume du mélange, une quantité indéterminée d'azotate de potasse, et lorsqu'il sera en fusion tranquille, y projeter par petites portions successives, de la poudre de charbon végétal, tant que chaque addition fera naître une détonation, ou du moins une vive déflagration.

Lorsqu'il ne s'en produira plus, et que cependant la couleur noire de la matière indiquera la présence du carbone en excès, vous recouvrirez le creuset de son couvercle, vous chaufferez très fortement pendant 3/4 d'heure, une heure, afin d'achever la décomposition du nitre, après quoi vous traiterez la masse à demi refroidie par l'eau, pour enfin évaporer à siccité le produit de l'évaporation, et calciner.

L'acide azotique de l'azotate de potasse est décomposé, et tandis qu'une portion de son oxygène se porte sur le carbone, d'où l'acide carbonique et secondairement le carbonate de potasse, son azote se dégage, partie libre, partie à l'état d'oxyde, avec de la vapeur d'eau et de l'acide carbonique. La déflagration est la conséquence de l'union presque instantanée du carbone avec l'oxygène, que le nitre renferme à l'état solide, et partant très condensé.

Sous le nom très impropre de nitre fixé par le charbon, puisque loin d'être fixé, ce sel est au contraire décomposé par lui, ce procédé fournit du carbonate de potasse qu'accompagne très souvent de l'azotite de potasse, peut-être même du cyanure de potassium, puisque nous allons voir, qu'il s'en forme durant la décomposition du tartre par le nitre, et qu'ici, les éléments d'un pareil cyanure, à savoir : le potassium, le carbone et l'azote interviennent.

L'azotite provient évidemment de la décomposition incomplète d'une partie de l'azotate.

Le nitre fixé par le charbon doit à la présence de cet azotite, de dégager au contact de l'acide sulfurique concentré, de l'acide carbonique accompagné de vapeurs rutilantes.

L'acide azoteux déplacé se partage en acide azotique et en bioxyde d'azote, que l'oxygène de l'air fait passer à l'état d'acide hypoazotique.

 Le dernier mode de préparation du carbonate de potasse, consiste à projeter par petites portions successives, dans une marmite en fonte à peine rouge, un mélange intime de 2 à 3 parties de bitartrate de potasse, et d'une partie de nitre, en at-

tendant, pour en ajouter une nouvelle quantité, que la déflagration déterminée par la précédente soit terminée. On laisse refroidir, on lessive la masse, on filtre, on évapore et l'on calcine.

Le produit de l'opération porte le nom de nitre fixé par le
tartre.

M. Guibourt a fait la remarque que, si l'on projette le mélange dans un vase à une très haute température, il se produit
une forte proportion de cyanure de potassium.

Alors, une portion de l'azote de l'acide azotique, du carbone
de l'acide tartrique, s'unissent de manière à produire du cyanogène, en même temps que de l'oxyde de potassium est réduit
par les éléments combustibles de l'acide organique.

On constate dans ce carbonate la présence du cyanure, en
neutralisant par l'acide azotique sa solution aqueuse et l'essayant
par le perchlorure de fer. Un précipité de bleu de Prusse s'y
produit à l'instant.

S'il l'on employait une trop faible proportion de nitre, par
exemple, parties égales de nitre et de tartre, le produit pourrait
contenir de l'azotite; le carbone et l'hydrogène de l'acide tartrique ne suffisant plus à la désoxygénation complète de l'acide
azotique.

Il résulte de ce qui précède, que le premier des procédés que
nous avons décrits en dernier lieu, ne peut fournir à l'état de
carbonate, que la potasse préexistant dans le tartre;

Que le second ne peut, à son tour, fournir au même état que
celle préexistant dans le nitre;

Et que, contrairement, le troisième fournit à la fois, et celle
du tartre et celle du nitre.

Cette circonstance, jointe à ce que son produit est d'une remarquable pureté, quand l'opération est bien conduite, le fait
en général préférer.

Du Bicarbonate de potasse.

(Carbonate saturé.)

Le bicarbonate de potasse, le même que l'on considérait comme Ses propriétés.
le véritable carbonate neutre, alors que le précédent ne semblait

être qu'un sous-carbonate, est sans couleur, sans odeur, d'une saveur légèrement alcaline, alcalin aux réactifs colorés, décomposable par une forte chaleur en carbonate neutre, par une ébullition prolongée avec l'eau en sesquicarbonate, soluble dans 4 parties d'eau à + 15°, cristallissable en prismes rhomboïdaux, qui retiennent 1 atome d'eau de cristallisation, et ne s'altèrent point à l'air.

Sa préparation. Son mode de préparation le plus expéditif, consisterait à dissoudre

500 parties de carbonate pur,
dans 1000 — d'eau distillée ;

À porter la liqueur à l'ébullition, à y projeter peu à peu 300 parties de carbonate d'ammoniaque en poudre, en même temps que l'on agiterait ; à filtrer aussitôt qu'il ne se dégagerait plus d'ammoniaque, puis à laisser refroidir et cristalliser.

La volatilité de l'ammoniaque, et l'affinité imparfaitement satisfaite du carbonate neutre de potasse, pour l'acide carbonique, amèneraient la mise en liberté de l'une, la fixation de l'autre.

Mais il serait à craindre que le bicarbonate fût en partie transformé en sesquicarbonate.

Aussi vaut-il infiniment mieux faire absorber au carbonate neutre la quantité d'acide carbonique nécessaire à sa conversion en bicarbonate. Pour atteindre ce but,

On peut remplir à moitié d'une solution de carbonate de potasse pur, marquant 25° Baumé, les flacons intermédiaires d'un appareil semblable à celui qui nous a servi à l'obtention du chlore liquide, et la faire lentement traverser par un courant de gaz carbonique, au préalable débarrassé par le lavage, des acides sulfurique ou chlorhydrique qu'il aurait entraînés. Le bicarbonate, infiniment moins soluble que le carbonate neutre, se déposerait au fur et à mesure qu'il se produirait, sous forme de cristaux, que l'on séparerait par décantation des eaux mères, et que l'on ferait égoutter dans un entonnoir. Les eaux mères concentrées à l'étuve, après qu'au besoin on y aurait fait passer de nouvel acide carbonique, afin de compléter la transformation du carbonate neutre, fourniraient de nouveaux cristaux,

100 parties de carbonate de chaux produisent assez d'acide carbonique, pour opérer la transformation d'un poids égal de carbonate sec.

Il importe de faire usage de tubes d'un diamètre considérable, afin qu'ils soient moins exposés à être obstrués par les cristaux qui commencent par se former à leur intérieur, parce que c'est là que la saturation a lieu tout d'abord.

On remplacerait avantageusement l'appareil qui vient d'être décrit, par celui-ci.

Il se compose :

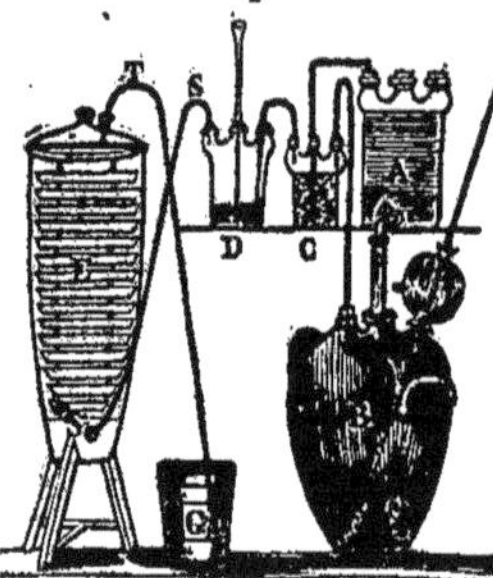

1° D'un flacon **A** destiné à renfermer l'acide chlorhydrique ou l'acide sulfurique étendu, nécessaire à la décomposition du carbonate calcaire.

2° D'une bonbonne en grès **B**, dans laquelle sont introduits les fragments de marbre et l'eau ou le lait de chaux, suivant que l'on opère avec le premier ou avec le second des acides précités.

Un robinet la met en communication avec le flacon **A**, et un bâton qu'une vessie permet de faire mouvoir en tous sens, en même temps qu'elle en ferme la tubulure, y sert d'agitateur, on la vide par l'ouverture **O**.

3° D'un flacon à 3 tubulures **C**, rempli de fragments de marbre humectés, dont la destination est de retenir l'acide sulfurique, ou chlorhydrique entraîné par le gaz.

Il communique tout à la fois avec la bonbonne et avec le vase **A**, au moyen de tubes. Partant, alors que dans le vase **A**, la chute de l'acide abaisse le niveau du liquide, le gaz s'y introduit pour y maintenir la pression égale à ce qu'elle est dans la bonbonne, de manière à ce que la chute du liquide n'éprouve aucun obstacle.

4° D'un flacon de lavage **D**, au moyen duquel se peut mesurer la pression à l'intérieur de l'appareil, par la dépression qu'éprouve la couche de liquide qu'il contient, ou par son ascension dans le tube droit; par suite, l'intensité du dégagement et de l'absorption du gaz.

5⁰ D'une fontaine en grès E, dans laquelle une série de vasés à larges surfaces et peu profonds, contenant une solution de carbonate de potasse neutre à 30⁰ Baumé, sont introduits, et maintenus convenablement espacés, par des baguettes en bois sur lesquelles ils reposent.

Un tube S, S' amène le gaz au fond de cette fontaine, tandis que le couvercle de celle-ci en reçoit un autre T, plongeant au fond de l'eau du seau G, afin d'augmenter au besoin la pression intérieure, proportionnellement à l'effort nécessaire au refoulement du liquide dans ce même vase.

Les jointures étant lutées, on procède au dégagement de gaz, et quand l'absorption ne s'en fait plus, auquel cas, malgré la lenteur de son dégagement, on le voit tout entier s'échapper par le tube T, on démonte l'appareil, on enlève les cristaux, on les fait égoutter, puiss'il est nécessaire, on y reporte les eaux mères, afin qu'une nouvelle opération en précipite de nouveaux cristaux.

Dans certains établissements d'eaux minérales, on a fait servir à la fabrication des bicarbonates, le gaz carbonique qui se dégage naturellement des sources.

Des Carbonates de soude.

Sa composition. De même que le pharmacien n'emploie que deux des 3 carbonates de potasse existants, de même il n'emploie

$$\text{Que le carbonate neutre de soude } NaO,C^2O^2 = \begin{cases} \text{Soude,} & 390,900 \\ \text{Acide} & \\ \text{carbonique,} & 276,436 \end{cases} \begin{array}{l} \text{à l'état} \\ \text{anhydre,} \end{array}$$

$$+10(H^2O) = \text{Eau } 1124,3 \quad \text{à l'état de cristaux,}$$

$$\text{Et le bicarbonate } NaO,2(C^2O^2)+H^2O = \begin{cases} \text{Soude,} & 390,900 \\ \text{Acide carbonique,} & 552,872 \\ \text{Eau,} & 112,430 \end{cases}$$

A l'exclusion du sesquicarbonate $2NaO,3C^2O^2$.

Du Carbonate neutre.

(Sel de soude, cristaux de soude, sous-carbonate de soude.)

Ses propriétés. Le carbonate neutre de soude est sans couleur, sans odeur, de saveur âcre et légèrement caustique, alcalin aux réactifs, insoluble dans l'alcool, soluble dans son poids d'eau bouillante, et seulement dans 2 parties d'eau froide, il cristallise en prismes rhomboïdaux ou en octaèdres à sommets tronqués, retenant les uns et les autres, 62 sur 100 d'eau de cristallisation (10 atomes), et très efflorescents.

Son efflorescence comparée à la déliquescence du carbonate de potasse, la faculté qu'il possède de fournir avec l'acide acétique, un acétate facilement cristallisable et de plus insoluble dans l'alcool, tandis que l'acétate de potasse est à peu près incristallisable et très soluble dans l'alcool, ne permettent pas de confondre ces deux sels.

On le prépare en grand, pour les besoins des arts, par deux Sa préparation. procédés fort différents.

L'un, fort anciennement connu, consiste dans la calcination et l'incinération de certaines plantes marines, la lixiviation au moyen de l'eau, du produit de l'incinération, et finalement la concentration et la cristallisation des liqueurs.

On se procure de cette manière :

Les soudes d'Alicante, de Carthagène, de Malaga,
Le salicor,   ou soude de Narbonne,
La blanquette,   —   d'Aigues-Mortes,
Le varech,   —   de Normandie;

dans lesquels existent, outre une proportion de carbonate de soude que l'on peut évaluer à 40 pour 0/0 au plus, des sulfates de soude et de potasse, des chlorures et des sulfures de potassium et de sodium, des traces de carbonate de chaux, de silice, d'oxyde de fer, et parfois d'iodure de potassium. (Soudes de varech.)

Les sulfures proviennent de la décomposition des sulfates par les éléments combustibles des plantes.

Le second procédé, pour la première fois pratiqué à Saint-Denis près Paris, vers 1793, par MM. Leblanc et Dizé, consiste dans la calcination, à une haute température, d'un mélange de sulfate de soude sec, de craie et de charbon.

L'on obtient une masse noire, de saveur à la fois alcaline et hépatique, contenant de 30 à 32 pour 0/0 de carbonate de soude, qu'accompagnent l'excès de charbon, un peu de soude et de chaux caustiques, du sulfure de calcium, et souvent du sulfate de soude et du carbonate de chaux indécomposés.

Par la calcination du carbonate de chaux et du sulfate de
soude, sans additio nde charbon, on obtiendrait également du carbonate de soude ; mais comme le sulfate de chaux formé, reproduirait, en réagissant sur le carbonate de soude, du sulfate de
soude et du carbonate de chaux, au moment du contact de l'eau;
l'intervention du charbon est nécessaire, pour faire secondairement passer le sulfate de chaux à l'état de sulfure de calcium.

On traite la masse divisée par l'eau froide, incapable d'attaquer
le sulfure calcique, ainsi que le ferait l'eau bouillante ; on
filtre, on évapore à siccité en agitant continuellement, on expose à l'air le résidu, afin que la portion de soude caustique qu'il
contient se convertisse en carbonate ; au bout de 15 à 20 jours
on lessive de nouveau, et cette fois on fait cristalliser.

Ce carbonate de soude porte habituellement le nom de soude
artificielle, par opposition avec celui qui n'est que le produit de
la destruction ignée des plantes, et souvent aussi le nom de sel de
soude, quand il est anhydre; de cristaux de soude, quand il est
cristallisé.

Le pharmacien ne pratique aucune de ces opérations, il se
contente de purifier par voie de cristallisation, le carbonate de
soude que le commerce lui fournit en abondance.

Sa purification.   A cet effet, après l'avoir réduit en poudre, il le traite par
5 à 6 fois son poids d'eau bouillante dans une bassine en fonte,
rapproche à 30° B.; filtre dans des terrines en grès, laisse refroidir lentement, sépare par décantation les eaux mères des
cristaux formés; et, d'une part, fait égoutter ceux-ci et les enferme dans des flacons aussitôt qu'ils sont sensiblement secs, sans
attendre qu'une trop longue exposition à l'air ait amené un commencement d'efflorescence ; d'autre part, rapproche celles-là
jusqu'à pellicule.

Les dissolutions et les cristallisations devront être répétées,
tant que les cristaux dissous dans l'eau indiqueront la présence
des sulfates et des chlorures, par l'azotate de baryte et l'azotate
d'argent.

Il semblerait que des vases en fonte dussent colorer le produit; l'expérience prouve qu'il n'en est rien. La fonte même se
conserve tellement intacte, sous l'influence de la liqueur alca-

line qui la mouille, qu'on a précisément proposé de l'enduire de matières alcalines pour la préserver de la rouille. Quant aux terrines en grès dans lesquelles s'opère la cristallisation, le sel les pénètre si profondément, qu'il est bon de les consacrer exclusivement à cet usage.

M. Gay-Lussac observe que la purification du carbonate de soude est singulièrement facilitée, lorsqu'on agite jusqu'à refroidissement complet sa dissolution bouillante saturée, et qu'on lessive à 2 ou 3 fois, avec une petite quantité d'eau froide, les cristaux grenus qu'elle laisse déposer, après les avoir introduits et laissé égoutter dans un entonnoir, dont un gros cristal ferme la douille.

Le refroidissement est accéléré, en plongeant le cristallisoir dans l'eau froide, et s'il arrivait que la cristallisation tardât trop à se produire, on la déterminerait en projetant dans le liquide quelques pincées de cristaux, au moment où la formation, à sa surface, d'une pellicule cristalline, indiquerait l'approche de la saturation.

Sans doute qu'alors les cristaux ajoutés appellent à eux les particules cristallines de la solution.

De quelque manière que l'on ait opéré, il est rare que les dernières eaux mères ne fournissent pas des cristaux colorés, que des dissolutions et des cristallisations multipliées ne peuvent souvent parvenir à purifier. Il faut, par la calcination, détruire les matières organiques qui les salissent.

Du Bicarbonate de soude.

(Carbonate saturé.)

Le bicarbonate de soude est sans couleur, sans odeur, d'une saveur faiblement alcaline, décomposable par une forte chaleur en carbonate neutre, et seulement en sesquicarbonate par son ébullition avec l'eau. 12 parties de celle-ci en dissolvent une partie à +15°, l'alcool ne le dissout pas. Il cristallise en prismes rectangulaires qui retiennent 10, 65 sur 0/0 d'eau de cristallisation ou un atome, et présentent une complète opacité, bien que la loupe les montre formés d'une multitude de parcelles transparentes. Ses propriétés

On peut le préparer par les mêmes procédés que son analogue à base de potasse : Sa préparation.

Soit en faisant dissoudre dans 400 parties d'eau, d'abord 600 parties de carbonate neutre cristallisé, puis 200 parties de carbonate d'ammoniaque, portant à l'ébullition, enfin évaporant à l'étuve jusqu'à siccité, en ayant le soin d'enlever les cristaux, au fur et à mesure qu'ils se déposent.

Soit et avec plus de succès, parce que le premier procédé ne fournit à vrai dire qu'un mélange de bi et de sesquicarbonate, en plaçant les cristaux de carbonate neutre dans une atmosphère d'acide carbonique. Le gaz les pénètre jusqu'au centre ainsi que R. Smith l'a vu le premier, et finit par les convertir en bi-carbonate, sans leur faire perdre leurs formes premières, mais en les rendant opaques et en expulsant les 9/10 de leur eau de cristallisation, ou 9 atomes.

On emploie avec succès l'appareil propre à l'obtention du bi-carbonate de potasse, sauf :

1° Qu'on y remplace les capsules par des diaphragmes percés de trous, sur lesquels on dispose les cristaux de carbonate neutre ;

2° Qu'on ménage, à la base de la fontaine, une ouverture munie d'un robinet destiné à l'écoulement de l'eau de cristallisation, déplacée par l'acide carbonique ;

3° Qu'on relève assez la courbure inférieure du tube à gaz, pour que son extrémité ne puisse, dans aucun cas, plonger dans l'eau.

L'eau qui sort, s'écoule chargée de carbonate de soude, de sulfates et de chlorures, ces sels étant plus solubles que le bicarbonate.

Quand l'opération est terminée, on découvre la fontaine, on enlève le bicarbonate, et on le sèche à l'étuve. Ses cristaux doivent avoir perdu leur transparence première jusqu'au centre ; autrement l'acide carbonique ne les aurait pas pénétrés, et il faudrait prolonger davantage le contact du gaz.

Du Carbonate de magnésie.

L'on connaît en chimie un carbonate neutre de magnésie, que l'on obtient en dissolvant dans l'eau au moyen du gaz acide

carbonique, le carbonate basique, puis laissant la solution cristalliser spontanément; et le carbonate basique employé en
médecine sous les noms de carbonate de magnésie, de magnésie
blanche, de magnésie carbonatée.

Celui-ci contient un tiers de base de plus que le neutre.
M. Berzélius le considère comme une combinaison d'hydrate
de magnésie, et de carbonate neutre hydraté, d'où la formule

Sa composition.

$$3(MgO,C^2O^2 + H^2O) \quad + \quad MgO,H^2O \quad \begin{cases} \text{Magnésie,} & 1033,412 \\ \text{Acide carbonique,} & 829,308 \\ \text{Eau,} & 449,920 \end{cases}$$

Carbonate neutre hydraté.   Hydrate

Il est solide, sans couleur, sans odeur, sans saveur, onctueux *Ses propriétés.*
au toucher, ainsi que le sont, au reste, la plupart des composés
magnésiens, insoluble dans l'eau, inaltérable à l'air.

On l'obtient, en fabrique, en décomposant, par le carbonate de *Sa préparation*
potasse ou de soude, les dissolutions étendues et bouillantes de
sels magnésiens, spécialement celles de sulfate et de chlorhydrate : il se dégage une quantité d'acide carbonique correspondant à l'excès de base, qui constitue le précipité carbonate
basique. On recueille le dépôt sur une toile; on l'y lave parfaitement, puis on le fait sécher sur des pierres poreuses, qui contribuent puissamment, en s'emparant de l'eau interposée, à communiquer au produit la porosité, et par suite la légèreté spécifique que d'ordinaire on y recherche.

On doit se rappeler, que l'élasticité toute particulière de ce sel,
oblige d'avoir recours à l'emploi de tamis en crin, à la surface
desquels on le fait glisser, en exerçant une légère pression,
lorsqu'on veut le réduire en poudre.

Du Carbonate de zinc.

Le carbonate de zinc des officines n'est pas davantage que *Sa composition.*
celui de magnésie, un carbonate neutre. Au lieu de contenir
2 atomes d'acide pour chaque atome de base, il n'en renferme
que 3 atomes pour 4 de base; c'est donc un carbonate basique.
On y trouve en outre de l'eau d'hydratation, sa formule est :

$$4(ZnO),3(CO) \quad + \quad 3(H^2O) \quad = \begin{cases} \text{Oxyde de zinc,} & 2012,904 \\ \text{Acide carbonique,} & 414,654 \\ \text{Eau,} & 337,440 \end{cases}$$

Carbonate basique.   Eau.

Ses propriétés.   Il se présente sous la forme d'une poudre blanche, sans odeur, sans saveur, insoluble dans l'eau.

Sa préparation.   On le prépare en décomposant, par le carbonate de soude, le sulfate de zinc débarrassé de l'arsenic et du fer qu'il contient souvent.

On prend :

300 parties de sulfate cristallisé,
360   —   de carbonate également cristallisé ;

on dissout séparément ces deux sels dans l'eau bouillante , et lorsque leurs solutions sont refroidies, on les mélange en ayant le soin d'agiter.

Le précipité de carbonate de zinc est lavé à l'eau froide tant qu'il la rend sapide, et séché à une douce chaleur.

Les bases ont échangé leurs acides ; du sulfate de soude soluble s'est produit; il s'est également produit du carbonate de zinc, qui s'est précipité en absorbant de l'eau ; mais comme ce nouveau carbonate contient proportionnellement moins d'acide carbonique, que n'en contenait le carbonate alcalin, de l'acide carbonique s'est dégagé.

Si la dessiccation, que le mieux est d'opérer à la température ordinaire, se faisait à une température élevée, le carbonate perdrait son eau d'hydratation, voire son acide carbonique, et se convertirait en oxyde anhydre ; un des procédés de préparation de l'oxyde de zinc repose précisément sur cette propriété du carbonate qui nous occupe.

Du Carbonate de plomb.

(Céruse, blanc de plomb.)

Sa composition. $PbO,C^2O^2 =$ $\begin{cases} \text{Protoxyde de plomb, } 1394,500 \\ \text{Acide carbonique, } \quad 276,436 \end{cases}$

Ses propriétés.   Le carbonate de plomb est tantôt en poudre, tantôt en masse d'un blanc mat, d'une pesanteur-spécifique considérable, insoluble dans l'eau.

Sa préparation.   Le pharmacien pourrait aisément le préparer par la double décomposition du carbonate de soude ou de potasse, et d'un sel soluble de plomb (acétate, azotate, etc.), mais il préfère se servir de celui que le commerce fournit.

Plusieurs procédés sont employés en fabrique.

En France, l'on fait généralement passer un courant de gaz acide carbonique, au travers du sous-acétate de plomb liquide, l'excès d'oxyde de plomb est précipité à l'état de carbonate, et l'acétate neutre demeuré dans les liqueurs est ramené à l'état de sous-acétate, par son ébullition avec une certaine quantité de litharge, en sorte qu'il peut de nouveau fournir du carbonate de plomb. Ce procédé est dû à M. Thénard.

En Ecosse, du massicot que la meule aidée de la lévigation, a permis de réduire en poudre extrêmement ténue, est soumis à l'action continue d'un courant de gaz carbonique, au milieu de l'eau qui la tient en suspension.

En Hollande, des lames de plomb sont suspendues au-dessus de vases en terre, renfermant une couche de vinaigre peu épaisse, et de toutes parts entourés de paille humide ou de fumier.

Le plomb s'oxyde aux dépens de l'air, favorisé qu'il est dans cette réaction, par la présence des vapeurs d'acide acétique qu'il rencontre; l'oxyde absorbe au fur et à mesure de sa formation, de l'acide acétique; de là de l'acétate avec excès de base, que l'acide carbonique développé au sein de la paille en fermentation, transforme secondairement en carbonate.

Les lames recouvertes de leur double enduit d'acétate et de carbonate sont enlevées, grattées, et des lavages séparent les deux sels.

Nous verrons plus tard comment on constate dans le carbonate de plomb, la présence des matières étrangères qu'on est en droit d'y supposer. Mais nous devons dire, dès à présent, que celui vendu sous le nom de céruse, n'est jamais pur.

Des Carbonates d'ammoniaque.

On connaît :

$$\text{Un carbonate neutre } AzH^3, CO = \begin{cases} \text{Ammoniaque,} & 107{,}237 \\ \text{Acide carbonique,} & 138{,}218 \end{cases}$$

que l'on obtient en faisant rendre dans un flacon du gaz ammoniac, et du gaz acide carbonique parfaitement secs.

Leur composition.

$$\text{Un sesquicarbonate } 2AzH^3,3CO^2+H^2O \begin{cases} \text{ammoniaque} & 214,470 \\ \text{acide carbonique} & 414,654 \\ \text{eau} & 112,480 \end{cases}$$

que l'on obtient en décomposant par la craie, le sulfate ou le chlorhydrate d'ammoniaque,

$$\text{Et un bicarbonate } AzH^5,C^2O^2 = \begin{cases} \text{Ammoniaque,} & 107,237 \\ \text{Acide carbonique,} & 276,436 \end{cases}$$

dans lequel se transforme le sesquicarbonate, au contact du gaz acide carbonique, et aussi le carbonate neutre, pourvu toutefois que l'eau intervienne.

Mais il se pourrait qu'il existât d'autres carbonates à base d'ammoniaque; du moins quelques chimistes considèrent-ils comme des carbonates particuliers, certains composés d'acide carbonique et d'ammoniaque, que d'autres, au contraire, considèrent comme de simples mélanges des précédents. Tel est notamment, celui que nous avons dit se produire dans la distillation du bois de cerf. Le pharmacien ne fait usage que du sesquicarbonate.

Du sesquicarbonate. — Ses propriétés. Ce sel est solide, sans couleur, de saveur à la fois caustique et piquante, d'odeur prononcée d'ammoniaque, alcalin aux réactifs, volatil à la température de l'atmosphère, il finit par disparaître, pour peu que l'air se renouvelle, se dissout dans 2 fois son poids d'eau froide; est décomposé par l'eau bouillante, en acide carbonique qui se dégage, et en carbonate neutre qui se volatilise; au contact de l'air, il abandonne peu à peu de l'ammoniaque, et se transforme en bicarbonate, ainsi que l'a vu M. Guibourt.

On reconnaît que cette transformation est complète, à la propriété qu'il a perdue, de précipiter à froid la dissolution de sulfate de magnésie, pour ne la plus précipiter qu'à chaud.

C'est en effet, on doit se le rappeler, un des caractères des sels magnésiens, de n'être précipités à la température ordinaire que par les carbonates neutres.

On le prépare par le procédé suivant :

Sa préparation. Dans une cornue en grès à large col, munie d'une allonge et d'un récipient tubulé en verre, ou si l'on opère sur des masses considérables, dans une chaudière en fonte surmontée d'un couvercle en plomb, qu'un tuyau de grand diamètre, et partant peu susceptible de s'engorger, met en communication avec un récipient de même métal, on introduit un mélange à parties égales de chlorhydrate d'ammoniaque et de craie à l'avance pulvérisés séparément, et dans un état de siccité complet; on en remplit aux 2/3 la cornue ou la chaudière, et l'on chauffe modérément, en ayant le soin de maintenir les récipients à une basse température.

Lorsqu'il ne se produit plus de carbonate d'ammoniaque, au quel cas la matière solide condensée dans le ballon en verre, dont la transparence permet de l'y apercevoir, n'augmente plus; en même temps que la température des récipients quels qu'ils soient, s'abaisse; on arrête l'opération, on laisse refroidir l'appareil, finalement on le démonte pour enlever le produit et le résidu.

De la double décomposition des deux sels mis en expérience, résultent : Du chlorure de calcium fixe, qui se retrouve dans la cornue ou dans la chaudière avec l'excès de craie;

Du sesquicarbonate hydraté, qui s'est vaporisé et condensé dans les récipients, parfois en même temps qu'un peu de chlorhydrate d'ammoniaque, d'où vient qu'alors sa solution aqueuse trouble l'azotate d'argent;

De l'ammoniaque qui s'échappe dans l'atmosphère, par les fentes de l'appareil, ou par les ouvertures qu'il a fallu ménager pour la sortie de l'air intérieur dilaté.

De l'eau qui, partie se combine avec le sesquicarbonate d'ammoniaque, lequel ne peut exister qu'à l'état d'hydrate, partie reste libre, et tantôt s'interpose mécaniquement dans la masse qu'elle tend à liquéfier, tantôt, et plus souvent, se rassemble dans la partie la plus déclive des récipients, et peut être séparé pour, au besoin, servir comme toute autre dissolution saturée de carbonate d'ammoniaque, à la préparation de l'acétate d'ammoniaque, etc.

La théorie indique, que de la décomposition du carbonate de chaux, par le chlorhydrate d'ammoniaque, ne devrait résulter que du chlorure de calcium, du carbonate d'ammoniaque neutre et de l'eau. En effet :

$$3(CaO,C^2O^2)+6(AzH^3,ChH)=3(Ca,Ch^2)+6(AzH^3,CO)+3H^2O$$

Carbonate de chaux.   Chlorhydrate d'ammoniaque.   Chlorure de calcium.   Carbonate d'ammoniaque neutre.   Eau.

Mais, comme l'eau et le carbonate d'ammoniaque neutre ne peuvent se trouver en contact, sans que celle-ci, par sa grande affinité pour elle, et par sa tendance à se combiner avec le sesquicarbonate, ne détermine l'élimination d'une portion de la base, c'est du sesquicarbonate hydraté que se produit; de là le dégagement d'ammoniaque, parce que l'eau, a une température élevée, ne peut retenir celle dont elle a commencé par causer la dissociation.

$$3(CaO,C^2O^2)+6(AzH^3,ChH)=3(Ca,Ch^2)+2(Az^2H^6,C^3O^5+H^2O)+2(Az,H^5)+H^2O$$

Carbonate de chaux.   Chlorhydrate d'ammoniaque.   Chlorure de calcium.   Sesquicarbonate d'ammoniaque hydraté.   Ammoniaque.   Eau.

Des 3 atomes d'eau provenant de la décomposition secondaire des 3 atomes de chaux par les 6 atomes d'acide chlorhydrique, 2 se combinent donc avec le sesquicarbonate, tandis que l'autre reste libre.

On pourrait remplacer le chlorhydrate par le sulfate d'ammoniaque, seulement, on n'emploierait alors qu'un atome de sulfate pour un de craie, au lieu de deux de chlorhydrate; de même qu'on n'emploie qu'un atome de ce sulfate ou deux atomes de chlorhydrate, pour un atome de chaux vive, dans la préparation de l'ammoniaque liquide. L'eau nécessaire à l'existence du sulfate d'ammoniaque, permettrait au sesquicarbonate de se former.

XLIIe LEÇON.

SUITE DE LA PRÉCÉDENTE.

Du Phosphate de soude.

(Phosphate neutre, sous-phosphate de soude.)

$$(2Na,O),Ph^2O^5 + \text{Eau} = \begin{cases} \text{Soude,} & 781,800 \\ \text{Acide phosphorique,} & 892,310 \\ \text{Eau.} \end{cases} \text{ à l'état de cristaux.}$$

Sa composition.

Le phosphate de soude est incolore, inodore, d'une saveur Ses propriétés. qui n'a rien d'amer, alcalin aux réactifs colorés, bien que neutre par sa composition; soluble dans 4 parties d'eau à $+16°$, et dans 2 parties seulement d'eau bouillante, insoluble dans l'alcool. De même que le borate correspondant, ses cristaux affectent des formes différentes, et surtout contiennent des proportions différentes d'eau de cristallisation, suivant qu'ils se sont produits à telle ou à telle température. Au-dessous de 30°, ils sont en prismes obliques à bases rhombes, retenant 25 atomes d'eau, ou 62,5 sur 100; au-dessus, en prismes plus ou moins modifiés, ne retenant que 8 atomes d'eau, ou 35 sur 100.

Les uns et les autres, d'ailleurs, s'effleurissent rapidement à l'air.

Chauffés vers 200° ou 280°, les premiers perdent 24 et les seconds 7 atomes d'eau, pour n'en plus retenir tous qu'un atome; mais si l'on élève davantage la température, si, par exemple, on la porte au rouge, ils perdent l'atome d'eau qu'ils avaient jusque-là retenu, et deviennent susceptibles de manifester de nouvelles propriétés.

Tandis qu'en effet les solutions aqueuses des cristaux à 25 et à 8 atomes d'eau, formaient avec l'azotate d'argent un précipité jaune, celles des cristaux à atome d'eau, précipitent cet azotate en blanc.

En outre, quelle que soit la température, les solutions de ces derniers laissent déposer, par le refroidissement, des cristaux à 10 atomes d'eau.

Sous l'influence d'une forte chaleur, le phosphate de soude éprouve donc des modifications plus ou moins analogues à celles que l'acide phosphorique éprouve dans les mêmes conditions.

Ces modifications, en apparence d'un intérêt purement scientifique, méritent toute l'attention du praticien, en ce sens, qu'elles font voir combien les composés que l'on suppose les moins capables d'éprouver, dans leurs propriétés, quelque dommage des changements que l'on ferait subir à leurs procédés d'obtention, peuvent cependant s'en trouver profondément altérés.

Sa préparation. — Pour préparer le phosphate de soude, on prend :

> 12 parties d'os calcinés à blanc et pulvérisés,
> 9   —   d'acide sulfurique à 66°,
> et 36   —   d'eau commune.

On place les os en poudre dans une terrine en grès; on les y délaie avec l'eau; on ajoute l'acide par petites portions, en ayant le soin d'agiter à l'aide d'une spatule en bois; on abandonne à lui-même, pendant 24 à 36 heures, le mélange que le contact de l'eau et de l'acide, surtout la combinaison de celui-ci avec la base a fortement échauffé; on communique au magma la consistance d'une bouillie claire, au moyen d'une suffisante quantité d'eau additionnelle; on le jette sur une toile; on recueille le liquide, en reversant sur le filtre, s'il est nécessaire, les premières portions d'ordinaire imparfaitement transparentes; on lave le dépôt à l'eau bouillante tant qu'il lui abandonne de l'acide; on réunit les liqueurs aux eaux de lavage, on les évapore en consistance sirupeuse, on laisse refroidir, on étend d'eau, on filtre pour séparer la majeure partie du sulfate de chaux, que son état spongieux et la grande masse d'eau avait d'abord fait se dissoudre, mais que le retrait qu'il a pris en cristallisant, empêche ensuite de le faire. Les liqueurs sont additionnées d'un très léger excès de carbonate de soude jetées sur un filtre, réunies aux eaux de lavage du nouveau dépôt, concentrées à 25°, et finalement abandonnées au refroidissement pour qu'elles cristallisent.

Dans cette opération, l'acide sulfurique, en même temps qu'il élimine la totalité de l'acide carbonique du carbonate de chaux des os, pour former avec sa base du sulfate de chaux, décompose le phosphate calcaire basique qui l'accompagne, s'empare d'une portion de sa base, d'où, encore, du sulfate de chaux, et le transforme en phosphate acide ou plutôt en phosphate neutre et en acide phosphorique, qu'au besoin l'alcool séparerait l'un de l'autre, ce qui prouve qu'il ne se produit pas véritablement un phosphate acide. L'acide carbonique mis à nu se dégage, le sulfate de chaux formé se précipite, absorbant, ainsi que le fait le plâtre calciné, une énorme proportion d'eau, d'où la solidification du mélange; le phosphate acide de chaux reste dans les liqueurs.

Ajoute-t-on à celles-ci du carbonate de soude; l'excès d'acide phosphorique donne naissance à du phosphate de soude, qu'accompagne nécessairement un dégagement de gaz carbonique, tandis que le phosphate neutre, privé de l'excès d'acide qui d'abord en avait déterminé la solution, se précipite. Il arrive parfois que les eaux mères refusent de cristalliser; d'alcalines qu'elles étaient au début de l'opération, elles sont alors devenues acides, une sorte de départ s'est opéré; du phosphate de soude avec excès d'acide, moins soluble que le phosphate neutre, s'est précipité. Pour en déterminer la cristallisation, il suffit de neutraliser les liqueurs au moyen du carbonate de soude.

Si l'on employait au traitement des os, plus d'acide sulfurique, à la décomposition du phosphate acide, plus de carbonate de soude qu'il ne convient, le phosphate de soude contiendrait du sulfate ou du carbonate de cette base. On le débarrasserait aisément du carbonate en le redissolvant dans l'eau, versant dans la solution du phosphate acide de chaux, jusqu'à cessation de précipité, filtrant, faisant évaporer et cristalliser; mais on ne le débarrasserait du sulfate que par des cristallisations multipliées; en sorte, qu'il est important d'en prévenir la formation. Nous verrons, plus loin, comment on y constate la présence du sulfate et du carbonate.

Du Bihyposulfite de soude.

(Sulfite sulfuré.)

Sa composition.

$$NaO,2(SO) + Eau = \begin{cases} \text{Soude .} & 390,900 \\ \text{Acide hyposulfureux,} & 602,232 \\ \text{Eau.} \end{cases}$$

L'on ne connaît d'autres hyposulfites neutres, que ceux que l'on obtient en faisant passer un courant de gaz sulfureux, sur de la limaille de fer ou de zinc en suspension dans l'eau. Le gaz sulfureux cède au métal la moitié de son oxygène, et l'oxyde formé se combine avec l'acide hyposulfueux, résultant de cette désoxygénation partielle.

L'hyposulfite de soude, employé en médecine, est un bihyposulfite.

Sa préparation. Pour l'obtenir : ou bien l'on fait intervenir simultanément de l'eau, du carbonate de soude, de l'acide sulfureux et de la fleur de soufre parfaitement lavée, afin que, privée d'acide sulfurique, elle ne puisse donner naissance à du sulfate ; ou bien, l'on fait bouillir cette même fleur de soufre avec une dissolution aqueuse de bisulfite de soude.

Dans le premier cas, l'acide sulfureux abandonne au soufre la moitié de son oxygène, et l'acide hyposulfureux qui le remplace, élimine l'acide carbonique, puis se combine avec l'alcali. L'équation suivante représente la réaction :

$$NaO,2C^2O^2 + SO^2 + S = NaO,2SO + 2C^2O^2$$

Carbonate de soude.   Acide sulfureux.   Soufre.   Bihyposulfite.   Acide carbonique.

Dans le second, une portion de l'acide sulfureux du bisulfite passe également à l'état d'acide hyposulfureux, mais l'autre se dégage.

De là, cette nouvelle équation :

$$NaO,2SO^2 + S = NaO,2SO + SO^2$$

Bisulfite.   Soufre.   Bihyposulfite.   Acide sulfureux.

On prend   8 parties de carbonate de soude cristallisé,
          16   —   d'eau,
           1   —   de fleur de soufre ;

On dissout dans l'eau le carbonate alcalin ; on délaie la fleur de soufre dans la dissolution saline ; on introduit le liquide trouble dans les flacons de l'appareil que nous avons dit servir à la préparation de l'acide sulfureux liquide ; on fait passer au travers un courant de ce gaz, et quand l'absorption en est complète, décantant la liqueur dans une capsule en porcelaine, on la fait bouillir pendant quelques instants afin d'en chasser l'excès de gaz sulfureux : cette liqueur filtrée réduite des 2/3 par l'évaporation à une douce chaleur, laisse cristalliser, par le refroidissement, de l'hyposulfite en prismes à 4 pans incolores, inodores, de saveur à la fois aigrelette et sulfureuse, transparents, retenant une proportion d'eau encore indéterminée, et peu altérables à l'air. 360 p. de mercure et 450 p. d'acide sulfurique à 66°, peuvent suffire à la conversion en hyposulfite de 360 p. de carbonate de soude cristallisé ; mais l'économie fait préférer l'emploi de la paille ou de la sciure de bois à celui du mercure, attendu que l'acide carbonique dont le gaz sulfureux s'accompagne alors, est sans inconvénient.

S'il arrivait que, par suite de sa conservation dans un flacon mal bouché, l'hyposulfite se fût en partie converti en sulfate, au lieu de ne fournir au contact de l'acide azotique que de l'acide sulfureux et du soufre précipité, il fournirait de l'acide sulfureux, du soufre et du sulfate de soude, que l'on retrouverait mélangé avec l'azotate de soude formé, en évaporant les liqueurs après filtration ; ou bien encore, sa dissolution, additionnée d'azotate de baryte, fournirait un précipité de sulfite de baryte, soluble dans l'acide azotique avec dégagement de gaz sulfureux, et mélangé de sulfate de baryte que l'acide azotique. ne pourrait ni dissoudre ni décomposer. Il pourrait même se faire qu'il ne se produisît que du sulfate de baryte, ou, dans le premier cas, que l'acide azotique ne dégageât pas de gaz sulfureux, si la conversion en sulfate avait été complète.

Du Bisulfite de soude.

$$NaO,2(SO^2) + Eau = \begin{cases} \text{Soude,} & 390,900 \\ \text{Acide sulfureux,} & 801,330 \\ \text{Eau.} & \end{cases}$$

Sa composition.

Ce sel est blanc, transparent, d'une saveur fraîche et sulfu-

Ses propriétés.

reuse, cristallisable en prismes à 4 pans, terminés par un sommet dièdre, lesquels retiennent une proportion d'eau indéterminée, sont efflorescents, solubles dans 4 fois leur poids d'eau froide, et dans moins de leur poids d'eau bouillante.

Sa préparation. · Faites passer au travers d'une dissolution de carbonate de soude pur, contenant 1/3 environ de son poids de ce sel, un courant de gaz sulfureux, après l'avoir introduite dans les flacons de l'appareil pour l'acide sulfureux liquide.

Du contact du gaz et du carbonate, résultera l'élimination de l'acide carbonique et la formation d'un bisulfite. D'abord tenu en dissolution à la faveur de l'élévation de température, déterminée par l'absorption du gaz, il se déposera plus tard en grande partie, sous forme de cristaux qu'on séparera des eaux mères par décantation, et que l'on mettra égoutter dans un entonnoir fermé, tandis que les eaux mères seront concentrées, le plus possible à l'abri de l'air, dont l'oxygène tend à convertir le sulfite en sulfate, et de nouveau abandonnées au refroidissement.

On reconnaît que le sulfite de soude n'est pas mélangé de sulfate, soit à ce que sa dissolution aqueuse étendue ne produit pas de précipité de sulfate de baryte, par l'addition d'un sel barytique soluble; soit à ce que le précipité que fournit avec le même réactif sa dissolution concentrée, est entièrement soluble dans l'acide azotique faible, avec dégagement de gaz sulfureux.

On obtiendrait du sulfite neutre en ajoutant à la solution de bisulfite, du carbonate de soude en quantité telle que sa base pût absorber la moitié de l'acide sulfureux combiné, mais ce sulfite neutre est sans emploi en médecine.

Du Bisulfite de chaux.

Sa composition. $\qquad CaO, 2(SO^2) = \begin{cases} \text{Chaux,} & 356,020 \\ \text{Acide sulfureux,} & 801,330 \end{cases}$

Ses propriétés Le bisulfite de chaux est pulvérulent, d'un blanc jaunâtre, inaltérable à l'air sec, insoluble dans l'eau.

Sa préparation. On l'obtient en remplaçant la solution de carbonate de soude de l'expérience précédente, par un lait de chaux très clair, agitant fréquemment afin de remettre la chaux en suspension, et continuant le passage du gaz jusqu'à ce que la liqueur exhale une odeur prononcée d'acide sulfureux, et manifeste une réaction acide.

On laisse déposer; on décante le liquide que l'on rejette ou que l'on conserve pour une nouvelle opération; on recueille le dépôt; on le lave tant que les eaux de lavages sont sapides et acides; on le comprime dans un linge, puis on le sèche rapidement au bain-marie ou à l'étuve, sans le retirer du linge qui le défend du contact de l'air.

Le Codex substitue au lait de chaux, des fragments de craie humectée d'eau, qu'il place dans des vases étroits et peu profonds, au fond desquels pénètre le tube à gaz. Ce procédé expose à n'obtenir que des mélanges de chaux carbonatée et de sulfite, quoiqu'un peu d'habitude permette de distinguer les fragments de craie, de ceux convertis en sulfites. Ces derniers offrent une teinte d'un gris jaunâtre, une grande cohésion, les autres sont d'un blanc mat, très friables, ils occupent d'ailleurs les parties supérieures, parce que c'est de bas en haut que se fait la saturation.

Il vaudrait infiniment mieux décomposer une solution de sulfite de soude par une solution de chlorure de calcium, laver le dépôt de sulfite de chaux et le sécher.

Les bisulfites et les bihyposulfites devront être conservés dans des flacons bien bouchés. L'oxygène de l'air les pouvant transformer en sulfates ou plus exactement en bisulfates.

DES SULFATES.

Du Sulfate de potasse.

(Sel de Duobus, potasse vitriolée, tartre vitriolé, *arcanum duplicatum,*
sel polychreste de Glaser.)

$$KO,SO^3 = \begin{cases} \text{Potasse,} & 589,916 \\ \text{Acide sulfurique,} & 501,165 \end{cases}$$
Sa
composition

Ce sel est sans couleur, sans odeur, légèrement amer, neutre Ses propriétés. aux réactifs, soluble dans 4 parties d'eau bouillante, et dans seulement 10 parties d'eau à $+ 12°$, cristallisable en prismes à 6 pans très courts, terminés par des pyramides à 4 ou 6 faces, ne retenant pas d'eau de cristallisation, inaltérables à l'air.

a préparation. On pourrait l'obtenir en neutralisant, par le carbonate de potasse, l'acide sulfurique étendu, concentrant et faisant cristalliser; mais celui que le pharmacien emploie provient presque constamment des usines dans lesquelles on extrait l'acide azotique de l'azotate de potasse au moyen de l'acide sulfurique. Le résidu, formé de bisulfate de potasse, est dissous dans l'eau chaude, neutralisé par le carbonate de potasse et mis à cristalliser; ou pour plus d'économie, la dissolution du bisulfate est additionnée de craie qui en sature l'excès d'acide, en donnant naissance à du sulfate de chaux sensiblement insoluble; l'on filtre; l'on concentre et l'on fait cristalliser.

On en retire aussi des eaux de la mer.

Du Sulfate de soude.

(Sel de[Glauber, sel admirable, soude vitriolée.)

Sa composition.

$$NaO,SO^5 = \begin{cases} \text{Soude,} & 390,900 \\ \text{Acide sulfurique,} & 501,165 \end{cases} \text{à l'état anhydre.}$$
$$+ 10H^2O = \text{Eau,} \qquad 1124,800 \quad \text{à l'état de cristaux.}$$

Ses propriétés. Le sulfate de soude est incolore, inodore, très amer, neutre aux réactifs, insoluble dans l'alcool, très soluble dans l'eau. Sa solubilité y croît avec la température jusqu'à 32,73; mais, par une assez singulière anomalie, diminue à partir de là.

$$\text{100 parties d'eau en dissolvent} \quad \begin{matrix} 5,02 & \text{à} & 0° \\ 50,65 & \text{à} & + & 32,73 \\ 42,65 & \text{à} & + & 103,17 \end{matrix}$$

Au-dessous de 33°, ses cristaux sont de longs prismes à 4 pans, d'une transparence parfaite, que terminent des sommets dièdres ou des pyramides à 4 faces, et qui retiennent 56 pour 100 d'eau de cristallisation. Au-dessus de 33°, tout en conservant leurs formes, ils perdent leur eau de cristallisation. Aussi les premiers sont-ils seuls efflorescents.

Sa préparation. Le sulfate de soude peut provenir de l'évaporation des eaux de certaines sources; mais bien plus communément, il provient de la décomposition du chlorure de sodium par l'acide sulfurique, dans la fabrication de l'acide chlorhydrique. Le résidu de l'opération est repris par l'eau, et soumis à des cristallisations destinées à le priver de l'excès d'acide qu'il avait retenu.

Si le pharmacien croyait devoir le faire cristalliser, ou parce qu'il serait acide, ou parce que ses cristaux seraient trop petits, il le traiterait par l'eau de manière à produire une solution marquant bouillante 22° B., saturerait l'excès d'acide par le carbonate de soude, filtrerait au papier, recevrait la liqueur dans des vases à larges surfaces, laisserait refroidir en repos, décanterait les eaux mères ainsi que les cristaux sur une toile, et dès que ces derniers seraient égouttés, sans attendre qu'une dessiccation plus complète leur eût fait éprouver un commencement d'efflorescence qui les rendrait opaques, il les enfermerait dans des flacons parfaitement bouchés.

La propriété que possède ce sel d'être plus soluble à 33° qu'à 100, fait que ses cristaux ne se forment qu'à la température ordinaire, au contraire de ce qui arrive avec la plupart des autres sels, dont les dissolutions saturées à la température de l'ébullition cristallisent pour peu qu'elles se refroidissent.

Du Sulfate de magnésie.

(Sel de Sedlitz, sel d'Epsom.)

$$MgO,SO^3 = \begin{cases} \text{Magnésie,} & 258,353 \\ \text{Acide sulfurique,} & 501,165 \end{cases} \text{à l'état anhydre.}$$
$$+ 7H^2O = \quad \text{Eau,} \qquad\qquad 787,360 \quad \text{à l'état de cristaux.}$$

Sa composition.

Ce sel est incolore, inodore, fortement amer, insoluble dans *Ses propriétés.* l'alcool. 100 parties d'eau bouillante en dissolvent 73 P, 57, et 100 parties d'eau à 0° seulement, 25 P, 76. Vers 15°, sa dissolution saturée laisse déposer des cristaux prismatiques rectangulaires, vers 30° la forme de ces cristaux se modifie, mais les uns et les autres retiennent 51 pour 100 d'eau de cristallisation et s'effleurissent lentement à l'air.

Il est à remarquer, relativement à cette dernière propriété, que le sulfate de magnésie du commerce doit à la présence d'une très minime quantité de chlorure de calcium déliquescent, de ne se pas effleurir d'une manière sensible.

On l'extrait par évaporation, des eaux des fontaines qui en *Sa préparation.* renferment une forte proportion comme celles d'Epsom, de

Sedlitz, d'Egra, de Seydchutz; ou bien, on le prépare en exposant à l'air, après les avoir à l'avance arrosés d'eau, des schistes contenant du sulfure de fer et de la magnésie. Il se produit, aux dépens des éléments du sulfure, du sesquioxyde de fer et de l'acide sulfurique. Celui-ci se porte sur la magnésie plus basique que ne l'est le sesquioxyde, et des lavages séparent celui-ci du sulfate de magnésie.

D'autres fois, on calcine de manière à les décomposer tous deux, le carbonate double de'chaux et de magnésie naturels; on traite le résidu par l'acide sulfurique; on évapore; on calcine fortement; on reprend par l'eau et l'on fait cristalliser. Le sulfate de magnésie se dissout, celui de chaux est à peine attaqué.

Sa purification. En pharmacie, on se contente de débarrasser celui du commerce des matières étrangères qu'il lui arrive, très rarement toutefois, de retenir; à savoir :

Des sulfates de fer, de cuivre, de manganèse, et du chlorure de magnesium.

A cet effet, on le dissout dans environ 2 fois son poids d'eau bouillante, on ajoute quelque peu de magnésie en poudre ou mieux encore en gelée; ou, ce qui revient à peu près au même, quelques gouttes de potasse ou de soude caustiques, on fait bouillir pendant quelques instants; on filtre; on laisse refroidir et cristalliser.

Les oxydes de fer, de cuivre, de manganèse, déplacés, restent sur le filtre, le chlorure de magnésium est retenu dans les eaux mères.

La très minime quantité de sulfate de potasse ou de soude qui se produit, au cas où l'on fait usage de potasse ou de soude est sans inconvénient, même en supposant que ces sels cristallisent avec celui de magnésie.

Si le refroidissement est lent, on obtient des prismes à 4 pans, d'un volume considérable, dans le cas contraire, des aiguilles aplaties.

Du Sulfate de Fer.

(Vitriol vert, couperose verte.)

$$\text{eO,SO}^3 + \text{Eau} = \left\{ \begin{array}{l} \text{Protoxyde de fer, } 439,220 \\ \text{Acide sulfurique, } 501,165 \\ \text{Eau.} \end{array} \right.$$

Le protoxyde, le sesquioxyde et l'oxyde intermédiaire, sont susceptibles de se combiner avec l'acide sulfurique; mais nous n'avons à nous occuper que du sulfate de protoxyde.

Ce sel est sans odeur, de saveur styptique, soluble dans les 3/4 de son poids d'eau bouillante, et seulement dans 2 fois son poids d'eau à + 15°, cristallisable au-dessous de 80°, en prismes rhomboïdaux obliques, transparent et d'un léger vert émeraude, contenant 6 atomes d'eau de cristallisation, ou 42,08 sur 100; au-dessus de 80° en cristaux d'une autre forme et retenant moins d'eau. Les uns et les autres s'effleurissent légèrement à l'air, perdent, quand on les dessèche, leur solidité, leur couleur, leur transparence; deviennent pulvérulents, blancs, opaques; une température élevée les décompose. (Voir pag. 95 article colcothar.)

Ces mêmes cristaux abandonnés au contact de l'air humide, se convertissent, au moins à la surface, en sous-sulfate de peroxyde de couleur ocracée. On s'explique aisément cette transformation, en considérant que le sulfate de protoxyde neutre ne pourrait se convertir en sulfate de peroxyde également neutre, qu'autant qu'on lui fournirait une quantité d'acide proportionnelle à la quantité d'oxygène qu'absorbe son oxyde; puisque dans tous les sels d'un même genre au même état de saturation, la quantité d'oxygène de l'oxyde est constante pour une même quantité d'acide.

Il arrive fréquemment que le sulfate de fer du commerce offre une teinte vert bouteille. C'est que les fabricants, afin de lui communiquer un coup d'œil qui le fait rechercher par certains industriels, l'arrosent avec un infusé très étendu de noix de galle, afin qu'il se produise du tannate de peroxyde de couleur noire.

Ce sulfate est un produit de grande fabrication.

Sa préparation. Il se prépare :

Tantôt , en dissolvant de la tournure de fer dans l'acide sulfurique étendu ;

Tantôt, en abandonnant à l'air humide certaines pyrites essentiellement formées d'argile et d'un sulfure de fer d'une composition fort rapprochée de celle du protosulfure, car le persulfure n'éprouverait pas ce genre d'altération. Il se produit à la fois du sulfate de fer, du sulfate d'alumine et du peroxyde de fer; celui-ci reste pour résidu quand on reprend la masse par l'eau, les deux sulfates se dissolvent, mais celui à base d'alumine infiniment plus soluble reste dans les eaux mères.

Le produit de ces opérations est du sulfate de protoxyde plus ou moins impur. On y rencontre plus particulièrement :

Du sous-sulfate de peroxyde provenant de son altération par l'oxgène de l'air ;

Du sulfate de cuivre et de l'oxyde d'arsenic, provenant de la préexistence, dans les pyrites, du sulfure de cuivre et d'un composé arsénical ;

Des sulfates de zinc, de manganèse, d'alumine, de magnésie, ayant la même origine ;

Parfois, en outre, des traces d'acide sulfurique en excès, et de matières huileuses. Celles-ci sont dues à ce que l'on fait servir à la dissolution de la tournure de fer, les eaux de lavage des huiles à brûler, épurées au moyen de l'acide sulfurique concentré.

Il doit :

Au peroxyde, ou plutôt au sous-sulfate, de se comporter avec les réactifs comme un mélange de sulfate de protoxyde et de sulfate de peroxyde, quand on l'a dissous dans l'eau aiguisée d'acide chlorhydrique. (Voir pag. 94.)

A l'oxyde d'arsenic, de produire un dépôt jaune de sulfure d'arsenic, quand on fait passer, au travers de sa dissolution aqueuse, un courant d'acide sulfhydrique ;

Au sulfate de cuivre, de recouvrir d'une couche de cuivre, une lame de fer parfaitement décapée que l'on plonge dans sa dissolution légèrement acidulée, etc., etc.;

A l'excès d'acide, de rougir le papier bleu ;

À la matière grasse, d'abandonner à l'éther une sorte d'huile; après qu'on l'a desséché à une douce chaleur.

Sa purification, souvent indispensable, pourrait se faire de la manière suivante :   Sa purification.

On mettrait dans une chaudière en fonte 20 p. de sulfate, 1 p. de limaille de fer parfaitement nette et brillante, 40 p. d'eau, l'on ferait bouillir pendant 20 à 25 minutes, en ayant le soin d'agiter constamment, afin de maintenir la limaille en suspension; l'on filtrerait; l'on concentrerait le plus rapidement possible à 32° B.; l'on décanterait dans un vase susceptible d'être fermé, et l'on abandonnerait au refroidissement.

Les cristaux séparés par décantation des eaux mères, au sein desquelles ils se seraient formés, n'auraient besoin que d'être étalés sur des feuilles de papier non collé, et placés dans des flacons, aussitôt qu'ils n'humecteraient plus le papier.

Les eaux mères rapprochées à 36° fourniraient de nouveaux cristaux. On ne peut les concentrer davantage, sans qu'il se forme au fond des vases évaporatoires, un dépôt de sulfate anhydre.

Dans cette opération, le fer plus avide d'oxygène que le cuivre, se substitue à lui. En outre, il déplace ou plutôt réduit l'oxyde d'arsenic, ramène le peroxyde de fer à l'état de protoxyde, sature l'excès d'acide, et prévient la suroxydation de la base du sulfate. D'un autre côté, le sulfate d'alumine est retenu dans les eaux mères, et la matière grasse par les filtres, à la faveur des dépôts.

On obtient donc, sinon du sulfate de protoxyde chimiquement pur, attendu que la précipitation du cuivre et de l'arsenic est rarement complète; attendu, surtout, que les sulfates de zinc, de manganèse et de magnésie, ne sont ni décomposés, ni retenus dans les eaux mères; du moins assez privé de matières étrangères, pour qu'on puisse le faire servir à la plupart des usages de la pharmacie, surtout après qu'un courant de gaz sulfhydrique, dirigé au travers de sa solution aqueuse, a précipité les dernières portions d'arsenic à l'état de sulfure, et qu'en dernier lieu, une ébullition de quelques minutes a chassé l'excès du gaz sulfhydrique.

Le Codex prescrit de préparer de toutes pièces, le sulfate de fer destiné à être administré à l'intérieur. A cet effet,

Il place une quantité indéterminée d'acide sulfurique à 20°, dans un vase en terre ou en grès, y fait tomber par petites portions successives, de la limaille de fer exempte de cuivre et d'oxyde (*Voir* l'essai de cette limaille), tant qu'il se produit une effervescence de gaz hydrogène, ajoute un excès de limaille destinée à prévenir la peroxydation du protoxyde, et à compléter la neutralisation de l'acide, fait bouillir ; concentre à 32° bouillant, laisse déposer, décante, filtre s'il en est besoin, et laisse cristalliser après avoir pris le soin de couvrir le vase.

Si l'on tenait à se le procurer en petits cristaux, et à rendre aussi prompte que possible sa dessiccation, durant laquelle surtout a lieu son altération par l'air, suivant le conseil de M. Berthemot, on ferait dissoudre 500 parties de sulfate dans autant d'eau bouillante, et l'on recevrait la solution filtrée dans 375 parties d'alcool à 36°, à l'avance additionné de 8 parties d'acide sulfurique. Le sel à peu près insoluble dans l'alcool affaibli, se déposerait en cristaux que leur petit volume, la volatilité du liquide qui les imprégnerait permettrait de sécher en peu de temps.

Sa dessiccation. Le sulfate de fer desséché, que l'on fait servir à la préparation de la thériaque, s'obtient en chauffant avec précaution, dans une marmite en fonte, jusqu'à cessation de toute vapeur aqueuse, et sans cesser d'agiter avec une spatule en fer, celui du commerce, après qu'on l'a purifié par les procédés qui viennent d'être décrits.

Il commence par se fondre dans son eau de cristallisation, puis s'épaissit, se dessèche, non toutefois sans éprouver une légère altération ; d'où vient que le produit laisse un résidu de sous-sulfate de peroxyde insoluble, quand on le traite par l'eau.

Du Sulfate de zinc.

(Vitriol blanc, couperose blanche.)

Sa composition.

$$ZnO,SO^3 = \begin{cases} \text{Protoxyde de zinc,} & 503,226 \\ \text{Acide sulfurique,} & 501,165 \end{cases} \text{à l'état anhydre.}$$
$$+ 7H^2O = \quad \text{Eau,} \qquad\qquad 787,360 \quad \text{à l'état de cristaux.}$$

Ses propriétés. Ce sulfate est incolore, inodore, de saveur âcre et styptique,

insoluble dans l'alcool, soluble dans 2 fois 1/2 son poids d'eau à
+15°, et dans beaucoup moins d'eau bouillante.

Au-dessous de 15°, il cristallise en prisme rectangulaires à 4
pans, terminés par des pointements à 4 faces ; au-dessus de 25°,
en cristaux de formes différentes, mais difficilement déterminables ; les uns et les autres retiennent 7 atomes d'eau de cristallisation, ou 43,93 sur 100, et ne s'effleurissent à l'air, qu'autant
que celui-ci est plus sec qu'il ne l'est d'ordinaire.

Le pharmacien se le procure dans le commerce ; il provient Sa préparation.
presque exclusivement, du grillage des minerais d'argent contenant du sulfure de zinc. Les composants de ce sulfure absorbent l'oxygène et se convertissent en sulfate que l'on enlève au
moyen de lavages, que l'on fait fondre dans son eau de cristallisation, et qu'enfin l'on coule dans des vases où il se solidifie en
masses opaques et compactes.

Comme il lui arrive souvent de contenir du sulfate de fer, pro- Sa purification ;
venant de l'oxygénation du sulfure de ce métal, dont les minerais mis en expérience sont rarement exempts, et à la présence
duquel est due la coloration rougeâtre que l'on voit se manifester à la surface de ses pains, alors que le sulfate de protoxyde de
fer, que sa teinte verte peu prononcée n'avait pas fait apercevoir au début, s'est transformé en sous-sulfate de peroxyde ; le
pharmacien doit le purifier par l'un des procédés suivants :

Calciner au rouge dans un creuset, le sulfate du commerce,
traiter le produit par environ 2 fois son poids d'eau bouillante,
filtrer, faire évaporer et cristalliser.

Le sulfate de fer, plus facilement décomposable par la chaleur
que le sulfate de zinc, se convertit en sous-sulfate de protoxyde,
sur lequel l'eau est à peu près sans action, et la petite portion
d'oxyde de zinc, qu'une décomposition analogue a mise en liberté, contribue durant l'ébullition, a précipiter l'oxyde de
fer, qu'une cause quelconque aurait pu faire entrer en dissolution.

Dissoudre le sel dans l'eau bouillante, en peroxyder le fer
au moyen du chlore, ou de l'acide azotique aidé de quelques instants d'ébullition ; ajouter quelques gouttes d'ammoniaque liquide ou quelque peu d'hydrate de zinc, même, à son défaut,

d'oxyde de zinc, donner quelques bouillons, filtrer, concentrer, laisser cristalliser.

L'ammoniaque précipite le peroxyde de fer, de préférence à l'oxyde de zinc, et aussi de l'oxyde de zinc, parce qu'on dépasse l'instant où tout le peroxyde de fer est déplacé, et de là encore, de même que lorsqu'on ajoute directement de l'oxyde ou de l'hydrate de zinc, l'interposition dans la solution, d'un oxyde capable au besoin de déplacer le peroxyde de fer moins basique que lui.

Sans la précaution de faire tout d'abord passer le protoxyde de fer à l'état de peroxyde, on laisserait immanquablement dans la solution, et par suite dans les cristaux, du sulfate de protoxyde de fer, car cet oxyde et celui de zinc, possèdent des propriétés basiques à peu près égales.

Enfin, d'après Wackenroder, on dissoudra 10 parties de sulfate dans 30 parties d'eau bouillante, on laissera refroidir, on ajoutera à la dissolution du chlorure de soude (aussi peu chargé que possible de carbonate, afin qu'il ne puisse précipiter du carbonate de zinc), en quantité telle, que le mélange exhale une odeur prononcée de chlore, on filtrera après 2 jours de contact, et l'on fera évaporer. Le fer reste sur le filtre à l'état de peroxyde. Le chlore du chlorure ayant déterminé la décomposition de l'eau, d'où par suite, la peroxydation du métal, et la formation d'acide chlorhydrique, que la soude de ce même chlorure sature aussi bien que l'acide sulfurique. Le sulfate de soude et le chlorure de sodium peuvent être négligés, leur proportion étant très faible, et d'ailleurs la majeure partie demeurant dans les eaux mères, avec le chlorure qui aurait été ajouté en excès.

On ne saurait songer à produire le départ des deux sels par voie de cristallisation, attendu qu'ils sont à peu près également solubles.

Rappelons que le sulfate de zinc pur, produit avec le cyanure jaune de potassium, un précipité blanc, alors même que sa dissolution a été additionnée de chlore, tandis que celui qui contient du fer, en produit un de couleur bleuâtre.

Du Sulfate de bioxyde de cuivre.

(Vitriol bleu, vitriol de Chypre, couperose bleue, sulfate de cuivre.)

$$CuO,SO^3 = \begin{cases} \text{Bioxyde de cuivre,} & 495,690 \\ \text{Acide sulfurique,} & 501,165 \end{cases} \text{à l'état anhydre,}$$
$$+ \ 5H^2O = \text{Eau,} \qquad\qquad 562,400 \quad \text{à l'état de cristaux.}$$

Sa composition.

Il paraîtrait, d'après **Proust**, qu'il n'existe pas de sulfate de protoxyde, du moins en traitant cet oxyde par l'acide sulfurique, n'obtient-on que du sulfate de bioxyde et du cuivre métallique.

Le sulfate de bioxyde est sans odeur, de saveur styptique, vénéneux, soluble dans 2 fois son poids d'eau bouillante, dans 4 fois son poids d'eau à $+15°$, cristallisable en prismes obliques à bases de parallélogramme obliquangles, transparents, d'un beau bleu, souvent volumineux, retenant 5 atomes ou 36,07 sur 100 d'eau de cristallisation, et légèrement efflorescents. Ses propriétés.

Abstraction faite des propriétés caractéristiques des sulfates déjà signalées; il possède celles-ci, que nous n'avons pas encore eu l'occasion de faire connaître, et qui caractérisent les sels de bioxyde de cuivre. Sa dissolution produit :

Avec la potasse caustique, — la soude —	un précipité bleu, insoluble dans un excès d'alcali, ...	hydrate de bioxyde.
— l'ammoniaque, . . .	un précipité blanc bleuâtre de sous-sulfate que l'excès d'alcali redissout immédiatement, en se colorant en bleu.	
— les carbonates de potasse et de soude,	un précipité blanc bleuâtre, ...	carbonate de bioxyde.
— le cyanure jaune de potassium, ...	— brun marron,	cyanure de cuivre ferrugineux.
— l'acide sulfhydrique et les sulfhydrates alcalins, ...	— noir, ...	bisulfure de cuivre.

Une lame de fer ou de zinc plongée dans cette même dissolution, s'y recouvre d'une couche de cuivre.

Il est, aussi bien que le sulfate de fer, un produit de grande fabrication, ou provient de certaines opérations exécutées en fabrique : Sa préparation.

De l'évaporation des eaux naturelles qui le tiennent en dissolution;

Du grillage de certains sulfures, dont l'oxygène de l'air acidifie le soufre et oxyde le métal ;

De la calcination de lames de cuivre saupoudrées de soufre, suivie de leur immersion dans l'eau, alors qu'elles sont encore rouges de feu. Le sulfure de cuivre produit tout d'abord, absorbe l'oxygène pendant la seconde partie de l'opération, puis l'eau dissout le sulfate formé sans attaquer le sulfure ;

Du traitement par l'acide sulfurique étendu, des carbonates de cuivre naturels ;

De l'affinage de l'argent, opération qui consiste essentiellement à dissoudre l'alliage d'argent et de cuivre dans l'acide sulfurique concentré, puis à précipiter l'argent au moyen de lames de cuivre, tandis que le sulfate de cuivre formé reste dans les liqueurs.

Sa purification. La purification de celui que le commerce fournit, est souvent rendue nécessaire par l'existence du sulfate de fer.

Certains sulfates de cuivre, et plus particulièrement celui connu sous le nom de vitriol bleu de Salzbourg, en renferment une énorme proportion; on reconnaît que le sulfate de cuivre contient du fer, à ce que sa solution aqueuse, additionnée de chlore qui peroxyde le fer, puis d'ammoniaque qui précipite les deux oxydes à l'état d'hydrate, laisse un dépôt de peroxyde de fer, insoluble dans l'ammoniaque.

Pour l'en priver, on le dissout dans l'eau bouillante légèrement additionnée d'acide azotique, destiné à peroxyder le fer; l'on fait bouillir avec un excès d'hydrate de bioxyde de cuivre; l'on filtre; l'on concentre, et l'on fait cristalliser.

L'azotate de cuivre produit, reste tout entier dans les eaux mères.

A défaut d'hydrate de bioxyde tout préparé, on pourrait, ainsi que nous l'avons vu faire pour le sulfate de zinc, verser dans la dissolution bouillante quelques gouttes de potasse ou de soude caustiques; afin que ces bases déplacent le peroxyde de fer, de préférence au bioxyde de cuivre plus basique, et aussi que la portion de bioxyde précipitée, concourt au même résultat.

S'il arrivait que le sulfate de cuivre contînt du sulfate de zinc, ce qui arrive précisément encore au vitriol bleu de Salzbourg, il faudrait le rejeter ; car la séparation de ce sel étranger offrirait de grandes difficultés, des dissolutions et des cristallisations multipliées n'amenant jamais qu'un départ imparfait.

Quand une dissolution bouillante de sulfate de cuivre mélangé de sulfate de zinc est additionnée de potasse ou de soude caustiques en excès, les oxydes de cuivre et de zinc sont précipités, mais celui-là pour rester insoluble, celui-ci pour se redissoudre, en sorte que la liqueur alcaline filtrée, puis neutralisée par les acides sulfurique, azotique ou chlorhydrate, se comporte avec les réactifs à la manière des dissolutions de zinc ; les sels de potasse ou de soude qui s'y trouvent ne troublant en aucune manière les réactions. (Voir page 106.)

Du Sulfate de cuivre ammoniacal.

Ce composé semble résulter de l'association du sulfate d'ammoniaque, avec une combinaison particulière de bioxyde de cuivre et d'ammoniaque, dans laquelle le bioxyde jouerait le rôle d'acide. On le peut représenter par cette formule :

Sa composition.

$$\underbrace{(2AzH^3),SO^3+H^2O}_{\text{Sulfate d'ammoniaque.}} \quad + \quad \underbrace{(2AzH^3),CuO}_{\text{Cuprate d'ammoniaque.}}$$

Il est solide, cristallin, d'une belle couleur bleue ; de saveur métallique, soluble dans l'eau aiguisée d'acide chlorhydrique, azotique ou sulfurique. Sa dissolution se comporte avec les réactifs, à la manière des sels de bioxyde de cuivre, en même temps que lui-même, trituré avec de la chaux vive humectée d'eau, indique l'existence de l'ammoniaque.

Ses propriétés.

La teinte bleu foncé fait place à une teinte bleu ciel, quand on le conserve dans des flacons bouchant mal ; à une teinte verte quand on l'expose à l'air. Dans le premier cas, il ne perd que de l'ammoniaque ; dans le second, il perd tout à la fois de l'ammoniaque et de l'eau. L'eau le décompose.

Le procédé de préparation qu'adopte le Codex est celui-ci :

Prenez : sulfate de cuivre pur 100 gr.
ammoniaque   q : S :

Sa préparation

Réduisez le sulfate en poudre fine, introduisez-le dans un flacon à l'émeri, versez dessus de l'ammoniaque liquide, jusqu'à complète dissolution, ajoutez à celle-ci un volume égal au sien d'alcool à 38°, agitez quelques instants, laissez reposer.

Au bout de 24 heures, il se sera formé un dépôt cristallin, que vous séparerez par décantation, que vous sécherez en le comprimant entre des feuilles de papier non collé, et qu'enfin vous enfermerez dans des flacons susceptibles d'être très hermétiquement bouchés.

Si la dissolution ammoniacale étant introduite dans un flacon étroit et profond, on versait de l'alcool à la surface, de manière à ce que le mélange ne se fît que couche par couche, les cristaux seraient plus volumineux.

Le sulfate de cuivre ammoniacal, que l'on obtient en faisant passer un courant de gaz ammoniac au travers d'une dissolution saturée et chaude de sulfate de cuivre, jusqu'à ce que celle-ci cesse de l'absorber, et recueillant les cristaux qui se forment par le refroidissement, n'est peut-être pas identique au précédent, et ne saurait lui être substitué.

De l'eau céleste. Pour l'eau céleste, le Codex prescrit de dissoudre $0^g,05$ de sulfate de cuivre cristallisé dans 32 gr. d'eau distillée, de filtrer, et d'ajouter peu à peu de l'ammoniaque dans la liqueur, jusqu'à dissolution du précipité d'hydrate ou de sous-sulfate qui se produit d'abord ; cette solution offre nécessairement une grande analogie de composition avec le sulfate de cuivre ammoniacal, et semble n'être autre chose que ce même composé, dissous à la faveur du grand excès d'ammoniaque. Peut-être cependant, que tout l'acide sulfurique s'y trouve combiné avec de l'ammoniaque ; et l'oxyde de cuivre, à l'état d'ammoniure ou de cuprate d'ammoniaque.

Des Sulfates de mercure.

Le protoxyde et le bioxyde de mercure se combinent avec l'acide sulfurique, celui-ci même en deux proportions, pour former un sulfate neutre et un sulfate basique, l'un et l'autre employés en médecine.

Sulfate de protoxyde $Hg^2O,SO^3 =$ { Protoxyde,   2631,600
{ Acide sulfurique,   501,165

  — de bioxyde $HgO,SO^3 =$ { Bioxyde,   1365,800
{ Acide sulfurique,   501,165

  — de bioxyde tribasique $(3HgO),SO^3 =$ { Bioxyde,   4097,400
{ Acide sulfurique,   501,165

Leurs compositions.

Le sulfate de protoxyde est pulvérulent, blanc ou d'un blanc légèrement grisâtre, inaltérable à l'air, soluble dans 287 fois son poids d'eau bouillante, laquelle du reste n'en altère ni la couleur, ni la constitution.

Leurs propriétés.

Le sulfate neutre de bioxyde est pulvérulent, blanc, inaltérable à l'air, décomposable par l'eau qui le transforme, surtout à chaud, en sulfate très acide incolore, soluble dans l'eau, cristallisable en aiguilles, et en sulfate tribasique de couleur jaune et insoluble dans l'eau.

Celui-ci constitue le turbith minéral ; le nom de turbith lui a été donné en raison de sa ressemblance de couleur avec la poudre de racine de turbith (*convolvulus turpethum*). On le doit préparer avec du sulfate de bioxyde, exempt de sulfate de protoxyde, puisque celui-ci altérerait la teinte et la constitution du produit ; et de plus, le laver jusqu'à ce que les eaux de lavage sortent neutres aux réactifs colorés.

On peut obtenir le sulfate de protoxyde, en chauffant sans faire bouillir, de l'acide sulfurique et du mercure, de manière à transformer entièrement celui-ci en une poudre blanche, laissant déposer, décantant.

Leur préparation.

Cependant, comme ce procédé ne fournit guère qu'un mélange de sulfate de protoxyde et de sulfate de bioxyde, d'où vient que la poudre traitée par l'eau bouillante, produit une solution de laquelle le chlorure de sodium précipite le protoxyde à l'état de protochlorure, tandis qu'il n'en précipite pas le bioxyde ; un meilleur moyen d'obtenir du sulfate de protoxyde, consisterait à verser dans une solution d'azotate de protoxyde, un léger excès de sulfate de soude.

Au reste, son principal usage était de servir à la préparation du protochlorure de mercure, et nous avons vu, en traitant de ce composé, qu'on préférait actuellement, employer le bichlorure et le mercure métallique.

Pour le sulfate de bioxyde, on introduit dans une cornue en grès lutée et portant à son col un tube destiné à conduire les gaz et les vapeurs sous une cheminée tirant bien, ou dans un vase rempli de matières alcalines, 500 p. de mercure et 600 p. d'acide sulfurique concentré, ou mieux, suivant MM. Guibourt et Soubeiran, 667 même 750 p. d'acide; l'on chauffe modérément au début, plus fortement ensuite, et l'on continue jusqu'à cessation de toute vapeur, de tout dégagement de gaz; on laisse refroidir; on brise la cornue; on en retire le sulfate, et, s'il en est besoin, on en achève la dessiccation dans un vase en fonte ou en grès, à une température incapable de le décomposer.

Leur préparation. On juge qu'il est exempt de protoxyde ou plutôt de sulfate de protoxyde, à ce que ses eaux de lavage ne sont nullement troublées par le chlorure de sodium; au cas où il en contiendrait, il faudrait de nouveau le faire bouillir avec de l'acide sulfurique.

Nous renverrons pour la théorie de ces opérations, à ce que nous en avons dit en traitant de la préparation de l'acide sulfureux.

De l'Alun.

Sa composition. Sous le nom d'alun on désigne un sel résultant de l'union du sulfate d'alumine, tantôt avec le sulfate de potasse, tantôt avec le sulfate d'ammoniaque, et plus souvent avec ces deux sulfates.

On distingue celui à base de potasse, de son analogue à base d'ammoniaque, à la propriété que possède le premier de ne pas laisser dégager d'ammoniaque au contact de la potasse humide, de fournir pour résidu de sa calcination, de l'alumine mélangée de sulfate de potasse que l'eau enlève.

On distingue l'alun à base de potasse et d'ammoniaque, des aluns qui ne contiennent que l'une de ses bases, à ce qu'il dégage de l'ammoniaque avec la potasse, en même temps qu'il laisse un résidu en partie formé de sulfate de potasse, quand on le calcine.

L'alun cristallisé à base de potasse, a pour formule :

$$\underbrace{Al^2O^3,3(SO^3)}_{\text{Sulfate d'alumine.}} + \underbrace{KO,SO^3}_{\text{Sulfate de potasse.}} + \underbrace{24(H^2O)}_{\text{Eau.}} = \left\{ \begin{array}{ll} \text{Sulfate d'alumine,} & 2031,715 \\ \text{— \quad de potasse,} & 589,916 \\ \text{Eau,} & 2099,52 \end{array} \right.$$

Quelque soit le sulfate associé à celui d'alumine, l'alun est sans couleur, sans odeur, de saveur fortement astringente, soluble dans son poids d'eau bouillante et dans 15 à 16 fois son poids seulement d'eau à $+$ 15°; très aisément cristallisable en octaèdres transparents, retenant 24 atomes d'eau de cristallisation, ou 45, 47 sur 100; légèrement efflorescents.

Sa dissolution aqueuse rougit le tournesol, et produit, avec la potasse ou la soude caustique, un précipité blanc soluble dans un excès de précipitant; avec l'ammoniaque, un précipité également blanc, mais insoluble dans un excès de précipitant (hydrate d'alumine).

On ne le prépare jamais en pharmacie; il est obtenu pour les besoins des arts, soit en lessivant directement certaines matières volcaniques qui le contiennent tout formé; après calcination, certaines matières pierreuses essentiellement formées d'alun uni à de l'alumine hydratée qui le rend insoluble, tant que la chaleur n'a pas détruit leur combinaison; Sa préparation.

Soit encore en exposant à l'air, ou en grillant des mélanges naturels de pyrites et d'alumine; de telle sorte, qu'il e sproduise de l'acide sulfurique, par suite du sulfate d'alumine et du peroxyde de fer; lessivant, et dans les liqueurs chargées de sulfate d'alumine simple, ajoutant du sulfate de potasse ou d'ammoniaque; soit, enfin, en calcinant des argiles peu chargées de carbonate de chaux, afin de peroxyder le fer qu'elles renferment toujours; les pulvérisant, les traitant par l'acide sulfurique faible et dans la liqueur, comme la précédente tenant du sulfate d'alumine en dissolution, versant le sulfate qui le doit convertir en alun.

Le pharmacien n'a même, pour ainsi dire jamais à purifier celui du commerce; tout au plus le ferait-il au moyen de dissolutions et des cristallisations réitérées, s'il était coloré.

L'alun calciné n'est que de l'alun privé d'eau de cristallisation par la chaleur. De l'alun calciné.

On réduit ses cristaux en poudre grossière, on les introduit dans un creuset, ou, si l'on opère sur des masses considérables, dans un camion semblable à ceux dont nous nous sommes servis pour préparer la magnésie, et l'on chauffe avec modération, tant qu'il se dégage des vapeurs aqueuses; les cristaux commencent

par se fondre dans leur eau de cristallisation, puis ils l'abandonnent, se boursouflent considérablement, d'où l'obligation de
faire usage d'un vase capable de suffire à cette augmentation de
volume, et définitivement se convertissent en une masse spongieuse, blanche, opaque, presque insipide, si difficilement soluble dans l'eau, qu'elle y paraît insoluble quand le contact n'est
pas prolongé.

En chauffant trop fortement, on volatiliserait le sulfate d'ammoniaque tout entier, au cas où il ferait partie du sel mis en
expérience; on décomposerait le sulfate d'alumine en alumine,
en acide sulfurique anhydre, en oxygène et en acide sulfureux; on pourrait même décomposer partiellement le sulfate de
potasse, parce que sa base tendrait à se combiner avec l'alumine.

XLIIIᵉ LEÇON.

SUITE DE LA PRÉCÉDENTE.

Du Chlorate de potasse.

(Muriate suroxygéné de potasse.)

Sa composition.

$$KO, Ch^2O^5 = \begin{cases} \text{Potasse,} & 589,916 \\ \text{Acide chlorique,} & 942,650 \end{cases}$$

Ses propriétés. Le chlorate de potasse est incolore, inodore, d'éclat nacré, de
saveur fraîche et légèrement acerbe, cristallisable en lames
rhomboïdales ne retenant pas d'eau de cristallisation, inaltérable à l'air.

100 parties d'eau en dissolvent 3 p. 33 à 0°
60 p. à + 104,78.

La propriété que possèdent ses mélanges avec le soufre, le
charbon, le phosphore et la plupart des autres corps combus-

tibles, de détoner par le choc, oblige le pharmacien à pulvériser séparément les matériaux des mélanges dont il ferait partie, et à les réunir sans trituration avec frottement, surtout sans choc.

Le veut-on préparer;

On introduit dans les flacons intermédiaires de l'appareil pour *Sa préparation.* le chlore liquide, une dissolution de carbonate de potasse marquant 30° Baumé, et l'on y fait passer du chlore jusqu'à ce que son odeur prononcée, sa couleur jaune, le passage des bulles qu'elle refuse d'absorber, annonce qu'elle en est saturée.

Alors on retire des flacons, et les cristaux lamellaires qui s'y sont déposés, et la liqueur qui les surnage; on place ceux-là dans un entonnoir, on les y lave à 2 reprises avec de l'eau froide, on les fait égoutter, on les redissout dans 2 fois environ leur poids d'eau bouillante, pour qu'ils se reforment plus purs et plus volumineux par le refroidissement; on concentre celle-ci, afin qu'elle fournisse le chlorate qu'elle avait retenu, aussi bien que celui que produit sous l'influence de la chaleur qui le décompose, le chlorite de potasse qu'elle contient.

L'opération est facile à conduire, longue cependant. Elle exige que l'on fasse usage de tubes d'un grand diamètre, afin que les cristaux formés dans leur intérieur, les obstruent plus difficilement.

Au lieu de flacons parfaitement fermés, l'emploi de flacons ouverts, dans lesquels on pourrait au besoin introduire des tiges rigides, capables de dégorger les tubes, offrirait de l'avantage, si l'incommodité résultant pour l'opérateur, de l'expansion du chlore, que la solution n'absorbe que d'une manière imparfaite, surtout alors que la saturation approche, ne le compensait grandement.

Les produits essentiels de cette opération sont :

Du chlorure de potassium et du chlorate de potasse.

Soit, que l'eau décomposée cédant ses deux éléments à du chlore, donne naissance à de l'acide chlorique, lequel se combine en nature avec une portion de la base, et à de l'acide chlorhydrique, lequel par une réaction secondaire sur une autre portion de base, produirait du chlorure et de l'eau; soit que le chlore

déplaçant l'oxygène d'une partie de la base, se combine avec le
métal réduit, pour produire du chlorure métallique, et en
même temps avec l'oxygène abandonné par lui, pour produire de l'acide chlorique, et par suite du chlorate. Dans l'un et
dans l'autre cas, l'acide carbonique est éliminé.

La réaction est représentée par l'équation suivante, si l'on
admet que l'eau lui est étrangère,

$$6(K,O) \quad + \quad 12Ch \quad = \quad KO,Ch^2O^5 \quad + \quad 5K,Ch^2$$

Potasse.　　　　Chlore.　　　　Chlorate.　　　　Chlorure.

ou par celle-ci, si l'on admet que ses éléments sont mis en jeu,

$$6(K,O) + 12Ch + 5(H^2O) = KO,Ch^2O^5 + 5(K,O),10(Ch,H)$$

Potasse.　　Chlore.　　Eau.　　Chlorate.　　Chlorhydrate.

Tandis qu'une dissolution étendue de carbonate ne donnerait
lieu qu'à du chlorure d'oxyde, ainsi que déjà nous l'avons fait
voir, page 207, l'état de concentration de celles que l'on emploie,
le peu de solubilité du chlorate, déterminent une réaction d'une
toute autre nature.

Toutefois, bien qu'encore les produits essentiels soient ici du
chlorure métallique et du chlorate, on ne peut éviter la formation
d'une certaine quantité de chlorure d'oxyde, dont l'état variable
de concentration des liqueurs, ne fût-ce que par suite des dépôts
cristallins qui s'y forment, permet la production.

On le retrouve tout entier dans les eaux mères, avec l'excès
de chlore; il leur communique la faculté d'agir comme décolorant sur les papiers à réactifs, d'exhaler une odeur de chlore;

En outre, et transitoirement, il se produit au début, du bicarbonate de potasse dont la formation s'explique naturellement,
par le report sur le carbonate neutre indécomposé, des premières
portions d'acide carbonique éliminées par le chlore.

Aussi le dégagement de gaz carbonique n'est-il sensible que
vers le milieu de l'opération.

Ce bicarbonate se dépose avec du chlorure et avec du chlorate, mais pour être plus tard décomposé, aussi bien que le carbonate neutre.

Que si l'on avait fait usage de carbonate de potasse provenant de l'incinération de végétaux, et toujours plus ou moins chargé de silice que l'excès d'alcali rend soluble, on remarquerait que la silice se déposerait à l'état gélatineux, du moment où l'alcali serait saturé.

Les cristallisations que l'on fait subir au chlorate, ont pour objet d'en éliminer le chlorure et le chlorite plus solubles que lui, et la silice insoluble. On ne devra le considérer comme tout à fait pur que lorsque sa dissolution cessera de précipiter l'azotate d'argent.

La théorie enseigne que, 6 atomes de potasse pesant 3540 et représentant :

$$6198,52 \ \ \text{de carbonate neutre,}$$
$$\text{équivalent à } 1532,568 \text{ de chlorate,}$$
$$\text{et à } 4662,835 \text{ de chlorure;}$$

mais on n'en retire guère que 600 parties de chlorate.

De l'oxygène est mis en liberté, sans servir à la production de l'acide chlorique, du chlorure d'oxyde est formé en pure perte pour les produits essentiels, du chlorate de potasse reste dans les eaux mères.

DES AZOTATES OU NITRATES.

De l'Azotate de potasse.

(Sel de nitre, nitre, salpêtre purifié.)

$$(KO, Az^2O^5 = \begin{cases} \text{Potasse,} & 589,916 \\ \text{Acide azotique,} & 677,036 \end{cases}$$

Sa composition.

L'azotate de potasse est incolore, inodore, d'une saveur Ses propriétés fraîche et piquante, cristallisable en longs prismes à 6 pans, terminés par des sommets dièdres à demi transparents; ils s'accolent de manière à former des cannelures, ne retiennent pas d'eau de cristallisation et ne s'altèrent pas à l'air.

$$100 \text{ parties d'eau en dissolvent } 13 \text{ p. } 32 \text{ à } 0°$$
$$246 \text{ p. } 15 \text{ à } +100°$$

Celui que le commerce fournit, provient de la lixiviation de terres très riches en salpêtre, tel est le salpêtre de l'Inde;

Ou se prépare par l'un des procédés suivants :

L'un consiste à traiter l'azotate de soude naturel du Chili et de quelques autres localités, par le chlorure de potassium, dans des conditions de température et de concentration telles, que de leur mutuelle décomposition résultent du chlorure de sodium infiniment moins soluble dans l'eau bouillante, et de l'azotate de potasse;

L'autre, à traiter convenablement les matériaux salpêtrés, provenant de démolitions de maisons habitées, et dans lesquels de l'azotate de potasse existe, conjointement avec des azotates de chaux et de magnésie. A cet effet :

On commence par concentrer les eaux de lixiviation, afin de déterminer la précipitation du sulfate de chaux, et celle de la majeure partie des carbonates de chaux et de magnésie qu'elles renferment ;

Puis on verse dans les liqueurs filtrées et rapprochées à 25ᵇ Baumé, un léger excès de carbonate de potasse, destiné à transformer les azotates terreux en carbonates de magnésie et de chaux insolubles, et en azotate de potasse soluble.

Parfois, l'économie fait employer à la décomposition de l'azotate calcaire, du sulfate de potasse, ou bien encore un mélange de chlorure de potassium et de sulfate de soude, lequel donne lieu à du sulfate de chaux à peu près insoluble, à du chlorure de sodium peu soluble à chaud, et à de l'azotate de potasse comparativement très soluble.

On rapproche à 42° les liqueurs des opérations précédentes, de manière à ce que le sel marin préexistant dans les matières mises en expérience, et celui formé par suite de réactions, s'en dépose; on sépare celui-ci, on pousse l'évaporation jusqu'à 45°, et l'on verse dans des cristallisoirs. On obtient pour produit de cette série d'opérations, du salpêtre brut que l'on purifie : d'abord en le traitant par des quantités d'eau bouillante telles, que la majeure partie des chlorures de potassium et de sodium qu'il aurait retenus, reste indissoute; plus tard, et à l'état de cristaux, en le mettant en contact avec une dissolution saturée d'azotate de potasse ; pour entraîner par lixiviation les chlorures de magnesium et de calcium déliquescents.

Si, contre toute attente, l'azotate de potasse du commerce *Sa purification.*
retenait des sels étrangers :

Des chlorures dont l'azotate d'argent,   }
Dés sulfates   —   —   de baryte,   }   signaleraient la
De la chaux   —   l'oxalate d'ammoniaque, }   présence.
De la magnésie   —   les bicarbonates alcalins, }

Le pharmacien, pour le purifier, le ferait dissoudre dans la moitié de son poids d'eau bouillante, laisserait refroidir, agiterait afin d'obtenir des cristaux grenus, qu'il lessiverait dans un entonnoir en verre avec des petites quantités d'eau froide, et définitivement procéderait à une nouvelle cristallisation, spécialement destinée à produire de beaux cristaux par un refroidissement lent et tranquille.

Le cristal minéral ne diffère de l'azotate de potasse, que par *De l'azotate de potasse fondu ou cristal minéral.* l'état physique; il est en plaques d'une blancheur parfaite et complétement opaques.

On l'obtient en faisant chauffer dans un creuset de Hesse, jusqu'à fusion tranquille, de l'azotate de potasse, puis coulant le produit dans une capsule en argent, et l'y étendant en couches minces, que le refroidissement fait se détacher des parois de la capsule.

Le sel, exempt qu'il est d'eau de cristallisation, n'éprouve aucune altération, pourvu qu'on ait le soin de ne pas élever la température assez pour le décomposer.

En effet, l'azotate de potasse fortement chauffé, commencerait par laisser dégager de l'oxygène, auquel succéderait bientôt un mélange d'oxygène, d'azote, d'acide hypoazotique, et finirait par se convertir en potasse après être transitoirement passé par l'état d'azotite.

L'alcalinité du produit, et surtout sa décomposition avec dégagement de vapeurs rutilantes par l'acide sulfurique concentré, annonceraient que le cristal minéral a subi un commencement de décomposition.

La fusion du nitre, utile alors que ce sel très imparfaitement purifié, retenait ou pouvait retenir des azotates terreux que la chaleur convertissait en oxydes, dont ensuite l'eau déterminait la séparation, est sans objet, maintenant qu'il est facile de se procurer ce sel dans un grand état de pureté.

Du sel de Prunelle. Quant au sel de Prunelle, il différait du cristal minéral par l'existence d'une très petite quantité de sulfate de potasse, résultant de la désoxygénation partielle de l'acide de l'azotate, par 1/128 de son poids de soufre, que l'on ajoutait au nitre en pleine fusion.

Du Sous-azotate de bismuth.

(Magistère de bismuth, blanc de fard, sous-nitrate, oxyde de bismuth.)

Sa composition.

$$3(BiO),Az^2O^5 + H^2O = \begin{cases} \text{Protoxyde de bismuth,} & 2660,700 \\ \text{Acide azotique,} & 677,036 \\ \text{Eau,} & 112,48 \end{cases}$$

Ses propriétés. Le sous-azotate de bismuth est pulvérulent, d'un blanc éclatant, d'aspect nacré, insipide, inodore, légèrement soluble dans l'eau bouillante, dont il se dépose par le refroidissement, en petits cristaux. Il se dissout dans l'acide azotique sans effervescence, ce qui pourrait suffire à le distinguer du carbonate de plomb, avec lequel il offre une grande ressemblance extérieure.

On le prépare ainsi qu'il va être dit : l'on introduira dans un matras 3 parties d'acide azotique pur à 35°, l'on y fera tomber par petites portions successives, chaque fois en attendant que l'effervescence produite par la précédente ait cessé, 1 partie de bismuth purifié (page 38) et réduit en poudre grossière; l'on portera à l'ébullition, quand la dissolution sera complète, on la décantera dans une capsule en porcelaine, on la réduira d'un tiers par l'évaporation, et l'on versera le produit dans 40 à 50 fois son poids d'eau, en ayant le soin d'agiter constamment et de ne faire tomber le liquide que goutte à goutte, afin d'obtenir un dépôt plus ténu, plus nacré.

Il se produit un précipité blanc, très dense, qu'on lave par décantation, jusqu'à ce que les liqueurs sortent neutres aux réactifs colorés, qu'on sèche, et qu'on enferme dans des flacons destinés à l'abriter du contact des émanations sulfureuses qui le noirciraient.

Le liquide qui surnageait le précipité, et ses eaux de lavage, sont additionnés, goutte à goutte d'ammoniaque, en y laissant un léger excès d'acide. Il se forme un nouveau dépôt semblable au précédent, que l'on traite de la même manière et qu'on lui réunit.

Même à froid, le bismuth et l'acide azotique donnent lieu à un abondant dégagement de vapeurs rutilantes et à une élévation considérable de température. Le métal s'oxyde au premier degré, se transforme en un azotate susceptible de cristalliser en prismes quadrilatères d'un assez gros volume, et retenant 3 atomes d'eau.

L'évaporation chasse l'excès d'acide qui nuirait à l'action décomposante de l'eau, et dès lors l'azotate faiblement acide, lorsqu'on le place au contact de celle-ci, se partage en azotate très basique qui se précipite, entraînant de l'eau en combinaison, et en azotate très acide qui reste en solution.

Plus tard, vient-on à verser de l'ammoniaque dans la liqueur retenant l'azotate acide ; l'alcali s'empare d'une portion de l'acide, et détermine la précipitation d'une nouvelle quantité de sous-azotate.

En ajoutant l'alcali en trop forte proportion, on pourrait décomposer le sous-azotate lui-même, le convertir en oxyde ; inconvénient qui n'est pas à craindre quand on prend la précaution recommandée, de maintenir les liqueurs légèrement acides.

On trouve à les maintenir en cet état, cet autre avantage, qu'au cas où le bismuth contiendrait du fer, le peroxyde formé par la désoxygénation partielle de l'acide azotique, en même temps que l'oxyde de bismuth serait retenu en dissolution ; par conséquent ne pourrait colorer le produit.

La petite quantité d'oxyde de bismuth, qui reste dans les liqueurs après l'addition de l'ammoniaque, peut être en précipitée au moyen d'un carbonate alcalin. En le lavant, le redissolvant dans l'acide azotique, évaporant la solution acide, il peut produire de nouveau magistère.

Des Azotates, ou Nitrates de mercure.

Les chimistes connaissent plusieurs composés d'acide azotique et d'oxyde de mercure.

Sous les noms de nitrate de mercure cristallisé, ou de protonitrate de mercure ; de deutonitrate acide de mercure liquide, ou de nitrate de mercure liquide, le Codex en décrit deux, qui nous doivent seuls occuper, et auxquels nous joindrons le nitrate basique ou turbith nitreux, des anciennes pharmacopées.

Préparation du protonitrate de mercure cristallisé du Codex.

Pour préparer le premier, il place dans un matras à fond plat, parties égales de mercure pur et d'acide azotique à 35°, exempt d'acide chlorhydrique, puis abandonne l'opération à elle-même dans un lieu frais.

Au bout de 24 heures des cristaux se sont formés; il les fait tomber dans un entonnoir en verre, les lave avec de l'acide azotique à 25°, destiné à les débarrasser des eaux mères qui les souillent, les laisse égoutter et les enferme dans un flacon en verre, bouchant bien.

Préparation du nitrate de bioxyde de mercure liquide du Codex.

Pour préparer le second, il traite à chaud dans un matras de capacité double au moins, 100 parties de mercure par 200 parties d'acide azotique pur à 35°; et quand la dissolution est complète, la réduit du 3/4, c'est-à-dire à 225 parties.

Dans l'une et dans l'autre de ces opérations, le mercure s'oxyde aux dépens de l'acide, et de là : de l'azotate de mercure, du bioxyde d'azote, peut-être de l'azote; et de l'acide hypoazotique, c'est celui-ci qui, se dissolvant dans la portion d'acide indécomposé, la colore en vert. Mais, dans la première, l'emploi d'une plus faible proportion d'acide azotique, la non-intervention de la chaleur, le soin que l'on prend de placer le mélange dans un lieu frais, afin du moins d'arrêter l'élévation de température, que ne peut manquer d'amener la réaction, ne permettent au métal que de se protoxyder; s'il se produit quelque peu de bioxyde, et par suite de deutoazotate, sa plus grande solubilité le fait rester dans les eaux mères. Au contraire dans la seconde, des conditions inverses donnent lieu à la formation d'un azotate de bioxyde. On reconnaît que l'azotate de protoxyde est exempt de bioxyde, à ce que sa dissolution dans l'eau aiguisée d'acide azotique, étant additionnée d'acide chlorhydrique ou de sel marin, jusqu'à cessation de tout précipité, jusqu'à complète séparation du protoxyde à l'état de protochlorure; ne retient pas de bioxyde de mercure, partant, ne précipite pas en jaune par la potasse caustique, en blanc par l'ammoniaque. D'un autre côté, l'on reconnaît que l'azotate de bioxyde est exempt d'azotate de protoxyde, à ce que sa dissolution étendue, n'est aucunement troublée, soit par l'acide chlorhydrique, soit par le sel marin.

Si l'acide azotique employé aux dissolutions contenait de l'acide chlorhydrique, le chlore résultant de leur mutuelle décomposition, donnerait naissance à du protochlorure qui se précipiterait, ou à du bichlorure qui resterait dissous.

L'azotate de protoxyde est en prismes rhomboïdaux, volumineux, incolores, à moins qu'ils ne soient salis par de l'azotate tribasique, très denses, acidés au tournesol, de saveur styptique, éminemment vénéneux.

L'eau aiguisée d'acide azotique les dissout; l'eau froide les partage en azotate acide soluble, et en un azotate basique insoluble, pulvérulent, et de couleur blanchâtre.

L'eau bouillante les partage en deux nouvelles variétés d'azotates, l'une est plus acide et l'autre plus basique que ne l'étaient les variétés précédentes.

Le basique, d'un jaune verdâtre, n'est autre que le turbith nitreux des anciens pharmacologistes; son nom de turbith vient de ce qu'il ressemble extérieurement au turbith minéral, ou soussulfate de bioxyde de mercure.

Si l'on prolongeait les lavages outre mesure, on finirait par enlever au turbith nitreux tout son acide, et par le convertir en une poudre grisâtre, composée de mercure métallique et de bioxyde de mercure.

L'azotate de bioxyde, tel que nous l'avons préparé d'après le Codex, est liquide, incolore, excessivement caustique, très acide; l'eau froide le convertit en un azotate acide soluble, et en un azotate basique insoluble, d'un blanc rosé. L'eau bouillante, à son tour, transforme ce dernier sel en un azotate soluble, plus acide que le précédent, et en un azotate insoluble, plus basique aussi que celui auquel il correspond.

C'est lui que l'on a parfois confondu avec le véritable turbith nitreux, bien qu'il en diffère, tout à la fois par la présence du bioxyde et par sa couleur rosée.

Si le sel mis en expérience retenait du protonitrate, la teinte rosée du précipité, masquée qu'elle serait par la couleur jaune du turbith qui se produirait (Guibourt), rendrait la confusion plus facile, et de plus, des lavages multipliés à l'eau bouillante, finiraient par le rendre d'un jaune orangé ; il serait alors presque entièrement formé de bioxyde.

En résumé donc, l'eau exerce sur les deux azotates une action analogue, tend à dissocier leurs composants, à se charger de l'acide, à précipiter l'oxyde ; mais ce résultat ultime est précédé de la formation de sous-azotates qui deviennent de plus en plus basiques.

Leur composition. De ces deux composés mercuriels, le premier ou protoazotate cristallisé, auquel le Codex attribue la composition suivante :

$$\begin{array}{ll} \text{Protoxyde. .} & 82,40 \\ \text{Acide. . . .} & 14,08 \\ \text{Eau. . . . . .} & \underline{3,52} \\ & 100,00 \end{array}$$

aurait pour formule :

$$3\,(Hg^2O),2Az^2O^5 + H^2O$$

Ce serait donc un véritable sesquiazotate de protoxyde monohydraté.

Le second est une dissolution d'azotate neutre de bioxyde que représente, à l'état anhydre, la formule $HgO,Az^2O5 +$ eau. Quant au turbith nitreux, **M. Kane** lui attribue la formule,

$$2(Hg^2O),Az^2O5 + H^2O,$$

et conséquemment, le considère comme un azotate de protoxyde bibasique hydraté. Mais il ne faut pas oublier, que sa constitution peut et doit varier, suivant que le contact de l'eau s'est opéré à des températures plus ou moins élevées, et s'est prolongé plus ou moins longtemps ; aussi, est-il à regretter que le Codex ait laissé indéterminées, et la quantité, et la température de l'eau qu'il convient d'employer à sa préparation.

De l'eau mercurielle. L'eau mercurielle qu'il ne faut pas confondre avec l'azotate de mercure liquide, et que l'ancien Codex de Paris préparait en dissolvant à chaud :

30 parties de mercure coulant,
dans 50 — d'acide azotique à 35°

puis ajoutant à la dissolution 930 p. d'eau distillée, renfermait évidemment de l'azotate de bioxyde avec un grand excès d'acide.

De l'acide nitrique mercuriel. L'acide nitrique mercuriel, que les chirurgiens emploient par-

foissouslenomdenitrate acide de mercure, et qu'il fautégalement
ne confondre avec aucun des composés mercuriels précités, renferme un mélange d'azotate de protoxyde et d'azotate de bioxyde,
dissous dans l'acideazotique; on le prépare en dissolvant à chaud,

1 partie de protoazotate cristallisé,
    dans 8 parties d'acide azotique à 42°.

Nous ne quitterons pas ces composés mercuriels sans faire remarquer, qu'ils possèdent tous une singulière tendance à changer
de composition.

Non-seulement la température en s'élevant transforme l'azotate de protoxyde en azotate de bioxyde, non-seulement le contact de l'eau, à des températures variables, les partage l'un et
l'autre en de nouveaux sels renfermant des proportions différentes d'acide et de base; mais encore les proportions premières
d'acide et de mercure employées à leur préparation, la température à laquelle s'est opérée la dissolution, même l'acte de la
cristallisation, amènent des modifications analogues.

Par exemple, le deutoazotate acide de mercure du Codex,
quand sa concentration poussée trop avant le fait cristalliser,
fournit des cristaux dont la composition est celle d'un azotate
de bioxyde bibasique.

Le peu d'accord que présentent les analyses des sels mercuriels par MM. Mitscherlich et Kane, est évidemment dû à ce
que ces chimistes ont opéré sur des produits formés dans des
conditions plus ou moins dissemblables.

Ces motifs imposent au pharmacien l'obligation de ne changer
en rien le *modus faciendi* de ceux de ces composés qu'emploie
la médecine; ils me dispensent par conséquent de relater toutes
judicieuses qu'elles puissent être, les modifications que plusieurs
expérimentateurs, et notamment M. Guibourt, ont cru devoir
proposer d'apporter aux procédés du Codex.

Du Mercure soluble d'Hahnemann.

(Protonitrate ammoniaco-mercuriel. — Sous azotate ammoniacal de protoxyde
de mercure.)

On ne connaît pas bien la constitution de ce composé, auquel   Sa
la désignation empyrique de mercure soluble d'Hahnemann composition.

me semble, pour ce motif, mieux convenir que tout autre.

	Ammoniaque.	Acide azotique.	Protoxyde de mercure.	Eau.
M. Mitscherlich le croit formé de :	2 atomes	1 atome	3 atomes	
— Soubeiran	2	1	4	
— Kane.	2	1	2	
— Guibourt.	2	1	3	1 atome

ce qui permet de le considérer :

Soit, comme le résultat de l'association d'un atome d'azotate d'ammoniaque, avec 2, 3 ou 4 atomes de protoxyde de mercure, soit comme un azotate diversement basique, dans lequel l'ammoniaque et le protoxyde de mercure joueraient conjointement le rôle de base.

La manière de voir de M. Mitscherlich conduit, par exemple, aux deux formules suivantes :

$$\underbrace{(2AzH^3).Az^2O^5}_{\text{Azotate d'ammoniaque.}} \; + \; \underbrace{3Hg^2O}_{\substack{\text{Protoxyde de}\\ \text{mercure.}}} \quad \text{ou} \quad \underbrace{(2AzH^3),3(Hg^2O)Az^2O^5}_{\substack{\text{Azotate quadribasique d'ammo-}\\ \text{niaque et de mercure.}}}$$

Pour le préparer, le pharmacien triturera dans un mortier en porcelaine ou en verre, 100 grammes de protoazotate cristallisé, et complétement exempt d'azotate de bioxyde, avec de l'eau distillée froide, très légèrement aiguisée d'acide azotique pur, de manière à produire 4 à 5 litres de solution ; il filtrera, versera, goutte à goutte et sans interruption aucune, dans cette solution, de l'ammoniaque liquide préalablement étendue de 15 à 20 fois son poids d'eau, agitera avec une baguette en verre, et cessera toute affusion d'ammoniaque aussitôt que le précipité, jusque-là de couleur noire, commencera à pâlir ; il laissera déposer, décantera la liqueur surnageante, lavera le dépôt avec de l'eau pure, tant que l'eau entraînera de l'acide, le fera sécher sur un filtre à l'abri de la lumière, et l'enfermera dans un flacon bien fermé, qu'il recouvrira d'un papier noir.

La lumière tend à le décolorer, l'air à faire passer son protoxyde au maximum d'oxydation.

L'équation suivante :

$$3Hg^2O,Az^2O^5 \;+\; 6AzH^3 \;=\; 2AzH^3),Az^2O^5 + 3Hg^2O \;+\; 4AzH^3),2Az^2O^5$$

| Protoazotate de mercure. | Ammoniaque. | Mercure soluble. | Azotate d'ammoniaque. |

fait voir que la réaction se passe entre 3 atomes de protoazotate et 6 atomes d'ammoniaque. 4 atomes de celle-ci se combinent avec 2 atomes d'acide azotique, pour former de l'azotate d'ammoniaque qui reste dans la liqueur; tandis que les 2 autres atomes, avec les 3 atomes de protoxyde de mercure et un atome d'acide, constituent le mercure soluble analysé par M. Mitscherlich.

Ce qui tend à rendre variable la composition de ce médicament, c'est, d'une part, que la nature du précipité qui se forme, varie aux époques diverses de l'opération, la proportion du protoxyde y augmentant sans cesse (Kane); c'est, d'autre part, qu'il se produit presque inévitablement, outre celui qui nous occupe, un composé particulier de couleur blanche, dans lequel le bioxyde remplace le protoxyde. Sans doute que l'excès d'acide que l'on est obligé de maintenir dans la liqueur, pour assurer la solution du protoazotate, finit par y produire de l'azotate de bioxyde; car on remarque, que la proportion de ce dernier composé est d'autant plus forte, que les liqueurs sont plus acides, et que l'on tarde plus à faire agir l'ammoniaque, ou à séparer le dépôt (Mohnheim, Guibourt); parfois même de l'oxyde se trouve ramené à l'état de mercure. On sent qu'en présence de tant de causes de changement dans la composition du médicament, on ne saurait trop s'assujettir à suivre en tous points les prescriptions du Codex.

Il eût donc à été désirer qu'il précisât les doses d'acide azotique et d'ammoniaque qu'il convient d'employer.

Le mercure soluble d'Hahnemann est pulvérulent, gris noi- Ses propriétés. râtre, insipide, inodore, insoluble dans l'eau à toutes températures, soluble dans l'ammoniaque et dans l'acide chlorhydrique. Les éléments y sont combinés assez intimement, pour que la potasse ou la soude caustique n'en puissent éliminer l'ammoniaque.

Des Azotates d'argent.

Le protoxyde d'argent, le seul qui se puisse combiner avec les acides, se combine avec l'acide azotique en deux proportions, donne naissance à un sel acide et à un sel neutre, employés tous deux en médecine.

De l'Azotate acide d'argent.
(Nitrate acide, nitrate d'argent cristallisé.)

Ses propriétés. L'azotate acide d'argent est incolore, de saveur amère, âcre, caustique, soluble dans l'alcool et dans l'eau, mais beaucoup plus à chaud qu'à froid; cristallisable en lames minces, transparentes, ne retenant pas d'eau de cristallisation, inaltérables à l'air. Il rougit fortement le tournesol, et produit sur la peau des taches violettes qui ne disparaissent que par le renouvellement de la partie affectée.

Sa préparation. On le prépare avec : argent de coupelle 1 partie, acide azotique pur à 33°, 2 parties.

L'argent est introduit dans un matras à long col, on verse dessus l'acide par petites portions successives, on laisse la réaction s'épuiser à la température ordinaire, puis on chauffe avec modération; quand la dissolution est complète, on la décante dans une capsule en porcelaine.

Par le refroidissement, elle fournit des cristaux lamellaires, que l'on sépare des eaux mères par décantation, que l'on fait égoutter dans un entonnoir en verre, qu'on y lave à 2 fois avec un peu d'eau distillée froide, destinée à les débarrasser de l'acide adhérent, et que l'on enferme dans des flacons.

Les eaux mères rapprochées en fournissent de nouveaux.

D'un kilogramme d'argent fin, on retire environ 1 kil. 500 d'azotate.

Le métal s'oxyde aux dépens de l'acide qu'il fait passer à l'état de bioxyde d'azote, peut-être à celui d'acide hypoazotique, et de là, du protoxyde d'argent qui se combine avec une portion d'acide indécomposé, à très peu près, dans les proportions qui constitue l'azotate neutre; car nous verrons qu'il ne perd que des traces d'acide, pour éprouver cette transformation.

Si l'acide azotique mis en expérience contenait de l'acide chlorhydrique, il se produirait du chlorure d'argent, en pure perte pour l'opération.

De l'Azotate d'argent neutre.

(Nitrate d'argent fondu., pierre infernale.)

$$AgO,Az^2O^5 = \begin{cases} \text{Oxyde d'argent, } 1451,600 \\ \text{Acide azotique, } 677,036 \end{cases}$$

L'azotate d'argent neutre est inodore, d'un blanc mat, *Ses propriétés.* opaque, de saveur analogue à celle du précédent, quoique moins acide, très soluble dans l'alcool, bien plus soluble encore dans l'eau , incristallisable.

Sa dissolution rougit sensiblement le tournesol, colore la peau en violet, et, pour peu qu'elle soit concentrée , produit par l'addition de l'acide azotique, des cristaux d'azotate acide.

Pour le préparer,

On place un creuset en argent au milieu de quelques char- *Sa préparation.* bons allumés, on le porte au rouge obscur, et l'on y fait tomber des cristaux d'azotate acide parfaitement égouttés, qu'on y remue avec une tige en argent.

Lorsque la matière est en fusion parfaite, on la coule dans une lingotière en cuivre ou en fer légèrement échauffée, afin que son contact ne fige pas les premières portions d'azotate qui la touchent;

Par un refroidissement lent, le sel s'y forme en cylindres polis à la surface, de texture souvent rayonnée à l'intérieur, que l'on retire de la lingotière alors que leur complet refroidissement leur a communiqué de la solidité, que l'on frotte légèrement entre deux linges, et qu'enfin l'on enferme dans des flacons seuls, ou plus souvent avec de la semence de lin.

Celle-ci les empêche de se briser , mais leur fait éprouver à la surface un commencement d'altération, analogue à celui que nous avons fait connaître en traitant des eaux distillées. Tome 1 page 278.

L'usage s'est établi, afin de communiquer à la pierre infernale, une couleur noirâtre ou plutôt ardoisée, qu'elle doit à de l'argent très divisé, de ne la couler qu'après lui avoir fait éprouver un léger coup de feu, ou mieux encore, d'enduire les surfaces de la lingotière d'un peu de suif.

Par la fusion, l'azotate d'argent cristallisé ne perd que des traces d'eau et d'acide azotique, assez toutefois pour diminuer beaucoup de causticité.

Si l'on n'avait pas à sa disposition de l'argent pur, on pourrait se servir d'argent allié de cuivre. Seulement il faudrait opérer de manière à produire l'élimination de celui-ci, à cet effet :

Ou bien on ferait cristalliser l'azotate à plusieurs reprises, afin que l'azotate de cuivre, infiniment plus soluble, demeurât dans les eaux mères.

Ou bien l'on diviserait les cristaux et on les lessiverait dans un entonnoir avec de l'acide azotique à 35°, afin de dissoudre l'azotate de cuivre, de préférence à celui d'argent.

Ou bien on ferait éprouver au sel, une fusion ignée, destinée à déterminer la décomposition de l'azotate de cuivre sans altérer l'azotate d'argent; puis on traiterait par l'eau. La liqueur débarrassée par le filtre, du bioxyde de cuivre, serait évaporée à siccité, et le produit serait fondu.

L'azotate d'argent cristallisé, aussi bien que la pierre infernale, pourra être considéré comme exempt de cuivre, quand sa dissolution ne précipitera plus en rougeâtre le cyanure jaune de potassium, etc.

Les eaux mères chargées de cuivre, la dissolution dans l'acide azotique du dépôt insoluble, résultant du traitement par l'eau, du sel auquel on aura fait éprouver la fusion ignée, devront être additionnées d'acide chlorhydrique ou de sel marin, pour en précipiter tout l'argent à l'état de chlorure, et l'on appliquera à celui-ci le moyen de réduction indiqué en parlant de l'argent réduit du chlorure. (Page 42.)

De l'Arsénite de potasse.

<table>
<tr><td>Sa
composition.</td><td>$2(KO),As^2O^3 =$ { Potasse,   1179,832
{ Acide arsénieux, 1240,000</td></tr>
</table>

Ses propriétés.   L'arsénite de potasse est incolore, inodore, de saveur âcre, très vénéneux, si soluble dans l'eau, qu'il ne saurait être obtenu autrement qu'en masse d'apparence gommeuse, sans indice de cristallisation.

On fait bouillir pendant 15 à 20 minutes, une solution de _Sa préparation._ potasse caustique, ou de carbonate de potasse pur, avec un excès d'acide arsénieux en poudre fine; l'on agite fréquemment, on filtre et l'on évapore en consistance sirupeuse : cet arsénite doit être enfermé dans des flacons bouchés à l'émeri, en raison de sa tendance à s'emparer de l'humidité de l'air.

Des Arséniates de potasse et de soude.

Il existe deux arséniates de potasse et autant d'arséniates de soude.

$$
\text{Les arséniates neutres ont pour formules :}
\begin{cases}
2(KO),As^2O^5 = \begin{cases} \text{Potasse,} & 1179,832 \\ \text{Acide arsénique,} & 1440 \end{cases} \\
2(NaO),As^2O^5 = \begin{cases} \text{Soude,} & 781,800 \\ \text{Acide arsénique,} & 1440 \end{cases}
\end{cases}
$$

$$
\text{Et les biarséniates :}
\begin{cases}
KO,As^2O^5 + 2H^2O = \begin{cases} \text{Potasse,} & 589,916 \\ \text{Acide arsénique,} & 1440 \\ \text{Eau,} & 224,958 \end{cases} \\
NaO,As^2O^5 = \begin{cases} \text{Soude,} & 390,900 \\ \text{Acide arsénique,} & 1440 \end{cases}
\end{cases}
$$

On n'emploie, en médecine, que le biarséniate de potasse et l'arséniate neutre de soude.

Du Biarséniate de potasse.

(Arséniate de potasse, sel arsénical de Macquer.)

Ce sel est incolore, de saveur acide, très vénéneux, très _Ses propriétés._ soluble dans l'eau, surtout à chaud; facilement cristallisable en prismes à 4 pans, terminés par des pyramides à 4 faces, inaltérables à l'air et retenant 9,98 pour 100 d'eau de cristallisation.

Sa préparation consiste à chauffer au rouge dans un creuset _Sa préparation._ de Hesse, jusqu'à ce qu'il ne se dégage plus de vapeurs rutilantes, un mélange intime et à parties égales, d'acide arsénieux et d'azotate de potasse. On traite le produit par l'eau bouillante, on filtre, on concentre, on laisse cristalliser.

Outre l'arséniate acide de potasse qui se forme, il se dégage du bioxyde d'azote que l'oxygène de l'air convertit en acide hypoazotique. Par conséquent, l'acide arsénieux se suroxyde aux dépens de l'acide de l'azotate, et l'acide arsénique qui le remplace s'unit avec sa base.

La facile décomposition de l'acide azotique, sa volatilité; la fixité que l'alcali communique à l'acide arsénieux; l'acidité comparativement plus grande de l'acide arsénique, sa fixité, contribuent au résultat.

Si l'on chauffait trop fortement, il pourrait arriver, qu'au lieu de biarséniate, on obtint un mélange de biarséniate, d'arséniate neutre et d'acide arsénieux, parce qu'une portion d'acide arsénique abandonnerait de l'oxygène; si l'on ne chauffait pas assez, il se pourrait faire que tout l'acide arsénieux ne se transformât pas en acide arsénique, et qu'il restât de l'azotate.

Le produit ne contiendra ni acide arsénieux, ni acide azotique, quand, mélangé de limaille de cuivre et traité par l'acide sulfurique concentré, il ne dégagera aucune vapeur rutilante, et quand sa dissolution aqueuse ne manifestera au contact des réactifs indiqués (page 214) aucun indice de la présence de l'acide arsénieux.

La production d'une certaine quantité d'arséniate neutre déliquescent, empêche souvent les dernières eaux mères de cristalliser. On remarque qu'alors elles ont cessé de rougir le tournesol; l'addition de quelque peu d'acide arsénique remédie à cet inconvénient.

De l'Arséniate neutre de soude.

(Arséniate de soude.)

Ses propriétés. L'arséniate neutre de soude est incolore, de saveur âcre, alcalin aux réactifs, éminemment vénéneux, plus soluble dans l'eau bouillante que dans l'eau froide, cristallisable; ses cristaux affectent des formes différentes et retiennent des proportions d'eau différentes, suivant les conditions dans lesquelles ils se sont formés, ainsi que cela s'observe avec le phosphate de la même base et quelques autres sels.

Sa préparation offre beaucoup d'analogie avec celle du sel Sa préparation. précédent, et la théorie est la même.

On mélange 100 parties d'azotate de soude,
116 — d'acide arsénieux.

On introduit le tout dans un creuset de Hesse, puis on l'y chauffe au rouge. On traite le produit par l'eau, on verse dans la liqueur du carbonate de soude en dissolution concentrée, jusqu'à ce qu'elle manifeste des réactions alcalines (environ 168 p. de carbonate cristallisé); on fait évaporer et cristalliser.

L'addition de carbonate alcalin, a pour objet de détruire le biarséniate qui résulte de la calcination de l'azotate et de l'acide arsénieux dans les proportions précitées, et de le convertir en arséniate neutre.

L'emploi de 58 g. seulement d'acide arsénieux au lieu de 116 g., afin de ne produire que de l'arséniate neutre, offrirait le grave inconvénient, d'exposer à n'obtenir qu'un mélange d'arséniate et d'azotite qu'on ne pourrait guère séparer.

A l'encontre de ce qui a lieu avec les sels correspondants à base de potasse, c'est ici l'arséniate neutre qui cristallise, et le biarséniate qui ne cristallise pas.

Aussi les eaux mères qui auraient perdu la faculté de fournir des cristaux par la sursaturation de l'alcali, la retrouveraient-elles par l'addition du carbonate de soude.

Du Biantimoniate de potasse.

$$KO;2Sb^2O^5 + 6H^2O = \begin{cases} \text{Potasse,} & 589,916 \\ \text{Acide antimonique,} & 4225,800 \\ \text{Eau,} & 674,874 \end{cases}$$

Si l'on pulvérise 1 p. d'antimoine purifié, 2 p. d'azotate de potasse; si, après les avoir très exactement mélangés, on projette le mélange par petites portions successives dans un creuset de Hesse rouge de feu; à chaque addition, on verra se produire, par suite de la désoxygénation plus ou moins complète de l'acide et de l'oxygénation du métal, une vive déflagration, qui souvent forcera de recouvrir le creuset.

Quand les déflagrations seront terminées, si l'on continue de chauffer le creuset au rouge, pendant 1/2 heure, 3/4 d'heure, l'on y trouvera, à la fin de l'expérience, une masse pâteuse, blanchâtre, mélange d'azotate de potasse indécomposé, d'azotite, et d'antimoniate avec grand excès d'alcali.

Cette masse pâteuse, complétement refroidie, étant broyée, porphyrisée et traitée par l'eau froide, tant qu'elle lui communiquera de la saveur ou de l'alcalinité, lui cédera : l'azotate, l'azotite, de l'antimoniate de potasse très alcalin, et laissera pour résidu, sous forme de poudre blanche, insipide, inodore, à peine soluble dans l'eau, que la lévigation permettra d'obtenir extrêmement ténue, du biantimoniate de potasse hydraté.

Il suffira de le faire égoutter, et de le sécher à l'air sur des feuilles de papier non collé.

Les eaux de lavage sursaturées par l'acide azotique, ou par l'acide chlorhydrique, laisseraient précipiter de l'acide antimonique hydraté que l'on pourrait recueillir, laver et conserver pour une nouvelle opération, en le calcinant avec du nitre.

De l'antimoine diaphorétique non lavé.

De la matière perlée de kerkringius.

L'antimoine diaphorétique non lavé des anciens pharmacologistes, n'était autre, que le mélange d'azotate, d'azotite et d'antimoniate de potasse dont il vient d'être fait mention.

Leur antimoine diaphorétique lavé était notre biantimoniate; enfin sous le nom de matière perlée de Kerkringius, ils désignaient l'acide antimonique précipité des eaux mères.

Si l'on diminuait la proportion de nitre, si le mélange n'était pas exact, la température suffisamment élevée, l'antimoniate serait mélangé d'antimonite, peut-être même d'oxyde d'antimoine, lequel serait susceptible de s'unir à l'alcali, pour former, sous le nom d'hyperantimonite, un composé salin déjà signalé en parlant du kermès.

XLIVe LEÇON.

Des Eaux minérales naturelles.

Soit que, retenue à la surface du globe dans des bassins plus ou moins étendus, elle y forme des mers, des lacs, des étangs, des marais; ou qu'épanchée sur des plans inclinés, elle produise des fleuves, des rivières, des torrents, des ruisseaux; soit encore que, s'échappant des profondeurs de la terre, elle constitue des sources, des fontaines; l'eau, telle que la nature nous la présente, n'est jamais pure. Aussi, lorsque nous avons voulu l'obtenir exempte de matières étrangères, nous a-t-il fallu recourir à la distillation, même la pratiquer dans des conditions déterminées.

Nous avons dit alors, et nous répétons, qu'elle contient toujours des gaz, des matières inorganiques, et presque toujours aussi des matières organiques. Lorsque la nature, la proportion de ces corps étrangers, sont telles, que l'eau qui les renferme, puisse servir aux usages domestiques, on dit qu'elle est potable. Elle l'est, toutes les fois, que limpide, sans odeur, sans saveur désagréable, ou du moins susceptible d'acquérir cet ensemble de qualités par simple filtration, elle peut en outre, et dissoudre le savon et cuire les haricots sans les durcir. Les eaux chargées de sels calcaires précipitent en effet les dissolutions de savon, en produisant de l'oléate et du margarate de chaux insolubles, et déterminent entre cette même chaux et la matière azotée des enveloppes des haricots, la formation d'un composé coriace, qui défend du contact de l'eau, les parties centrales de ces semences.

Lorsqu'au contraire les matières étrangères les rendent impropres aux usages domestiques, les eaux constituent : ou des eaux simplement minérales, ou des eaux minérales médicinales, si l'on peut les employer comme médicaments. L'eau dans laquelle MM. Henry et Poumarède ont rencontré une proportion

considérable de sulfate de manganèse, les eaux qui se chargent
de cuivre ou de zinc en traversant les mines de ces métaux, celles
infiniment plus communes que saturent du sulfate ou du carbonate de chaux, sont dans le premier cas; les eaux de Vichy, de
Baréges, dans le second. Nous n'avons à nous occuper, ni des
eaux potables, ni des eaux purement minérales; mais il convient
que nous entrions dans quelques détails relatifs aux eaux médicinales.

Des Eaux minérales médicinales naturelles.

L'analyse a constaté dans les eaux minérales médicinales naturelles, la présence d'un grand nombre de corps étrangers,
parmi lesquels on doit citer :

L'oxygène,
L'azote,
L'acide carbonique,
—   sulfhydrique,
—   silicique,

Les carbonates { de soude, de chaux, de magnésie, de fer,

Les sulfates { de soude, de chaux, de magnésie, de fer,

Les sulfures ou
Les chlorures { de sodium,
Les iodurés   { — calcium,
Les bromures { — magnésium, } et diverses matières organiques plus ou moins imparfaitement connues.

Le pharmacien peut au contraire ne pas tenir compte :

Du fluate de chaux, du carbonate de strontiane, du phosphate
d'alumine et de quelques autres sels, que des recherches d'une
extrême délicatesse permettent seules d'y découvrir; ils y sont
en trop minimes proportions, pour pouvoir influencer les propriétés thérapeutiques du liquide.

L'ébullition qui les dégage, fournit le moyen d'isoler les gaz;
l'addition des réactifs trahit la présence des sulfures, des chlorures, des iodurés, des bromures, des carbonates, des sulfates;
celle aussi de la magnésie, de la chaux, du fer; la calcination
dans un tube disposé de manière à pouvoir recueillir les gaz, du
résidu de leur évaporation, préalablement mélangé de bioxyde
de cuivre, signale celle des matières organiques.

On conçoit la possibilité de l'existence des matières si différentes que les eaux minérales renferment en dissolution, quand

on considère l'extrême variété de composition des terrains qu'elles traversent, l'étendue de leur pouvoir dissolvant, qu'augmente la pression qu'elles supportent au sein de la terre, la température élevée qu'elles y rencontrent, et que parfois elles conservent assez, pour qu'on les distingue en eaux chaudes ou thermales (de θερμός chaud), et en eaux froides. Les premières, ayant une température supérieure, les autres, une température égale à celle de l'atmosphère.

Les matières étrangères précitées ne se rencontrent toutefois pas toutes, dans une même eau minérale, il en est même qui s'excluent. Tel est l'oxygène, par rapport à l'acide sulfhydrique et aux sulfures; le carbonate de soude, par rapport aux chlorures de calcium et de magnesium, aux sulfates de chaux et de magnésie; d'un autre côté, tandis que le chlorure de sodium, le sulfate de soude, existent pour ainsi dire dans toutes, les bromures n'ont encore été signalés que dans les eaux de Bourbonne-les-Bains et de Balaruc; tandis que les sources de Sedlitz, de Seidschutz, fournissent des eaux assez chargées de sulfate de magnésie, les sources de la Lorraine et de la Franche-Comté, des eaux assez chargées de sulfate de soude, pour que l'on en puisse extraire ces sulfates par l'évaporation : c'est à peine si les eaux les plus riches en sulfure de sodium en renferment $\frac{1}{12000}$.

On les divise en acidules,   —   — ferrugineuses,
    —   —   sulfureuses,   —   — et salines;

Leur classification.

Les 1res ont pour principe essentiel, l'acide carbonique libre,
Les 2es   —   —   l'acide sulfhydrique libre ou combiné,
Les 3es   —   —   le fer à l'état de sel.

Dans le quatrième groupe, sont confondues toutes celles qui ne sont ni acidules, ni sulfureuses, ni ferrugineuses.

Très souvent toutefois, leur composition en quelque sorte intermédiaire, permet de les placer dans des classes différentes, suivant que l'on considère tel ou tel de leurs composants, plutôt que tel ou tel autre. Ainsi l'eau de Vichy est mise par les uns, au nombre des eaux gazeuses, par les autres, au nombre des eaux ferrugineuses, attendu qu'elle contient à la fois de l'acide carbonique libre et du fer; de leur côté, la plupart des eaux salines offrent des indices de la présence : celles-ci du fer, celles-là de l'acide sulfhydrique, celles-là encore de l'acide carbonique libre, ce qui pourrait faire rattacher certaines, aux eaux ferrugineuses, sulfureuses ou acidules.

Indiquons sommairement l'origine, les caractères, la composition des eaux acidules, sulfureuses, ferrugineuses et salines; les procédés à l'aide desquels le pharmacien pourrait déterminer la proportion :

De l'acide carbonique dans les premières,
—   sulfhydrique   —   secondes;
Du fer   —   troisièmes;

Dans les dernières, la somme des matières fixes, la nature et la proportion des principes les plus abondants ou les plus importants, sous le point de vue thérapeutique.

Des Eaux acidules.

Leur origine.   M. Berzélius pense qu'elles proviennent de montagnes à volcans éteints. Ce que l'on ne saurait contester, c'est qu'elles abondent en Auvergne.

On cite, parmi les plus connues :

L'eau thermale de Vichy   (Allier).   L'eau thermale de Saint-Alban (Loiret).
—   de Bourbon-l'Archambault, *id.*   L'eau froide de Contrexeville (Vosges).
—   du Mont-d'Or (Puy-de-Dôme).   —   de Pougues (Nièvre).
—   de Saint-Nectaire,   *id.*   —   de Seltz (duché de Nassau).
—   de Balaruc (Hérault).

Leurs caractères.   Elles offrent une saveur aigrelette, à laquelle peut succéder une saveur urineuse, qu'explique parfaitement l'existence du carbonate de soude; rougissent plus ou moins fortement la teinture de tournesol; précipitent en blanc l'eau de chaux qu'on leur ajoute en assez grande quantité pour que le précipité formé ne puisse se redissoudre à la faveur de l'acide carbonique non saturé; laissent dégager à la température de l'ébullition, du gaz acide carbonique. Ce dégagement de gaz a parfois lieu à la température ordinaire, et le passage de ses bulles au travers du liquide lui communique un aspect nébuleux. Quand un pareil phénomène a lieu d'une manière marquée, on dit que l'eau est mousseuse ou plutôt gazeuse.

Leur composition.   Outre l'acide carbonique libre, dont la proportion est du reste extrêmement variable dans les eaux acidules de localités différentes ; de telle sorte que M. Berthier l'évalue :

À 1 litre 149 par litre d'eau de Vichy,
— 0⅓ — 372   —   de Saint-Nectaire,
— 0⅓ — 133   —   du Mont-d'Or (Source de la Madeleine).

L'on y rencontre : de l'oxygène, de l'azote, du chlorure de sodium, du sulfate de soude, des carbonates de chaux et de magnésie, de la silice, des matières organiques et fréquemment du carbonate de soude.

Les eaux de Vichy, du Mont-d'Or, de Seltz, en contiennent ; les eaux de Contrexeville et de Balaruc en sont privées.

Sa présence en proportion assez notable pour leur communiquer une saveur alcaline prononcée, les constitue eaux alcalines gazeuses.

Le procédé à l'aide duquel on peut déterminer la proportion du gaz carbonique varie, suivant que l'eau sur laquelle on opère conserve son gaz sous la pression de l'atmosphère, ou le perd en partie.

Le conserve-t-elle ?

Dans une cornue tubulée d'environ 1^{lit},3 de capacité, l'on introduit 20 à 25 gr. de mercure et 1 litre d'eau minérale, l'on adapte à sa tubulure un tube droit plongeant au fond du mercure, et destiné à prévenir dans le vase distillatoire, la rentrée du liquide des flacons qui le suivent, au moment où tout le gaz carbonique étant abandonné par l'eau, la pression y devient moindre qu'elle ne l'est dans ceux-ci.

L'on adapte également à son col, un tube recourbé pénétrant dans un flacon à trois tubulures, d'un demi-litre environ, en partie rempli d'une solution de chlorure de barium additionnée d'ammoniaque caustique, l'on fait suivre le premier flacon d'un second contenant une solution semblable à celle du premier, et l'on termine l'appareil par un tube à double branche, se rendant sous une cloche pleine de mercure.

Les jointures étant lutées, l'on porte à l'ébullition l'eau de la cornue.

L'acide carbonique se dégage, est forcé de traverser le liquide des flacons, y trouve de l'ammoniaque qui l'absorbe; le carbonate d'ammoniaque formé, réagit sur le chlorure de barium, et de leur mutuelle décomposition, résulte du chlorhydrate d'ammoniaque et du carbonate de baryte. Aucune bulle de gaz carbonique ne doit arriver jusque sous la cloche; cependant il est bon, à la fin de l'expérience, de s'assurer que celle-ci n'en contient pas. Le gaz qui s'y est rassemblé, mélange d'azote et d'oxygène, ne doit pas diminuer de volume, en l'agitant avec une solution d'alcali caustique.

Quand tout l'acide carbonique est dégagé, quand, partant, le dépôt cesse d'augmenter dans les flacons, on laisse tomber le feu, ou si l'on préfère, on enlève le tube placé entre la cornue et le premier flacon, on filtre les liqueurs troubles au travers d'un filtre pesé d'avance, après dessiccation complète, en évitant de perdre une portion du précipité; on lave celui-ci à l'eau distillée, tant que celle qui le traverse, conserve la faculté de précipiter l'azotate d'argent, on sèche à l'étuve sans détacher du filtre, et l'on pèse. En retranchant du poids du filtre et du précipité, le poids du filtre seul, l'on a pour différence le poids du précipité, c'est-à-dire celui du carbonate de baryte, par suite, le poids de l'acide carbonique abandonné par l'eau; en effet, l'on sait que 100 parties de carbonate de baryte contiennent 77ᵖ,58 de base et 22ᵖ,42 d'acide. L'on a même le volume de cet acide carbonique, car un litre d'acide carbonique, sous la pression de 0ᵐ,76 et à la température de 0° pèse, 1ᵍ,9741, ce qui conduirait à dire, que 100 gr. de carbonate de baryte représentent 11ˡⁱᵗ,35 d'acide carbonique, sous la pression et à la température susindiquées.

Si tout l'acide du carbonate de baryte obtenu, provenait de l'acide carbonique préexistant à l'état de liberté, dans l'eau mise en expérience, l'on aurait toutes les données nécessaires à la solution du problème; mais comme il provient en partie, de ce que les bicarbonates de soude et de magnésie dont nous avons eu l'occasion de constater l'existence, sont décomposés par l'eau bouillante : le premier en sesquicarbonate, le second en carbonate basique, et aussi, de ce que, dans les mêmes conditions, le bicarbonate de chaux dont il est tout à fait rationnel de supposer l'existence, au sein d'un liquide chargé d'acide carbonique, se trouve à son tour converti en carbonate neutre;

Pour connaître exactement, soit en poids, soit en volume, la proportion du gaz carbonique, il faut retrancher du poids ou du volume trouvé, le poids ou le volume de l'acide carbonique nécessaire à la transformation en bicarbonate :

Du sesquicarbonate de soude ,
Du carbonate basique de magnésie ,
    —   neutre de chaux ,

préexistants dans l'eau,

En attendant que nous ayons appris à déterminer la proportion de ces carbonates, disons que, pour convertir en bicarbonate,

100 gr. de sesquicarbonate de soude , il lui faudrait ajouter 17,15) d'acide
100 gr.   carbonate neutre de chaux ,   —   43,70 } carbonique.
100 gr.   —   basique de magnésie ,   —   74,20)

L'eau ne pourrait-elle, sans laisser dégager une partie de son gaz, être versée dans une cornue? on débouche le flacon qui la renferme dans un vase en partie rempli d'une solution de chlorure de barium, mélangée d'ammoniaque liquide, bien entendu, en prenant les précautions les plus capables de prévenir l'intervention de l'acide carbonique de l'air, et d'assurer l'absorption de celui de l'eau ; comme dans l'expérience précédente, l'acide carbonique libre que celle-ci contenait, est converti en carbonate de baryte, après avoir transitoirement formé du carbonate d'ammoniaque; et, de plus, l'acide combiné se porte également sur la baryte, et parce que la décomposition du carbonate de soude et du chlorure de barium solubles, donne naissance à un carbonate insoluble, et parce que la mutuelle décomposition du chlorure de barium et des carbonates de chaux et de magnésie, peut produire un carbonate plus insoluble que ne l'était chacun de ceux-ci :

Analyse
d'eau gazeuse.

Toujours est-il, en définitive, que tout l'acide carbonique existant dans l'eau, se trouve former du carbonate de baryte.

Un semblable échange de bases et d'acide a lieu entre le sulfate de soude, le chlorure de barium; et le sulfate de baryte se précipite, en même temps que le carbonate.

Le précipité complexe est lavé, séché, pesé, traité par l'eau aiguisée d'acide chlorhydrique, et de nouveau lavé, séché, pesé; la différence entre le premier poids et le second, fait connaître le poids du carbonate, car l'acide a dissous celui-ci sans attaquer le sulfate.

S'il était nécessaire, l'addition à la solution acide d'un léger excès de carbonate de soude pur, reproduirait le carbonate de baryte, que l'on pourrait recueillir.

Du poids du carbonate de baryte, l'on conclura le poids et le volume de l'acide carbonique; mais, non plus seulement comme tout à l'heure, en retranchant du poids ou du volume de l'acide correspondant à celui du carbonate de baryte, le poids ou le volume de l'acide carbonique abandonné par le sesquicarbonate de soude, ou par les carbonates de chaux et de magnésie. Il en faudra retrancher le poids ou le volume de tout l'acide primitivement combiné, en partant de cette autre donnée, savoir :

Que 100 parties de protoxyde de sodium, demandent 141p,35 ⎫
— 100   —   —   de calcium,   —   155p,30 ⎬ d'acide
— 100   —   de magnésie,   —   214p,00 ⎭ carbonique.

pour se constituer à l'état de bicarbonates.

Les expériences suivantes feraient connaître la proportion de la soude, de la chaux, de la magnésie.

On évapore à siccité 4 à 5 litres d'eau, on traite à deux ou trois reprises le produit de l'évaporation par une petite quantité d'eau froide, afin de le bien épuiser; le carbonate et le sulfate de soude sont dissous, les carbonates de chaux et de magnésie ne le sont pas. L'on verse dans la liqueur un très léger excès de chlorure de barium, ou d'azotate de baryte, l'on recueille le précipité formé de carbonate et de sulfate de baryte, on le lave, on le sèche, on le pèse, on le fait digérer dans l'eau aiguisée d'acide chlorhydrique ou azotique purs, et l'on conclut la proportion de carbonate, de la perte de poids qu'il éprouve; ainsi, au reste, qu'il a été dit précédemment :

100 gr. de cabonate de baryte repré-   54 gr. 10 de carbonate,   ⎫ de
         sentent :   65 gr. 30 de sesquicarbonate, ⎬ soude.
31 gr. 83 de protoxyde de sodium,   71 gr. 42 de bicarbonate,   ⎭

La portion non dissoute par l'eau, presque exclusivement composée de carbonates de chaux et de magnésie, qu'accompagnent souvent des traces de silice, est traitée par l'acide chlorydrique faible, mélangé de quelques gouttes d'acide azotique; la solution acide qui en résulte est portée à l'ébullition, afin de peroxyder le fer aux dépens de l'acide azotique; puis, après refroidissement, sursaturée par l'ammoniaque et filtrée; alors, elle ne contient plus que des chlorures de calcium et de magnésium. On l'étend, dans le but de prévenir la précipitation de l'oxalate de magnésie peu soluble; on y verse : d'abord de l'oxalate d'ammoniaque, jusqu'à ce qu'elle cesse de se troubler; ensuite, et après filtration, du phosphate d'ammoniaque, également jusqu'à ce qu'elle ne se trouble plus.

La chaux tout entière est précipitée à l'état d'oxalate, la magnésie l'est plus tard à l'état de phosphate ammoniaco-magnésien.

L'oxalate est calciné, la chaux plus ou moins carbonatée, qu'il laisse pour résidu est convertie en sulfate de chaux de composition constante; au moyen de l'acide sulfurique, le sulfate de chaux est calciné et pesé.

100 de sulfate représentent,	73,80 de carbonate de chaux,
41,54 de chaux caustique,	106 de bicarbonate de chaux;

Quant au phosphate ammoniaco-magnésien, on se contente de le dessécher et de le peser.

100 de ce phosphate double représentent :	34,08 de carbonate de magnésie basique
18,9 de magnésie,	59, 4 de bicarbonate de magnésie.

Des Eaux sulfureuses.

Les eaux sulfureuses, aussi nommées eaux hydrosulfureuses, sulfurées, hépatiques, sourdent principalement des terrains primordiaux. En France, par exemple, elles sont plus communes que partout ailleurs, dans les Pyrénées. Leurorigine.

Celles de Baréges (Hautes-Pyrénées),	Celles de Baden (Autriche),
— Canterets, *id.*	— d'Aix-la-Chapelle (Prusse),
— Bonne ou Eaux-Bonnes (Basses-Pyrénées),	— d'Enghien (Seine-et-Oise),
— Bagnères-de-Luchon (Haute-Garonne),	— Roche-Pozai (Vienne),
— d'Aix (en Savoie),	— Gamarde (Landes),
	— Guillon (Doubs).

Les 7 premières thermales, les autres froides, jouissent notamment d'une réputation méritée.

Ces eaux offrent une odeur, une saveur d'œuf gaté, qu'elles perdent par une longue exposition à l'air, par suite de l'altération que son oxygène fait éprouver à leurs composés sulfurés; aussi, n'est-il pas rare de voir leur surface se recouvrir d'une pellicule de soufre, sans doute hydrogéné. Elles brunissent l'argent, le plomb, l'étain qu'on y plonge; après les avoir d'abord colorés en jaune et en quelque sorte dorés, précipitent en noir les dissolutions d'acétate de plomb, de sulfate de cuivre, et annihilent la réaction de l'iode sur le décocté d'amidon, jusqu'au moment où la destruction complète de leur acide sulfhydrique ou de leur sulfure, dont l'iode déplace le soufre, lui permet de se produire.

Indépendamment de l'acide sulfhydrique libre ou des sulfhydrates neutres, ou tout à la fois de ces deux composés, sans doute combinés à l'état de sulfhydrates acides, l'on y rencontre souvent de l'acide carbonique libre, toujours de l'azote, du sulfate de soude, du chlorure de sodium, des traces de chaux, de magnésie et de matières organiques.

Celles-ci, que les chimistes ont nommées Barégine, parce qu'on les a pour la première fois observées à Barèges; Glairine, parce qu'elles offrent un aspect glaireux; semblent être la principale cause de l'onctuosité singulière des eaux qui nous occupent. Elles sont douces au toucher, tantôt fibreuses, tantôt floconneuses, tantôt compactes, tantôt membraneuses, ici complétement incolores; là, brunes, rouges ou vertes. L'eau ne les dissout pas, les acides et les alcalis caustiques ne les dissolvent pas sensiblement; elles semblent résulter de l'altération qu'éprouve au contact de l'air et de la lumière, l'*anabaina thermalis* de M. Bory de Saint-Vincent, dont les séminules auraient été entraînées par les eaux ou par les vents.

Dans les eaux sulfureuses, la somme des matières fixes ne dépasse jamais 1/3000 du poids du liquide, et d'après MM. Anglada, Longchamps, Fontan, la proportion du sulfure alcalin serait au plus, par litre :

De 0,0680 dans l'eau de Bagnères-de-Luchon, (source de la grotte inférieure).
  0,0498   —   de Baréges,   (— de la Grande-Douche),
  0,0385   —   de Cauterets,   (— dite Bruzard),
  0,0251   —   de Bonne,   (— de la Buvette).

Lorsqu'elles ne renferment que de l'acide sulfhydrique libre, comme celle d'Aix-la-Chapelle, elles perdent par une agitation prolongée avec du mercure qui en absorbe le soufre, et plus sûrement par une ébullition de quelques minutes, dans un matras muni d'un tube à gaz plongeant sous l'eau, afin que l'air ne puisse réagir : leur odeur, leur saveur, la faculté de former des précipités noirs de sulfures, dans les dissolutions de plomb ou de cuivre.

Lorsqu'elles ne renferment que du sulfhydrate neutre, ou ce qui revient au même, du sulfure hydraté, l'agitation avec le mercure, l'ébullition, ne les privent point de leurs propriétés premières, et leurs vapeurs que l'on fait passer au travers des dissolutions métalliques précitées, ne les colorent pas sensiblement.

Elles deviennent au contraire susceptibles de se comporter à la manière des précédentes, si l'on commence par les additionner d'un acide assez fort pour qu'il en décompose le sulfure.

Lorsqu'enfin elles contiennent tout à la fois de l'acide sulfhydrique libre et du sulfhydrate neutre, ou plutôt du sulfhydrate, acide; en même temps qu'elles produisent à la température de l'ébullition, des vapeurs susceptibles de noircir les sels de plomb et de cuivre, elles conservent la faculté de les précipiter encore après l'ébullition; l'acide sulfhydrique libre, ou celui qui constituait le sulfhydrate à l'état acide, s'étant seul dégagé.

On doit à M. le professeur Dupasquier, un moyen à la fois Leur analyse. très exact et très expéditif, de déterminer la proportion d'acide sulfhydrique, libre ou combiné, qu'elles renferment.

Après s'être procuré une solution alcoolique d'iode au dixième, c'est-à-dire formée de 90 parties d'alcool et de 10 parties d'iode, on en remplit une pipette graduée, dont chaque division représente un centigramme de teinture, ou un milligramme d'iode; puis on laisse tomber goutte à goutte, dans une capsule en porcelaine contenant une quantité déterminée d'eau sulfureuse, et quelques gouttes seulement de décocté d'amidon très clair, le liquide de la pipette. On agite constamment et l'on arrête l'écoulement, aussitôt que le mélange présente la légère teinte azurée, caractéristique de l'iodure d'amidon. C'est la preuve que l'iode est en léger excès.

L'hydrogène de l'acide sulfhydrique libre, celui aussi de l'acide sulfhydrique combiné, abandonnent le soufre pour se porter sur l'iode, et de là un dépôt de soufre, et de l'acide iodhydrique. Le volume de teinture nécessaire à la complète décomposition, est évidemment d'autant plus considérable, que la proportion d'acide sulfhydrique était elle-même plus forte. Il indique, et le poids de l'iode transformé en acide iodhydrique, et celui du soufre éliminé, et celui de l'acide sulfhydrique décomposé.

2 atomes d'iode représentés par 1579, 500 correspondent à 1 atome de soufre représenté par 201, 165.

D'où il résulte :

Que 100 d'iode correspondent à 12,80 de soufre,
13,49 d'acide sulfhydrique.

En général, il importe assez peu que l'on précise l'état sous lequel existait l'acide sulfhydrique.

Si cependant, on tenait à savoir combien une eau sulfureuse renferme d'acide sulfhydrique à l'état de sulfhydrate neutre, d'acide sulfhydrique libre ou constituant un sulfhydrate acide; au cas, par exemple, où cette eau devrait être chauffée, on déterminerait par deux essais successifs, la somme de l'acide sulfhydrique, et la perte d'acide qu'entraîne l'ébullition. A cet effet, après avoir très légèrement aiguisé, au moyen de l'acide chlorhydrique, une quantité déterminée d'eau, afin de décomposer les carbonates alcalins susceptibles de troubler les résultats, par suite, de produire du carbonate de cuivre insoluble, et sans craindre de perdre l'acide sulfhydrique déplacé par l'acide chlorhydrique, attendu, que sa très minime proportion lui permet de rester tout entier en dissolution; on l'additionnerait de sulfate de cuivre en excès, on recueillerait le dépôt de bisulfure de cuivre, on le laverait, on le sécherait à l'abri de l'air, qui tend à en brûler les éléments, et on le pèserait.

100 de sulfure

Représenteront { 33,78 de soufre,
 36,38 d'acide sulfhydrique.

D'autre part, on répéterait l'expérience sur une égale quantité d'eau minérale, après l'avoir fait bouillir à l'abri de l'air, dans un matras muni d'un tube plongeant sous l'eau. La quantité de sulfure obtenue dans cette seconde expérience, serait nécessairement inférieure à celle obtenue dans la première, et la différence serait égale au poids du sulfure correspondant à l'acide sulfhydrique éliminé, ou en d'autres termes, libre.

Des Eaux ferrugineuses.

Les eaux ferrugineuses proviennent le plus ordinairement de terrains secondaires ou de terrains de transition. En France, la Normandie est spécialement riche en eaux de ce genre. On cite, parmi les plus employées :

Leur origine.

L'eau thermale de Forges (Seine-Inf.),   Leau froide de Spa (Belgique),
 — froide de Passy (Seine),   —   — de Pyrmont (Westphalie).
 — — de Cransac (Aveyron),

Elles sont limpides, inodores, d'une saveur à la fois astringente et styptique; se colorent en bleu noirâtre par l'addition de l'infusé de noix de galle, surtout quand on les a laissées pendant quelque temps exposées à l'air, afin que leur fer pût se peroxyder, et forment, dans les mêmes conditions, un précipité de bleu de Prusse, avec le cyanure jaune de potassium. Le chlore produit instantanément l'effet que l'air produit lentement; mais il faut se garder d'en ajouter trop, autrement le tannate de fer et le bleu de Prusse seraient détruits.

Leurs caractères.

Le fer qu'elles contiennent s'y trouve: tantôt à l'état de bicarbonate de protoxyde (celles de Forges, de Spa), tantôt à l'état de sulfate de peroxyde (celles de Passy, de Cransac), tantôt, mais plus rarement, à la fois combiné avec l'acide carbonique et avec l'acide sulfurique.

Leur composition.

M. Berzélius a signalé dans quelques-unes, l'existence d'un sel, dans lequel l'oxyde de fer serait saturé par un acide particulier de nature organique, qu'il appelle acide *crenique*, et suivant

M. Lonchamps, certaines le contiendraient à l'état de ferrate de chaux et de magnésie.

Les eaux rendues ferrugineuses par le carbonate de fer, le laissent déposer lorsqu'on les porte à l'ébullition, et, par suite, perdent les propriétés qui d'abord avaient permis d'en signaler l'existence.

En se dégageant, l'acide carbonique à la faveur duquel le carbonate ferreux avait été dissous, l'abandonne à son insolubilité naturelle.

Les eaux rendues ferrugineuses par du sulfate de protoxyde de fer, le conservent après l'ébullition, et ne perdent rien de leurs propriétés premières.

Celles dans lesquelles existent simultanément du carbonate et du sulfate, en partie perdent, en partie conservent leurs propriétés, quelque prolongée qu'ait été l'ébullition; elles ont abandonné le carbonate et retenu le sulfate.

En dehors de leur principe essentiellement médicamenteux, l'on rencontre :

Dans les eaux contenant du carbonate de fer : de l'azote, de l'acide carbonique, des chlorures de sodium, de calcium, de magnesium, des carbonates de soude, de chaux, de magnésie, des sulfates, de la silice et des traces de matières organiques. Dans les eaux contenant du sulfate de fer de l'azote et de l'acide carbonique, des chlorures de sodium et de magnesium; des carbonates de chaux et de magnésie, des sulfates de soude, de chaux, de magnésie, d'alumine, de la silice et des traces de matières organiques. Le carbonate de soude, le chlorure de calcium ne sauraient évidemment exister concurremment avec le sulfate de fer.

La somme des matières fixes y est souvent considérable. L'eau de Vals, dans le département de l'Ardèche, en contient par litre, jusqu'à 7 gr. 806, d'après M. Berthier. Quant à la proportion de fer, elle est au contraire très faible; on évalue :

A 0 gr. 0069 celle du carbonate de fer dans un litre d'eau de Forges,
A 0 gr. 1138 — du sulfate — — — de Cransac,

Leur analyse. On s'y prendrait ainsi qu'il va être dit, pour déterminer la proportion du fer.

. - On porterait à l'ébullition une quantité déterminée d'eau ; on recueillerait, aussitôt qu'il cesserait d'augmenter, le dépôt formé par les carbonates de fer, de chaux ou de magnésie; on le laverait à l'eau distillée; on le dissoudrait dans la plus petite quantité possible d'acide chlorhydrique pur on ajouterait à la dissolution ; privée de l'excès d'acide par l'évaporation, un léger excès de sulfhydrate d'ammoniaque, destiné à précipiter le fer à l'exclusion de la chaux et de la magnésie. Le précipité de sulfure de fer lavé, serait redissous dans l'acide chlorhydrique additionné de quelques gouttes d'acide azotique pour peroxyder le fer; on chasserait encore l'excès d'acide par l'évaporation, et dans la nouvelle liqueur étendue d'eau distillée, on verserait du succinate d'ammoniaque. Le fer serait précipité à l'exclusion, cette fois, du manganèse qui se serait trouvé dans l'eau mise en expérience, et qui l'aurait suivi. Le succinate de fer, lavé et calciné, laisserait pour résidu du peroxyde de fer, dont on conclurait, par le calcul, la quantité du protoxyde, ou celle du carbonate de protoxyde.

100 de peroxyde représenteraient :

88,94 de protoxyde,
140,40 de carbonate de protoxyde.

D'un autre côté, la liqueur bouillie, séparée au moyen du filtre, du dépôt en partie formé de carbonate de fer, serait concentrée après l'avoir très légèrement acidulée; l'on ferait passer au travers un courant de gaz sulfhydrique, destiné à précipiter le cuivre qu'il pourrait lui arriver de contenir; on filtrerait s'il y avait lieu, puis on l'additionnerait de sulfhydrate d'ammoniaque, ainsi qu'il vient d'être dit. Le fer et le manganèse se précipiteraient accompagnés d'alumine, si tant est que l'eau contînt un sel soluble de cette base. On laverait le précipité, on le dissoudrait dans un mélange d'acide chlorhydrique et d'acide azotique, on décomposerait à chaud la solution par la potasse caustique en excès. L'alumine serait retenue en dissolution, les peroxydes de manganèse et de fer seraient au contraire éliminés, et l'on en opérerait la séparation au moyen du succinate d'ammoniaque, ainsi encore qu'il a été dit précédemment.

100 de peroxyde de fer représenteront 189,56 de sulfate de protoxyde anhydre.

On voit que cette série d'expériences indiquerait, non-seulement la proportion du fer, mais encore, et individuellement, celle du carbonate et celle du sulfate.

Un procédé plus expéditif, pour arriver à connaître la proportion du fer, mais abstraction faite de l'état sous lequel il se trouve, est celui-ci : on commence par additionner l'eau minérale, d'acide chlorhydrique mélangé d'acide azotique, et par la porter à l'ébullition, afin d'en peroxyder le fer, en même temps que l'on convertit en chlorure les bases des carbonates. Dans la liqueur refroidie et très sensiblement acide, on verse un excès d'ammoniaque liquide qui précipite le peroxyde de fer. Le précipité est recueilli sur un filtre, lavé, calciné et pesé. 100 de ce précipité, que l'on peut sans erreur sensible considérer comme du peroxyde de fer, attendu qu'il pourrait tout au plus retenir des traces de manganèse et d'alumine, représentent, nous l'avons déjà dit, 88,94 de peroxyde, et 140,40 de carbonate de protoxyde.

Des Eaux salines.

Leur origine.   Les eaux salines se rencontrent pour ainsi dire partout; on cite parmi les plus connues :

L'eau thermale de Balaruc (Hérault),
— de Bourbonne-les-Bains, (Haute-Marne),
— de Plombières |(Vosges),
— de Luxeuil (Haute-Saône),
— de Néris (Allier),
— de Bagnères-de-Bigorre (Hautes-Pyrénées),
— de Chaudes-Aigues (Cantal),

L'eau thermale de Saint-Amand, (Nord),
— de Carlsbad (Bohême),
— d'Ems (duché de Nassau),
— de Bade ou Baden (Suisse),
— de Bath (Angleterre),
L'eau froide de Cheltenham, *id.*
— de Sedlitz (Bohême),
— de Seidschutz, *id.*
— de Pulna, *id.*

Leurs caractères.   Leur odeur est nulle, leur saveur variable, quoique d'ordinaire plus ou moins salée, tantôt fraîche, tantôt amère, suivant la nature des sels qui se trouvent y dominer, à moins qu'elles ne renferment assez d'acide carbonique libre, assez d'acide sulfhydrique ou de fer, pour recevoir de ces corps la saveur que nous savons leur appartenir.

Leur composition.   L'analyse a constaté dans les eaux de cette section, la préspence, à l'état de dissolution : de l'oxygène, de l'azote, de l'acide carbonique; des chlorures de sodium, de calcium, de magnesium; des bromures et des iodures alcalins; des carbonates de soude, de chaux, de magnésie, de fer; des sulfates de soude, de chaux, de magnésie; de la silice et des matières organiques.

La somme parfois considérable de ces matières fixes, est de :

1 gr. 11 par litre d'eau de Néris,	21 gr. 75 par litre d'eau de Seidschütz,
8 gr. — — de Bourbonne,	33 gr. 75 — — de Sedlitz,
11 gr. — — de Balaruc,	62 gr. 44 — — de Pulna.

Quelques-unes renferment en suspension, des matières organiques et terreuses, dont le dépôt forme ce qu'on appelle des boues, à Saint-Amand, à Bourbonne, etc., etc.

Vauquelin , qui a examiné les boues de Bourbonne, les a trouvées formées , sur 100 parties :

de 15,40 de matières végétales et animales ,
de 64,40 de Silice ;

le reste se composait de fer oxydé, de chaux, de magnésie, etc.

Ce qu'il importe au pharmacien, chargé de l'examen d'une eau minérale saline, c'est surtout de savoir déterminer la somme des matières fixes qu'elle contient, l'existence ou l'absence des corps , que leur action prononcée sur l'économie animale, semble devoir appeler, quelque petite qu'en soit la proportion, à modifier l'action thérapeutique du médicament, enfin la proportion de celles qui dominent.

L'évaporation à siccité ferait connaître la proportion des matières fixes.

L'addition du chlore liquide, au mélange de ces matières fixes, avec un décocté d'amidon légèrement aiguisé d'acide sulfurique, suivant ce qui sera dit, au sujet des essais du sel marin, manifesterait la présence de l'iode, par l'apparition de la teinte bleue caractéristique de l'iodure d'amidon.

D'un autre côté, leur calcination avec du bisulfate de potasse légèrement humide, donnerait lieu à des vapeurs rouges de brôme, que l'on rendrait surtout apparentes, en les obligeant à traverser un tube de très petit diamètre intérieur, à l'extrémité duquel on pourrait même les condenser.

Pour rendre d'ailleurs les réactions plus sensibles, on pourrait traiter la masse saline desséchée par l'alcool à 40° froid, de manière à dissoudre l'iodure et le bromure alcalin à l'exclusion du chlorure, et n'agir que sur le produit de l'évaporation de la solution alcoolique.

On pourrait aussi, relativement à l'iode, ajouter à la solution saline supposée en contenir quelques gouttes de chlorure de palladium peu acide; au bout de 24 heures au plus, on verrait s'y produire un dépôt noirâtre d'iodure de palladium, lequel dissout dans l'ammoniaque, et délayé avec un décocté récent d'amidon et quelque peu d'acide sulfurique, colorerait en bleu le mélange. (Lassaigne, O. Henry.)

Relativement au brôme, on commencerait par précipiter la solution saline par du nitrate d'argent très acide; on recueillerait le dépôt de chlorure et de bromure d'argent; on le laverait à l'eau distillée; on le mélangerait avec de la grenaille de zinc et de l'acide sulfurique affaibli. Après un contact assez prolongé pour que tout l'argent pût être réduit par l'hydrogène dégagé, on filtrerait la liqueur contenant alors l'excès d'acide sulfurique, du sulfate, du chlorure et du bromure de zinc, on l'additionnerait de baryte en excès; on filtrerait une seconde fois, afin de séparer le sulfate de baryte formé et l'oxyde de zinc déposé; on évaporerait afin d'obtenir le chlorure et le bromure de barium, que l'alcool à 40° tiède séparerait l'un de l'autre en dissolvant le second; en sorte qu'on pourrait alors traiter par le bisulfate de potasse, dans les conditions les plus favorables à la production des vapeurs rouges caractérisant le brôme, le bromure reproduit au moyen de l'évaporation. (O. Henry.)

Quant à la proportion du chlore à l'état de chlorure, de l'acide sulfurique à l'état de sulfate, de la chaux et de la magnésie; de la soude à l'état de carbonate; pour la déterminer on s'y prend ainsi qu'il va être dit.

Détermination du chlore. Dans une quantité donnée, d'eau à l'avance additionnée d'acide azotique destiné à décomposer les carbonates et les sulfhydrates susceptibles de précipiter l'azotate d'argent, on verse un excès de ce réactif, on recueille le précipité, on le lave à l'eau distillée jusqu'à ce que l'eau de lavage cesse d'être troublée

par l'acide chlorhydrique ou par les sulfures solubles; on le calcine et on le pèse.

100 de chlorure d'argent correspondent
à 24,56 de chlore.

Dans un poids donné, d'eau également aiguisée d'acide azotique ou chlorhydrique, afin encore de détruire les carbonates,
on verse un excès d'azotate de baryte ou de chlorure de barium;
on recueille le précipité; on le lave, on le calcine, on le pèse. *(Détermination de l'acide sulfurique.)*

100 de sulfate de baryte représentent
34,37 d'acide sulfurique.

Dans un poids connu d'eau neutralisée par l'acide azotique
ou par l'acide chlorhydrique, l'on ajoute du chlorhydrate d'ammoniaque destiné à prévenir la précipitation ultérieure de la
magnésie, puis de l'oxalate de chaux; on recueille le précipité
d'oxalate de chaux, on le lave, on le calcine et l'on en convertit
le produit en sulfate de chaux. *(Détermination de la chaux et de la magnésie.)*

Nous avons vu (page 287) que 100 p. de ce sulfate correspondent à 41^P,54 de protoxyde de calcium.

Dans la liqueur dont il vient d'être parlé, et que l'azotate
d'ammoniaque a débarrassée de la chaux, on verse un excès de
phosphate d'ammoniaque, l'on recueille le précipité de phosphate ammoniaco-magnésien, on le lave et on le sèche.

Nous avons également vu (même page) que

100 parties de ce phosphate double correspondent
à 18,9   —   d'oxyde de magnésium.

Enfin, les expériences qui ont été relatées au sujet de l'analyse
des eaux acidules (page 283 et suivantes), permettraient de
déterminer la proportion des carbonates de soude, de chaux et
de magnésie. *(Détermination des carbonates de soude, de magnésie, de chaux.)*

Avec tous les pharmacologistes, nous assimilerons aux eaux
minérales médicinales salines, l'eau de la mer, puisque les bains
de mer sont employés dans le traitement de certaines affections. *(De l'eau de la mer.)*

Elle doit sa saveur fortement prononcée au chlorure de
sodium, et renferme en outre des chlorures de calcium, de magnesium et de potassium, des sulfates de soude, de magnésie,
même des traces de sulfate de chaux et de magnésie, d'iodure
et de bromure.

On admet assez généralement, que les petites mers sont moins salées que les grandes; la Méditerranée, par exemple, moins que l'Océan.

L'on a même prétendu, que celui-ci était plus chargé de sel dans l'hémisphère boréal que dans l'hémisphère austral; mais ces différences, que beaucoup de chimistes révoquent en doute, ne sauraient exercer une influence sensible sur les propriétés médicales de l'eau de la mer, supposée employée dans des lieux différents.

De leur conservation.

Parmi les eaux qui viennent de nous occuper, il en est peu qu'on puisse conserver longtemps sans qu'elles éprouvent de changement. Les eaux minérales acidules, et surtout les eaux acidules gazeuses, tendent à laisser échapper leur gaz carbonique; les eaux sulfureuses et ferrugineuses, à s'emparer de l'oxygène de l'air, suivant ce que nous avons dit en traitant des sulfures alcalins et des sels à base de protoxyde de fer. Dans toutes, les matières organiques se modifient profondément. Par suite de la présence de celles-ci, il n'est pas rare de voir les sulfates qui les accompagnent, éprouver, à la longue, une décomposition qui rappelle celle qu'éprouvent au sein de la terre les sulfates terreux des environs d'Enghien, et comme eux se convertir en sulfures. Les eaux de Luxeuil, de Plombières, paraissent plus spécialement susceptibles d'éprouver ce genre de décomposition. Il est nécessaire que les vases qui servent à les conserver en soient aussi remplis que possible, qu'on les bouche hermétiquement, qu'on remédie à la porosité du liége au moyen de lut ou de toute autre manière, qu'on assujettisse les bouchons avec des ficelles, des fils de fer, des capsules métalliques, etc., et qu'en définitive, on place les vases eux-mêmes dans des lieux frais, à température constante. L'élévation de température ne pourrait que favoriser les réactions; les dilatations et les contractions successives qu'amèneraient des variations de températures, en fatiguant les bouchons, faciliteraient l'introduction de l'air, la déperdition des gaz.

XLVᵉ LEÇON.

Des Eaux minérales artificielles ou factices.

Les changements dé composition que 'les eaux minérales éprouvent, peut-être dans leurs sources profondes, à coup sûr par l'adjonction accidentelle des eaux superficielles, et surtout leurs nombreuses causes d'altération, ne pouvaient manquer d'en faire tenter l'imitation. L'on y devait en effet trouver plusieurs avantages, ceux notamment de pouvoir les reproduire toujours semblables à elles-mêmes, et préparer en tous lieux; spécialement là où l'on n'aurait pu les faire parvenir, telles qu'elles étaient au sortir de la source; d'y introduire au besoin une plus forte proportion de principes actifs, même de faire intervenir certaines matières capables de favoriser leur action thérapeutique, ainsi que par exemple, au moyen de l'acide carbonique, on favorise la digestion des eaux chargées de sulfate de magnésie, de sulfate ou de carbonate de fer, en masquant la saveur amère ou styptique de ces sels. Il est vrai que les eaux artificielles devaient offrir l'inconvénient très grave, de ne représenter que d'une manière plus ou moins imparfaite, les eaux naturelles, et parce que l'analyste le plus habile peut tout au plus répondre de n'avoir laissé passer inaperçue aucune des matières que l'état de la science pouvait lui permettre d'y reconnaître, et parce qu'en supposant connue la nature, la proportion de toutes les substances dissoutes, on reste encore dans l'ignorance de leur mode d'association, et parce qu'il existe des corps minéraux qu'on est dans l'impuissance de faire entrer en solution, telle la silice dans les eaux acidules, et parce qu'enfin la reproduction de la glairine, de la barégine et des autres substances organiques, est jusqu'à ce moment restée un problème insoluble.

Néanmoins ne considérât-on les eaux artificielles que comme

des médicaments spéciaux, analogues seulement aux eaux naturelles, elles rendent à l'art de guérir d'assez grands services pour que nous devions étudier avec soin leurs différents modes de préparation.

Les nombreuses formules qu'en donnent les pharmacopées, ont toutes pour objet de faire introduire dans l'eau, et en proportions correspondantes, soit chacun des corps étrangers que l'analyse indique exister dans les eaux naturelles qu'il s'agit d'imiter, soit les corps tout différents dont la mutuelle décomposition au sein du liquide, doit amener la reproduction de ceux que contient cette eau naturelle. S'il arrive que l'on y change volontairement les proportions des éléments, que l'on fasse intervenir des substances étrangères à sa constitution; on ne le fait que pour de puissants motifs, assez de causes involontaires concourant déjà à rendre imparfaite toute imitation en ce genre.

On peut rapporter à cinq les méthodes de préparation habituellement suivies; la première, applicable à l'eau de mer, à la solution pour bain de Baréges du Codex, aux eaux sulfureuses de Baréges, de Bagnères de Luchon, de Bonne, de Cauterets, etc., etc.; à la préparation desquelles on ne fait servir que des sels solubles, incapables de se décomposer mutuellement; et aussi à l'eau de Balaruc pour bains, à l'eau de Plombières, dans lesquelles on fait au contraire entrer des sels dont quelques-uns doivent échanger leurs bases et leurs acides; tels le chlorure de calcium, le sulfate et le carbonate de soude, consiste dans la dissolution au moyen de l'eau, d'une proportion convenable de sels.

Seulement, quand il doit y avoir décomposition, afin que chaque bouteille contienne une même quantité de précipité, que la grande masse d'eau ou toute autre circonstance, finit ensuite par faire disparaître; au lieu d'ajouter tous les sels dans l'eau d'un même vase, on dissout séparément les sels qui doivent donner lieu à la décomposition par leur contact, on introduit dans chaque bouteille un poids ou un volume déterminé d'une des dissolutions, et l'on achève de remplir avec l'autre, en ayant le soin d'agiter, au moment du mélange.

La seconde méthode, applicable à la préparation de l'eau de

Leamington, dans laquelle de l'acide sulfhydrique libre est associé à des matières incapables de réagir sur lui ou de s'y combiner, également applicable à celle des eaux sulfureuses des Pyrénées, si les formulaires, au lieu de n'y faire entrer que du sulfure de sodium hydraté, ou plutôt du sulfhydrate de soude neutre, y faisaient entrer, ainsi que cependant l'analyse semblerait l'exiger, de l'hydrosulfate neutre et de l'acide sulfhydrique; consiste à verser dans chaque bouteille destinée à contenir l'eau minérale, d'abord un volume déterminé d'eau saturée d'acide sulfhydrique, à la température et sous la pression ordinaires, puis la solution dans l'eau simple, des autres matières premières.

Suivant une troisième, on dissout dans l'eau simple les ma- 3e méthode.
tières premières, que d'ailleurs elles puissent donner lieu à des décompositions, ou ne puissent le faire, et l'on charge ultérieurement leurs dissolutions de gaz acide carbonique, par l'un quelconque des procédés qui seront décrits tout à l'heure; ou bien, après avoir introduit dans les bouteilles une certaine quantité de la dissolution saline, on achève de les remplir avec de l'eau simple chargée de gaz carbonique, ainsi se prépare :

L'eau de Sedlitz, laquelle ne contenant autre chose que de Eau de Sedlitz.
l'eau, du sulfate de magnésie et de l'acide carbonique, ne saurait donner lieu à des réactions.

L'eau de Baden,	L'eau de Saint-Nectaire,
— Carlsbad,	— Vichy,
— Pullna,	— Forges,
— Seltz,	— Passy,
— Bourbonne-les-Bains,	

dans lesquelles le chlorure de calcium et le carbonate de soude, ou le sulfate de fer et le carbonate de soude, donnent nécessairement lieu à la formation de carbonates de chaux et de fer, dont la présence de l'acide carbonique détermine ensuite la solution.

La quatrième méthode, ne diffère de la précédente, qu'en ce 4e méthode.
que les sels insolubles qu'il faut faire intervenir, ne pouvant être produits au sein de l'eau minérale, sont forcément produits à l'avance, et par suite, introduits dans des bouteilles à l'état de précipité. Ce qui empêche de produire le sel insoluble au sein

de l'eau, c'est que dans l'eau minérale ne doit pas exister
celui des sels solubles qui résulterait de la décomposition des
deux sels solubles, capables de produire le sel insoluble indispensable à sa constitution. Si, par exemple, du carbonate de chaux
ne devait pas être accompagné de chlorure de sodium, on ne le
pourrait produire dans le liquide même, par la mutuelle décomposition du chlorure de calcium et du carbonate de soude.

Si du sulfate de chaux, du carbonate de fer, n'y devaient pas
être accompagnés, le premier de chlorure de sodium, le second de sulfate de soude, on ne pourrait davantage produire ces
sels insolubles, par la décomposition du chlorure de calcium et
du sulfate de soude, du sulfate de fer et du carbonate de soude.

On applique cette méthode à la préparation :

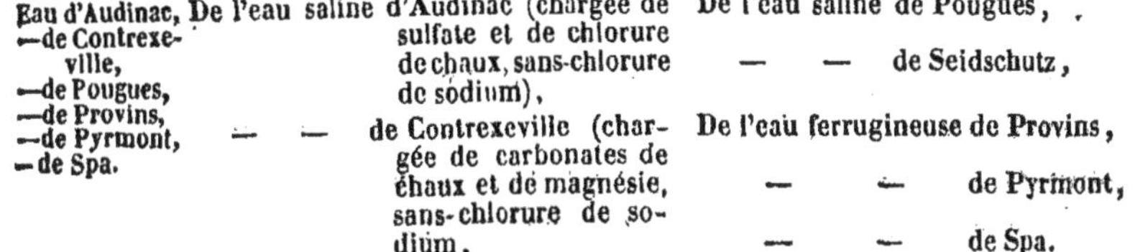

Eau d'Audinac,	De l'eau saline d'Audinac (chargée de sulfate et de chlorure de chaux, sans-chlorure de sodium),	De l'eau saline de Pougues,
—de Contrexe-ville,		— — de Seidschutz,
—de Pougues,		
—de Provins,	— — de Contrexeville (char-	De l'eau ferrugineuse de Provins,
—de Pyrmont,	gée de carbonates de chaux et de magnésie, sans-chlorure de so-	— — de Pyrmont,
—de Spa.	dium,	— — de Spa.

La dissolution des précipités étant d'autant plus facile, qu'ils
sont plus divisés, on les devra produire au sein de dissolutions
étendues, les laver par décantation plutôt que sur des filtres sur
lesquels ils se tassent davantage. Quand ils auront été parfaitement lavés, on les délaiera dans l'eau distillée, ou dans la solution saline ultérieurement destinée à être chargée de gaz carbonique. On sent d'ailleurs, que connaissant le poids des sels
solubles sur lesquels on opère, on en pourra conclure par le
calcul, le poids des sels insolubles résultant de leur mutuelle décomposition ; et qu'au besoin la calcination d'un poids connu des
précipités hydratés, indiquerait le poids de la masse de sel sec.

Que si le carbonate de protoxyde de fer devait faire partie de
l'eau minérale, sa grande tendance à se convertir en peroxyde
à peu près insoluble dans l'eau gazeuse, obligerait à décomposer le sulfate de fer par le carbonate de soude, avec toutes les
précautions capables de prévenir l'intervention de l'air ; parfois
même, à le produire par double décomposition, au sein de l'eau

minérale, bien que de cette manière on dût introduire dans celle-ci, avec l'excès de carbonate de soude, le sulfate de soude qui pourrait devoir ne pas s'y trouver.

Quant à la silice, pour l'introduire dans les eaux minérales aptes à la recevoir (les eaux sulfureuses et salines), on a recours au carbonate de soude avec lequel on a commencé par la faire bouillir à l'état de gelée.

D'après M. Soubeiran 1 gr. de carbonate de soude sec, déterminerait la solution d'environ 0,5 de silice par litre d'eau.

Une cinquième et dernière méthode qui tient de la seconde et de la troisième, est celle qui, spécialement applicable à la préparation de l'eau d'Aix-la-Chapelle, consiste à charger de gaz carbonique la solution saline, qu'une première opération avait déjà saturée de gaz sulfhydrique.

5e méthode.

Toutes les fois que l'acide sulfhydrique, les sulfures alcalins, les sels de protoxyde de fer devront entrer dans la composition d'une eau minérale, on devra faire usage d'eau bouillie et refroidie en vase clos, afin de prévenir la réaction de l'oxygène en dissolution dans l'eau ordinaire.

De l'introduction du gaz acide carbonique dans les eaux minérales.

Les eaux minérales naturelles, retenant au plus, un volume de gaz acide carbonique libre, capable de les saturer à la température et sous la pression ordinaires, celui plus considérable qu'elles auraient pu contenir à leur point de départ, s'étant échappé, au moment où leur arrivée à la surface du sel a fait disparaître la pression plus ou moins forte qu'elles supportaient au sein de la terre; l'on pourrait se contenter de saturer les eaux minérales artificielles de gaz carbonique, sous la pression de $0^m,76$, mais l'usage s'est introduit de les en charger sous des pressions plus fortes, et par conséquent d'y introduire plus de leur volume de gaz. Les eaux factices du Mont-d'Or et de Bourbonne-les-Bains en renferment, par exemple, jusqu'à 5 fois leur volume.

Dans les fabriques d'eaux minérales, trois systèmes sont suivis pour opérer cette dissolution.

Suivant le premier système dit de Genève, parce que c'est dans cette ville qu'on l'a pour la première fois mis en pratique, le gaz recueilli dans un réservoir est soutiré au moyen d'une pompe, dont le piston le refoule dans un vase contenant de l'eau.

Suivant le deuxième, dit système de Bramah, du nom de son inventeur, une pompe aspire en même temps le gaz et l'eau, et les refoule dans un réservoir commun.

Enfin, suivant le troisième, dit système de Barruel et de Vernaut, des noms aussi de ses inventeurs, le gaz produit dans une partie distincte de l'appareil, pénètre dans la partie spécialement affectée à la dissolution, et la détermine par la pression qu'il y exerce à la surface du liquide.

Système de Genève. L'application du système de Genève, exige l'emploi d'un appareil composé :

1° D'un vase ou d'une série de vases propres à la production du gaz.

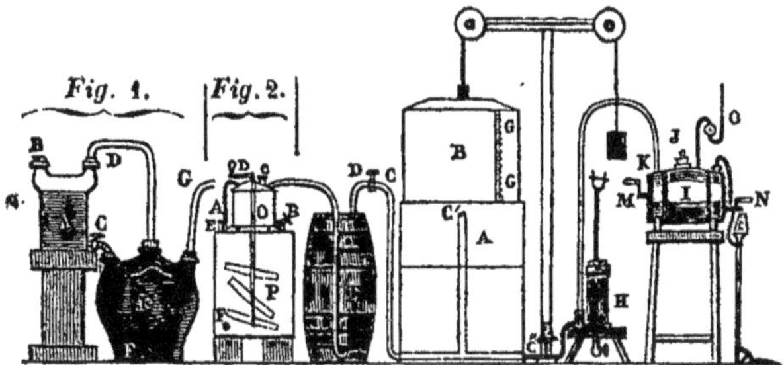

Fait-on usage d'acide chlorhydrique et de marbre, pour les motifs précédemment exposés en traitant de l'acide carbonique ; un flacon A (figure 1) reçoit l'acide qu'on y verse par la tubulure B, il communique, et par le robinet C, et par le tube en plomb D, au moyen duquel la pression se maintenant égale dans les deux vases, ne gêne en rien l'écoulement de l'acide, avec la tourille E en partie pleine de fragments de marbre ; une ouverture F, pratiquée dans la paroi de celle-ci, permet de la vider, et le gaz qui s'y est produit, s'échappe par le tube G, que l'on peut au besoin mettre en communication avec le tonneau T, ainsi que l'est le tube du vase qui va être décrit.

Fait-on usage d'acide sulfurique et de craie; le compartiment supérieur O d'un vase en plomb à double compartiment (fig. 2), reçoit l'acide, et le compartiment inférieur P la craie, délayée dans 3 fois et 1/2 son poids d'eau.

Le tube A, allant de l'un à l'autre, maintient la pression égale dans les deux parties de l'appareil, tandis qu'un autre tube à robinet B, permet à l'acide qu'on a introduit par l'ouverture C, de sortir du compartiment supérieur pour tomber dans l'inférieur. La craie est maintenue en suspension au moyen d'un agitateur intérieur, que fait mouvoir la manivelle D; on l'introduit avec l'eau par l'ouverture à douille E, et l'on retire, par l'ouverture F, le chlorure qu'elle a formé.

2° D'un tonneau T, de petit diamètre mais profond, au fond duquel le gaz est conduit par un tube s'ouvrant en dessous d'un diaphragme percé d'une multitude de petits trous destinés, en divisant ses bulles, à favoriser le lavage.

Parfois l'on introduit dans le tonneau quelque peu de craie, l'absorption des acides sulfurique ou chlorhydrique entraînés, en devient plus assurée.

3° D'un gazomètre formé d'une cuve A et d'une cloche en cuivre étamé B, qu'une poulie maintient dans une position verticale, tout en lui permettant de se soulever et de s'abaisser à volonté.

Le gaz arrive par le tube CC', lequel se relève au-dessus de la surface de l'eau que la cuve, supposée pleine, pourrait contenir, et sort par le tube C'C''.

La cloche touchant le fond du cuvier, dès lors étant vide de gaz, mais remplie d'eau, ainsi qu'il est facile de l'en remplir en fermant le robinet d'introduction du gaz D, ouvrant au contraire son robinet de sortie E placé à l'opposé, puis laissant la cloche descendre, et chasser dans la direction C'C'' le gaz qu'elle contient; vient-on à ouvrir le robinet D, à fermer le robinet E, le gaz dégagé pénétrera dans la cloche, la soulèvera, et le gazomètre, tout à l'heure vide de gaz, s'en remplira, pour de nouveau se vider par une opération contraire.

Une échelle graduée tracée sur la paroi extérieure de cette cloche en GG, au besoin ferait connaître le volume de gaz qui s'en serait échappé, puisqu'il ne s'agirait que de graduer cette échelle de telle sorte, que ses divisions correspondissent à un nombre déterminé de litres.

4° D'une pompe aspirante et foulante H, laquelle soutire le gaz du gazomètre qui la précède, et le refoule dans le tonneau qui la suit par le tube recourbé se terminant en K.

5° D'un tonneau I, en cuivre très épais et parfaitement étamé, dans lequel s'opère la dissolution du gaz.

Il présente sur sa paroi supérieure deux ouvertures : l'une d'assez grand diamètre J, sert à le nettoyer, et se ferme par un tampon, lui-même percé d'un trou, par lequel on introduit le liquide; l'autre, beaucoup plus petite K, reçoit le tube qui amène le gaz. Au dedans de ce tonneau existe un agitateur muni d'une manivelle M, et latéralement, une ouverture à laquelle un pas de vis permet d'adapter un robinet N, destiné à soutirer l'eau gazeuse.

6° et enfin, d'un manomètre O formé par un tube en S ouvert par son extrémité inférieure, fermé par l'autre, contenant du mercure dans sa courbure, et de l'air dans sa plus longue branche.

Tant qu'à l'intérieur du tonneau, la pression reste égale à celle de l'atmosphère, la colonne de mercure se maintient de niveau dans les deux branches du manomètre, l'air emprisonné dans sa partie fermée, faisant alors équilibre à celui du tonneau ou au gaz qui l'y remplace; mais quand, par suite de l'accumulation de l'acide carbonique, la pression y augmente, le mercure refoulé dans la plus longue branche y comprime l'air.

Or, comme d'après la loi de Mariotte, le volume des gaz est en raison inverse des pressions qu'ils supportent, ce qui revient à dire que 100 volumes d'air, sous la pression d'une atmosphère, se réduisent :

À 50   volumes, sous celle de 2 atmosphères,
33,34   —   —   3   —
25   —   —   4   —
20   —   —   5   —
16,67   —   —   6   —
14,287 —   —   7   —

Ainsi de suite.

Si l'on a marqué sur la tige, dans la portion occupée par l'air, des divisions correspondantes aux diminutions de volume que l'augmentation de pression lui fait éprouver, on peut, en consultant le manomètre, connaître la pression exercée à l'intérieur du tonneau, celle par conséquent sous laquelle s'est effectuée la dissolution du gaz.

A ne consulter que la théorie, le volume de l'acide carbonique dissous devrait doubler, tripler, quadrupler, quintupler avec la pression, mais l'expérience prouve que cela n'a pas lieu. Sous une pression de 6 atmosphères accusée par le manomètre dans la région supérieure du tonneau, c'est à peine si l'eau en contient 5 volumes, encore s'en perd-il 1 ou 2 volumes pendant la mise en bouteilles.

La présence à peu près inévitable de l'air, en est principalement cause; aussi, pour l'éviter autant que possible, faut-il ne pas se contenter de remplir le tonneau d'eau seulement en partie, mais l'en remplir en entier, pour ensuite perdre une portion du liquide, en même temps qu'on le remplace par du gaz.

Ajoutons, que les indications du manomètre sont assez peu exactes, quand on opère sous une faible pression, et qu'alors il vaut mieux avoir recours à l'échelle graduée, pour estimer le volume de gaz expulsé du gazomètre, et par suite introduit dans le tonneau.

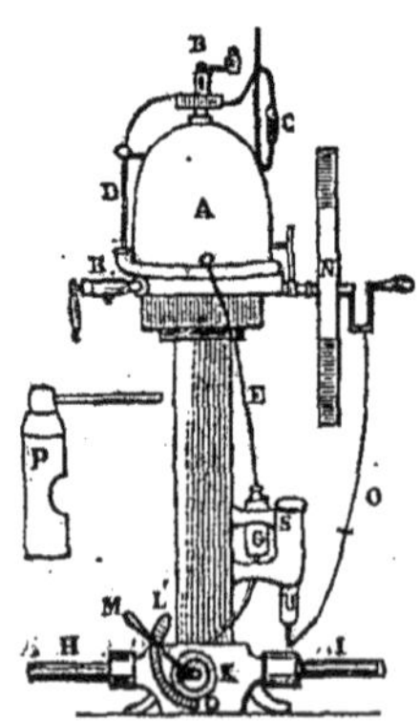

Dans le système de Bramah, un réservoir A de 15 à 18 litres au plus de capacité, est muni : 1° d'un agitateur placé à l'intérieur;

Système de Bramah.

2° D'une soupape de sûreté B, par laquelle pourrait s'échapper l'excès de gaz, au cas où la pression y deviendrait trop forte, et que, pour ce motif, on enve-

20*

loppe parfois d'un conduit capable de reporter l'excès de gaz sous le gazomètre;

3° D'un manomètre C, au moyen duquel on s'assure que la pression y est suffisante;

4° D'un tube D, indiquant la hauteur du liquide intérieur, lequel y pénètre par son extrémité inférieure coudée, tandis que son extrémité supérieure, également ouverte et coudée, va rejoindre la portion du réservoir qu'occupe le gaz;

5° D'un robinet R destiné à soutirer l'eau gazeuse;

Ce réservoir A reçoit par le tube E l'eau et le gaz qu'une pompe aspirante et foulante G, va puiser dans des réservoirs spéciaux, au moyen des conduits H et I.

L'ascension du liquide et du gaz est déterminée par le jeu d'un piston U, se jouant au milieu d'un cylindre placé sur le côté du corps de pompe proprement dit, avec lequel il communique par un conduit latéral S. Quand il s'abaisse, une soupape placée à la base du corps de pompe s'ouvre, parce que le vide qui se produit à l'intérieur laisse cette soupape obéir à la pression que le gaz et l'eau extérieurs exercent contre elle, comprimés qu'ils sont par la colonne d'air atmosphérique. Dès lors, l'eau et le gaz pénètrent dans le corps de pompe. En même temps, une autre soupape placée à la partie supérieure de celui-ci, se ferme, parce qu'elle obéit tout entière à la pression du gaz enfermé dans le réservoir A. Le gaz et l'eau, en quelque sorte aspirés des réservoirs extérieurs, se trouvent ainsi emprisonnés entre les deux soupapes, jusqu'au moment, où le piston se relevant, amène des résultats inverses, pousse le gaz et l'eau contre la soupape supérieure qui s'ouvre devant eux, et contre la soupape inférieure qui demeure fermée, et s'oppose à leur retour vers leurs points de départ.

Au point de jonction des conduits H I se trouve un robinet K dont la clef, représentée isolée sous la lettre P, présente une échancrure qui vient successivement se placer au-devant de l'embouchure de chacun de ces conduits quand on la tourne, et, par suite, livre passage au liquide ou au gaz.

Un cercle indicateur L' au devant duquel marche une tige M, à l'aide de laquelle on fait tourner cette clef, permet d'ail-

leurs d'en juger la position à l'intérieur du robinet, d'en tourner
l'échancrure, soit du côté du conduit à l'eau, soit du côté du
conduit à gaz. Enfin la roue N fait mouvoir à la fois et l'agitateur dans le réservoir A, et le piston dans le corps de pompe.
Elle communique au premier, son propre mouvement de rota-
tion, soulève et abaisse le second, au moyen d'une tige rigide O,
fixée à son axe coudé.

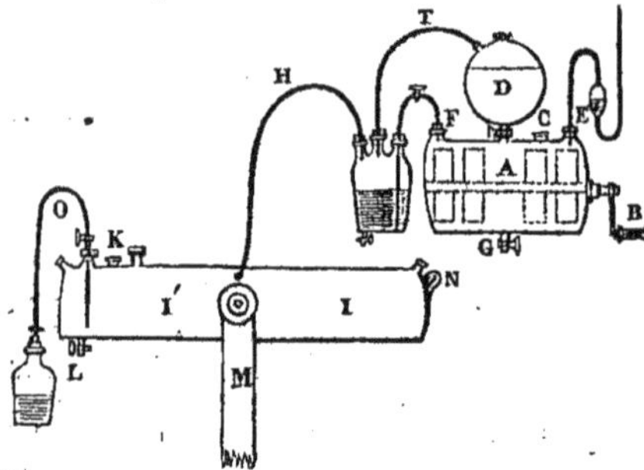

Dans l'appareil de
MM. Barruel et Vernaut,
le gaz est produit dans
le cylindre en cuivre A.
Un agitateur mû par la
manivelle B, y main-
tient en suspension la
craie qu'on a introduite,
délayée dans l'eau, par

l'ouverture C, et l'acide sulfurique est fourni par la bonbonne
en plomb D, munie à sa base d'un robinet en argent, ou mieux,
d'un obturateur en verre, disposé de telle sorte qu'il puisse établir la communication entre le cylindre et la bonbonne, ou l'intercepter.

Sur le vase A, existent en outre deux tubulures, l'une en E,
pour recevoir un manomètre en tout semblable à celui de
l'appareil de Genève ; l'autre en F, pour recevoir un tube destiné à conduire le gaz au fond d'un flacon de lavage à trois tubulures, de la tubulure centrale duquel part un tube T qui doit
établir l'égalité de pression dans la bonbonne et dans le flacon
de lavage, où elle est déjà égale à celle qui existe dans le cylindre A.

L'ouverture à robinet G, pratiquée sur la paroi inférieure du
cylindre, sert à le vider.

Le gaz produit, puis lavé dans cette première partie de l'appareil, est conduit, au moyen d'un tube en plomb H, qu'inter-
rompent vers ses extrémités des tuyaux en caoutchouc qui le
rendent en quelque sorte flexible, dans un cylindre II' en cuivre
étamé à l'intérieur, de 100 à 120 litres de capacité.

Ce cylindre, dans lequel doit s'effectuer la dissolution, se remplit de liquide par la douille K, se vide par le robinet L et re-

pose sur deux montants M, qui lui permettent de recevoir un mouvement de bascule, en saisissant la poignée N.

La dissolution y est favorisée par la pression que produit l'accumulation du gaz dans la région supérieure, et par l'agitation que de temps à autre on fait éprouver au mélange d'eau et de gaz qu'il contient.

On soutire l'eau gazeuse par un robinet fixé à l'une des extrémités du tube O, lequel plonge au fond du cylindre; le liquide monte dans ce tube, pressé qu'il est par le gaz dont on entretient la pression égale, quoique l'espace croissant devant lui, et sa déperdition tendent à la diminuer, en laissant de temps à autre couler une petite quantité d'acide sur le carbonate de la bonbonne.

A la fin de l'opération, le gaz qui se trouve remplir seul le cylindre H' est perdu (600 litres pour un cylindre de 100 litres de capacité, fonctionnant sous une pression de 6 atmosphères), à moins qu'on ne l'utilise d'une manière quelconque, par exemple, qu'on ne le reconduise sous un gazomètre, à l'aide d'un tube s'adaptant à la partie la plus relevée du cylindre, et par lequel il s'échapperait au fur et à mesure que celui-ci se remplirait d'eau.

Des avantages et des inconvénients des appareils précités. Les appareils que nous venons de décrire offrent des avantages et des inconvénients qui les font préférer les uns aux autres dans les fabriques d'eaux minérales, suivant la nature des opérations qu'on y pratique le plus habituellement.

L'appareil de Bramah a, sur les appareils de Genève et de Barruel, l'avantage de rendre possible la fabrication alternative d'une petite et d'une grande quantité d'eau gazeuse, attendu la petitesse de son réservoir qu'il est possible d'alimenter indéfiniment; celui encore de permettre une fabrication continue, attendu qu'il n'est pas nécessaire d'interrompre l'opération pour remplir ce même réservoir; par contre, l'inconvénient d'être moins propre qu'eux à la préparation des eaux minérales nécessitant l'emploi de précipités, et parce que le contact du gaz avec le liquide s'y prolonge moins longtemps, en raison même de la moindre capacité du réservoir, et parce que les matières solides altèrent le corps de pompe, d'ailleurs peuvent ne pas se soutirer uniformément.

L'appareil de Barruel rend la pompe inutile, et diminue d'autant le prix de revient, le prix d'entretien ; mais il expose aux graves accidents qui pourraient résulter de la rupture du réservoir à acide sulfurique, si la pression de 6 à 7 atmosphères qu'il supporte, de dedans en dehors, venait à le faire éclater.

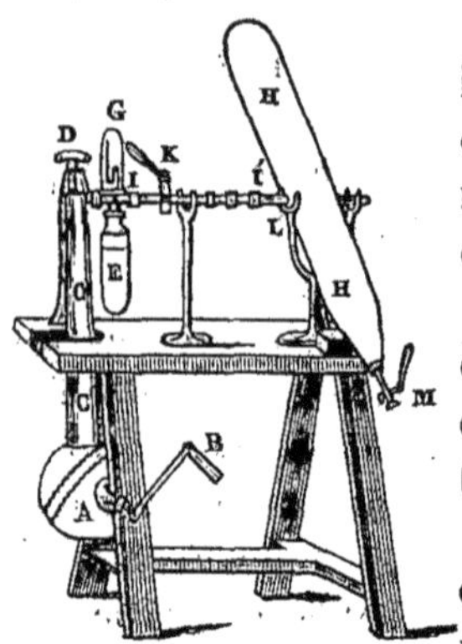

Les pharmaciens emploieraient avec infiniment d'avantage l'appareil à eaux minérales construit par M. Savaresse, suivant le système de Barruel et de Vernaut.

A est une sphère creuse en cuivre, dans laquelle se produit le gaz ; elle contient de l'eau acidulée et un agitateur mû par la manivelle B.

CC′ est un cylindre légèrement conique, vissé sur le vase sphérique précité, et par l'ouverture supérieure duquel on introduit d'abord l'eau et l'acide, ensuite la craie enveloppée de papier, sous forme de cartouche. Une tige transversale la retient dans le cylindre, au point de jonction de celui-ci avec la sphère ; et ce n'est que lorsque l'agitateur vient à déchirer l'enveloppe, que le contact a lieu entre l'acide et le carbonate. Au moyen de cette disposition, on peut à volonté ralentir ou activer le dégagement du gaz, puisqu'il suffit de diviser la craie dans un certain nombre de cartouches.

L'ouverture supérieure du cylindre C est d'ailleurs fermée par un bouchon en cuivre, que maintient la vis de pression D.

E est un laveur, un tube en plomb terminé à la manière des seringues à injection, y conduit le gaz au fond d'une solution saturée de bicarbonate de soude, qu'il est forcé de traverser, avant de pénétrer dans le réservoir où doit s'opérer la dissolution.

G est un manomètre qu'on a entouré d'une enveloppe en verre, afin de le mettre à l'abri des chocs extérieurs.

HH est un cylindre en cuivre, dans lequel se réunissent l'eau et le gaz.

L'eau y est introduite au moyen d'une ouverture latérale quelconque, et le gaz y pénètre par le tube horizontal II'.

Celui-ci est muni en K, d'un robinet qui permet d'établir ou d'intercepter la communication entre les deux parties de l'appareil, et en L d'une soupape s'ouvrant en dedans du cylindre, ce qui rend possible l'introduction du gaz, impossible la sortie de l'eau.

Le cylindre HH est mobile sur son axe, et garni à l'une de ses extrémités d'un robinet M.

Quand on veut faire fonctionner cet appareil, on remplit d'eau le cylindre HH ; on introduit l'acide dans la sphère, la série de cartouches dans le cylindre conique C, on projette, entre celles-ci et les parois du cylindre qui les enveloppe, quelque peu de craie, destinée à fournir du gaz carbonique qui chasse l'air intérieur ; on abaisse la vis de pression D, on incline le cylindre H, ainsi qu'il l'est dans la figure, on laisse écouler par son robinet une certaine quantité d'eau, on ferme le robinet, on fait tourner la manivelle B, afin que, déchirant la cartouche, elle détermine le dégagement du gaz, dont on favorise la dissolution en imprimant un mouvement de bascule au cylindre dans lequel elle doit se faire. Lorsque, malgré un contact assez prolongé pour que la dissolution ait pu se compléter, le manomètre accuse une pression intérieure de 5 à 6 atmosphères, ouvrant le robinet L, on met en bouteilles.

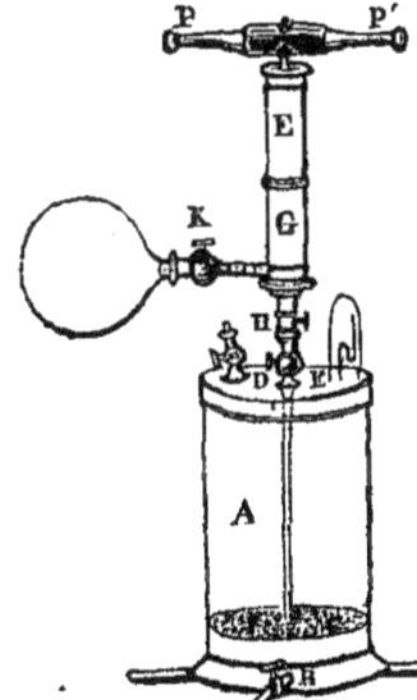

Dans une fabrication plus restreinte, on ferait usage de cet autre appareil. C'est un cylindre en cuivre A, étamé à l'intérieur, et garni, à quelques centimètres au-dessus de son fond, d'un diaphragme également étamé, que des trous d'une extrême petitesse convertissent en un véritable crible. Sa paroi est percée latéralement et au-dessous du diaphragme d'une ouverture à robinet B ; en dessus de trois autres ouvertures. Avec celle en E s'abouche un manomètre qu'on peut envelopper d'une cloche ; sur celle en D, s'adapte un ajustage à robinet ; la troisième placée au centre, se prolonge en un tube qui pénètre jusqu'au-dessous du diaphragme, en même temps qu'elle est surmontée d'un corps de pompe G, portant lui-même un ajustage à robinet K.

Le robinet H établit ou intercepte la communication entre le corps de pompe et le cylindre A.

On commence par fermer le robinet B, on dévisse le corps de pompe, on remplit entièrement le cylindre de liquide par l'ouverture centrale; on replace le corps de pompe; on ferme le robinet H; on visse sur l'ajustage D, dont on ouvre le robinet, une vessie remplie de gaz carbonique; puis, on laisse tomber par le robinet B, 1 à 2 litres de liquide qu'on y remplace par du gaz. Alors on ferme les robinets B et D; on enlève la vessie; on en adapte une autre sur l'ajutage K; on ouvre le robinet qui s'y rattache, et tandis qu'un aide comprime légèrement la vessie, même sans qu'on la comprime, l'opérateur saisissant à deux mains le manche PP', et maintenant le cylindre au moyen des pieds qu'il appuie sur son rebord inférieur, abaisse et soulève alternativement le piston de la pompe, de manière à concentrer dans le cylindre un suffisant volume de gaz.

L'accumulation du gaz dans ce cylindre résulte, de ce que le corps de pompe est garni, dans le bas, d'une soupape que le piston en s'abaissant force à s'ouvrir du côté du cylindre, et de ce qu'à son tour l'ajutage K en présente une autre jouant en sens contraire.

Le piston en se relevant doit, en effet, déterminer la fermeture de la soupape du corps de pompe, sans même qu'il ait besoin de la tirer à lui, parce que le gaz comprimé dans le cylindre, la presse de dedans en dehors; contrairement, il doit ouvrir celle de l'ajutage, puisque tout le gaz ayant été chassé du corps de pompe dans le cylindre, lors de l'abaissement du piston, cette soupape ne se trouve plus poussée que par celui que contient la vessie.

Est-il besoin d'ajouter, que pour remplir de gaz une vessie à robinet, il suffit de visser le robinet qui la ferme, sur le pas de vis d'une cloche également à robinet pleine de gaz, puis d'enfoncer cette cloche dans l'eau, après avoir établi la communication. L'eau chasse le gaz devant elle, la vessie d'abord reployée sur

elle-même se gonfle peu à peu, et quand elle est convenablement distendue, on ferme les robinets.

Il est avantageux de remplacer les vessies, susceptibles de
communiquer aux eaux minérales une saveur désagréable,
quelque nettes qu'elles aient été choisies, par un petit gazomètre en tôle, ou même en bois goudronné, et aussi, d'opérer à une
basse température, en imprimant de temps à autre à tout l'appareil un mouvement violent, qui mélange plus intimement le
liquide et le gaz.

De la mise
en bouteilles. La mise en bouteilles des eaux gazeuses est rendue difficile,
par l'effort que fait pour s'échapper, aussitôt que vient à cesser
la pression qu'il supportait au sein de l'appareil, l'excès de
gaz carbonique qui les doit constituer eaux gazeuses, et aussi
par la perte de liquide saturé qui peut être la conséquence du
mouvement tumultueux qu'il lui imprime.

En général, on se sert d'un robinet qui ne diffère, à vrai dire,
des robinets ordinaires, qu'en ce que son embouchure, assez
large pour embrasser le col des bouteilles, et légèrement creu-
sé dans la portion élargie, est garnie sur ce point, d'un certain
nombre de rondelles en caoutchouc, que maintient une dernière
rondelle en cuivre étamé; toutes d'ailleurs, sont percées au centre, d'une ouverture correspondante à celle des bouteilles.

On pose la bouteille sur une tablette en bois, qu'une bascule
mise en mouvement avec le pied, abaisse ou relève à volonté,
on soulève cette bascule, de manière à appuyer le col de la bouteille contre les rondelles élastiques, puis l'on tourne la clef du
robinet.

L'eau gazeuse s'échappe, est forcément conduite dans la bouteille, puisque toute autre voie lui est fermée, et la remplit; à
moins qu'un grand dégagement de gaz n'y rende la pression assez
considérable pour empêcher la chute du liquide; dans ce cas, il
faudrait laisser perdre quelque peu de gaz, en abaissant légèrement la bascule. Quand cette manœuvre renouvelée avec intelligence, a permis de remplir la bouteille, on ferme le robinet,
on abaisse la bascule, on tire à soi la bouteille, et sans perdre de
temps, on la ferme avec un bon bouchon de liége; que l'on a
disposé à l'avance, et qu'on enfonce à l'aide d'une tapette. On

ficelle, puis on goudronne, si mieux on n'aime faire usage de capsules métalliques.

La rupture fréquente des bouteilles oblige à placer entre elles et l'opérateur, une armure en fer qui les enveloppe en partie, souvent même à se couvrir le visage d'un masque en fils de fer; et les mains de gants.

Ce mode d'embouteillage exige une dextérité sans laquelle une notable portion d'eau gazeuse serait perdue, un volume considérable de gaz s'échapperait en pure perte pour le produit. L'emploi du robinet imaginé par M. Stévenaux, permet au plus inexpérimenté de le pratiquer sans dommages.

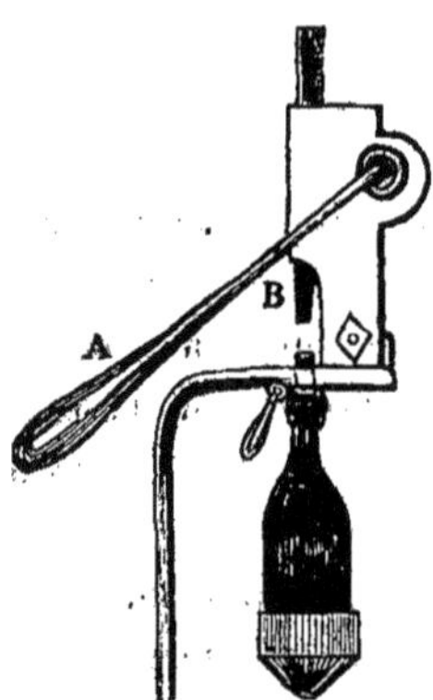

L'extrémité recourbée de cet ingénieux robinet, que la figure ci-contre représente vu de face, s'allonge, et vient embrasser la partie supérieure du col de la bouteille, sa paroi supérieure est percée d'une ouverture répondant à celle de la bouteille. Celle-ci, soulevée par la tablette à bascule, étant appliquée contre les rondelles élastiques, dont on garnit le nouveau robinet de même que le précédent, un bouchon étant engagé dans l'ouverture conique dont il vient d'être fait mention, et qu'il bouche exactement, mais en laissant entre sa base et la paroi supérieure de la bouteille, un espace vide, par lequel puisse couler le liquide; que l'on ouvre le robinet, on pourra remplir le vase d'eau gazeuse, ainsi qu'il a été dit tout à l'heure, et si, alors, une roue d'engrenage que fait mouvoir un lévier **A**, abaisse la tige **B**, elle poussera le bouchon de haut en bas, l'introduira avec effort dans le col de la bouteille, et, en définitive, celle-ci se trouvera bouchée sur place.

On éviterait toute perte de gaz, et surtout on préviendrait la déperdition de celui que l'eau eût retenu, sans l'agitation que produit une effervescence immodérée, en substituant aux robinets précédemment décrits, celui de M. Soubeiran.

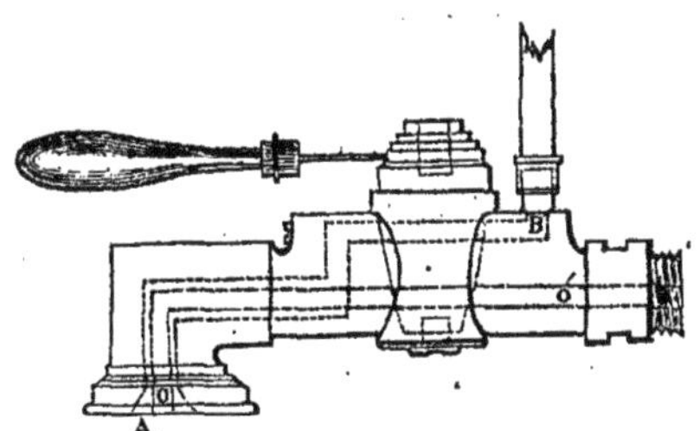

La figure qui le repré-
sente, indique qu'il est
percé de deux conduits,
l'un qu'on double en ar-
ge nt OO', est destiné à l'é
coulement du liquide ve-
nant du réservoir; l'autre
en cuivre et de plus grand
diamètre, de telle sorte, qu'il sert en quelque sorte d'enveloppe
au précédent, dans sa seconde moitié, est destiné au retour
du gaz. Il commence aussi bien que lui à l'embouchure du
robinet en A, mais bientôt se relève et vient aboutir en B, où
commence un tube en communication avec le réservoir à eau
gazeuse. Il s'est trouvé interrompu dans son trajet, par la
clef du robinet, laquelle a été percée en cet endroit, d'un trou
semblable à celui qu'elle présente un peu en dessous, pour le passage du liquide.

Le gaz qui s'échappe pendant la mise en bouteille, au lieu de
se répandre dans l'atmosphère, s'introduit entre les deux conduits, et celui qui lui est spécialement destiné, le reporte dans le
tonneau.

La pression qui tend à s'exercer du tonneau vers la bouteille,
en gênant le retour du gaz qui s'en échappe, rend l'effervescence
plus tranquille.

On sent, du reste, que ce robinet ne saurait être adapté aux
appareils, dans lesquels les eaux gazeuses se font d'une manière continue, par le motif que, reportant dans le réservoir
avec l'excès de gaz carbonique, l'air des bouteilles, il finirait par
y former une atmosphère d'air.

Les bouchons destinés à fermer les bouteilles contenant des
eaux ferrugineuses, sont les seuls qui aient besoin de préparation préalable; ils devront être mis à tremper dans une dissolution de sulfate de fer, afin que le liège ayant épuisé son action
décomposante sur ce sel, avec lequel il se comporte à la manière
du tannin, ne puisse plus tard réagir sur l'eau minérale et l'altérer. On les fait ensuite tremper dans l'eau, pour qu'ils se dégorgent de l'excès de sulfate qu'ils auraient absorbé.

Des moyens
d'extraire
les eaux
gazeuses
des bouteilles.

Habituellement, les eaux gazeuses sont extraites des bouteilles qui les contiennent, en soulevant avec précaution les bouchons qui les ferment, après avoir d'abord enlevé les capsules métalliques, ou les ficelles qui maintenaient ceux-ci. Il est cependant préférable de se servir d'une espèce de siphon en argent, dont la plus longue branche se termine ainsi que le fait voir la figure ci-contre, tandis que l'autre est garnie d'un robinet. On l'enfonce par la pointe au travers du bouchon, jusqu'à ce que celle-ci touche le fond du vase, et l'on ouvre le robinet.

La pression exercée à l'intérieur de la bouteille, par le gaz placé dans la région supérieure restée vide de liquide, le fait monter dans le siphon et s'échapper par son extrémité recourbée.

Au moyen de cet instrument, on maintient davantage la saturation du liquide, parce que le gaz qui forme en quelque sorte l'atmosphère des bouteilles, ne se peut plus dégager tout entier au moment où on les débouche; cependant on ne peut éviter qu'elle aille toujours en diminuant, parce que le robinet laisse toujours échapper proportionnellement plus de gaz que d'eau.

De plus, il reste toujours du liquide au fond de la bouteille, parce que la pression finit par y devenir trop faible pour déterminer son ascension par le siphon.

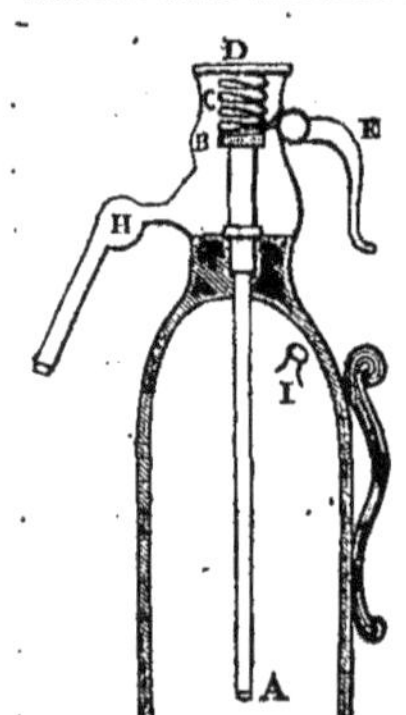

Bouteilles
syphoïdes.

Les bouteilles syphoïdes de M. Savaresse ont également pour objet de permettre de soutirer l'eau gazeuse de manière à maintenir pendant plus longtemps dans ces vases une uniformité de pression essentiellement favorable à l'uniformité de saturation du liquide.

On peut se les représenter comme des cruchons en grès, dont le col prolongé en dessous par un tube ouvert A, redescendant jusqu'à leur fond, se ferme au moyen d'un disque en liége B que presse contre lui une spirale C, appuyant à son tour son extrémité supérieure contre la paroi interne et supé-

rieure d'un second couvercle **D**, qui rappelle tout à fait celui déjà
décrit page 119, tome 1ᵉʳ, en parlant du digesteur à soupape de
M. Chevreul. Tant que la spirale ne supporte que la pression
exercée de bas en haut par le gaz enfermé dans la bouteille, et que
lui transmet le disque en liége, sa puissance de ressort fait qu'il
ne permet pas à ce disque de se relever; mais comme la paroi
latérale du couvercle **D** est percée d'une ouverture qui livre
passage à un bras de levier **E**, susceptible de refouler la spirale
sur elle-même au moyen d'un autre bras intérieur, qui la re-
pousse de bas en haut, quand on appuie sur le bras extérieur ;
on conçoit qu'il devra suffire d'appuyer sur ce dernier, pour
permettre à l'eau, que la pression du gaz tend sans cesse à pousser dans le tube **A**, de se répandre dans l'espace libre existant
entre le col de la bouteille proprement dit, et le bouchon **D**. Dès
lors, au moyen du tube recourbé **H**, adapté sur le second couvercle, l'eau gazeuse s'échappe au dehors.

La douille que l'on aperçoit en **I** sur la paroi de la bouteille,
sert à la remplir d'eau gazeuse, par un procédé fort ingénieux,
que toutefois nous ne décrirons pas, parce que l'emploi de ces
bouteilles est resté le privilége de leur inventeur.

Appendice aux Eaux minérales artificielles.

On prépare fréquemment pour les besoins de la médecine,
des solutions aqueuses, plus ou moins analogues aux eaux naturelles gazeuses; telles sont : L'eau acidule simple, l'eau alcaline gazeuse, le soda water, l'eau magnésienne gazeuse, l'eau
magnésienne saturée.

Eau acidule. L'eau acidule n'est autre chose que de l'eau chargée de 5 fois
son volume de gaz acide carbonique.

Elle porte assez habituellement le nom d'eau de Seltz factice ;
mais à tort, puisque la véritable eau de seltz renferme différents
sels qu'elle laisse pour résidu de son évaporation. C'est avec
moins de raison encore, qu'on l'assimile à l'eau gazeuse préparée
extemporanément, en versant dans une bouteille pleine d'eau, du
bicarbonate de potasse ou de soude en poudre, et sans attendre

qu'il soit dissous, ajoutant une quantité d'acide sulfurique ou chlorhydrique, capable de le neutraliser; puis, bouchant immédiatement, de manière à retenir le gaz carbonique éliminé par l'acide. Cette dernière contient en effet du sulfate ou du chlorure, que l'eau acidule ne contient pas. En ajoutant à chaque bouteille d'eau acidule simple 90 gr. de sirop de limons, de groseilles, de framboises, etc., on obtient les limonades gazeuses.

Limonades gazeuses.

L'eau alcaline gazeuse et le soda water ne sont à leur tour que de l'eau acidule simple additionnée, par chaque bouteille d'une contenance de 725 gr., de 4 g. de bicarbonate de potasse pour la première, de 1 gr., 2 de bicarbonate de soude pour la seconde.

Eau alcaline gazeuse.

Soda water.

Le sel est dissous dans de l'eau que l'on charge après coup d'acide carbonique, ou versé à l'état de dissolution saturée, dans les bouteilles que l'on achève de remplir avec l'eau gazeuse.

Les eaux magnésiennes gazeuses et saturées, résultent de la solution dans 625 gr. d'eau, de six fois son volume de gaz carbonique, et de 4 gr. ou de 8 gr. d'hydrocarbonate de magnésie, dissous à la faveur du gaz acide, 4 gr. d'hydrocarbonate pour l'eau gazeuse, 8 gr. pour l'eau saturée.

Eaux magnésiennes gazeuses et saturées.

Le sulfate de magnésie et le carbonate de soude cristallisé, destinés à produire l'hydrocarbonate par leur mutuelle décomposition, sont dissous séparément; la dissolution du sulfate de magnésie est portée à l'ébullition, mélangée avec celle du carbonate, et maintenue bouillante, tant que le gaz carbonique dont la déperdition constitue le carbonate magnésique, carbonate sesquibasique, continue de faire effervescence. Alors, on laisse déposer, on décante, on lave le précipité jusqu'à ce que l'eau de lavage cesse de manifester des réactions alcalines; on le fait égoutter, on le délaie encore humide dans l'eau, on charge d'acide carbonique sous une pression de 7 à 8 atmosphères; on laisse en contact 24 heures en agitant de temps à autre, afin d'assurer la dissolution du carbonate, et l'on met en bouteilles.

Le Codex prescrit d'employer par bouteille d'eau magnésienne gazeuse, l'hydrocarbonate provenant de la décomposi-

tion de 14 gr. de sulfate de magnésie, de doubler cette quantité
pour l'eau magnésienne saturée; mais, puisque ses auteurs ont
eu l'intention de ne faire entrer dans la première que 4 gr.; dans
la deuxième, que 8 gr. d'hydro-carbonate, ainsi que le fait remarquer M. Guibourt, on ne doit employer que 10 gr. 7 de sulfate, et le décomposer par 13 à 14 gr. de carbonate.

L'eau magnésienne saturée fait à peine effervescence lorsqu'on
la débouche, précisément parce que la presque totalité du gaz
est absorbée par la base qu'il convertit en bicarbonate. Chauffées,
elles perdent l'une et l'autre, le gaz carbonique additionnel, et
laissent précipiter de l'hydrocarbonate basique. Abandonnées à
l'évaporation spontanée, elles fournissent des cristaux aiguillés
disposés en étoiles, de bicarbonate de magnésie.

La poudre de seltz, la poudre gazifère simple (soda powders
des Anglais), leur poudre de sedlitz (sedlitz powders), dont il a
a été question en traitant des poudres composées, constituent
évidemment des espèces d'eaux minérales gazeuses, quand on
les dissout dans l'eau, et ce sont aussi des espèces d'eaux salines,
que les solutions d'iodure de potassium, de foie de soufre, de
carbonate de soude, que l'eau fondante de Trévez, etc., etc.,
dont nous avons aussi traité à la leçon sur les solutions aqueuses.

XLVIe LEÇON.

Des Médicaments chimiques du règne organique.

Les chimistes confondent sous la dénomination de matières ou de substances organiques, toutes celles qui, semblables aux très nombreux principes immédiats végétaux ou animaux, sont pour la plupart formées d'oxygène, d'hydrogène, de carbone, quelquefois en outre d'azote, et possèdent certaines propriétés étrangères aux matières inorganiques ou minérales, celles notamment :

1º D'être décomposées par la chaleur et de donner alors généralement naissance :

A des gaz au nombre desquels figurent l'acide carbonique et l'hydrogène carboné, à de l'eau, à de l'acide acétique libre, ou à de l'ammoniaque également libre, suivant qu'elles sont ou non azotées, de telle sorte que dans le premier cas, leurs vapeurs ramènent au bleu le papier rouge de tournesol humide, tandis que, dans le second, elles rougissent le papier bleu; enfin, à des produits empyreumatiques plus ou moins odorants.

Lorsqu'elles sont fixes, il suffit, pour amener cette décomposition et pour en recueillir les produits, de les chauffer dans une cornue en grès en communication avec un ballon dont la tubulure porte un tube à gaz, mais lorsqu'elles sont volatiles, il faut faire passer leurs vapeurs au travers d'un tube en porcelaine chauffé au rouge.

2º De fournir par leur calcination avec le bioxyde de cuivre qu'elles réduisent :

Soit de l'acide carbonique	acide oxalique dans les oxalates de plomb et de zinc;
Soit — — et de l'eau.	acide citrique, sucre;
Soit — — et de l'azote. . . .	cyanogène, etc.;
Soit — — de l'eau et de l'azote.	quinine, urée, etc.

De là les moyens employés pour en faire l'analyse élémentaire.

Des Acides organiques.

Le nombre des substances organiques dans lesquelles se retrouvent plus ou moins prononcées, plus ou moins complètes, les propriétés caractéristiques énumérées en traitant des acides minéraux, est considérable. L'on en compte plus de 70; toutefois, nous n'aurons à nous occuper que des acides organiques suivants :

L'acide acétique, benzoïque, citrique, lactique, oxalique, succinique, tannique, tartrique et cyanhydrique.

Pour leur étude d'ailleurs, nous continuerons de suivre la marche suivie jusqu'ici. Nous commencerons par indiquer leur composition, nous en ferons ensuite connaître les caractères et les principales propriétés; en dernier lieu, nous décrirons leurs procédés d'extraction ou de préparation, avec détails, quand ils s'exécuteront dans les laboratoires ; sommairement, quand ils s'exécuteront en fabrique.

De l'Acide acétique.

Sa composition. Tel qu'il existe dans les acétates desséchés, c'est-à-dire anhydre, les chimistes le représentent par l'une des formules suivantes :

$$C^8H^6O^3 \text{ ou } \underbrace{2(CO)}_{\substack{\text{Acide} \\ \text{carbonique.}}} + \underbrace{C^6H^6O}_{\text{Acétone.}} = \begin{cases} \text{Carbone,} & 305,744 \\ \text{Hydrogène,} & 37,440 \\ \text{Oxygène,} & 300,000 \end{cases}$$

A l'état de liberté, il retient au moins un atome d'eau, ou 14,89 sur 100.

Ses propriétés. Le plus concentré que l'on connaisse, celui par conséquent qui ne retient qu'un atome d'eau, est solide à + 12° et au-dessous, liquide au-dessus, incolore, d'odeur très piquante et particulière, de saveur forte et presque caustique, volatil vers 120°, soluble dans l'alcool et dans l'eau en toutes proportions, d'une densité de 1,063 (8,5 de l'aréomètre) à + 15°, sans action sur le papier de tournesol et sur le carbonate de chaux.

Par l'addition de l'eau, il perd l'état solide et devient liquide, son odeur et sa saveur s'affaiblissent, son point d'ébullition s'abaisse, il continue de se dissoudre dans l'eau et dans l'alcool; mais, par de singulières anomalies, sa densité s'élève jusqu'à 1,079 (10,54 de l'aréomètre) avec la proportion d'eau, pour retomber au-dessous de ce qu'elle était d'abord, lorsque celle-ci équivaut à 3 atomes pour 1 d'acide anhydre (34,25 sur 100). Alors, il manifeste des réactions acides sur le papier bleu de tournesol et sur le carbonate de chaux.

Un seul acide, le formique, en raison surtout de son état liquide, de son analogie d'odeur, pourrait être confondu avec lui, s'il ne s'en distinguait par sa composition élémentaire, par la faculté qu'il possède et qu'on ne retrouve plus dans l'acide acétique, d'être converti par l'acide sulfurique concentré, même à la température ordinaire, en eau et en oxyde de carbone, de décomposer à l'aide d'une légère chaleur, les azotates de mercure, d'argent, et le bioxyde de mercure dont il isole les métaux.

L'acide acétique cristallisable ou mo- Le vinaigre radical,
  nohydraté,   —   ordinaire,
Le vinaigre de bois ou acide pyroli-   —   distillé.
  gneux,

de la préparation desquels nous allons successivement parler, présentent des propriétés en harmonie avec les proportions différentes d'acide acétique réel et d'eau qui les constituent.

De l'Acide acétique cristallisable ou monohydraté.

Prenez :

9,700 gr. d'acide sulfurique à 66° privé par l'ébullition d'acides azotique et
    azoteux ;
3,000 gr. d'acétate de soude pur, parfaitement sec et passé au tamis de crin.
    A cet effet, vous l'aurez chauffé dans une marmite en fonte,
    mais sans le faire entrer en fusion, et en le remuant sans cesse
    avec une spatule en fer, jusqu'à ce qu'il ait cessé de perdre de
    son poids ;

Introduisez l'acétate par la tubulure, dans une cornue à l'émeri de 6 à 7 litres de capacité; fixez celle-ci, au moyen de fils de fer, sur le triangle d'un fourneau à réverbère; adaptez à son col une allonge, puis un ballon portant un long tube droit; lutez les jointures, ajoutez l'acide sulfurique par petites portions, en ayant le soin d'agiter au moyen d'une tige en verre, afin de prévenir la formation d'un dépôt adhérant aux parois de la cornue, fermez la tubulure avec son bouchon en verre.

Du contact de l'acide avec l'acétate, résultera une élévation considérable de température, à la faveur de laquelle distillera le quart environ de l'acide acétique éliminé. Aussitôt que la distillation se montrera languissante, vous recouvrirez la cornue du dôme du fourneau, vous placerez en dessous quelques charbons ardents, et continuerez de chauffer, jusqu'à ce que la matière formant le résidu soit en fusion tranquille, en activant ou ralentissant la marche de l'opération, de manière à prévenir le plus possible les soubresauts que la formation de dépôts cristallins tend sans cesse à produire. A cette époque, la totalité de l'acide acétique monohydraté (2 kil. environ), mélangé d'une certaine quantité d'eau étrangère à sa constitution, car 3ᵏ d'acide de soude sec n'en représentent que 1ᵏ860 aura passé dans les récipients. Elle y sera accompagnée de quelque peu d'acide sulfurique, voire d'acétate de soude projeté par des soubresauts à peu près inévitables. Vous procéderez à une seconde distillation, sur de l'acétate de soude pur et sec, destiné à fixer l'acide sulfurique; vous séparerez le premier tiers, pour le motif que l'acide acétique monohydraté, moins volatil que l'eau, permet à celle qui l'accompagne de se vaporiser de préférence au début. Vous recueillerez les deux autres tiers, vous les exposerez à une basse température pour les congeler; vous laisserez égoutter dans un entonnoir les cristaux formés; vous les liquéfierez à une douce chaleur, afin d'obtenir une matière homogène; vous les reproduirez de nouveau par un abaissement de température, et de nouveau aussi les ferez égoutter. Après ces traitements, l'acide pourra être considéré comme ne contenant plus qu'un atome d'eau. Il sera solide, pour peu que la température soit basse.

Ce procédé, dû à M. Sebille-Auger, réussit parfaitement.

L'emploi de ballons tubulés à pointes, dont la tubulure renversée vient s'aboucher avec les flacons faisant fonction de récipients, de manière à ce qu'on puisse changer ceux-ci sans toucher au reste de l'appareil, faciliterait beaucoup le fractionnement des produits.

Suivant M. Baup, l'on obtient de l'acide acétique aussi pur que le précédent; mais incristallisable et contenant une plus forte proportion d'eau, quoiqu'il soit encore très concentré, en décomposant dans un appareil semblable à celui dont nous venons de faire usage ,

De l'acide acétique pur concentré.

32 parties d'acétate de plomb cristallisé ,
par 18 — d'acide sulfurique à 66°,

L'acétate en poudre est introduit dans la cornue, l'acide sulfurique ensuite, l'on agite au moyen d'un tube, et l'on chauffe doucement.

La première partie de l'opération est terminée, quand il ne distille plus rien.

Alors, on décante les produits condensés dans une nouvelle cornue, on y délaie 2 parties de bioxyde de manganèse en poudre fine, et l'on procède à une nouvelle distillation.

L'oxyde de manganèse a pour objet de convertir en acide sulfurique, aux dépens d'une portion de son oxygène, l'acide sulfureux que produit souvent la réaction de l'acide sulfurique concentré sur l'acide organique, en outre, de retenir l'acide sulfurique à l'état de sulfate de protoxyde.

De 32 p. d'acétate on retire 14 p. d'acide à 1,069 de densité, (9,1/4 de l'aréomètre).

Du Vinaigre de bois.

Le vinaigre de bois, aussi nommé vinaigre pyroligneux, s'obtient en décomposant le bois par la chaleur, dans des cornues ou dans des cylindres en tôle.

De sa décomposition résultent, entre autres produits :

Des gaz, dont on utilise, comme combustibles, l'hydrogène carboné et l'oxyde de carbone.

Des matières empyreumatiques, les unes liquides, les autres solides, que l'on peut également utiliser comme combustibles. (C'est un mélange d'ulmine, de pyrétines, de pyrelaines et de pyrostéarines. Tome 1er page 306.)

Un liquide volatil ,nommé d'abord par M. Taylor qui le découvrit, esprit de bois; plus tard, par MM. Dumas et Peligot, bihydrate de méthylène; plus tard encore, par M. Liébig, monohydrate de méthyle; en raison de ses analogies avec l'alcool, que les premiers considèrent comme un bihydrate d'hydrogène bicarboné, tandis que M. Liébig le considère comme le monohydrate d'un radical complexe qu'il appelle ethyle; ainsi que nous le verrons en traitant des éthers.

De l'acétone, provenant sans doute de la destruction des acétates préexistants dans le bois;

De l'eau;

De l'acide acétique en proportion d'autant plus grande, toutes circonstances égales d'ailleurs, que ces bois sont moins résineux, attendu que c'est le ligneux surtout qui le produit.

On sépare la majeure partie des matières empyreumatiques et de l'esprit de bois, par une distillation qui laisse les unes pour résidu, rassemble l'autre dans les premiers produits; on sature la liqueur aqueuse par de la craie, on décompose l'acétate de chaux formé par du sulfate de soude, pour donner naissance à du sulfate de chaux insoluble et à de l'acétate de soude, soluble; on filtre, on fait évaporer et cristalliser. On soumet les cristaux d'acétate de soude à une fusion ignée ménagée, qui charbonne ou volatilise les matières goudronneuses; on les reprend par l'eau, on filtre, on évapore, on fait cristalliser comme précédemment; finalement, on décompose l'acétate par l'acide sulfurique, dans des cornues en verre munies de récipients de même nature, ou en argent.

Obtenu par ce procédé, dont la dernière partie rappelle le mode de préparation de l'acide acétique pur à 1,069 de densité, l'acide acétique est d'autant plus pur, que l'opération a été mieux conduite; d'autant plus concentré, que l'acétate était plus sec, et l'acide sulfurique plus concentré lui-même.

Quoiqu'elles produisent toutes de l'acide acétique quand on les décompose par la chaleur, les autres matières végétales ne paraissent pas susceptibles d'être avantageusement substituées au bois.

D'un autre côté, les transformations que l'on fait subir à l'acide acétique, sont indispensables à l'obtention d'un produit de bonne qualité. La saturation directe de la liqueur acide par le carbonate de soude, l'évaporation à siccité du sel, et sa décomposition par l'acide sulfurique, ne fourniraient notamment qu'un acide de qualité inférieure.

Du Vinaigre radical.

Le vinaigre radical, est le produit de la décomposition par la chaleur, de l'acétate de bioxyde de cuivre sec.

On l'introduit dans une cornue en grès lutée, que l'on en remplit aux 2/3 ; l'on met celle-ci en communication avec une allonge suivie d'un ballon à long col, portant à sa tubulure un tube droit, on la place sur le triangle d'un fourneau à réverbère, entourée du laboratoire, et couverte du dôme ; on lute toutes les jointures de l'appareil, celles entre l'allonge et la cornue, avec du lut gras recouvert de chaux délayée avec du blanc d'œuf, les autres, avec du lut de farine de lin, ou plus simplement avec des bandelettes de papier enduites de colle d'amidon ; on plonge le ballon dans une terrine pleine d'eau qui doit constamment se renouveler, et l'on chauffe la cornue,

Doucement d'abord, plus fortement ensuite, jusqu'à ce qu'il ne passe plus rien à la distillation ; époque à laquelle l'allonge, jusqu'alors échauffée par le calorique latent que lui abandonnaient les vapeurs en se condensant, se refroidit d'elle-même, où, d'ailleurs, les gaz cessent de se dégager par l'extrémité du tube droit. A la fin de l'opération, on trouve :

Dans la cornue, une matière pulvérulente formée de deux sortes de particules, les unes rougeâtres, les autres noires, et susceptible de s'enflammer au contact de l'air, si l'on n'attend pas, pour l'en retirer, qu'elle soit entièrement refroidie. Dans le ballon, un liquide verdâtre, très acide, d'une odeur d'acide acétique prononcée, toutefois mêlée d'une odeur toute différente ayant quelque chose d'éthéré.

On le redistille au bain de sable, dans une cornue en verre, en fractionnant les produits, et l'on pousse la distillation presque à siccité.

Après avoir tout d'abord abandonné son eau de cristallisation, l'acétate de cuivre a été décomposé par la chaleur. La majeure partie de son acide s'est séparée de la base, sans altération aucune, de même que cela s'observe avec tous les acétates, mais d'une manière d'autant plus prononcée, que la base est moins puissante; si bien que l'acétate d'argent abandonne son acide pour ainsi dire tout entier, tandis que l'acétate de potasse n'en abandonne que peu.

Une autre portion d'acide s'est au contraire convertie en acide carbonique et en acétone; de même encore, que cela s'observe avec tous les acétates, mais d'une manière d'autant plus marquée, que la base est plus puissante, ou plutôt qu'elle offre plus d'affinité pour l'acide carbonique; si bien que ceux de potasse et de soude fournissent beaucoup plus d'acétone que l'acétate de cuivre, et que l'acétate d'argent n'en fournit pour ainsi dire pas.

Enfin une 3° portion d'acide, mais infiniment faible, a produit des gaz, de l'eau, des matières empyreumatiques, et parce qu'il est impossible de graduer assez la chaleur, pour qu'elle ne fasse pas éprouver à quelque portion de la matière organique ce genre de décomposition, et parce que le bioxyde de cuivre, une fois isolé, tend à convertir les éléments de celle-ci en eau et en acide carbonique.

De là : des gaz qui se dégagent, des vapeurs d'eau, d'acide acétique, d'acétone, qui entraînent quelque peu d'acétate de cuivre anhydre pour le laisser se condenser en aiguilles blanches dans le col de la cornue, ou le conduire avec elles jusque dans les récipients. La coloration en vert du produit, dans lequel l'acétate anhydre retrouve de l'eau qui l'hydrate, a pour cause cet entraînement partiel du sel de cuivre.

Il rend indispensable la rectification du liquide, au moyen d'une seconde distillation.

Le bioxyde plus ou moins complétement réduit, la portion de carbone que n'ont pu faire disparaître, ni l'hydrogène, ni l'oxygène de l'acide acétique, ni l'oxygène du bioxyde, restent dans la cornue, sous forme de poudre, que son extrême ténuité, sa porosité, l'affinité de ses composants pour l'oxygène, convertit en une sorte de pyrophore.

Ces divers phénomènes paraissent se produire à la fois, pendant toute la durée de l'opération; cependant on remarque, que la proportion d'acide est comparativement plus forte vers le milieu, et celle d'acétone à la fin, sans doute, parce que le premier effet de la chaleur est de dissocier les composants du sel, et le second, de déterminer la réaction basique de l'oxyde sur l'acide. Les premiers produits, au contraire, ne sont guère formés que d'eau de cristallisation du sel.

Le vinaigre radical offre une densité à peu près stable, et voisine de 1,075 (10 de l'aréomètre), ce qui indique qu'il renferme près de 3 atomes d'eau. Il retient des traces de matières empyreumatiques, et une notable portion d'acétone, qu'une ébullition prolongée lui ferait perdre presque en totalité.

De l'acétone.

Cet acétone, autrefois nommé esprit pyroacétique, est un liquide incolore, limpide, de saveur âcre et brûlante, d'odeur pénétrante toute particulière, d'une densité de 0,7921 à+18°, volatil à+56°, sous la pression de 0^m,76, liquide encore au-dessous de 15°, très inflammable, soluble en toutes proportions dans l'alcool, l'éther, l'eau, incapable de se combiner avec les bases. Sa production, sous l'influence basique du bioxyde de cuivre, se conçoit de suite, pour peu que l'on réfléchisse à ce que nous avons dit de la constitution de l'acide acétique, savoir : qu'il peut être représenté dans sa composition, par de l'acide carbonique+de l'acétone; en d'autres termes, que si l'on en soustrait les éléments de l'acide carbonique, il reste ceux de l'acétone.

Le vinaigre radical lui doit son odeur toute spéciale, et l'usage qu'on en fait dans les flacons, dits flacons à sel de vinaigre. On y introduit du sulfate de potasse en petits cristaux, tout à la fois pour qu'ils diminuent leur capacité, et empêchent le liquide de se répandre quand le flacon couché vient à s'ouvrir; puis on imprègne ces cristaux d'acide.

Des flacons
de sel
de vinaigre.

Du Vinaigre.

Le vinaigre a, pendant longtemps, été produit exclusivement au moyen du vin, auquel on faisait éprouver la fermentation acide (vin-aigre); mais aujourd'hui, on le prépare fréquemment, en soumettant à cette fermentation des liqueurs alcooliques autres que le vin, même des mélanges susceptibles de fournir transitoirement de l'alcool. Outre des proportions variables d'acide acétique et d'eau, il renferme tout ou partie des

matières contenues dans les liquides mis en expérience, notamment, les sels, les principes muqueux, colorants, et azotés
des vins.

Le pharmacien, qui ne le prépare jamais, doit exclusivement
faire usage de vinaigre de vin, contenant au moins 7,45 pour
100 d'acide réel. Il doit même préférer au vinaigre rouge provenant des vins rouges, le vinaigre blanc provenant des vins blancs.
Ce dernier est moins propre à colorer les mélanges dans lesquels on le ferait entrer, surtout à produire des réactions que le
principe colorant rouge, fort analogue au tannin, possède au
plus haut degré la faculté de déterminer.

Nous verrons, en parlant des essais du vinaigre, comment on
s'assure qu'il est de bonne qualité, et renferme une suffisante
proportion d'acide réel.

L'acide acétique qui se développe dans les liqueurs alcooliques abandonnées à la fermentation acide, provient, à n'en pas
douter, de l'alcool lui-même. La preuve en est, que celui-ci disparaît, et que les vinaigres, toutes circonstances égales d'ailleurs,
sont d'autant plus concentrés, que l'alcool s'y trouvait en plus
forte proportion. Mais, la réaction n'a lieu que sous l'influence
de causes encore assez mal déterminées.

La présence de certaines matières azotées paraît toutefois indispensable, car l'alcool pur, anhydre ou mélangé d'eau, ne
fournit pas d'acide acétique, et devient susceptible d'en fournir,
après qu'on y a délayé de la levure de bière, etc.

En comparant la composition élémentaire de l'alcool anhydre
représenté par :

$$C^8 H^{12} O^2$$

à celle de l'acide acétique également anhydre, représenté par :

$$C^8 H^6 O^3$$

on voit de suite, qu'en ajoutant à chaque atome d'alcool
anhydre, 4 atomes d'oxygène, on aurait l'équivalent d'un atome
d'acide acétique à 3 atomes d'eau; en effet ,

$$\underbrace{C^8H^{12}O^2}_{\text{Alcool anhydre.}} + \underbrace{O^4}_{\text{Oxygène.}} = \underbrace{C^8H^6O^3}_{\text{Acide acétique anhydre.}} + \underbrace{3(H^2O)}_{\text{Eau.}}$$

Il serait donc possible d'admettre, comme au reste nous l'avons

fait, pour plus de simplicité, en parlant de la fermentation du suc
de groseille, que la transformation de l'alcool en acide acétique,
est le résultat pur et simple de l'absorption de l'oxyde de l'air, si
les très remarquables expériences de M. Liébig ne prouvaient
que la réaction n'a pas cette simplicité. L'oxygénation de l'alcool
a pour premier résultat, de le convertir en un liquide incolore,
très inflammable, d'une odeur pénétrante caractéristique, d'une
densité de 0,79, volatil à $+$ 21,8, sous la pression de $0^m,76$, soluble dans l'eau, l'alcool, l'éther, neutre aux réactifs, partant
fort analogue encore à l'alcool, quoique déjà sa grande volatilité surtout l'en distingue. M. Liébig l'a nommé aldéhyde

(Alcool-dés-hydrogéné),
al   dé   hyde

parce que sa composition est telle, qu'il a cette formule :

$$C^8 H^6 O^2$$

qui répond exactement, à celle de l'alcool anhydre qu'on aurait
privé du tiers de son hydrogène, ainsi que le montre l'équation
suivante :

$$C^8H^8O^2 \;=\; C^8H^{12}O^2 \;-\; H^4$$

Aldéhyde.   Alcool anhydre.   Hydrogène.

   L'action de l'air, ou plutôt de l'oxygène se prolongeant, l'aldéhyde se transforme en acide acétique, par suite de la soustraction d'une nouvelle quantité d'hydrogène, très probablement
convertie en eau, puisqu'il ne se dégage pas et en même temps
de la fixation d'une certaine quantité d'oxygène.

$$C^8H^8O^2 \;+\; O \;=\; C^8H^6O^3 \;+\; H^2$$

Aldéhyde.   Oxygène.   Acide acétique.   Hydrogène.

Par conséquent, l'alcool ne donne naissance à l'acide acétique,
qu'après avoir transitoirement produit de l'aldéhyde, ou, ce qui
est plus exact, se convertit d'abord en aldéhyde, laquelle se convertit à son tour en acide acétique.

La distillation du vinaigre a pour objet de le débarrasser des
matières étrangères qu'il contient.

Le Codex prescrit de l'exécuter ainsi qu'il va être dit.

Du vinaigre
distillé.

De chauffer au bain de sable, dans une cornue en verre tubulée, le vinaigre rouge ou blanc, d'en recueillir les 3/4, de verser sur le résidu un volume d'eau égal au sien, et de continuer la distillation, afin qu'en définitive, le volume de liquide distillé soit égal à celui du vinaigre mis en expérience.

L'addition de l'eau est destinée à faire passer dans les récipients une partie de l'acide resté dans la cornue.

En effet, l'eau, plus volatile que lui, se vaporise de préférence, et l'on ne peut le volatiliser, à son tour en poussant plus loin l'opération, parce qu'on altérerait les matières organiques fixes. Il faut que, par l'intermédiaire de l'eau, on favorise sa vaporisation en renouvelant l'espace, ainsi que cela a lieu dans la distillation des huiles volatiles, mais il en reste encore dans la cornue.

Le vinaigre distillé renferme une proportion d'acide acétique réelle, inférieure à celle que renfermait le vinaigre introduit dans la cornue. Son odeur est suave, sa saveur faible; il retient une petite quantité de matières muqueuses, qui lui communiquent souvent un aspect légèrement opalin, et surtout la faculté de fournir, avec la potasse et la soude, des acétates que la dessiccation colore. On admet assez généralement, qu'il contient en outre quelque peu d'éther acétique provenant de la réaction de l'acide, sur la portion d'alcool qui n'avait pas éprouvé la fermentation acéteuse.

Le second produit étant moins suave que le premier, il serait bon de ne le lui pas mélanger.

De l'Acide benzoïque.

(Fleurs de benjoin.)

Dans les benzoates, l'acide benzoïque a pour formule :

Sa composition.

$$C^{18}H^{10}O^3 = \begin{cases} \text{Carbone,} & 1070,104 \\ \text{Hydrogène,} & 62,400 \\ \text{Oxygène,} & 300,000 \end{cases}$$

Libre, il retient un atome d'eau. $=$ Eau, 112,479

A l'état anhydre, on peut le considérer comme un véritable oxyde, comme le produit de l'oxygénation du radical ternaire que

MM. Wohler et Liébig ont nommé benzoïle, et représenté par :

$$C^{28} H^{10} O^2$$

C'est ce même radical qui, combiné avec l'hydrogène, forme l'huile d'amande amère $(C^{28}H^{10}O^2+H^2)$ ou hydrure de benzoïle, et dont les combinaisons avec le soufre, le chlore, le brôme, le cyanogène, constituent à leur tour, des sulfures, des chlorures, des bromures, des cyanures, dans lesquels le benzoïle remplace les métaux.

L'acide benzoïque pur est solide, blanc, de saveur amère et pi- *Ses propriétés.* quante, sans odeur, inaltérable à l'air, fusible à + 120°, volatil vers 145°, mais en éprouvant une décomposition partiélle. Ses vapeurs s'exhalent en fumée blanche très irritable, d'odeur de benjoin, inflammable par l'approche d'un corps en ignition, et susceptible de se condenser en longues aiguilles satinées, légèrement ductiles. L'eau, l'alcool, l'éther, les huiles volatiles, le dissolvent aisément surtout à chaud. Il rougit le tournesol, les alcalis caustiques, les acides minéraux les plus puissants, spécialement l'acide azotique, ne l'attaquent pas.

L'acide qu'il serait le plus facile de confondre avec lui, est le cinnamique déjà signalé par nous dans les baumes de Tolu, du Pérou, et dans l'eau distillée de cannelle depuis longtemps exposée à l'air. La composition élémentaire toute différente de celui-ci, sa fusibilité à + 293° seulement; son altérabilité par l'acide azotique qui le transforme en acide benzoïque, en dégageant des vapeurs rutilantes, établissent toutefois entre eux de notables différences.

Quoiqu'il existe ailleurs, notamment dans la vanille, l'huile *Sa préparation.* d'amande amère altérée à l'air, le castoreum, les fleurs de mélilot, la fève tonka, quoique même on en puisse obtenir, en traitant par l'acide azotique, l'acide hippurique des urines des herbivores : en pharmacie, on l'extrait exclusivement du benjoin, ou par sublimation, ou par précipitation.

Le procédé par sublimation, s'exécute de la manière suivante : *Procédé par sublimation*

On mélange du benjoin en poudre grossière, avec son poids de sable sec; on introduit le tout dans une terrine capable de supporter l'action de la chaleur, on recouvre celle-ci d'une autre terrine de même diamètre, non vernissée à l'intérieur, et percée à son fond d'un trou destiné à livrer passage aux gaz, on ajuste les 2 terrines après les avoir usées l'une contre l'autre dans les parties qui doivent se toucher; on lute les jointures avec des bandes de papier enduites de colle d'amidon; on place sur un feu modéré la terrine inférieure, en ayant le soin que son fond seulement puisse atteindre une température élevée, et l'on chauffe.

On se guide sur l'intensité des vapeurs qui s'échappent par l'ouverture précitée; quand il ne s'en dégage plus, on laisse complétement refroidir, et l'on délute.

L'acide que renfermait tout formé le benjoin, et qui s'est séparé des matières résineuses fixes qui l'accompagnaient, non toutefois sans avoir éprouvé une décomposition partielle que partagent celles-ci, se trouve condensé contre les parois de la terrine supérieure, en longues aiguilles plus ou moins blanches, plus ou moins colorées, et d'odeur de benjoin prononcée. On les détache sans les briser, à l'aide d'une barbe de plume.

Le résidu est pulvérisé, chauffé de nouveau, et l'on répète ces opérations tant qu'il se volatilise de l'acide.

D'un kil. de benjoin on en retire de 40 à 45 gr.

Quelques praticiens remplacent la terrine supérieure par un cône en carton, percé à son sommet d'un trou qu'ils recouvrent d'un cornet en papier.

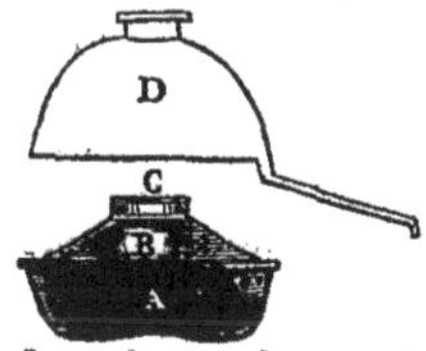

M. Guibourt place dessus la terrine en terre A, un couvercle en fer-blanc B, de forme conique, ouvert en C, et recouvre le tout d'un chapiteau en carton D. Au moyen de cette disposition, l'acide ne peut retomber dans la terrine, retenu qu'il est par la face supérieure du cône intermédiaire.

M. Morb supprime le sable comme plus nuisible qu'utile, étend uniformément la poudre de benjoin à la surface d'un vase en fonte ou en tôle de 22 à 25 centimètres de diamètre sur 56^{mm} de haut, recouvre ce vase, d'abord avec du papier non collé d'un tissu peu serré, qu'il maintient à l'aide d'un peu de colle, puis d'un chapiteau en papier épais, de la forme et de la grandeur d'un chapeau d'homme, qu'une corde serre contre les parois du vase en métal, et chauffe; non plus au bain de sable ordinaire, mais sur une plaque en fonte couverte d'une légère couche de sable, afin que la chaleur se répartisse plus uniformément dans la masse résinoïde.

La feuille en papier reçoit, sur la face supérieure, les portions d'acide condensé qui tendraient à retomber dans le vase, et retient une notable portion des produits empyreumatiques qui ont tamisé au travers, à l'état de vapeurs.

Triturez ensemble 4 p. de benjoin en poudre et 1 p. de chaux éteinte; délayez le mélange dans 32 p. d'eau que vous ajoute-rez par petites portions successives; faites bouillir en agitant, afin de maintenir en suspension la chaux et le benjoin. Au bout de 1/2 heure ou 3/4 d'heure d'ébullition, laissez déposer; filtrez la liqueur bouillante; reprenez à 2 fois le dépôt par autant d'eau que vous en aviez d'abord employé; réunissez toutes les liqueurs; laissez-les refroidir; faites passer au travers un courant de gaz carbonique destiné à précipiter, avec la chaux qui la retenait en dissolution, une portion de résine; filtrez de nouveau; rap-prochez au quart du volume primitif, et sans laisser refroidir, sursature par l'acide chlorhydrique.

L'acide benzoïque aura donné naissance à du benzoate de chaux très soluble, que l'acide chlorhydrique décomposera, ce que l'acide carbonique n'avait pu faire; l'acide benzoïque, infi-niment moins soluble dans l'eau froide que ne l'était le ben-zoate, se précipitera presque en totalité, sous forme de paillettes n'entraînant guère que des traces de matières étrangères.

On le recueillera sur un filtre; on l'y égouttera; on l'y lavera avec un peu d'eau froide, jusqu'à ce que les eaux de lavage cessent de précipiter l'azotate d'argent; on l'exprimera forte-ment et on le desséchera au bain-marie.

Les carbonates de potasse ou de soude, à plus forte raison leurs alcalis caustiques, ne sauraient être substitués à la chaux, parce qu'ils dissoudraient une portion considérable de résine, susceptible de se précipiter avec l'acide benzoïque, au moment de la sursaturation par l'acide chlorhydrique.

1 kilo de benjoin fournit, par ce procédé, près de 196ᵍ d'acide benzoïque, par conséquent beaucoup plus qu'il n'en fournit par l'autre.

Cette différence s'explique en considérant que l'acide benzoïque n'est volatil que dans les produits de sa propre décomposition, et que la présence des matières résineuses qui l'accompagnent dans le benjoin ne peut que gêner sa vaporisation.

On communiquerait à l'acide par précipitation la forme aiguillée, l'aspect satiné des fleurs de benjoin, en le sublimant; mais on en perdrait plus de moitié.

La cristallisation par voie humide fournirait des cristaux solides, transparents, sans éclat, tous différents, et de ceux de l'acide sublimé, et de ceux de l'acide précipité.

L'acide par sublimation porte plus spécialement le nom de fleurs de benjoin.

Ni l'acide obtenu par sublimation, ni l'acide obtenu par précipitation n'est chimiquement pur, tous deux retiennent des matières résinoïdes ou empyreumatiques qui leur communiquent une odeur prononcée de benjoin, et souvent les colorent. Pour les en débarrasser, on pourrait les traiter par leur poids d'acide azotique à 25°; évaporer presqu'à siccité; dissoudre le résidu dans la plus petite quantité possible d'eau bouillante, et laisser cristalliser; les matières étrangères seules seraient détruites. Mais l'acide que l'on destine aux usages de la médecine ne doit pas être purifié, attendu que les matières résinoïdes ou empyreumatiques qu'il entraîne, semblent ne pas être étrangères à son action physiologique; même il est bon de ne pas substituer l'acide par précipitation, à l'acide par sublimation, et réciproquement.

De l'Acide citrique.

A l'état anhydre, autrement dit dans les citrates, on le représente par :

Sa composition.

$$C^{12}H^{10}O^{11} = \begin{cases} \text{Carbone,} & 458,616 \\ \text{Hydrogène,} & 62,400 \\ \text{Oxygène,} & 1100,000 \end{cases}$$

A l'état de liberté, il retient de l'eau.

De même, d'ailleurs, que le borate, le phosphate de soude, et quelques autres sels, il en retient des proportions différentes, suivant la température à laquelle se sont formés ses cristaux.

Par exemple, déposés d'une solution bouillante, ceux-ci n'en retiennent que quatre atomes, tandis que déposés d'une solution refroidie, ils en retiennent cinq.

Cet acide est solide, sans couleur, sans odeur, d'une saveur *Ses propriétés.* aigre très prononcée; fusible, décomposable par la chaleur, qui le transforme partiellement en un nouvel acide, le pyrocitrique; soluble dans l'alcool et dans l'eau. A la température de son ébullition, elle en dissout la moitié de son poids, et par le refroidissement laisse déposer des prismes rhomboïdaux, que termine un même nombre de faces trapézoïdales, et que l'air n'altère pas.

Sa dissolution aqueuse rougit le tournesol, et même en vase clos, ne tarde pas à se couvrir de moisissures, à se décomposer.

Nous apprendrons plus tard à le distinguer de l'acide tartrique, que ses caractères extérieurs en rapprochent beaucoup.

On l'extrait habituellement du suc de citron, et quelque- *Sa préparation.* fois du suc de groseille à maquereau; il y existe à l'état de liberté.

On prend une quantité indéterminée de suc de citron, que la fermentation a privé de la majeure partie des matières muqueuses qu'il contenait, et qui gêneraient la cristallisation ; on le place sur le feu dans une bassine en plomb ou en argent, et l'on y projette de la craie en poudre, de manière à le neutraliser complétement, ou, ce qui revient au même, jusqu'à ce qu'il cesse de faire effervescence. Il se produit du citrate de chaux qui se précipite, et l'acide carbonique se dégage. On laisse déposer; on décante; on jette le dépôt sur une toile; on l'y lave à l'eau bouillante, tant que les eaux qui la traversent sortent colorées et troubles; on le délaie encore humide dans un vase en plomb, avec de l'acide sulfurique étendu de six fois son poids d'eau, en quantité telle qu'il puisse suffire à la décomposition du citrate, même soit en léger excès; parce qu'alors réagissant sur les matières muqueuses, il les contracte, et par suite les empêche de faire obstacle à la cristallisation.

On abandonne le mélange à lui-même durant 8 à 9 jours, à la température ordinaire, ou mieux dans une étuve chauffée à 25°. Au bout de ce temps, le citrate est tout entier décomposé; on délaie la masse pâteuse dans environ deux fois autant d'eau chaude qu'on en avait d'abord mélangé avec l'acide sulfurique; on brasse bien; on fait bouillir; on laisse déposer; on décante; on lave le nouveau dépôt à l'eau chaude pour l'épuiser; on réunit les solutions; on les concentre à feu nu dans des bassines en plomb, à 25° Baumé; on laisse refroidir; on jette sur un linge destiné à retenir le sulfate de chaux qui s'est précipité; on lave le dépôt avec quelque peu d'eau froide; on mélange les liqueurs filtrées et les eaux de lavage, et l'on pousse l'évaporation (cette fois au bain-marie, parce qu'elles se colorent avec une extrême facilité, pour peu que la chaleur soit trop forte) à 40° Baumé. ainsi rapprochée, la solution se couvre d'une pellicule cristalline; on la décante dans des vases en faïence à larges surfaces; on la porte à l'étuve chauffée à +50°, et l'on abandonne au repos. Les cristaux plus ou moins colorés que l'on obtient, sont purifiés en les dissolvant dans l'eau, les faisant bouillir avec du charbon animal privé de carbonate et de phosphate de chaux, filtrant, concentrant à 35°, et laissant cristalliser à l'étuve comme ci-dessus.

Les eaux mères évaporées en fournissent de nouveaux.

Si elles refusaient de cristalliser, par suite de la présence d'une forte proportion de matières colorantes et muqueuses qui les rendrait visqueuses, on les sursaturerait par de la craie, pour ensuite décomposer le citrate calcaire lavé à l'eau bouillante.

Que si leur refus de cristalliser provenait de ce qu'elles contiennent du citrate de chaux dissous à la faveur de l'acide citrique libre, on les étendrait d'eau, on les additionnerait d'un léger excès d'acide sulfurique, et l'on agirait encore comme précédemment.

Il importe au succès de l'opération :

1° Que l'on n'emploie qu'un léger excès de craie à la saturation du suc, autrement, la craie indécomposée s'ajouterait au dépôt de citrate calcaire, et, saturant en pure perte une portion d'acide sulfurique, l'empêcherait de réagir sur le citrate qu'il était appelé à décomposer;

2° Que l'on continue les lavages du citrate de chaux, aussi longtemps que l'eau se colore, afin qu'ils lui enlèvent toutes les matières gommeuses, muqueuses, colorantes et autres qu'ils lui peuvent enlever, et qui, plus tard empâtant les cristaux, les empêcheraient de se séparer des eaux mères, pourraient même les empêcher de se former;

3° Que l'on traite le citrate calcaire par une suffisante quantité d'acide.

À cet égard, les auteurs sont loin d'être d'accord.

Pour 10 de craie, le Codex et M. Dumas prescrivent 20 parties d'acide sulfurique à 66°, tandis que M. Soubeiran et les fabricants anglais n'en prescrivent que 9.

M. Thénard traite 100 parties de citrate sec par 300 parties d'acide sulfurique à 1, 15 de densité, représentant 69 p. d'acide à 66°; pour la même quantité de citrate, M. Guibourt emploie 66 parties de celui-ci.

En considérant que la chaux correspondante à 10 p. de craie, n'exige, pour sa conversion en sulfate neutre, que 7,37 d'acide sulfurique à 66°; et que, d'un autre côté, 100 p. de citrate sec ne contiennent qu'une quantité de chaux capable de saturer 32^p, 5 d'acide sulfurique à 66°, on est conduit à préférer les proportions adoptées par M. Soubeiran.

Il sera facile de connaître la proportion de citrate sec, en desséchant au bain-marie, une proportion déterminée de la masse de citrate humide, préalablement rendue homogène par la trituration;

4° Que l'on profite de l'élévation de température déterminée par le mélange de l'acide sulfurique concentré avec l'eau, pour favoriser la réaction de la liqueur acide sur le citrate calcaire; au besoin, que, pour la remplacer, on fasse intervenir une douce chaleur;

5° Que l'on brasse longtemps le mélange d'acide étendu et de citrate, afin de détruire les grumeaux que l'acide pourrait ne pas attaquer jusqu'au centre;

6º Que le charbon animal soit complétement privé de sels calcaires, puisque le contact du carbonate de chaux avec l'acide citrique, reproduirait du citrate de chaux;

7º Et enfin, que le refroidissement des solutions saturées se fasse très lentement, afin que les cristaux offrent un plus gros volume et des formes plus régulières.

On ferait servir le même procédé au traitement du suc de groseille à maquereau dont on voudrait extraire l'acide citrique. Seulement, on commencerait par faire éprouver à ce suc la fermentation alcoolique, afin d'en retirer l'alcool par distillation, et de diminuer d'autant le prix de revient.

M. Thilloy, de Dijon, qui, le premier, a extrait de ces fruits, l'acide citrique en quantité suffisante pour le livrer au commerce, dit que 100 kil. de groseilles, du prix de 5 fr., lui fournissaient, terme moyen, 10 kil. d'alcool à 20º Baumé, et 1 kil. d'acide citrique, revenant à 6 fr. 50 c.

L'acide citrique qui a subi deux cristallisations, est suffisamment pur pour la plupart des usages de la pharmacie, quoiqu'il retienne des traces d'acide sulfurique. Il serait facile de l'en priver, en le faisant dissoudre dans une petite quantité d'eau bouillante, l'agitant avec du citrate de chaux humide, et filtrant. La très minime quantité de citrate calcaire, dont l'acide citrique libre pourrait déterminer la solution, serait sans inconvénient.

XLVIIᵉ LEÇON.

SUITE DE LA PRÉCÉDENTE.

De l'Acide lactique.

L'acide lactique libre a pour formule :

$$C^{12}H^{10}O^5 + H^2O = \begin{cases} \text{Carbone,} & 458,616 \\ \text{Hydrogène,} & 62,400 \\ \text{Oxygène,} & 500,000 \\ \text{Eau,} & 112,479 \end{cases}$$

Sa composition.

Il constitue un liquide sirupeux incristallisable, de couleur légèrement ambrée, sans odeur, de saveur fortement acide, très soluble dans l'alcool et dans l'eau, déliquescent; doué au plus Ses propriétés haut degré, de la faculté de dissoudre le phosphate de chaux et de coaguler le lait à la température de l'ébullition, quoiqu'à la température ordinaire il ne le coagule que très difficilement.

De même que l'acide acétique, il paraît être un des produits à peu près constans de l'altération putride des matières organiques, et se trouve tout formé, libre ou combiné, dans la plupart Son extraction. des liquides animaux, spécialement dans le sang.

On l'extrait, tantôt des eaux sûres des amidonniers, en préférant celles des amidonneries dans lesquelles le gluten est préalablement séparé des farines par des lavages, parce qu'elles ne contiennent pas les produits putrides de sa décomposition; tantôt du produit de la fermentation des décoctions de noix vomique.

Dans le premier cas, on concentre les liqueurs en consistance sirupeuse, on y délaie un léger excès de chaux hydratée; on traite 1ᵉʳ procédé le magma qui en résulte par de l'alcool à 36° bouillant. Le lactate de chaux formé se dissout, l'excès de chaux et la majeure partie des matières muqueuses colorantes et autres, se précipitent; on filtre, on distille pour retirer l'alcool; on décante le produit dans une capsule; on pousse l'évaporation au bain-marie, jusqu'à siccité; on en dissout le résidu dans l'eau distillée bouillante, de manière à l'en saturer, et l'on abandonne la solution à elle-même, dans un lieu frais.

Le dépôt de lactate calcaire impur qui s'y forme est recueilli sur un linge, lavé avec une petite quantité d'eau froide, fortement exprimé et purifié par des dissolutions et des cristallisations successives, dans l'alcool bouillant d'abord, dans l'eau distillée bouillante ensuite.

Lorsqu'il est complétement décoloré, on le dissout à chaud dans l'eau distillée, et l'on ajoute à sa solution de l'acide oxalique en quantité telle, que la liqueur filtrée ne précipite, ni par l'acide oxalique, preuve qu'elle ne renferme pas de lactate de chaux, ni par le lactate de chaux, preuve qu'elle ne renferme pas d'acide oxalique en excès; l'on filtre, et l'on concentre au bain-marie, jusqu'à ce que l'espèce de sirop obtenu, ne perde plus de son poids.

L'acide oxalique employé doit être exempt d'acide azotique, autrement, celui-ci resterait mêlé au produit.

2ᵉ procédé. Suivant l'autre procédé, dû à M. Corriol, et qui s'exécute comme annexe du proeédé d'extraction de la strychnine; on délaie les noix vomiques râpées dans de l'eau tiède; on abandonne le mélange à lui-même, jusqu'à ce que la fermentation qui s'y développe, en raison surtout de l'existence du sucre, soit terminée; on exprime, on filtre les liqueurs, on les concentre, on y délaie quelque peu de lait de chaux, destiné à compléter au besoin la saturation de l'acide lactique libre qui pourrait s'y trouver; on évapore en consistance d'extrait; on traite le produit par l'alcool bouillant; on filtre, on distille de manière à recueillir l'alcool ajouté, on achève l'évaporation au bain-marie jusqu'à siccité; on reprend le résidu essentiellement formé de lactate de chaux, par de l'eau froide qui le dissout et le sépare d'une matière grasse visqueuse; on concentre, on laisse cristalliser. Si les cristaux étaient colorés, on les purifierait par de nouvelles cristallisations; finalement, on les décompose par l'acide oxalique, ainsi qu'il vient d'être dit.

En pharmacie, l'acide lactique ne sert qu'à préparer le lactate de fer dont il sera question plus loin.

Au cas où il ne l'aurait pas préparé lui-même, il serait bon

que le pharmacien s'assurât, que celui qu'il emploie ne contient
ni acide oxalique, ni acide sulfurique, qu'il est possible de faire
servir à la décomposition du lactate calcaire, en remplacement
de l'acide oxalique, ni chaux provenant de l'incomplète décomposition de ce sel.

Les sels de chaux comme réactifs de l'acide oxalique,
—   de baryte   —   —   sulfurique ,
L'acide oxalique et   {—   —   de la chaux ,
L'oxalate d'ammoniaque, }

signaleraient l'existence de ces corps étrangers.

De l'Acide oxalique.

(Acide saccharin.)

Tel qu'il existe, non pas dans tous, mais dans certains oxalates, spécialement dans ceux de zinc et de plomb, l'acide oxalique a pour formule :   *Sa composition.*

$$C^4O^3 = \begin{cases} \text{Carbone,} & 152,872 \\ \text{Oxygène,} & 300,000 \end{cases}$$

ce qui le place, pour la composition, entre l'acide carbonique
C,O et l'oxyde de carbone C^2,O. Libre, il contient :

Tantôt 1 atome d'eau, tel est celui que l'on a desséché ou sublimé ;
—   3 atomes d'eau , tel est celui qui a cristallisé au sein de ce liquide.

Il est solide, sans couleur, sans odeur, d'une saveur acide prononcée, soluble dans l'alcool et dans l'eau. Sa dissolution s'opère *Ses propriétés.*
avec une sorte de crépitation toute particulière, due à la rupture de ses cristaux. L'eau froide en dissout 1/8 de son poids,
l'eau bouillante beaucoup plus, et par le refroidissement, laisse
déposer des prismes à 4 pans terminés par des sommets dièdres
transparents et susceptibles d'une très légère efflorescence. Chauffé,
il se sublime et se décompose en partie, en ne laissant pour résidu que des traces de charbon. La plupart des acides organiques, qui ne contiennent pas comme lui, assez d'oxygène pour
brûler tout leur carbone, en laissent au contraire pour résidu,
une quantité notable.

Cette propriété et celles qu'il possède, de réduire le chlorure
d'or, d'en isoler le métal, de précipiter les dissolutions de chaux,

quelque étendues qu'elles soient, suffiraient pour le distinguer de tous les autres acides organiques.

Sa préparation. On l'extrait des matières qui le renferment tout formé, spécialement du sel d'oseille; ou bien, on le forme de toutes pièces, en traitant par l'acide azotique la plupart des matières organiques, spécialement le sucre et l'amidon.

Son extraction du sel d'oseille. Pour l'extraire du sel d'oseille, on dissout le sel dans une quantité d'eau bouillante telle, qu'il puisse tout entier y rester dissous après refroidissement, afin que, dans aucun cas, il ne puisse se mêler au dépôt; on verse dans la dissolution, sans qu'il soit besoin d'attendre qu'elle soit refroidie, une solution d'acétate de plomb cristallisé, jusqu'à ce que les liqueurs séparées par le repos du précipité d'oxalate de plomb, résultant de la double décomposition des sels mis en présence, indiquent, par le trouble qu'y produit l'addition d'une portion de sel d'oseille réservée à cette intention, la présence d'un léger excès d'acétate de plomb. (Il faut employer environ 2250ᵍʳ d'acétate par kil. de sel d'oseille.)

On laisse déposer, on décante, on jette le dépôt sur un linge, on l'y lave à l'eau chaude jusqu'à ce que celle-ci ne lui enlève plus rien, et surtout n'entraîne pas d'acétate de plomb, auquel cas elle cesse de précipiter les sulfates et les carbonates solubles.

Cela fait :

Ou bien, après avoir délayé l'oxalate de plomb dans l'eau, l'on fera passer au travers du liquide un courant de gaz sulfhydrique qui donnera naissance à du sulfure de plomb insoluble, et à de l'eau; par suite, rendra libre l'acide oxalique que l'eau retiendra dissous, et l'on continuera le dégagement de gaz, en prenant le soin d'agiter fréquemment le mélange, afin d'y remettre en suspension l'oxalate, tant qu'il se manifestera quelque signe d'absorption; on filtrera, on concentrera à la température de l'ébullition, afin d'être certain de chasser l'excès de gaz sulfhydrique; finalement, l'on fera cristalliserà 2 ou 3 reprises, s'il est nécessaire.

Ou bien, après avoir déterminé la quantité d'oxalate sec qui fait partie du dépôt, en en desséchant une proportion donnée, on délaiera celui-ci dans un mélange de 33ᵍʳ d'acide sulfurique à 66°, et de six fois autant d'eau, pour 100ᵍʳ d'oxalate sec, et

l'on fera chauffer dans une capsule en porcelaine ou en plomb ;
puis, quand les liqueurs ne précipiteront plus les sels solubles
de baryte, auquel cas l'on aura la certitude que tout l'acide sulfurique est entré en combinaison avec l'oxyde de plomb, parce
que les proportions précitées sont telles qu'il reste un léger excès
d'oxalate plombique (100 d'oxalate sec exigeant en réalité 33, 22
d'acide sulfurique à 66°), on jettera le tout sur un filtre, on y
lavera le dépôt à l'eau bouillante, on réunira aux premières liqueurs, celles des eaux de lavage que leur forte acidité indiquerait retenir une notable quantité d'acide oxalique, on concentrera et l'on fera cristalliser.

La présence dans l'acide oxalique de traces d'acide sulfurique
que dénoterait l'addition à sa dissolution des sels solubles de baryte, ne serait pas grandement à craindre ; mais il n'en serait pas
de même de celle du plomb, ou plutôt de l'oxalate de plomb,
dont l'acide oxalique libre aurait pu déterminer la solution.

Pour peu qu'il en contint, et par conséquent que sa solution
se colorât en noir par l'acide sulfhydrique, il deviendrait indispensable de le dissoudre dans l'eau, d'y faire passer un courant
de gaz sulfhydrique, de filtrer, de concentrer et de faire cristalliser.

Pour le former de toutes pièces, on introduit une partie de
sucre en poudre dans une cornue tubulée de capacité triple au
moins du volume du mélange qu'elle doit contenir ; on verse
dessus une partie d'acide azotique à 32°, en prévenant, par tous
les moyens possibles, la formation d'un dépôt adhérant au vase ;
on place la cornue sur un bain de sable, on adapte à son col une
allonge que suit un ballon tubulé muni d'un long tube droit ;
on lute exactement les jointures, et l'on chauffe modérément.
Quand les vapeurs rutilantes qui s'étaient d'abord manifestées,
ont disparu, on laisse refroidir ; on décante la liqueur acide de
dessus les cristaux qui se sont formés ; on enlève ceux-ci ; on
reverse dans la cornue les eaux mères et autant d'acide qu'on
en avait employé en premier lieu ; on fait bouillir de nouveau, et
de nouveau encore on enlève les cristaux formés après refroidissement. L'on continue tant qu'il se produit de l'acide oxalique,
toutefois en diminuant à chaque fois la dose d'acide additionnel.

Sa préparation de toutes pièces.

A la fin, on réunit tous les cristaux, on les fait égoutter dans un entonnoir en verre, on les y lave à 2 ou 3 reprises avec de très petites quantités d'eau froide, on les fait dissoudre dans l'eau bouillante et recristalliser.

Dans cette opération, le sucre commence par se dissoudre sans éprouver d'altération sensible, puis il est profondément attaqué. Une portion de son hydrogène et de son carbone enlève de l'oxygène à l'acide azotique, et de là de l'eau, de l'acide carbonique, de l'acide acétique, peut-être de l'acide cyanhydrique, car une odeur prononcée d'amande amère se fait sentir, de l'acide hypoazotique, du bioxyde d'azote, de l'azote.

De là aussi, au moins transitoirement, un acide que M. Guérin Wary nomme oxalhydrique, en raison de ce qu'il renferme plus d'hydrogène que celui qui nous occupe (acide oxalique hydrogéné).

La propriété d'être incristallisable, de former avec l'eau de chaux un précipité blanc soluble dans un excès d'acide, de laisser par la calcination un abondant résidu charbonneux, le distinguent de l'acide oxalique, abstraction faite de sa composition élémentaire.

L'action oxygénante de l'acide azotique se continuant, l'acide oxalhydrique est déshydrogéné, et remplacé par de l'acide oxalique, que son peu de solubilité dans le liquide fait se précipiter par le refroidissement.

Si l'on n'employait pas assez d'acide azotique, il ne se produirait guère que de l'acide oxalhydrique; si l'on en employait trop, l'acide oxalique finirait lui-même par être converti en acide carbonique et en eau.

C'est précisément pour éviter ce double écueil, que l'on fait usage d'une proportion considérable d'acide qu'on fractionnne, et que l'on ne verse sur la matière plus ou moins modifiée, mais non encore convertie en acide oxalique, une nouvelle portion d'acide, qu'après avoir séparé les cristaux formés.

Malgré cette précaution, l'on n'obtient jamais qu'une proportion d'acide oxalique de beaucoup inférieure à celle que l'on devrait obtenir, à ne consulter que la théorie.

Robiquet remplaçait le sucre par l'amidon. Il versait 3 parties d'acide azotique à 33° sur une partie d'amidon, laissait la réac-tion s'épuiser à la température ordinaire, ajoutait une nouvelle partie d'acide, chauffait jusqu'à cessation de vapeurs rutilantes, laissait refroidir, cristalliser, et recommençait 3 ou 4 fois à chauffer, toujours en ajoutant de nouvel acide.

24 parties de fécule et 144 d'acide produisent de 12 à 14 par-ties d'acide oxalique cristallisé.

Obtenu par ce procédé, l'acide oxalique retient obstinément de l'acide azotique, dont on ne peut le débarrasser que par des dissolutions et des cristallisations multipliées. Il lui devrait la faculté de corroder fortement les bouchons en liége, de dégager des vapeurs rutilantes quand on le triturerait avec un peu d'eau et de la limaille de fer, surtout celle de colorer en rouge de sang, la brucine qu'on délaierait dans sa dissolution aqueuse con-centrée.

De l'Acide succinique.

En combinaison avec les bases, il a pour formule :

$$C^8H^4O^3 = \begin{cases} \text{Carbone,} & 305,744 \\ \text{Hydrogène,} & 24,960 \\ \text{Oxygène,} & 300,000 \end{cases}$$

Sa composition.

Cristallisé par voie de dissolution, il contient de l'eau qu'une sublimation brusque lui fait perdre presque tout entière.

Il est solide, incolore, transparent, de saveur âcre, acide au Ses propriétés. tournesol, cristallisable en prismes, inaltérable à l'air ; fusible, volatil vers 235° en longues aiguilles, ressemblant à celles de l'acide benzoïque ; très soluble dans l'alcool et dans l'eau, sur-tout à chaud, inattaquable par l'acide azotique.

Son peu de solubilité dans l'essence de térébenthine, la faci-lité avec laquelle ses dissolutions fournissent des cristaux soli-des, ne permettent pas de le confondre avec l'acide benzoïque, dont il n'offre d'ailleurs pas la composition.

On le retire du succin ainsi que déjà nous avons eu l'occasion Sa préparatio de le faire voir (tom. 1, pag. 298). Renvoyant donc à cette leçon pour tout ce qui concernerait la conduite de l'opération, nous nous bornerons à dire ici, que lorsque la distillation du

succin a pour objet spécial la préparation de l'acide succinique ,
il faut :

Agiter avec une dissolution étendue de potasse caustique
les produits de l'opération, dans lesquelles une notable quantité
de cet acide est restée dissoute, afin de le leur enlever.

Redistiller à feu nu et à siccité, les matières empyreumatiques
débarrassées de la liqueur alcaline de lavage, afin d'obtenir la
nouvelle quantité d'acide qu'elles sont susceptibles de fournir,
par suite d'une décomposition analogue à celle qu'avait d'abord
éprouvée le succin lui-même.

Répéter les lavages à l'eau de potasse sur les produits de
cette seconde distillation, redistiller encore les matières empyreumatiques, laver; enfin recommencer ces opérations, tant que
l'acide succinique est dissous par la solution alcaline, ou produit
pendant la distillation.

A la fin, on sursature les eaux de lavage, au moyen de
l'acide sulfurique employé en très léger excès, on évapore à siccité, on reprend le résidu par l'alcool concentré qui dissout
l'acide succinique mis en liberté, sans attaquer sensiblement le
sulfate de potasse formé; on filtre, on évapore, ou l'on distille à
siccité les liqueurs alcooliques; finalement l'on réunit leur produit à l'acide qui s'était condensé dans l'allonge ou dans le dôme
de la cornue.

Si l'on tenait à l'obtenir pur, on le traiterait à chaud, par
deux fois son poids d'acide azotique concentré, on évaporerait à
siccité pour compléter la destruction des matières étrangères
qui le salissaient; on reprendrait le résidu par une petite quantité
d'eau bouillante, on laisserait refroidir; l'acide succinique se
déposerait en cristaux prismatiques, d'une blancheur parfaite
et très purs. On doit se rappeler ce que nous avons dit ailleurs,
savoir : qu'en pharmacie on ne fait guère usage que d'acide
succinique imprégné d'huile empyreumatique, produite en
même temps que lui, pendant la distillation du succin.

De l'Acide tannique.

(Tannin.)

Libre ou combiné, il a pour formule :

$$C^{36}H^{18}O^{12} = \begin{cases} \text{Carbone,} & 1375,848 \\ \text{Hydrogène,} & 112,320 \\ \text{Oxygène,} & 1200,000 \end{cases}$$

Sa composition.

dans les tannates, il perd tout ou partie de son eau.

Ses propriétés ont été exposées dans la 3me leçon, alors que *Ses propriétés.*
nous avons passé en revue les principes immédiats les plus ré-
pandus dans les végétaux, tome 1er, page 47.

Mais nous devons ajouter ici, qu'on le distingue de l'acide
gallique qui l'accompagne presque toujours, et présente avec
lui de nombreuses analogies, surtout en ce qu'il précipite la gélatine. En outre, un morceau de peau fraîche qu'on tient plongé
dans sa dissolution aqueuse, finit par l'absorber tout entier,
conséquemment par faire perdre au liquide la double faculté
qu'il lui devrait de précipiter la gélatine et les sels de peroxyde
de fer en noir (tannate de peroxyde), tandis qu'il n'absorbe pas
l'acide gallique, par suite n'enlève pas à sa dissolution aqueuse
le pouvoir de précipiter en noir les sels de peroxyde de fer,
(gallate de peroxyde.)

On l'extrait de la noix de galle, excroissance développée sur *Sa préparation.*
le *quercus tinctoria* du Levant, à la suite de la piqûre d'un
insecte, et dans laquelle il existe en grande proportion, à l'état
de liberté.

On remplit à moitié de poudre fine de noix de galle, l'allonge de l'appareil à déplacement de MM. Robiquet et
Boutron (tom. 1, pag. 124).

On tasse modérément, on s'assure que la douille de l'allonge
s'adapte assez exactement contre les parois intérieures du col
de la carafe, pour empêcher la chute du liquide; on achève de
remplir l'allonge avec de l'éther préalablement agité avec de
l'eau distillée, on en ferme l'ouverture supérieure, et l'on abandonne l'expérience à elle-même durant 12 à 15 heures. Au
bout de ce temps, on soulève l'allonge, le liquide tombe dans la

carafe, et s'y partage en deux couches distinctes, l'une inférieure, de consistance sirupeuse, de couleur ambrée, composée
d'eau, d'éther et de tannin; l'autre supérieure, très fluide, à
peine colorée, presque exclusivement formée d'éther, tenant en
dissolution une très minime proportion de tannin, et de l'acide
gallique.

On continue la lixiviation avec de nouvel éther, jusqu'au
moment où celui qui traverse la poudre cesse de se colorer,
époque à laquelle la couche inférieure de liquide de la carafe
cesse également d'augmenter d'épaisseur.

On verse dans un entonnoir à robinet les 2 couches superposées, afin de les séparer l'une de l'autre, et on met à part la plus
légère, pour en retirer l'éther par distillation, si mieux l'on
n'aime la réserver pour une opération de même genre, après
l'avoir agitée avec de l'eau.

On secoue violemment la plus dense avec de l'éther, principalement destiné à la débarrasser de la majeure portion de
l'acide gallique qu'elle contient; on sépare par le repos et au
moyen de l'entonnoir à robinet, l'éther de lavage, finalement on
porte à l'étuve. Le résidu de l'évaporation est le tannin. De
100^{gr} de noix de galle, on en obtient environ 40^{gr}.

Il est indispensable que l'éther employé aux lixiviations
contiennent de l'eau, car l'éther anhydre et la noix de galle parfaitement sèche, ne fournissent aucune trace de tannin; l'on
peut d'ailleurs se servir d'eau pour déplacer les dernières
portions d'éther qui imprègnent la poudre.

De l'Acide tartrique.

(Acide tartarique, acide tartareux.)

Sa composition.

$$C^8H^4O^5 \text{ à l'état anhydre ou dans les tartrates.} = \begin{cases} \text{Carbone,} & 305,744 \\ \text{Hydrogène,} & 24,960 \\ \text{Oxygène,} & 500,000 \end{cases}$$
$$+ H^2O \text{ à l'état de cristaux.} = \text{Eau,} \quad 112,479$$

Ses propriétés. Cet acide est solide, sans couleur, sans odeur, de saveur acide
prononcée, très soluble dans l'alcool et dans l'eau, même à la
température ordinaire. L'eau bouillante en dissout la moitié de

son poids , et par le refroidissement laisse déposer des prismes hexaèdres, dont les faces sont parallèles deux à deux, et que terminent des pyramides quadrangulaires.

A l'air, ses cristaux ne s'altèrent pas, mais leur dissolution aqueuse ne tarde pas à se couvrir de moisissures.

Chauffé, il fond, puis se décompose en dégageant une odeur qu'on ne peut guère confondre avec quelque autre.

Un acide particulier, l'acide pyrotartrique, est au nombre des produits de cette décomposition. Il éprouve d'ailleurs de la part d'une chaleur convenablement ménagée, des modifications qui changent sa constitution, ses propriétés, et rappellent celles qu'éprouve l'acide phosphorique, dans les mêmes conditions.

On l'extrait de la crème de tartre ou bitartrate de potasse pu-^{*Sa préparation.*} rifié, par le procédé suivant:

On fait bouillir de l'eau dans une grande bassine étamée; on y projette alternativement, et par petites portions :

D'abord de la crème de tartre en poudre, puis de la craie également en poudre, de manière à ce que celle-ci soit en léger excès (environ 1 p. de craie pour 3 de crème de tartre). Quand il ne se produit plus d'effervescence, on retire du feu, on abandonne le mélange à lui-même, jusqu'à refroidissement complet, on décante et l'on met à part le liquide surnageant; on jette le dépôt sur un linge; on l'y lave à l'eau bouillante, jusqu'à ce qu'il cesse de la rendre acide et de la colorer; on le fait égoutter, on le met également à part.

Durant cette première opération, la moitié de l'acide de la crème de tartre, celle qui constituait le sel à l'état de bitartrate, aura déplacé l'acide carbonique de la craie et produit du tartrate de chaux insoluble. L'autre moitié au contraire, sera restée combinée avec la potasse, formant un tartrate neutre sur lequel la craie est sans action, et que l'eau dissout.

Dès lors, vient-on à verser dans les liqueurs, aussi bien dans celles decantées, que dans les premières eaux de lavage, un léger excès de chlorure de calcium, les deux sels, par une décomposition que la chaleur favorise, en même temps qu'elle contracte le coagulum, et rend ainsi plus facile son lavage ultérieur, donneront naissance à du chlorure de potassium solublé, et à du tartrate de chaux en quantité exactement égale à la précédente.

En définitive, l'on aura obtenu à l'état de tartrate de chaux neutre, tout l'acide tartrique préexistant dans le bitartrate de potasse employé.

Le tartrate bien lavé à l'eau bouillante, sera placé tout humide, dans une chaudière en plomb, brassé avec une suffisante quantité d'eau pour en former une bouillie claire ; l'on ajoutera au mélange 2 parties d'acide sulfurique à 66° pour 3 parties de crème de tartre, on laissera macérer pendant 8 jours à l'étuve, ou pour économiser le temps, digérer à une douce chaleur pendant 24 à 36 heures, en ayant, dans les deux cas, le soin d'agiter souvent ; on étendra d'eau, on laissera déposer, on décantera, et l'on jettera sur un linge, le dépôt essentiellement formé de sulfate de chaux.

Les liqueurs et les eaux de lavage du dépôt seront rapidement portées à l'ébullition dans une bassine en plomb, rapprochées à 25° de l'aréomètre, abandonnées au refroidissement pour qu'elles laissent précipiter la majeure partie du sulfate de chaux, dont la présence d'une forte proportion d'eau, et aussi celle de l'acide, avait d'abord déterminé la solution, passées au travers d'une toile serrée, replacées dans la bassine ; concentrées à 40°, cette fois au bain-marie, et on laissera cristalliser en place.

L'on séparera par décantation les eaux mères, et on les rapprochera à 45° ou 50°, d'autant plus que l'accumulation des matières muqueuses y pourra gêner davantage la cristallisation. En dernier lieu, elles seront introduites dans une cruche où souvent elles cristalliseront encore, au bout d'un temps plus ou moins long.

Les cristaux obtenus aux diverses époques de l'opération seront soumis à de nouvelles cristallisations, dans le but principalement de les priver de la majeure partie de l'acide sulfurique qu'ils entraînent, et s'il y a lieu, traités par le charbon animal exempt de sels calcaires.

A la suite de deux à trois cristallisations, la très minime quantité d'acide sulfurique qu'ils pourraient encore retenir, peut être négligée.

La théorie fait voir qu'un atome de bitartre de potasse supposé sec, pèse 2251, 324 et répond à 1886,348 d'acide tartrique monohydraté; mais, quelque soin que l'on prenne, on reste fort au-dessous de cette proportion.

Il est nécessaire de ne pas augmenter la proportion de craie, de ne pas diminuer celle d'acide sulfurique.

Nous avons prescrit 24 parties de crème de tartre,
8 — de craie,
16 . — d'acide sulfurique6}'.

Bien que la théorie indique qu'il ne faille que 6ᵖ,3 de craie pour saturer l'excès d'acide du bitartrate; que 12ᵖ,3 d'acide sulfurique pour décomposer tout le tartrate de chaux que ce même bitartrate est susceptible de fournir; parce que l'expérience prouve que cet excès de craie est nécessaire à la saturation de l'acide, que cet excès d'acide sulfurique ne l'est pas moins à la décomposition du tartrate calcaire et surtout à la destruction des matières mucoso-gommeuses qui gênent la cristallisation.

Le Codex, en prescrivant autant de craie et deux fois autant d'acide sulfurique que de bitartrate de potasse a, selon nous, exagéré les proportions de craie et d'acide qu'il convient d'employer.

Il faut, alors que les eaux mères refusent de cristalliser, s'assurer qu'elles ne sont pas rendues incapables de fournir de nouveaux cristaux, ou par l'accumulation des matières muqueuses et colorantes, ou par la présence du tartrate de chaux dissous à la faveur de l'acide tartrique libre. On remédierait à ce dernier inconvénient, par l'addition d'une suffisante quantité d'acide sulfurique.

Quant à celui qui résulterait de l'accumulation des matières colorantes, M. Wittsler a conseillé d'ajouter aux eaux mères très colorées, un peu de chlorate de potasse et d'acide sulfurique.

L'oxyde de chlore dégagé réagirait profondément sur ces matières et les détruirait; mais est-il bien certain qu'il ne modifierait pas l'acide tartrique?

L'on absorberait l'excès d'acide sulfurique que des cristallisations multipliées auraient laissé dans les cristaux, en les dissolvant dans l'eau, puis agitant leur dissolution avec du tartrate de chaux humide, et filtrant, afin de séparer l'excès de tartrate de chaux ajouté et le sulfate de chaux formé.

La précaution recommandée de projeter alternativement dans l'eau bouillante la crème de tartre et la craie, est motivée par le peu de solubilité du bitartrate, comparée à celle du tartrate ... e. Si l'on attendait, pour ajouter la craie, que le bitartrate ... entier fût dissous, il faudrait employer une très forte proportion d'eau; la liqueur moins acide réagirait plus difficilement sur le carbonate; plus tard, les évaporations devraient inutilement se prolonger.

Il pourrait arriver que l'acide tartrique fût mélangé de cet acide qui lui est isomère, et que les chimistes ont nommé paratartrique (de παρα proche en raison de son analogie avec le tartrique), si l'on avait fait usage de crème de tartre provenant de vins récoltés dans des contrées septentrionales; puisque le tartre que ces vins fournissent, est un mélange de bitartrate et de biparatartrate de potasse.

. Dans ce cas, en le dissolvant dans une petite quantité d'eau bouillante, puis laissant cristalliser; l'acide paratartrique, infiniment moins soluble que le tartrique, cristalliserait le premier, en prismes ou en rhombes d'une remarquable transparence.

Ou mieux, en le dissolvant dans l'eau, neutralisant la liqueur par un mélange de potasse et de soude caustique ou de leurs carbonates, employés atome à atome; évaporant et faisant cristalliser, on obtiendrait des cristaux de tartrate neutre de potasse et de soude, tandis que la paratartrate correspondant resterait dans les liqueurs. Celles-ci, additionnées de chlorure de calcium, fourniraient du paratartrate de chaux, dont l'acide sulfurique éliminerait l'acide paratartrique reconnaissable :

A ce qu'il trouble la dissolution aqueuse de sulfate de chaux, que ne trouble pas l'acide tartrique;

A ce que le sel qu'il forme avec la chaux, étant dissous dans l'acide chlorhydrique très étendu, se précipite immédiatement par l'addition de l'ammoniaque; tandis que le tartrate de chaux ne se précipite alors que très lentement.

La présence de l'acide paratartrique paraît, au reste, sans influence sur les propriétés médicales de l'acide tartrique.

De l'Acide cyanhydrique.

(Acide prussique, acide hydrocyanique.)

Cet acide, d'une composition élémentaire toute différente de celle des acides organiques étudiés jusqu'ici, puisqu'il contient du carbone, de l'hydrogène et de l'azote, sans oxygène, a pour formule : Sa composition.

$$C^2AzH \text{ ou celle-ci} \begin{cases} \underbrace{C^2Az}_{\text{Cyanogène.}} + \underbrace{H}_{\text{Hydrogène.}} = \begin{cases} \text{Carbone,} & 76,436 \\ \text{Azote,} & 88,518 \\ \text{Hydrogène,} & 6,240 \end{cases} \end{cases}$$

Le cyanogène y joue absolument le même rôle que le chlore, le brôme, l'iode ou le soufre, dans les acides chlorhydrique, bromhydrique, iodhydrique, sulfhydrique.

À l'état anhydre, il est liquide jusqu'à 15 — 0°; transparent, sans couleur, d'une odeur qui rappelle celle bien connue des amandes amères, mais infiniment plus prononcée, d'une densité de 0,70563 à +7°, faiblement acide au tournesol, volatil à + 26° 5, sous la pression ordinaire de 0ᵐ, 76, soluble dans l'eau et dans l'alcool en toutes proportions; parfois susceptible de se conserver presque indéfiniment sans altération aucune; d'autrefois, au contraire, très rapidement altérable : au bout de quelques heures on le voit alors se colorer, d'abord en brun, puis en noir, et laisser déposer une matière noire, formée d'après P. Boullay, de cyanhydrate d'ammoniaque, et d'une matière charbonneuse particulière (acide azulmique), dans laquelle se retrouve le carbone, l'azote et l'hydrogène de l'acide décomposé, que ne contient pas le cyanhydrate d'ammoniaque. On ignore la cause de ces différences de stabilité, seulement on sait que la présence de la lumière favorise la décomposition. Ses propriétés.

L'acide cyanhydrique se reconnaît aux caractères suivants :

Il précipite en blanc l'azotate d'argent, et le précipité soluble dans l'ammoniaque comme le chlorure correspondant, se dissout dans l'acide azotique concentré et bouillant, ce que celui-ci ne fait pas.

Neutralisé par la potasse, la soude ou l'ammoniaque, il précipite en bleu les sels de fer au maximum. Le précipité est décomposé par les alcalis caustiques, lesquels mettent en liberté du peroxyde de fer hydraté de couleur brune; mais l'addition d'un acide en excès au mélange alcalin , fait aussitôt reparaître le précipité bleu, d'où vient que, lorsqu'on a dépassé la saturation de la liqueur que l'on essaie, et par cela même empêché qu'elle produise le précipité bleu caractéristique, on remédie à cet inconvénient en l'acidulant.

Son action sur l'économie animale est des plus délétères; il suffit d'en faire avaler quelques gouttes à un chien de moyenne taille, d'exposer un oiseau à sa vapeur, pour qu'ils tombent morts à l'instant.

Ses procédés de préparation sont nombreux; Schéele, qui le découvrit, en employait un qui consistait essentiellement : `

A faire bouillir de l'eau, du bleu de Prusse et du bioxyde de mercure; à filtrer.

A placer la solution obtenue par cette première opération dans un flacon, avec de la limaille de fer et de l'acide sulfurique; à séparer au bout de 7 à 8 heures de contact, le liquide du dépôt qu'il surnageait, à l'introduire dans une cornue, à le distiller presqu'à siccité, et, si le produit passait coloré, à le rectifier.

Du contact du bleu de Prusse avec le bioxyde de mercure, résultait du cyanure de mercure soluble et du peroxyde de fer insoluble, ainsi qu'il sera dit en traitant de ce cyanure.

Du contact de la dissolution aqueuse de cyanure de mercure avec la limaille de fer et l'acide sulfurique résultait :

Du protosulfate de fer soluble dans l'eau ,
De l'acide cyanhydrique   —
Du mercure métallique.   ›

L'hydrogène de l'eau décomposée sous l'influence de l'acide sulfurique et du fer qui en absorbait l'oxygène, se portait sur le cyanogène de cyanure de mercure et déplaçait le métal.

La distillation séparait l'eau et l'acide cyanhydrique volatils du sulfate fixe, et la rectification complétait au besoin leur séparation.

A ce procédé qui, tout abandonné qu'il est de nos jours, pour les motifs qu'il ne saurait fournir que des mélanges d'acide cyanhydrique et d'eau en proportions variables, suivant que le bleu de Prusse, plus ou moins pur, fournirait plus ou moins de cyanure de mercure, que la série des réactions nécessaires au résultat final, se produirait plus ou moins complète, suivant encore que, pendant la distillation et la rectification, il se dégagerait ou se décomposerait davantage d'acide, etc., n'en témoigne pas moins hautement de la puissance créatrice du génie de son inventeur, on en a plus tard substitué d'autres.

Les uns fournissent encore des mélanges d'acide et d'eau ;

Tels sont ceux de Proust et de Vauquelin,
— M. Gea-Pessina ;

les autres, au contraire, fournissent de l'acide anhydre,

Tels sont ceux de Vauquelin,
de M. Gay-Lussac.

Proust et Vauquelin dissolvaient 468^g de cyanure de mercure dans 1100^g d'eau distillée, faisaient lentement passer, au travers de sa dissolution, un courant de gaz sulfhydrique destiné à donner naissance à de l'acide cyanhydrique et à du sulfure de mercure, par le report de l'hydrogène de l'acide sulfhydrique sur le cyanogène, et de son soufre sur le métal; jetaient le tout sur un filtre; quand il ne se produisait plus d'absorption, recueillaient la liqueur filtrée, pour la débarrasser de l'excès de gaz sulfhydrique, l'agitaient longtemps avec du carbonate de plomb en poudre que l'acide cyanhydrique trop faible pour éliminer l'acide carbonique n'attaquait pas, et filtraient de nouveau.

Procédé de Proust et de Vauquelin.

La réaction se représenterait par l'équation suivante :

$$Hg,2(C^2Az) \quad + \quad H^2S \quad = \quad 2(C^2AzH) \quad + \quad Hg,S$$

Cyanure de mercure.	Acide sulfhydrique.	Acide cyanhydrique.	Sulfure de mercure.

On obtenait un acide incolore, transparent, contenant un douzième de son poids d'acide cyanhydrique anhydre, et de constitution régulière, pourvu que l'opération eût été convenablement conduite.

Les conditions principalement indispensables au succès de cette opération se pouvaient résumer dans les propositions suivantes :

Faire usage de cyanure neutre à l'exclusion de l'oxycyanure qui, à poids égal, renferme moins de cyanogène, de carbonate de plomb exempt d'acétate que le liquide pourrait retenir, parce que le grand excès de carbonate s'opposerait à sa décomposition par l'acide sulfhydrique;

Laver le gaz, de manière à ce qu'il n'entraîne ni acide sulfurique, ni acide chlorhydrique; le dégager assez lentement pour qu'il ne puisse également entraîner de l'acide cyanhydrique, en prolonger suffisamment le courant, pour qu'il complète la décomposition du cyanure; prolonger suffisamment aussi le contact du carbonate de plomb.

Procédé de M. Gea-Pessina. M. Gea-Pessina préfère placer dans une cornue en verre tubulée, munie d'un ballon à long col également tubulé, 18^g de cyanure jaune de potassium pulvérisé (prussiate de potasse jaune); verser dessus, après son complet refroidissement, un mélange de 12^g d'eau distillée et de 9^g d'acide sulfurique à 66°; agiter au moyen d'une baguette en verre, afin de détruire tous les grumeaux qui se seraient formés; abandonner l'expérience à elle-même pendant 12 à 15 heures, au bout de ce temps, envelopper le ballon de glace, le col de la cornue, celui du ballon, de linges mouillés, et chauffer au moyen de quelques charbons incandescents, jusqu'à ce que la matière, en s'épaississant, menace de monter dans le récipient.

Il passe dans celui-ci un mélange d'acide cyanhydrique et d'eau, dont on détermine les proportions de la manière suivante :

On introduit dans un flacon une solution étendue d'azotate d'argent, on prend le poids exact du flacon et de la solution qu'il contient, on ajoute de l'acide cyanhydrique en quantité telle, que de l'azotate argentique reste en excès; on agite, on pèse de nouveau ce flacon, afin que son augmentation de poids indique celui de l'acide ajouté; on recueille sur un filtre le précipité de cyanure d'argent, on le lave, on le sèche au bain-marie ou à l'étuve, on le pèse.

100 de cyanure d'argent correspondent :

A 19,62 de cyanogène,
A 20,36 d'acide cyanhydrique.

Donc, pour que l'acide fût dans les proportions adoptées par le dernier Codex (1 d'acide anhydre et 8,5 d'eau, en poids), il faudrait :

Que 100 gr.   d'acide hydraté,
continssent 10 gr. 526   —   réel, et par conséquent donnassent
51 gr. 69   de cyanure d'argent sec.

Dans cette opération, le cyanure jaune formé de cyanure de fer et de cyanure de potassium, est décomposé.

Tandis qu'une partie seulement du cyanure de potassium, reste combinée avec la totalité du cyanure de fer, et produit un nouveau cyanure double, sur lequel l'acide sulfurique est sans action; l'autre réagit sur l'eau, de manière à former de l'acide cyanhydrique, par l'union de son cyanogène avec l'hydrogène; de l'oxyde de potassium par celle de son métal avec l'oxygène; puis, l'acide sulfurique sous l'influence duquel s'est opérée la réaction, convertit immédiatement l'oxyde en sulfate.

La réaction se passe entre 7 atomes de cyanure jaune, 12 atomes d'eau, et se représente par cette équation.

$$7(\text{Fe},\text{C}^4\text{Az}^3, \text{K}^2\text{C}^8\text{Az}^4) + 12(\text{H}^2\text{O}) = 12(\text{C}^4\text{Az}^2\text{H}^2) + 12(\text{KO}) + (7\text{FeC}^4\text{Az}^3)\text{K}^2\text{C}^8\text{Az}^4$$

Cyanure   Cyanure de   Eau.   Acide   Oxyde de   Nouveau cyanure.
de fer.   potassium.   cyanhydrique.   potassium.

Cyanure jaune de potas-
sium et de fer.

De ces 7 atomes de cyanure jaune on obtient donc en définitive :

12 atomes de potasse, qui deviennent ultérieurement sulfate de potasse,
12   —   d'acide cyanhydrique, qui restent libres et se volatilisent;

et un composé particulier, formé de 7 atomes de cyanure de fer, comme l'était le cyanure jaune mis en expérience, mais de 2 atomes seulement de cyanure de potassium, au lieu de 14.

Celui-ci reste dans la cornue avec le sulfate de potasse.

La très facile exécution de ce procédé, son économie (le prix du cyanure jaune de potassium étant de beaucoup inférieur à celui du cyanure de mercure), la stabilité de son produit, l'ont généralement fait adopter par les fabricants de produits chimiques, bien que la variation de proportion de ses constituants (l'eau et l'acide anhydre), rende indispensable un essai long et délicat.

Procédé de Vauquelin. L'acide anhydre, par le procédé de Vauquelin, se préparera :

En faisant passer un courant de gaz sulfhydrique bien lavé et sec, au travers d'un tube en verre disposé horizontalement, et rempli : dans son premier tiers, de cyanure en cristaux, le cyanure en poudre le pouvant obstruer ; dans les deux autres tiers, d'abord de carbonate de plomb en petits fragments, ensuite de chlorure de calcium fondu, ou mieux encore fortement desséché, parce que son état spongieux le rend alors plus apte à produire la dessiccation.

L'ouverture du tube, du côté du cyanure, est en communication avec le flacon de lavage du gaz, l'opposée, avec un tube recourbé de plus petit diamètre, plongeant au fond d'une éprouvette ou d'un flacon qu'entoure de la glace.

Comme dans le procédé de Proust, l'acide sulfhydrique cède de l'hydrogène au cyanogène, du soufre au mercure, et le carbonate de plomb fixe l'excès du gaz sulfhydrique ; mais il en diffère, en ce que le chlorure de calcium fixe la vapeur d'eau qu'entraîne ce gaz développé au sein d'un liquide aqueux, en sorte que l'acide cyanhydrique arrive seul dans l'éprouvette, et s'y condense.

En opérant par cette méthode, une portion du cyanure de mercure, que le gaz sulfhydrique n'attaque que très difficilement jusqu'au centre, reste souvent indécomposée, souvent aussi le produit retient du gaz sulfhydrique que le carbonate de plomb n'a pu fixer.

Procédé de M. Gay-Lussac. Enfin le procédé de M. Gay-Lussac, que le nouveau Codex adopte exclusivement, diffère beaucoup des précédents en répudiant ainsi avec raison, la solidarité des erreurs que ne pouvait manquer d'entraîner l'adoption, tant de fois reprochée au Codex de 1818, de plusieurs procédés, entre lesquels il laissait même à l'opérateur la liberté de choisir, tout différents que fussent leurs produits.

Il exige l'emploi d'une cornue tubulée, au col de laquelle s'adapte un tube horizontal, qu'un autre tube recourbé de plus petit diamètre, met en communication avec une éprouvette graduée servant de récipient.

Le tube horizontal a de 35 à 40 centimètres de longueur, 15 millimètres de diamètre intérieur, et contient des fragments de marbre blanc dans son premier tiers, du chlorure de calcium dans le reste.

L'appareil étant disposé, la cornue placée sur un fourneau, les jointures lutées, le tout solidement maintenu, on introduit par la tubulure :

    30 gr. de cyanure de mercure en poudre,
    20 gr. d'acide chlorhydrique pur à 22° ;

l'on agite avec un tube en verre de manière à rendre le mélange parfait; on ferme la tubulure; on entoure de glace pilée et de sel marin l'éprouvette graduée le tube horizontal qu'un écran mobile sépare en outre du fourneau; on laisse la réaction se commencer à la température ordinaire ; on chauffe graduellement et avec précaution, afin de la rendre lente et successive.

Du gaz chlorhydrique, de la vapeur d'eau, de la vapeur d'acide cyanhydrique se dégagent et se condensent en grande partie dans le tube horizontal.

Quand on aperçoit qu'il en est presque rempli, on s'arrête l'opération ; on enlève la glace qui le recouvrait, on promène en dessous un charbon ardent, afin de faire passer dans le récipient l'acide cyanhydrique, tout en retenant l'eau à la faveur du chlorure calcique, et l'acide chlorhydrique à la faveur du carbonate; on replace les choses dans leur premier état; de nouveau on chauffe la cornue, et ainsi de suite, tant que celle-ci contient du liquide.

A la fin de l'opération on trouve dans cette cornue, du bichlorure de mercure, et dans l'éprouvette graduée de l'acide cyanhydrique anhydre. On mesure exactement son volume à la température de $+ 15°$, puis on lui ajoute, en volume, six fois autant d'eau distillée à la même température.

On pourrait remplacer le tube gradué par un flacon taré

ordinaire, seulement, il faudrait alors, à la fin de l'expérience,
le peser de nouveau, pour connaître le poids de l'acide condensé,
et l'additionner de 8 fois et 1/2 son poids d'eau distillée.

Les densités de l'acide anhydre et de l'eau sont telles, que le
mélange d'un volume d'acide et de 6 volumes d'eau, à $+$ 15°
équivaut à un mélange de 1 p. d'acide et de 8 p. et 1/2 d'eau
en poids.

L'équation suivante :

$$Hg,2(C^2Az) \quad + \quad 2(ChH) \quad = \quad Hg,Ch^2 \quad + \quad 2(C^2Az,H)$$

Cyanure de mercure.	Acide chlorhydrique.	Bichlorure de mercure.	Acide cyanhydrique.

montre que la réaction s'établit entre un atome de cyanure de
mercure, 2 atomes d'acide chlorhydrique, et produit 1 atome de
bichlorure de mercure, 2 atomes d'acide cyanhydrique, ou,
si l'on aime mieux, une quantité d'acide cyanhydrique capable
de saturer un atome de potasse.

Il faut que le dégagement des vapeurs n'ait lieu que lentement, sans cette précaution, partie de l'eau et de l'acide chlorhydrique passerait dans le récipient ; que l'on chauffe assez peu
le tube horizontal, pour que le chlorure de calcium ne puisse
abandonner l'eau qu'il avait absorbée à une température plus
basse.

On fait d'ailleurs varier la grosseur et la capacité de ce tube,
la quantité de carbonate et de chlorure qu'on y introduit, suivant les proportions de cyanure de mercure et d'acide chlorhydrique employés, afin que les matières absorbantes complètent
le rôle qu'elles sont appelées à jouer.

On doit, au contraire, se garder d'augmenter la proportion
d'acide chlorhydrique, car l'augmenter serait changer la nature du produit. M. Pelouze a fait l'importante observation
que, sous l'influence d'une proportion d'acide de beaucoup supérieure à celle qui suffit à la mutuelle décomposition des matières premières en bichlorure et en acide cyanhydrique, il se
fait du cyanhydrate d'ammoniaque et de l'acide formique.

Dans un mélange de cyanure de mercure, d'acide chlorhydrique et d'eau, se trouvent en effet réunis tous les éléments
nécessaires à la production de ces différents corps.

$$Hg,2(C^2Az) + 3(H^2O) + 4(ChH) = Hg,Ch^2 + 2(AzH^3,ChH) + C^4H^2O^3$$

Cyanure de mercure.	Eau.	Acide chlorhydrique.	Bichlorure de mercure.	Chlorhydrate d'ammoniaque.	Acide formique.

Il paraîtrait même, que dans les conditions ordinaires, quelque chose de semblable a parfois lieu, puisque Vauquelin a signalé dans le résidu de l'opération, l'existence possible d'un chlorure double d'ammoniaque et de mercure.

Ajoutons que l'emploi d'une trop forte proportion d'acide sulfurique, dans le procédé de M. Gea-Pessina, amènerait aussi la production de l'acide formique.

On reproche avec raison à ce procédé de fournir un acide susceptible de s'altérer; mais puisque, d'après M. Liébig, la stabilité de l'acide de M. Gea-Pessina est due à la présence de traces presque insaisissables d'acide sulfurique; puisque, d'après lui encore, l'addition à tout autre acide cyanhydrique anhydre où hydraté, d'une quantité correspondante d'acide inorganique quelconque, assure la conservation du mélange ; puisque enfin, d'après M. Guibourt, l'acide cyanhydrique anhydre se conserve indéfiniment quand on l'étend de son volume d'alcool rectifié, rien ne serait si facile que de rendre l'acide de M. Gay-Lussac, aussi stable que celui de M. Gea-Pessina. On pourrait, par exemple, dans l'acide médicinal, remplacer l'eau par l'alcool, en tenant compte des différences de densité que présentent ces deux liquides. Alors disparaîtrait, pour le pharmacien, tout motif au moins plausible, de ne se pas conformer aux prescriptions du Codex, pour la préparation d'un médicament d'une excessive énergie, que la mobilité de ses éléments prédispose à des modifications que la nature ou la porportion différente des matières premières, les conditions variables de l'opération, peuvent si facilement amener à son insu.

Quoi qu'il en soit, l'opérateur chargé de préparer de l'acide cyanhydrique, doit avoir grand soin de se mettre à l'abri des émanations délétères de cet acide par tous les moyens possibles, en lutant parfaitement les jointures des appareils, en condensant les vapeurs, en faisant rendre celles qu'il ne peut conden-

ser sous la hotte de cheminées tirant bien, en plaçant au
devant de ces hottes, un rideau mobile qui augmente le
ráge, etc., etc.

Il doit, en outre, tenir à sa portée du chlore liquide, afin de
le respirer avec les précautions d'usage; encore mieux, le sa-
chet rempli de chlorure de chaux, dont il a été question à l'article acide sulfhydrique, au cas où, par une cause quelconque, il
viendrait à se trouver incommodé par ces émanations délétères.

L'acide cyanhydrique a besoin d'être placé dans des flacons
en verre bleu, fermant bien, qu'enveloppent des boîtes en fer-
blanc, tout à la fois destinées à prévenir leur fracture et l'accès
de la lumière.

Pour peu qu'il se soit coloré on devra le rejeter.

Les acides que nous venons d'étudier en nous appesantissant
de préférence sur les détails relatifs à leur préparation, sur l'indication des moyens propres à les distinguer les uns des autres, à
déterminer leur pureté, parce qu'il appartient surtout au pharmacien d'envisager sous ce triple point de vue le sujet qui nous
occupait, méritaient seuls de nous arrêter longtemps. Cependant,
de même que nous l'avons fait pour les acides et pour les oxydes
inorganiques, nous ne devons pas entièrement passer sous si-
lence d'autres acides organiques que des motifs divers recom-
mandent aussi à notre attention.

. En nous reportant par la pensée aux quelques mots que nous
avons dû dire :

De l'acide formique,	en traitant des acides acétique et cyanhydrique,
— cinnamique,	— de l'acide benzoïque,
— gallique,	— — tannique,
— pyrocitrique,	— — citrique,
Des acides para et pyrotartrique,	— — tartrique;

De l'acide kinique,	De l'acide valérianique,
— méconique,	— caïncique, etc.

Alors que, dans la 3ᵉ leçon, nous cherchions à nous former

l'idée de la constitution des écorces de quinquina, de l'opium, des racines de valériane, de caïnça, etc., etc.;

Des acides oléique,	Des acides butyrique,
— stéarique,	— hircique,
— margarique,	Et autres acides gras, fixes ou volatils;

Alors que nous examinions les produits de la saponification des huiles et des graisses, il ne nous restera pour compléter cette partie de notre tâche, qu'à signaler :

1° La transformation complète de l'asparagine des asperges, de la consoude et de la guimauve; en acide asparmique, ou plutôt en asparmate d'ammoniaque, quand sa dissolution aqueuse est abandonnée à elle-même (Plisson, Henry, Pelouze, Boutron); celle aussi de la pectine en acide pectique, dans une foule de circonstances qui lui font absorber les éléments d'un atome d'eau, spécialement durant la fermentation du suc de groseille.

2° La transformation partielle du tannin en acide ellagique, qu'accompagne le gallique, quand sa dissolution aqueuse s'altère à l'air; et aussi celle des matières grasses en acide sébacique, à des températures capables de les altérer profondément, comme dans la préparation de l'onguent de la mère.

3° Et enfin, l'existence:

Dans les excréments blancs de la poule, employés à la préparation du vin diurétique, dit de fiente de poule, de l'acide urique, sans toutefois que les propriétés du médicament puissent lui être attribuées, puisque les liqueurs alcooliques, ne peuvent le dissoudre.

Dans l'huile de camphre, que les anciens pharmacologistes obtenaient en agitant à froid, 20 parties de camphre, 46 d'acide azotique à 35°, laissant déposer et décantant la couche supérieure essentiellement formée d'acide et de camphre altéré, celle probable de l'acide camphorique.

Dans les pommes aigres que nous ferons bientôt servir à la préparation du malate de fer, celle de l'acide malique.

XLVIIIᵉ LEÇON.

Des Sels dont l'acide est de nature organique et la base de nature inorganique.

Acétates,
Citrates,
Lactates,
Malates,
Oxalates;

Tartrates,

Savons ou plutôt { Oléates,
Margarates,
Stéarates.

Ces sels se distinguent : 1° des sels minéraux précédemment étudiés, en ce que la présence d'un acide organique leur communique la faculté de donner naissance à tous les produits qui résultent de la décomposition ignée des matières organiques, lorsqu'on les calcine seuls ou mélangés avec du bioxyde de cuivre (page 321); 2° des sels à bases organiques, dont il sera question plus tard, en ce qu'ils abandonnent leur ammoniaque, si tant est qu'ils en renferment, quand on les triture humides avec de la potasse caustique ou de la chaux; vive ou laissent pour résidu de leur calcination, soit à l'état de carbonate (ceux de potasse de soude), soit à l'état d'oxyde ou plutôt réduit (ceux de fer, de cuivre, de plomb), le métal qui en faisait partie. Lorsque l'on agit sur un des sels de cette série, dont l'oxyde de mercure forme la base, il est évident que le métal réduit doit se volatiliser.

Des Acétates.

On emploie en médecine :

L'acétate de potasse,
— de soude,
— d'ammoniaque,
Les acétates neutre et bibasique de cuivre,

L'acétate neutre et un acétate basique de plomb,
L'acétate neutre de protoxyde de mercure.

Leurs caractères génériques spécifiques.

Les acétates sont caractérisés : comme genre, par les vapeurs d'acide acétique qu'ils dégagent au contact de l'acide sulfurique concentré; comme espèce, par leur manière de se comporter avec la potasse et la chaux caustique s'ils sont à base d'ammoniaque; avec les réactifs indiqués, en traitant de la potasse, de la soude, des oxydes de plomb, de mercure, du sulfate de bioxyde de cuivre, s'ils ont ces oxydes pour bases.

L'odeur bien connue qu'ils développent dans la première de ces conditions, ne saurait exposer à les confondre avec les formiates, puisque l'acide formique est transformé en acide carbonique et en eau par l'acide sulfurique concentré; et, d'un autre côté, leur solubilité permet de les soumettre tous directement à l'action des réactifs.

De l'Acétate de potasse.

(Terre foliée de tartre, terre foliée végétale.)

Acide acétique, 1 atome = 643,184
Protoxyde de potassium, 1 — = 589,916

Sa composition.

Ce sel est solide, incolore, d'une saveur fraîche, neutre au *Ses propriétés.* tournesol, soluble dans l'alcool et dans l'eau, presque en toutes proportions; éminemment déliquescent, presque incristallisable. On pense même qu'il ne cristallise en prismes aiguillés d'un éclat nacré, que lorsqu'il retient un léger excès d'acide.

Pour l'obtenir, on projette dans l'acide acétique pur, mar- *Sa préparation.* quant de 3 à 4° Baumé (le vinaigre de bois est celui que l'on emploie le plus ordinairement), du carbonate de potasse également pur, en ayant le soin d'agiter, de n'ajouter une nouvelle quantité de carbonate que lorsque la précédente a disparu, et de laisser dans la liqueur un petit excès d'acide. On laisse reposer pendant quelques heures, on filtre s'il en est besoin, on réduit de moitié dans une bassine en argent, on retire du feu, on abandonne au repos, afin de permettre aux matières étrangères, et plus spécialement à la silice, que le sel alcalin y aurait introduite, de se séparer; on filtre de nouveau, on ajoute quelque peu de charbon animal privé de sels calcaires que l'excès d'acide dissoudrait; on donne quelques bouillons, on filtre encore, et de nouveau l'on évapore, mais cette fois à siccité, en fractionnant la masse pour peu qu'elle soit considérable, terminant l'opération au bain de sable, ou sur un feu doux, et de temps à autre s'assurant que l'excès d'acide se maintient, pour en ajouter, dans le cas contraire. Au moyen d'une spatule en argent ; l'on rejette sur les bords de la bassine, que l'on incline en tous sens pour en échauffer successivement toutes les parois, la pellicule cristalline à mesure qu'elle se forme à la surface du liquide, et finalement on donne un léger coup de feu qui puisse, sans l'altérer en quoi que ce soit, compléter la dessiccation du produit.

L'on obtient une masse feuilletée, à reflet nacré, parfaitement blanche et sans aucune odeur d'empyreume, non alcaline, que l'on enferme, encore chaude, dans des flacons parfaitement secs, et susceptibles d'être hermétiquement bouchés.

Sa très difficile cristallisation et sa déliquescence obligent d'agir ainsi.

Dans l'origine, ce sel se préparait en décomposant le carbonate de potasse par le vinaigre distillé, et comme ce vinaigre renferme des matières muqueuses, que l'excès d'alcali et la calcination brunissent aisément, l'on obtenait un produit coloré, à moins que l'on n'eût le soin, et de maintenir la liqueur constamment acide, et de ne pas pousser trop loin l'évaporation ; ou bien, dans le cas contraire, de redissoudre la masse solide dans l'eau, et de procéder à une nouvelle évaporation. Plus tard, M. Fremy père, afin d'arriver plus sûrement au but, conseilla de verser l'alcali dans l'acide au lieu d'agir en sens contraire, afin que l'excès d'acide qui le sature alors immédiatement prévînt sa réaction sur les matières muqueuses, et aussi de faire usage de charbon végétal. Plus tard encore, M. Figuier remplaça le charbon végétal par le charbon animal, doué d'un plus grand pouvoir décolorant ; enfin l'on en est venu, en dernier résultat, à remplacer à son tour le vinaigre distillé, par l'acide acétique exempt de matières muqueuses.

Le pharmacien doit éviter d'employer l'acétate de potasse, que l'on aurait obtenu par la double décomposition du tartrate neutre de potasse, et de l'acétate de chaux, au lieu de chlorure de calcium, dans la préparation de l'acide tartrique ; ou du moins il doit commencer par s'assurer, au moyen de l'oxalate d'ammoniaque, qu'il ne contient pas de chaux.

Il doit rejeter celui qui proviendrait de la préparation de l'acide oxalique, par l'oxalate de potasse et l'acétate de plomb, ou de celle du sulfate d'alumine, destinée aux fabriques de toiles peintes, par l'alun et ce même acétate plombique, alors même que sa dissolution ne serait noircie ni par l'acide sulfhydrique, ni par les sulfhydrates, tant est à craindre la présence possible du plomb, dans un état de combinaison qui pourrait le rendre insensible aux réactifs.

De l'acétate liquide.

L'acétate de potasse liquide des hôpitaux de Paris est une dissolution neutre et marquant 25° Baumé, de carbonate de potasse pur dans du vinaigre de bois.

De l'Acétate de soude.

(Terre foliée minérale.)

Sa composition.

Acide acétique,   1 atome = 643,184 ⎫ à l'état anhydre,
Protoxyde de sodium, 1   —   = 390,900 ⎭

+ 6 atomes d'eau = 674,874, ou 39,49 sur 100, à l'état de cristaux.

Ses propriétés.

Il est sans couleur, sans odeur, de saveur piquante et amère, soluble dans l'eau, plus à chaud qu'à froid, cristallisable par le refroidissement en longs prismes striés; inaltérable à l'air, insoluble dans l'alcool concentré; ces dernières propriétés suffiraient pour le distinguer du précédent : on peut toutefois ajouter que le produit de sa calcination est du carbonate de soude efflorescent, tandis que celui de la calcination de l'acétate de potasse, est du carbonate de potasse déliquescent.

Sa préparation.

On le prépare en saturant l'acide acétique à 3° par le carbonate de soude, filtrant, évaporant jusqu'à pellicule, ou jusqu'à 32°; laissant refroidir et cristalliser; redissolvant les cristaux dans une petite quantité d'eau bouillante, et procédant à une nouvelle cristallisation destinée à les purifier.

De l'Acétate d'ammoniaque liquide.

Sa composition.

Acide acétique, 1 atome = 643,184
Ammoniaque,   2 atomes = 214,474
+ Eau.

Ses propriétés.

Tel qu'on l'emploie en médecine, l'acétate d'ammoniaque est liquide, incolore, de saveur fraîche, très légèrement alcalin aux réactifs:

Faites tiédir dans un matras, de l'acide acétique marquant 3°; projetez-y, par petites portions successives, un léger excès sensible à l'odorat et au papier rouge, de carbonate d'ammoniaque (de 60 à 70 p. pour 1000 d'acide). Laissez refroidir; filtrez, assurez-vous que la liqueur marque 5°, pour, au besoin, la concentrer en maintenant sa neutralité, ou l'étendre d'eau; et conservez-la dans un flacon bouché, en raison de sa tendance à perdre une portion de base.

Cette solution renfermera 2^g 376 d'acétate par 32^g.

On pourrait remplacer par l'ammoniaque liquide, le carbonate d'ammoniaque qu'on ne lui préfère, que parce que l'effervescence de gaz carbonique, indique en s'arrêtant, que la saturation est complète.

Cet acétate ne pourrait être obtenu cristallisé, car par une évaporation poussée suffisamment loin, il laisse dégager de l'ammoniaque et se convertit en acétate acide, susceptible, lui, de cristalliser.

Le Codex confond avec cet acétate liquide, l'esprit de Mindererus, que les anciens pharmacologistes préparaient avec le dernier produit, moins aqueux que les premiers, de la distillation du vinaigre, et le sel volatil de corne de cerf. Il serait cependant possible que la présence, dans celui-ci, des matières empyreumatiques qu'il entraîne, ne fût pas sans influence sur les propriétés thérapeutiques de l'acétate.

De l'Acétate de fer.

Il existe un acétate de protoxyde et un acétate de sesquioxyde de fer; le second seul, formé d'un atome de sesquioxyde et de 3 atomes d'acide acétique, en poids, de 643,184 d'acide et de 978,440 d'oxyde, est usité en médecine.

C'est un sel d'un brun rouge, acide au tournesol, de saveur styptique, si soluble dans l'eau qu'il est incristallisable.

On le prépare en dissolvant dans l'acétique concentré, de l'hydrate de peroxyde tant qu'il peut en prendre; filtrant, puis évaporant à siccité au bain-marie, afin de ne pas faire passer le sel à l'état d'acétate basique, à peu près insoluble.

On le conserve dans des flacons bien bouchés, car il possède une singulière tendance à perdre une partie de son acide, et à s'emparer de l'humidité de l'air.

L'acétate de fer liquide de quelques pharmacopées, est le produit de la saturation à une douce chaleur, de l'acide acétique à 10°, par de l'hydrate de peroxyde; il constitue évidemment un médicament de composition peu constante.

Des Acétates de bioxyde de cuivre.

M. Berzélius admet 5 acétates de bioxyde de cuivre,

L'acétate neutre { verdet cristallisé, cristaux de Vénus, } formé de : { bioxyde, 1 atome $= 595,6900$ / acide, 1 — $= 643,1828$ / +eau, 1 — $= 112,4796$ à l'état de cristaux.

Leur composition.

— sesquibasique,

— bibasique (verdet, vert-de-gris,)— { bioxyde, 2 atomes $= 1191,380$ / acide, 1 — $= 643,1828$ / +eau, 8 — $= 899,8368$

— tribasique,
— surbasique.

On n'emploie en pharmacie que le premier et le troisième.

L'acétate neutre est solide, sans odeur, d'un vert bleuâtre à l'état d'hydrate, blanc à l'état anhydre, de saveur styptique et sucrée, très vénéneux, soluble dans 5 fois son poids d'eau bouillante, moins dans l'eau froide; cristallisable en rhombes, retenant 8,99 p. sur 100 p. d'eau de cristallisation, et susceptibles d'une légère efflorescence.

Propriétés de l'acétate neutre.

L'acétate bibasique est pulvérulent, sans odeur, d'un vert pâle tirant sur le bleu, de saveur styptique et sucrée, vénéneux comme le précédent, mais à un moindre degré. L'eau le décompose en acétate neutre qui se dissout, et en un acétate plus basique qui ne se dissout pas, et que des lavages multipliés finissent par convertir en bioxyde.

Propriétés de l'acétate bibasique.

Cette propriété porte M. Berzélius à le considérer comme une combinaison particulière d'acétate neutre et de bioxyde, plutôt que comme un véritable sous-acétate.

L'acétate neutre et l'acétate bibasique sont des produits de grandes fabrications, spécialement aux environs de Montpellier.

Leur préparation.

24*

Le marc de raisin en pleine fermentation acide, est placé couches par couches, alternativement avec des lames de cuivre, dans des pots en grès. Le métal s'oxyde, sous l'influence surtout de l'acide, et l'oxyde produit se combine immédiatement avec l'acide acétique. De là, à la surface de chaque lame de cuivre, une couche de vert-de-gris que l'on enlève.

On le dissout dans le vinaigre bouillant, qui en neutralise l'excès de base, et l'on obtient, par l'évaporation et le refroidissement, le verdet que le commerce fournit sous forme de rhombes, accolés de manière à représenter des pyramides, parce que les fabricants, pour faciliter la cristallisation, plongent dans les liqueurs des bâtons fendus en quatre, sur lesquels les cristaux se déposent, ainsi que le font ceux de sucre sur les fils dans les cristallisoirs à sucre candi.

Des Acétates de plomb.

Il existe au moins 3 acétates de plomb.

Leur composition. L'acétate neutre, { sel de Saturne, sucre de saturne, — de plomb, } formé de : { protoxyde, 1 atome = 1394,5000 ; acide, 1 — = 643,1828 ; + eau, 3 — = 337,4388 à l'état de cristaux.

—   —   tribasique,   —   { protoxyde, 3 atomes = 4183,5000 ; acide, 1 — = 643,1828

—   —   sébasique.

Nous n'avons à nous occuper que du neutre et du tribasique.

Acétate neutre.   L'acétate neutre est solide, sans couleur, sans odeur, de saveur astringente et sucrée, très vénéneux, soluble dans l'alcool, bien plus soluble encore dans l'eau, qui en dissout plusieurs fois son poids à 100°, cristallisable en prismes à 4 pans terminés par des sommets dièdres, ressemblant à des aiguilles et légèrement efflorescents.

Ses propriétés.

D'après M. Denot, l'efflorescence ne se bornerait pas à la perte de l'eau de cristallisation, elle amènerait le passage du sel à l'état basique par l'élimination d'une portion de son acide.

Tel qu'on le trouve dans le commerce, il se montre alcalin aux réactifs; mais quand on a fait passer au travers de sa dissolution aqueuse, un courant de gaz carbonique qui en précipite quelque peu d'oxyde, il devient parfaitement neutre.

Nous verrons tout à l'heure qu'il possède la remarquable faculté de se charger d'une nouvelle quantité de base.

De même que les acétates de cuivre, le pharmacien ne le prépare jamais lui-même ; celui qu'il emploie provient des fabriques. On y dissout la litharge dans le vinaigre de bois en léger excès ; on filtre, on évapore à 50°, et on laisse cristalliser, parfois après avoir ajouté à la liqueur un peu de cuivre, ou plutôt d'acétate de cuivre, afin de communiquer au sel de Saturne une teinte bleuâtre, qui le fait rechercher par certains consommateurs, et doit, au contraire, le faire rejeter par le pharmacien.

L'acétate tribasique est solide, sans couleur, sans odeur, de saveur plutôt astringente que sucrée, très vénéneux, soluble dans l'alcool et dans l'eau, mais moins que le neutre, cristallisable en lames opaques et blanches. Sa dissolution verdit le sirop de violettes, est abondamment troublée par l'acide carbonique. Il précipite à l'état de carbonate, ainsi qu'au reste nous l'avons vu en parlant du carbonate de plomb, tout l'oxyde qui constituait le sel basique.

Les fabricants le préparent en faisant évaporer et cristalliser, une dissolution de 2 parties de litharge privée d'acide carbonique par la calcination, dans la dissolution aqueuse d'une partie d'acétate neutre.

L'extrait de Saturne des pharmacies est un mélange d'acétate neutre et d'acétate tribasique. En effet, tandis que, pour transformer l'acétate neutre en acétate tribasique, il y faudrait introduire deux fois autant d'oxyde qu'il en contient déjà ; ce qui revient à dire qu'un atome d'acétate neutre cristallisé, pesant 2375, 115, exigerait 2789 d'oxyde.

L'on prend :

3 parties d'acétate neutre cristallisé,
1 — de litharge en poudre,
et 9 — d'eau distillée.

On fait dissoudre l'acétate dans l'eau bouillante, on y projette l'oxyde, on continue de chauffer en agitant, sans quoi l'oxyde se maintenant au fond, se dissoudrait fort lentement, jusqu'à ce qu'il ait entièrement disparu ; l'on détermine le degré aréométrique de la liqueur, et lorsqu'elle marque 30° bouillante, on la jette sur un filtre afin de séparer la petite quantité de carbonate de plomb que l'acétate neutre n'a pu dissoudre. On l'enferme dans des flacons qui préviennent l'accès de l'acide carbonique de l'air.

Ses propriétés. L'extrait de Saturne ainsi préparé, est un liquide incolore ou très légèrement coloré en bleuâtre par un peu de cuivre enlevé à la bassine, ou plutôt introduit par la litharge mise en expérience. La propriété qu'il possède d'être abondamment troublé par l'acide carbonique, même par l'air expiré, de précipiter presque toutes les matières organiques, spécialement la gomme, la gélatine, de leurs dissolutions aqueuses, d'être noirci par les émanations sulfureuses, le font aisément reconnaître.

Les anciens formulaires prescrivaient de le préparer en saturant de litharge le bon vinaigre. Alors, la constitution du médicament devait être différente de celle de l'extrait de Saturne du Codex, puisque rien ne s'opposait à ce qu'il se produisît de l'acétate tribasique sans mélange d'acétate neutre, et que de plus, une partie de la matière colorante du vinaigre s'introduisait dans le liquide et le colorait. On obtenait en outre, un magma considérable, formé principalement d'oxyde de plomb combiné à des matières colorantes, muqueuses et autres, de tartrate et de malate de plomb.

De l'eau de Goulard. L'eau de Goulard est un mélange

de 30 parties d'extrait de Saturne,
940 — d'eau distillée,
et de 30 — d'eau vulnéraire spiritueuse.

Elle est à peine laiteuse, quand l'eau distillée employée n'a pas repris d'acide carbonique à l'air.

De l'eau végéto-minérale. L'eau végéto-minérale, quoique fort analogue, en diffère cependant, puisqu'elle résulte de l'association de :

16 parties d'extrait de Saturne,
940 — d'eau de rivière,
Et de 64 — d'alcool à 80° centésimaux ;

Elle est beaucoup plus blanche, parce que l'eau de rivière retient des sulfates et de l'acide carbonique, qui déterminent la production de sulfate et de carbonate de plomb insolubles.

Des Acétates de mercure.

La facile altération de l'acétate de bioxyde de mercure, autrefois usité en médecine, et que l'on obtenait en dissolvant le bioxyde dans l'acide acétique, faisant évaporer et cristalliser, lui a fait préférer l'acétate de protoxyde.

Celui-ci formé de :

Acide,   1 atome ═ 643,184
Protoxyde, 1   —   ═ 1365,800

Sa
compo sitio.

se présente sous forme de paillettes nacrées, ou de lames micacées, d'un blanc argentin, inodores, peu sapides, vénéneuses, grasses au toucher, très altérables à l'air qui les noircit; solubles dans seulement 333 fois leur poids d'eau froide, décomposables par l'eau froide, même par l'eau à+40°, en acétate de bioxyde qui reste dissous, et en mercure qui se précipite.

Ses propriétés.

Ce peu de solubilité dans l'eau froide, et cette altérabilité par l'eau chaude, le font employer presque exclusivement en pilules.

Le Codex l'obtient de la manière suivante :

Sa préparation.

D'une part, il triture du protoazotate de mercure cristallisé, dans un mortier en porcelaine ou en verre, avec 3 à 4 fois son poids d'eau distillée froide, très faiblement aiguisée d'acide azotique pur, afin de le dissoudre;

D'autre part, il prépare une solution aqueuse d'acétate de soude marquant 15°.

Cela fait :

Il verse peu à peu l'acétate alcalin dans l'azotate mercuriel, jusqu'à cessation de précipité, laisse déposer, décante, lave le dépôt à l'eau distillée froide, le fait égoutter, et le sèche à l'abri de la lumière.

Les deux sels sont décomposés, et de leur mutuelle décomposition résultent de l'acétate de protoxyde de mercure à peine soluble, et de l'azotate de soude très soluble.

Suivant M. Guibourt, l'addition d'un léger excès d'acétate alcalin contribuerait à la blancheur du produit, et l'on trouverait avantage à remplacer l'acétate de soude par celui de chaux, en raison de ce que la grande solubilité de l'azotate qu'il produirait, faciliterait les lavages.

Des Citrates, Lactates et Malates.

On n'emploie en médecine d'autres sels ayant pour acides le citrique, le lactique ou le malique, que le citrate de sesquioxyde de fer, le lactate de protoxyde de fer et le malate de fer en partie peroxydé.

Les lactates et citrates de chaux, dont on extrait l'acide lactique et l'acide citrique, n'y ont qu'un emploi en quelque sorte accidentel.

Leurs caractères génériques et spécifiques. Il est facile de constater que ces sels sont à base de fer, puisqu'il suffit de soumettre leurs dissolutions à l'action des réactifs connus des sels de protoxyde et de sesquioxyde de fer. (Page 94.)

Il est moins facile d'en déterminer le genre, attendu qu'aucun d'eux ne jouit, à vrai dire, de propriétés caractéristiques.

Le mieux à faire serait d'en isoler l'acide.

A cet effet, pour le citrate et pour le malate, on verserait dans leurs solutions aqueuses bouillantes et concentrées, du chlorure de calcium ; on recueillerait le précipité de citrate ou de malate de chaux ; on le laverait à l'eau froide, afin de le débarrasser du chlorure de fer ; puis on le décomposerait par l'acide sulfurique, ainsi qu'il a été dit en traitant de l'acide citrique.

L'acide fourni par le citrate serait assez facilement cristallisable, produirait dans les eaux de chaux et de baryte des précipités solubles dans un excès d'acide, ne troublerait pas l'azotate de protoxyde de mercure, etc.

L'acide fourni par le malate serait à peu près incristallisable, ne troublerait ni l'eau de chaux, ni l'eau de baryte, mais troublerait l'azotate de protoxyde de mercure, etc.

Pour le lactate de fer, que la solubilité du lactate de chaux ne permettrait pas de traiter de la même manière, on ferait bouillir sa dissolution étendue avec de l'hydrate de chaux. L'oxyde de fer serait précipité, le lactate de chaux formé resterait, au moins en partie, dans la liqueur dont on le séparerait par l'évaporation, pour ensuite en extraire l'acide à l'aide des procédés relatés au sujet de l'acide lactique.

Pour préparer le citrate, on prend :

Préparation du citrate.

> Acide citrique cristallisé. . . . . 3 parties
> Eau distillée. . . . . 12 —
> Hydrate de peroxyde de fer séché à l'air. 2 —

Ou son équivalent d'hydrate gélatineux.

On fait bouillir le tout ensemble en agitant, jusqu'à ce que la réaction ait pu se compléter, auquel cas, la presque totalité de l'oxyde a disparu; on filtre, on concentre avec précaution jusqu'en consistance sirupeuse (au bain-marie); on étend le produit en couches minces, à la surface de lames en verre ou d'assiettes, et l'on continue l'évaporation à l'étuve, jusqu'à siccité complète, ainsi qu'on le fait pour l'extrait sec de quinquina.

L'on obtient le citrate sous forme d'écailles brillantes, transparentes ou du moins translucides, d'un beau rouge doré, complétement solubles dans l'eau, bien que lentement, en raison de leur cohésion, et d'une saveur moins désagréable que ne l'est celle de la plupart des autres sels de fer.

Une température élevée le partagerait en citrate acide soluble, et en citrate basique insoluble.

On pourrait obtenir du citrate de protoxyde, cristallisable en petits cristaux prismatiques jaunâtres, au moyen de l'acide citrique et de la limaille de fer; mais le citrate des pharmaciens, est le citrate de peroxyde, ci-dessus décrit d'après M. Guibourt.

Prenez :

Préparation du lactate.

> Acide lactique, quantité indéterminée,
> eau, quantité —

Portez à l'ébullition dans un matras à long col, projetez-y un excès de limaille de fer pure (exempte de cuivre), et en poudre fine; faites bouillir pendant quelque temps, filtrez, évaporez rapidement à siccité, à une douce chaleur. Le produit sera du lactate de protoxyde d'un blanc légèrement verdâtre, soluble dans l'eau, et de saveur analogue à celle du citrate.

Dans cette opération, l'eau aura été décomposée, son hydrogène se sera dégagé, son oxygène aura protoxydé le fer.

L'emploi d'un matras à long col a pour objet de gêner l'introduction de l'air; celui d'un excès de limaille de fer, de prévenir la suroxydation du métal, et il est recommandé de ne pas laisser languir l'ébullition, afin, tout à la fois, de rendre la réaction de l'air moins profonde, et de l'empêcher de donner naissance à du lactate de sesquioxyde basique insoluble.

Quelque précaution que l'on prenne, il se forme cependant presque toujours un peu de peroxyde.

Préparation
du malate.

Suc de pommes aigres, 800 parties
Limaille de fer pure,   100

Faites digérer pendant trois jours dans un vase en fer à une température de 25°; évaporez à moitié, passez au travers d'un linge, continuez l'évaporation au bain-marie, jusqu'en consistance d'extrait, enfermez dans un flacon bien bouché; car le produit est très déliquescent.

Au contraire du citrate et du lactate, que l'on peut considérer comme des sels purs, ce malate renferme toutes les matières fixes, naturellement contenues dans le suc de pomme. Il est en outre, à des états variables de saturation, suivant que le suc est plus ou moins chargé d'acide malique, et mélangé d'une proportion d'autant plus forte de malate de sesquioxyde, que la réaction de l'air s'est exercée davantage. Le contact du vase en fer et de la limaille en excès, ne saurait complétement prévenir la suroxydation.

Aussi, le nom d'extrait de mars pommé qu'on lui a par fois donné, me semble-t-il lui convenir infiniment mieux que celui de malate de fer impur.

De l'Oxalate acide de potasse ou Sel d'oseille.

On connaît trois combinaisons de l'acide oxalique avec la potasse.

Un oxalate neutre = { Acide, 1 atome } à l'état sec,
{ Base, 1 — }
Un bioxalate,   ou oxalate acidule,
Un quadroxalate, — — acide;

Pour la même quantité de base, le deuxième contient deux fois, et le troisième quatre fois autant d'acide que le premier. Le bioxalate renferme en outre, 18,39 sur 100, et le quadroxalate 24,72 sur 100 d'eau de cristallisation.

L'oxalate acide des pharmacies ou sel d'oseille, est un mélange de ces deux derniers sels:

Il offre pour caractères génériques : 1° de précipiter les sels de chaux quelque étendues que soient leurs dissolutions; 2° de donner naissance à des volumes égaux de gaz acide carbonique et de gaz oxyde de carbone, quand on le chauffe avec vingt fois environ son poids d'acide sulfurique concentré; le gaz que l'on obtient alors, diminue de moitié de volume, quand on l'agite avec un alcali, et le résidu brûle avec une flamme bleuâtre; 3° de ne répandre aucune odeur caractéristique, et de ne laisser qu'un très faible résidu charbonneux, quand on le calcine.

Ses caractères génériques et spécifiques.

Ces propriétés suffiraient pour le distinguer de la crème de tartre, qu'on a parfois essayé de lui substituer.

Il offre pour caractères spécifiques, de se comporter avec les réactifs à la manière des sels à base de potasse, et de fournir par la calcination du carbonate de potasse presque blanc, tant est faible la proportion de carbone qui le salit.

Solide, sans couleur, sans odeur, de saveur acide prononcée, insoluble dans l'alcool, beaucoup plus soluble dans l'eau bouillante que dans l'eau froide, facilement cristallisable en prismes que l'air n'altère pas.

Ses propriétés.

On l'extrait des sucs des rumex acetosa et acetosella, ou de l'oxalis acetosella, en les chauffant légèrement, y délayant après refroidissement, quelque peu d'argile destinée à produire la clarification; décantant après un à deux jours de contact, évaporant, laissant cristalliser, puis au moyen de nouvelles cristallisations, purifiant le produit. De 500 gr. de rumex, on retire de 4 à 5 gr. d'oxalate.

Sa préparation.

Depuis quelques années, on le prépare de toutes pièces, en sursaturant le carbonate de potasse, par l'acide oxalique provenant des fabriques d'acide sulfurique dans lesquelles le gaz nitreux est obtenu par la réaction de l'acide azotique sur la mélasse ou sur la fécule. L'acide oxalique à l'état de liberté trouvait peu d'emploi.

De l'Oxalate d'ammoniaque.

L'oxalate d'ammoniaque que l'on emploie comme réactif de la chaux, et dont, pour ce motif, il nous semble convenable de dire un mot, s'obtient en neutralisant, par l'ammoniaque liquide, une solution aqueuse d'acide oxalique, faisant évaporer et cristalliser.

Il est en longues aiguilles.

XLIXᵉ LEÇON.

SUITE DE LA PRÉCÉDENTE.

Des Tartrates.

On emploie en médecine :

Le tartrate neutre de potasse.	sel végétal, tartre tartarisé,
Le bitartrate de potasse.	tartrate acidule, ⎫ — acide ⎬ de potasse; surtartrate, ⎭ tartre à l'état brut,
	crème de tartre à l'état de pureté,
Le tartrate borico ⎫ ou boro, ⎭ potassique. . . .	crème de tartre soluble,
Le tartrate de mercure,	
Le tartrate double de potasse et de soude.	sel de Seignette, — de La Rochelle,
— — de potasse et de sesquioxyde de fer. .	tartrate ferrico potassique,
Divers composés d'acide tartrique, de potasse et d'oxyde de fer, plus ou moins analogues au précédent . .	tartre chalybé, teinture de mars tartarisée, extrait de Mars, tartre martial soluble, boules de Mars ou de Nancy,
Le tartrate double de potasse et d'antimoine.	tartre émétique, émétique,

Relativement au genre : lorsqu'on les décompose par la chaleur, les tartrates répandent une odeur toute particulière, qui est celle de l'acide tartrique, et laissent un résidu très fortement coloré par du charbon ; s'ils sont solubles, leurs solutions aqueuses neutralisées par la potasse ou par la soude, puis additionnées de chlorure de calcium, laissent précipiter du tartrate de chaux dont on peut extraire l'acide tartrique par les procédés indiqués page 351.

Leurs caractères génériques et spécifiques.

S'ils sont insolubles, pulvérisés et traités par une dissolution bouillante de carbonate de potasse, ils donnent naissance à du tartrate de potasse soluble, dont on peut encore extraire l'acide tartrique ; après l'avoir d'abord converti en tartrate calcaire, au moyen du chlorure de calcium.

Relativement à l'espèce, en général les solutions aqueuses de ceux qui sont solubles, se comportent avec les réactifs ainsi que nous avons dit que se comportaient les sels de potasse, de soude, de fer, d'antimoine ; mais comme souvent ils ont une double base, ce qui pourrait rendre infidèle l'action des réactifs ; comme l'état particulier de combinaison des oxydes, les y rend parfois insensibles à certains réactifs (tel l'oxyde de fer dans les tartrates de potasse et de fer, par rapport à la potasse et à la soude, qui ne le précipitent pas) ; pour en connaître la base, le mieux est d'avoir recours à la calcination. On obtient alors, à l'état de carbonate ou d'oxyde, ou même réduit, le métal qui en faisait partie, ou un mélange dont il est facile de déterminer la nature. C'est ainsi que les tartrates doubles de fer et de potasse, fournissent pour résidu, un mélange de carbonate de potasse et de sesquioxyde de fer ou plutôt de fer ; et que de son côté, le tartrate double de potasse et d'antimoine, en laisse un autre, formé de carbonate de potasse et d'antimoine.

Le tartrate de mercure qui est insoluble dans l'eau, qui ne laisse pour résidu de sa calcination, ni son oxyde, ni son métal, serait reconnu comme étant à base de mercure, en recueillant le dépôt qui serait résulté de son traitement par le carbonate de potasse, dans l'essai qui aurait eu pour objet d'en préciser le genre, dissolvant ce dépôt d'oxyde de mercure dans l'acide azotique, et sur la nouvelle dissolution, faisant agir les réactifs.

Du Tartrate neutre de potasse.

(Sel végétal.)

Sa composition.

Acide, 1 atome = 830,7032
Base, 1   —   = 589,9160

Ses propriétés.

Ce sel est solide, sans couleur, sans odeur, de saveur amère et désagréable, soluble dans son poids d'eau à + 15°, et presqu'en toutes proportions dans l'eau bouillante; cristallisable en prismes rectangulaires que terminent des sommets dièdres. Ses cristaux ne retiennent pas d'eau de cristallisation, et attirent légèrement l'humidité de l'air.

Leur dissolution aqueuse additionnée d'acide tartrique ou de tout autre acide puissant, leur cède une partie de sa base et laisse déposer des cristaux grenus de bitartrate.

Ce caractère, joint à sa grande solubilité dans l'eau, le distingue de la crème de tartre.

Sa préparation.

Pour l'obtenir, on projette alternativement dans l'eau bouillante de la crème de tartre en poudre et du carbonate de potasse, en proportions telles, que la liqueur soit parfaitement neutre, (environ 1 p. de carbonate pour 4 de bitartrate); on filtre, afin de séparer le léger dépôt de tartrate de chaux provenant de la crème de tartre, et de silice que contient presque toujours le carbonate alcalin; l'on concentre à 45° Baumé, et l'on abandonne la liqueur dans une étuve chauffée à +60°, pour qu'elle y cristallise.

Quelques praticiens, en raison de la difficulté que présente la cristallisation de ce sel, qu'ils prétendent même ne pouvoir cristalliser qu'à la faveur d'un léger excès d'alcali, préfèrent évaporer à siccité. L'absence de l'eau de cristallisation dans le sel cristallisé, fait que les produits de l'évaporation et ceux de la cristallisation se correspondent.

Si l'on ajoute alternativement du carbonate et du bitartrate, c'est afin que le bitartrate, converti au fur et à mesure en tartrate neutre, nécessite pour se dissoudre l'emploi d'une moindre quantité d'eau. On arriverait au même résultat en dissolvant d'abord tout le carbonate, puis ajoutant peu à peu le bitartrate.

Dans cette opération, l'excès d'acide tartrique qui constituait le sel à l'état de bitartrate, élimine l'acide carbonique du carbonate alcalin, et se combinant avec la base de celui-ci, donne naissance à du tartrate neutre.

On conserve ce sel dans des flacons bien bouchés.

Du Bitartrate de potasse.

(Crême de tartre.)

Acide, 2 atomes = 1661,464
Base, 1 atome = 589,916
+ Eau, 1 — = 112,479

Sa composition.

Le bitartrate est solide, sans couleur, sans odeur, de saveur acide, soluble dans 95 fois son poids d'eau froide, et dans seulement 15 fois autant d'eau bouillante. *Ses propriétés.*

Ses cristaux sont des prismes quadrangulaires courts, coupés de biais aux deux extrémités, et que l'air n'altère pas.

Il provient du raffinage du tartre blanc ou rouge, dont le développement de l'alcool a déterminé la précipitation au sein des vins, en diminuant le pouvoir dissolvant du liquide. L'opération qui s'exécute en grand dans le Midi, est basée sur la grande différence de solubilité du tartre à chaud et à froid. On le réduit en poudre, on le fait bouillir dans l'eau avec 4 ou 5 pour % de terre argileuse, dont l'alumine doit former avec ses matières colorantes, une sorte de laque insoluble; et que l'on a pris le soin de choisir exempte de carbonate de chaux, afin de prévenir la saturation de l'excès d'acide; on laisse refroidir et cristalliser. *Sa préparation.*

Après 1 ou 2 cristallisations, on obtient du bitartrate très blanc, et ne retenant guère que des traces de tartrate de chaux que l'on peut sans inconvénient négliger : il préexistait dans le tartre brut.

On l'a parfois fraudé avec du sable ou du marbre grossièrement concassé et roulé avec des cristaux de crème de tartre. La calcination, suivie du traitement par l'eau du produit; le traitement direct du mélange par l'eau alcaline, feraient aisément reconnaître la fraude.

En effet, dans le premier cas, au lieu de n'obtenir pour résidu que du carbonate de potasse, soluble dans l'eau; on obtien-

drait, outre le carbonate de potasse, du carbonate de chaux insoluble dans l'eau, etc.; dans le second, la dissolution de la
crème de tartre pure, serait complète et prompte à la faveur de
l'alcali, celle de la crème de tartre fraudée, incomplète.

Du Tartrate borico-potassique.

(Crème de tartre soluble.)

Sa
composition.

Le tartrate borico-potassique des chimistes, résulte de la combinaison d'un atome de bitartrate de potasse avec un atome d'a-
cide borique, ou, si l'on aime mieux, de la combinaison d'un
atome de tartrate de potasse neutre, avec un composé d'acide
tartrique et d'acide borique, contenant un atome de chaque.
L'acide borique jouerait alors le rôle de base par rapport à
l'acide tartrique.

Le composé que le Codex décrit sous le même nom, ne contient, à vrai dire, jamais en combinaison intime, une si forte
proportion d'acide borique.

Une portion de celui qui en fait partie s'y trouve plutôt interposée que combinée.

Le dépôt de bitartrate et d'acide borique que la crème de tartre soluble laisse former par l'addition des acides énergiques, le
mélange de carbonate et de borate de potasse qu'elle fournit par
la calcination, au lieu de carbonate de potasse seul, d'où par suite
la faculté que possède le produit de cette calcination, de laisser
déposer des lamelles d'acide borique, quand sa dissolution
aqueuse bouillante est sursaturée par les acides sulfurique ou
chlorhydrique, la distinguent de la crème de tartre ordinaire.

Elle est solide, sans couleur, sans odeur, d'une saveur acide
fortement prononcée, incristallisable, d'ordinaire soluble dans
2 p. d'eau froide.

Cependant il peut arriver qu'un changement de disposition
de ses molécules la rende insoluble dans l'eau froide, de manière
à nécessiter son traitement par l'eau bouillante, afin que, détruisant cet état isomérique, on lui communique la solubilité qu'elle
présente dans les conditions ordinaires.

Pour la préparer, on prend :

Sa préparation.

> Bitartrate de potasse en poudre, 4 parties,
> Acide borique cristallisé, 1 —
> Eau, 24 —

On fait dissoudre dans une bassine en argent à la température de l'ébullition ; on filtre ; on évapore en consistance sirupeuse, en ayant le soin d'agiter continuellement afin de prévenir l'adhérence de la matière au vase évaporatoire ; on distribue le liquide sur des assiettes, et l'on achève l'évaporation à l'étuve.

On obtient une masse d'un blanc légèrement verdâtre, qu'on laisse refroidir, qu'on pulvérise, et qu'on introduit dans un flacon bouchant bien, après s'être assuré qu'elle offre la solubilité voulue.

On doit se servir d'acide borique privé par des lavages convenables de sulfate de soude ; ce sel communiquerait au produit une saveur amère désagréable ; et d'acide sulfurique qui le rendrait de saveur âpre et styptique.

On doit aussi prolonger l'ébullition, afin de faciliter la combinaison entre les acides tartrique et borique, au risque de perdre une portion de l'acide borique, qu'entraînent les vapeurs aqueuses.

Le procédé que nous venons de décrire d'après le Codex, est celui publié vers 1798, par Bailleau, pharmacien de Paris ; presque à la même époque, M. Lartigues de Bordeaux, émit l'opinion que l'acide borique contractait une union intime avec l'excès d'acide tartrique ; en 1816, M. Thévenin rendit cette opinion fort probable, par ses expériences sur l'action réciproque des deux acides ; mais c'est M. Soubeiran qui a constaté, par l'analyse, le rôle que joue l'acide borique dans ce singulier composé.

D'anciennes formules prescrivaient de préparer la crème de tartre soluble :

Les unes, en triturant ensemble du bitartrate de potasse et du borate de soude, puis repassant le mélange sur le porphyre, pour le rendre plus intime ;

Les autres, en dissolvant dans l'eau ,

Le bitartrate de potasse,
Le borate de soude ,

et faisant évaporer à siccité.

La première de ces méthodes ne donnait que des mélanges, dans lesquels la solubilité du bitartrate était à peine augmentée, et dont l'eau froide isolait les composants.

La seconde, qu'un produit privé d'acidité.

Quant au procédé du Codex de 1818, qui prescrivait de dissoudre dans

2 parties d'eau ,
1   —   d'acide borique ,
et 7   —   de crème de tartre ,

il ne produisait qu'un composé à peu près insoluble dans l'eau froide, soluble dans 8 parties d'eau bouillante, mais pour laisser précipiter, par le refroidissement, la majeure partie du bitartrate qu'il contenait.

Du Tartrate de mercure.

Le tartrate de bioxyde de mercure est sans usage en pharmacie, on n'y prépare que le tartrate de protoxyde, formé de :

Sa
composition.

Base , 1 atome = 2631,6
Acide, 1 — = 830,732
Eau , 1 — = 112,4796

Ses propriétés. C'est un sel sans couleur, sans odeur, d'une saveur mercurielle peu prononcée, d'un éclat micacé, insoluble dans l'eau à toutes températures, altérable par la lumière, qui le noircit.

On le prépare par un procédé tout à fait semblable à celui qui fournit le protoacétate.

On dissout par trituration, dans un mortier en porcelaine ou en verre, et dans 3 à 4 fois son poids d'eau distillée très légèrement aiguisée d'acide azotique pur, de l'azotate de mercure cristallisé ; puis, l'on verse cette dissolution dans une autre dissolution de tartrate de potasse neutre, jusqu'à cessation de précipité : il se fait échange de bases, échange d'acides, et le tartrate de mercure formé se précipite en petites paillettes qu'on lave

bien , qu'on fait sécher à l'abri de la lumière, et que l'on
conserve dans des flacons enveloppés de papier noir et bien bouchés.

Ce que nous avons dit de la conversion du tartrate de potasse
neutre en tartrate acide par les acides énergiques, fait pressen-
tir la nécessité de ne dissoudre l'azotate de mercure, que dans
l'eau aussi peu acide que possible ; sans quoi, du bitartrate se
précipiterait avec le tartrate mercuriel, et le même motif fait
verser la solution mercurielle dans le tartrate neutre, et non pas
agir en sens contraire ; parce que de cette manière, l'excès d'a-
cide azotique, immédiatement neutralisé, ne produit qu'une très
minime quantité de bitartrate, que le grand volume d'eau maintient en solution.

Enfin, l'on doit éviter d'opérer la dessiccation à une température élevée, la chaleur décomposant le sel mercuriel.

Du Tartrate double de potasse et de soude.

(Sel de Seignette.)

Acide tartrique, 2 atomes = 1661,464
Potasse,   1   —   = 589,916
Soude ,   1   —   = 390,900
+ 5 atomes d'eau, = 562,395 ou 30 sur 100, à l'état de cristaux.

Sa
composition.

Ce sel est sans couleur, sans odeur, de saveur légèrement Ses propriétés.
amère, soluble dans 2 parties et demie d'eau froide, encore
plus soluble dans l'eau bouillante, très facilement cristallisable
en prismes à 8 ou à 10 faces d'un gros volume, et très légèrement efflorescents ; comme souvent ils semblent coupés dans la
direction de leur axe, de manière à simuler des tables, disposées
à peu près ainsi que le sont les pierres tumulaires, on a dit
qu'il cristallisait en tombeaux.

La grosseur de ses cristaux suffirait pour le distinguer du
tartrate de potasse neutre ; et sa neutralité, sa grande solubilité,
du bitartrate ; mais on l'en distingue plus sûrement encore au
moyen de la calcination. Elle fournit un mélange de carbonate
de potasse et de carbonate de soude, faciles à séparer l'un de
l'autre par la cristallisation, ou en les convertissant en acé-

tates, l'un soluble dans l'alcool concentré, c'est celui de potasse; l'autre insoluble, c'est celui de soude.

Sa préparation. Pour l'obtenir, opérez ainsi que s'il s'agissait du tartrate de potasse neutre, faites bouillir de l'eau dans une bassine, et projetez-y, par petites portions successives, du bitartrate de potasse, et du carbonate de soude.

Eau. 15
Bitartrate pulvérisé. 4,75
Carbonate de soude cristallisé, 3,60

Assurez-vous de la parfaite neutralité de la liqueur, et la complétez au besoin; filtrez pour séparer le dépôt, concentrez à 40° bouillant, décantez dans des cristallisoirs, laissez refroidir et cristalliser.

Les eaux mères évaporées fourniront de nouveaux cristaux semblables aux premiers, jusqu'au moment où, chargées qu'elles seront d'une forte proportion de tartrate de soude, elles ne fourniront plus qu'une masse aiguillée. Alors on dissoudra le résidu dans l'eau, on ajoutera une petite quantité de tartrate de potasse neutre, et, de nouveau, l'on fera cristalliser.

La présence dans ces eaux mères du tartrate de soude, ne provient pas, comme on pourrait le croire, d'un départ opéré entre les deux tartrates, mais bien de ce que, pour détruire le tartrate de chaux que retient toujours la crème de tartre, et qui gênerait la cristallisation du sel de seignette, ou salirait ses cristaux; l'on est dans la nécessité d'employer un léger excès de carbonate de soude. Il donne lieu à du carbonate de chaux insoluble et à du tartrate de soude, qui ne peut trouver une quantité correspondante de tartrate de potasse, capable de la transformer en sel de seignette.

Des composés d'acide tartrique, de potasse et d'oxyde de fer.

Sous les noms déjà relatés de tartrate ferrico-potassique, de tartre chalybé, de teinture de Mars tartarisée, d'extrait de Mars, de tartre martial soluble, de boules de Mars ou de Nancy, les anciens formulaires décrivaient un certain nombre de composés

dont l'acide tartrique, la potasse et le fer oxydé font partie, et
que le Codex reproduit pour la plupart.

Ces composés offrent cela de fort remarquable, que le fer, ou
plutôt ses oxydes, s'y trouvent dans un état de combinaison tellement intime, que les alcalis les plus puissants, notamment la
potasse et la soude, ne peuvent les séparer ; quoique le cyanure
de potassium, l'acide sulfhydrique et les sulfhydrates, conservent la faculté de déceler leur présence. Ils fournissent à la thérapeutique des médicaments d'autant plus précieux, qu'en général solubles, et de saveur styptique moins désagréable que ne
l'est celle de la plupart des autres sels à base de fer, ils offrent
un moyen facile d'administrer ce métal. Mais, à l'exception du
premier, que l'on doit considérer comme une véritable combinaison chimique, résultant de l'union,

D'un atome de tartrate de potasse neutre,
—   de tartrate de sesquioxyde de fer également neutre,
Sans eau de cristallisation;

Ils ne constituent que des mélanges de compositions variables, suivant les conditions dans lesquelles ils sont obtenus.

Il serait à désirer que les médecins en abandonnassent l'usage,
pour s'en tenir au tartrate double à proportions fixes et définies,
celui-ci offrant tous les avantages de ses analogues, sans en
avoir les inconvénients.

Du Tartrate ferrico-potassique.

Faites digérer dans une capsule en porcelaine, à une tempé- *Sa préparation*
rature de $+ 50°$ à $+ 60°$, jusqu'à ce que la liqueur refuse de
dissoudre une plus grande quantité d'hydrate :

Bitartrate de potasse,	1 partie,
Hydrate de peroxyde en bouillie,	un excès,
Eau distillée,	6 parties.

Filtrez, concentrez en consistance sirupeuse, achevez la dessiccation à l'étuve sur des assiettes, détachez le produit, et, de
suite, enfermez-le dans des flacons bien bouchés.

Le tartrate double ainsi obtenu, est en lames minces, brunes, *Ses propriétés.*
brillantes, demi-translucides, déliquescentes, très solubles dans

l'alcool et dans l'eau. Il serait en masse d'une teinte rougeâtre, si l'évaporation était poussée jusqu'à siccité, dans la capsule même.

On pourrait préparer un tartrate correspondant, dans lequel le protoxyde de fer remplacerait le peroxyde, mais jusqu'à présent ce sel est resté sans emploi.

Du Tartre chalybé.

Sa préparation.

> Limaille de fer pure et brillante, 1
> Bitartrate de potasse,   4
> Eau,   20

Faites bouillir pendant 2 heures, filtrez, évaporez, laissez cristalliser.

Les cristaux qui se déposent, sont essentiellement formés de bitartrate de potasse, qu'accompagne du tartrate double de potasse et de protoxyde de fer, en proportions variables, mais toujours faible. On y rencontre presque toujours, en outre, des traces de tartrate de peroxyde, parce qu'il y a eu suroxydation du fer, surtout pendant l'évaporation.

De la Teinture de Mars tartarisée.

Placez dans une marmite en fer, avec suffisante quantité d'eau pour en former une masse 1/2 liquide :

Sa préparation.

> Limaille de fer pure et brillante, 1
> Bitartrate de potasse,   2,5

Mélangez parfaitement, laissez macérer pendant 24 heures; au bout de ce temps, délayez la masse dans 30 parties d'eau de pluie, faites bouillir 2 heures en remuant continuellement; remplacez par de l'eau bouillante celle qui s'est évaporée, retirez du feu, laissez déposer, décantez la liqueur, filtrez, rapprochez à 32°, laissez refroidir, introduisez dans un flacon, ajoutez 5 parties d'alcool à 85° cent., agitez, fermez le flacon.

L'addition de l'alcool a pour objet d'empêcher la solution de moisir, par suite de l'altération que l'acide tartrique éprouverait au sein d'un liquide purement aqueux.

Comme la préparation précédente, la teinture de Mars tartarisée contient des traces de tartrate de sesquioxyde de fer.

De l'Extrait de Mars.

En évaporant en consistance d'extrait la teinture précédente, avant ou après l'addition de l'alcool, on aurait l'extrait de Mars.

Du Tartre martial soluble.

Tartrate de potasse neutre, 1
Teinture de Mars tartarisée, 4

Versez la teinture dans une capsule, projetez-y le tartrate en poudre fine, et faites évaporer à siccité.

Le Codex de 1818 observe que le médicament est moins déliquescent, en remplaçant le tartrate de potasse neutre par le tartrate de potasse et de soude; mais alors sa constitution est sensiblement modifiée.

Des Boules de Mars ou de Nancy.

D'une part, faites avec 200 parties d'espèces vulnéraires,
et 1200 — d'eau commune,

une première décoction; passez avec expression, versez la liqueur sur 1200 p. de limaille de fer, faites évaporer à siccité dans une bassine en fonte, et pulvérisez.

D'autre part, prenez :

Espèces vulnéraires 300
Eau. 1800

Faites une seconde décoction; passez avec expression, réunissez ce décocté à la totalité du produit de l'autre évaporation, ajoutez 1200 p. de tartre rouge en poudre, et faites évaporer dans une bassine en fonte, en consistance de pâte ferme.

La masse sera abandonnée à elle-même pendant un mois, puis réduite en poudre.

Cela fait :

Avec 500 parties d'espèces vulnéraires,
et 3500 — d'eau,

vous préparez une 3ᵉ décoction, dans laquelle vous ajouterez, après l'avoir passée, 2,500 parties de tartre rouge en poudre, et autant de la poudre composée obtenue comme il vient d'être dit,

Vous évaporerez jusqu'à ce que la matière molle et susceptible
d'être malaxée, tant qu'elle est chaude, puisse devenir sèche et
friable en se refroidissant ; vous la roulerez promptement en
boules du poids de 32 gr. à 64 gr., que vous enduirez d'une légère couche d'huile, destinée à les défendre de la réaction de
l'air, et que vous sécherez d'abord à l'air libre pour qu'elles
ne se gercent pas, ensuite dans une étuve modérément chauffée,
et finalement vous les envelopperez d'un papier.

Les matières extractives fournies par les espèces vulnéraires
contribuent puissamment à cimenter les particules pulvérulentes, et doivent en outre modifier la constitution du produit ; il
est en effet certain que leurs principes doivent réagir sur le fer ou
sur les oxydes de fer qui se produisent aux dépens de l'eau et de
l'oxygène de l'air.

Les boules de Nancy du commerce ne contiennent, pour ainsi
dire, que du tartre et de la limaille de fer, c'est à peine si l'eau
leur enlève du fer.

Du Tartrate de potasse et d'antimoine.

Tartrate antimonico potassique, tartre stibié,
Tartre émétique, émétique.

Sa composition. A l'état de cristaux, ce sel, qu'Adrien Mynsicht a décrit le premier en 1631, peut être représenté dans sa composition :

ou par				ou par		
	Acide tartrique,	2 atom.	= 1661,42		Tartrate de potasse neutre,	1 atom.
	Potasse,	1 atom.	= 589,92		Tartrate d'antimoine,	1 atom.
	Oxyde d'antimoine,	1 atom.	= 1912.90		Eau,	2 atom.
	Eau,	2 atom.	= 224,96			

Sa formule atomique est celle-ci :

$$\underbrace{KO,C^8H^4O^5}_{\text{Tartrate de potasse.}} \quad + \quad \underbrace{Sb^2O^3,C^8H^4O^5}_{\text{Tartrate d'antimoine.}} \quad + \quad \underbrace{2(H^2O)}_{\text{Eau.}}$$

Il perd 2 atomes d'eau (5 sur 100), quand on le chauffe à
+100° ; il en perd 2 autres à +250 ; mais ceux-ci se forment
aux dépens de son acide, et dès lors la constitution intime du
composé est modifiée.

Ses propriétés. L'émétique est solide, sans couleur, sans odeur, de saveur
âcre et désagréable, acide au tournesol, soluble dans 15 parties

d'eau froide, dans moins de 2 parties d'eau bouillante, insoluble dans l'alcool, facilement cristallisable en tétraèdres ou en octaèdres transparents, et susceptibles de devenir opaques en s'effleurissant à l'air.

Sa dissolution aqueuse est précipitée :

En blanc par la potasse, la soude, l'ammoniaque; et les précipités d'hydrate de protoxyde d'antimoine, se redissolvent dans un excès de potasse et de soude, mais non dans un excès d'ammoniaque ;

En blanc par l'acide sulfurique, et les sulfates solubles,
—   —   chlorhydrique et les chlorures solubles ;

de là l'obligation de le dissoudre dans l'eau distillée. Ces précipités de nature complexe, sont formés de sous-sulfate d'antimoine mélangé de crème de tartre, quand on fait réagir l'acide sulfurique; d'oxychlorure d'antimoine, encore mélangé de crème de tartre quand on fait réagir l'acide chlorhydrique; de sous-sulfate et d'oxychlorure d'antimoine mélangés de tartrate de chaux, etc., quand on fait intervenir les sulfates et les chlorures calcaires des eaux communes;

Cette même dissolution est encore précipitée

En rouge briqueté, par les sulfhydrates alcalins et par l'acide sulfhydrique; dans le second cas, le précipité de protosulfure d'antimoine hydraté ou de sulfhydrate de protoxyde, analogue mais non identique au kermès, s'accompagne de crème de tartre que l'eau bouillante en peut séparer, ce qui n'a pas lieu dans le premier.

La plupart des décoctés organiques, et plus spécialement ceux qui sont chargés de principes astringents, la décomposent; les dépôts qui s'y produisent, sont d'ordinaire formés d'oxyde d'antimoine, de matière astringente et de crème de tartre, si les dissolutions ne sont pas très étendues. Un décocté de noix de galle, par exemple, en précipite tout l'antimoine, au contraire un décocté de quinquina ne produit qu'incomplétement la précipitation, une partie d'antimoine reste en solution; ce qui explique pourquoi certains mélanges annihilent complétement ses effets vomitifs, que d'autres n'annihilent qu'en partie, ou même n'altèrent pas.

Sa préparation. On peut le préparer :

Soit avec le verre d'antimoine, et le bitartrate de potasse (Baron),
— l'oxychlorure d'antimoine et le bitartrate de potasse (Macquer, Bergmann, Scheele),
— le sous-sulfate d'antimoine et le bitartrate de potasse (Phillips).

1ᵉʳ procédé. Suivant le procédé qu'adopte le Codex, on prend :

Verre d'antimoine,	200	parties
Bitartrate de potasse,	300	—
Eau commune,	2000	—

On fait bouillir pendant demi-heure, dans une bassine en cuivre, en ayant le soin d'agiter constamment l'eau, le bitartrate en poudre grossière, le verre d'antimoine en poudre aussi fine que possible; et quand la liqueur marque 20° baumé, on laisse refroidir sur place sans filtrer. Les cristaux qui s'y forment sont lavés avec les eaux mères, afin d'entraîner la majeure partie du verre d'antimoine déposé à leur surface, sans risquer de les redissoudre, puis redissous dans l'eau bouillante. Cette seconde solution que l'on clarifie au blanc d'œuf, pour peu qu'elle soit louche, étant concentrée à 25° B., fournit des cristaux assez volumineux et parfaitement purs.

Les eaux mères, les eaux de lavage des cristaux, ainsi que celles qui ont servi à épuiser le résidu de tout l'émétique qu'il retenait, sont évaporées à siccité, et la matière jaunâtre que l'on obtient, essentiellement formée d'émétique sali par des matières étrangères dont nous allons tout à l'heure indiquer la nature et l'origine, est traitée par l'eau bouillante, après avoir été pulvérisée; elle donne de nouveaux cristaux, en général plus petits que ceux de première cristallisation, souvent colorés, que l'on purifie par des dissolutions et des cristallisations multipliées.

Dans cette opération, le bitartrate de potasse cède la moitié de son acide à l'oxyde d'antimoine du verre d'antimoine, et de là, du tartrate neutre de potasse, et du tartrate d'antimoine, qui s'unissent immédiatement, pour constituer l'émétique.

Mais la présence dans le verre d'antimoine, du sulfure d'antimoine, de l'oxyde de fer, de la silice, celle aussi dans la crème de tartre, du tartrate de chaux, amènent accidentellement des résultats qui méritent d'être signalés.

En s'hydratant, le sulfure d'antimoine produit un composé ana-

logue au kermès et de couleur rougeâtre, que l'on aperçoit na-
geant dans les liqueurs pendant la première partie de l'expérience,
et que les filtres retiennent avec l'excès de verre d'antimoine.

Il se produit en même temps, aux dépens de ce sulfure et de
l'eau, sous l'influence de l'acide tartrique, quelque peu d'acide
sulfhydrique qui se dégage, et d'oxyde d'antimoine qui s'unit à
l'acide tartrique, aussi bien que celui préexistant dans la matière première.

D'un autre côté, le peroxyde de fer s'associant à une portion
de bitartrate, donne naissance à du tartrate de potasse et de
fer, que sa grande solubilité maintient dans les eaux mères, qu'il
colore en jaune.

La silice, qu'elle existât libre ou à l'état de silicate d'antimoine, auquel cas l'acide tartrique en la déplaçant, la rendrait
libre, reste en dissolution, en raison de sa grande division, jusqu'au moment où la dessiccation du produit de l'évaporation des
eaux mères lui fait prendre un retrait qui la rend complètement insoluble dans l'eau. On observe, au reste, quelque chose de
semblable lorsqu'on décompose, par un acide quelconque, une
solution aqueuse de silicate de potasse; une notable portion de la
silice reste en dissolution, et ne peut être séparée que par l'évaporation des liqueurs, et le traitement par l'eau du résidu assez
fortement chauffé.

Le tartrate de chaux que l'excès d'acide du bitartrate rendait
d'abord soluble, une fois que celui-ci est saturé par l'oxyde d'antimoine, tend à se précipiter, et d'ordinaire vient se déposer à la
surface des cristaux d'émétique, en petites houppes soyeuses que
l'eau ne dissout plus, mais que l'on en peut détacher en les brossant.

On a fait la remarque, que les dernières eaux mères de l'é-
métique, bien qu'elles refusent de cristalliser, fournissent encore
des cristaux quand on leur ajoute une certaine quantité de tartrate de potasse. (Audouard.) M. Halleguist conclut de là l'existence d'un tartrate plus chargé d'oxyde d'antimoine, que ne l'est
celui des pharmacies; cependant MM. Soubeiran et Capitaine,
n'ont pu faire dissoudre à la crème de tartre plus d'oxyde que
n'en contient l'émétique.

Si le verre d'antimoine contenait de l'arsenic, ce qui arrive

souvent, ce métal, dans un état de combinaison encore peu connu, se trouverait tout entier dans les dernières eaux mères, ce
qui doit engager à ne pas pousser l'évaporation jusqu'à siccité.

2ᵉ procédé.

La pharmacopée de Dublin prescrit de faire bouillir pendant
1/2 heure, dans une basine en argent,

>   1 partie d'oxychlorure d'antimoine,
>   1 p. 5 de bitartrate de potasse en poudre,
>   et 10 parties d'eau;

de filtrer, de concentrer la solution à 25° Baumé, de laisser
cristalliser.

On obtient, du premier coup, des cristaux assez purs pour
qu'il suffise de les faire égoutter.

L'acide tartrique qui constitue la crème de tartre bitartrate,
s'unit à l'oxyde d'antimoine de l'oxychlorure pour donner naissance à de l'émétique; mais en même temps, le chlorure d'antimoine rendu libre, se trouvant au contact d'une masse d'eau
considérable, reproduit de l'oxychlorure qui recommence la
réaction précitée, et du chlorure acide, ou plutôt du chlorure
et de l'acide chlorhydrique; or, celui-ci à son tour, réagit sur
les substances qui l'accompagnent, tend plus particulièrement à
reproduire de la crème de tartre, en s'emparant, soit de l'oxyde
d'antimoine de l'émétique, soit d'une partie de sa potasse; si
bien que les eaux mères retiennent avec de l'émétique du bitartrate de potasse, du chlorure de potassium et de l'acide chlorhydrique. Ces corps additionnels gênent à tel point la cristallisation, qu'il devient bientôt nécessaire de saturer à froid les
liqueurs au moyen de la craie; de filtrer pour séparer le dépôt
de tartrate de chaux, peut-être d'oxyde d'antimoine qui se forme.
Encore, quoi que l'on fasse, perd-on toujours de l'émétique, le
tartrate neutre de potasse résultant de la décomposition du bitartrate par la craie, le chlorure de potassium, surtout le chlorure de calcium, ayant empêché sa cristallisation. Quoi qu'il en
soit, l'absence du tartrate de fer et de potasse que sa solubilité
peu différente de celle de l'émétine rend difficile à séparer, donne
à ce procédé un grand avantage sur le précédent.

Des praticiens ont proposé de remplacer l'oxychlorure d'antimoine par l'hydrate de protoxyde, cette substitution mérite d'être
adoptée, puisqu'elle tend, non-seulement à prévenir l'acidifica-
tion des liqueurs et par suite les embarras qu'elle entraîne; mais

encore la reproduction possible aux dépens même de l'émétique, d'une certaine quantité de bitartrate de potasse, susceptible de cristalliser avec lui.

3ᵉ procédé.

M. Phillips a proposé de faire servir à cette préparation, au lieu d'oxychlorure, du sous-sulfate d'antimoine. Pour obtenir celui-ci, on introduirait une partie d'antimoine en poudre fine et 5 parties d'acide sulfurique à 66°, dans une cornue en grès munie d'un tube destiné à porter sous une cheminée ou dans un vase contenant des matières capables de les absorber, l'acide sulfureux et les vapeurs d'acide sulfurique ; on chaufferait modérément jusqu'à ce qu'il ne se dégageât plus de vapeurs, on retirerait de la cornue le sulfate qu'elle contiendrait, on le laverait à plusieurs reprises à l'eau tiède, de manière à le partager en sulfate très acide soluble, et en sous-sulfate insoluble, d'autant plus basique que les lavages auraient été plus prolongés, finalement l'on sécherait ce dernier à une douce chaleur.

Les phénomènes qui se produisent en adoptant ce procédé, rentrent tout à fait dans ceux que nous venons de signaler.

Il se produit encore de l'émétique aux dépens de l'oxyde du sous-sulfate, celui-ci est ramené à l'état de sulfate neutre que l'eau transforme en sous-sulfate et en sulfate très acide, et l'on retrouve dans les eaux mères, avec une portion notable d'émétique, de la crème de tartre, du sulfate de potasse, de l'acide sulfurique libre, d'où encore l'obligation de recourir à la craie.

L'avantage qui résulte de ce que la formation du sulfate de chaux, aux lieu et place du chlorure de calcium, ne contribue pas à gêner la cristallisation de l'émétique, est plus que compensé par la lenteur, la difficulté même de la préparation du sous-sulfate d'antimoine.

Des Savons.

Nous renverrons, pour ce qui concerne les savons, que l'on sait constituer de véritables sels dans lesquels les oxydes métalliques sont combinés avec les acides oléique, margarique et quelquefois stéarique, à ce que nous avons dit (tome 1ᵉʳ, page 213 et suivantes) du savon amygdalin, du savon animal et de l'emplâtre simple, seuls composés de ce genre que l'on emploie en pharmacie.

Lᵉ LEÇON.

Des Cyanures.

Au contact des oxydes métalliques, l'acide cyanhydrique se comporte ainsi que le font les autres hydracides, et notamment, l'acide chlorhydrique. Au lieu de se combiner avec eux, il les décompose, se décompose lui-même, et de cette double réaction résultent de l'eau et des cyanures métalliques correspondant aux chlorures.

D'un autre côté, de même qu'il existe des chlorures doubles, des oxychlorures, de même il existe des cyanures doubles, des oxycyanures; la tendance des cyanures à se combiner les uns avec les autres est même extrêmement prononcée.

Ce sont ceux de ces composés qui s'emploient en médecine, à savoir :

Le cyanure de potassium,
    — de zinc,
Le bicyanure de mercure,
Le sesquicyanure d'or,

Le protocyanure de potassium et de fer,
Et le cyanure double de fer proto et sesquicyanuré;

qui vont nous occuper.

Leurs caractères génériques et spécifiques   Ces cyanures traités par l'acide chlorhydrique, laissent dégager de l'acide cyanhydrique, reconnaissable à son odeur d'huile volatile d'amande amère, à la propriété de troubler les dissolutions d'azotate d'argent, dans lesquelles il forme un précipité blanc de cyanure d'argent, soluble dans l'acide azotique concentré et bouillant, etc., etc.

Celui de potassium se distingue aisément des autres, en ce qu'il n'éprouve pas d'altération sensible de la part de la chaleur, et d'ailleurs se comporte avec les réactifs, ainsi que le font tous les sels de potasse. Le cyanure de mercure, lorsqu'on le calcine, abandonne son cyanogène, et le métal réduit se volatilise.

Dans les mêmes conditions, le cyanure de zinc laisse un résidu formé de carbone et de métal, que l'acide sulfurique étendu sépare l'un de l'autre. Le cyanure d'or fournit du cyanogène et de l'or métallique.

Le cyanure de potassium et de fer donne du cyanure de potassium que l'eau dissout, du carbure de fer qu'elle ne dissout pas, ou du peroxyde de fer, si l'opération s'est faite à l'air.

Le cyanure double de fer proto et sesquicyanuré, donne du fer plus ou moins carburé sans cyanure alcalin, et du peroxyde, si l'opération s'est faite à l'air.

Du Cyanure de potassium.

(Prussiate, hydrocyanate, cyanhydrate de potasse.)

$$K,2(C^2Az) = \begin{cases} \text{Potassium, } 489,916 \\ \text{Cyanogène, } 329,908 \end{cases}$$

Sa composition.

Ses propriétés.

Solide, sans couleur, sans odeur, mais susceptible à l'air humide, d'exhaler une légère odeur prussique, attendu qu'il s'y convertit en cyanhydrate, dont l'acide carbonique tend à déplacer l'acide cyanhydrique; de saveur à la fois âcre, amère et alcaline; son action sur l'économie animale est très puissante; l'eau le dissout en grande quantité, l'alcool moins bien, il cristallise aisément en cubes volumineux.

Si l'on fait bouillir sa dissolution aqueuse, chaque atome de cyanure absorbe les éléments de 4 atomes d'eau, et donne naissance à 2 atomes d'ammoniaque qui se dégagent, à 1 atome de formiate de potasse fixe, ainsi que le fait voir cette équation.

$$K,2(C^2Az) \quad + \quad 4H^2O \quad = \quad 2(AzH^3) \quad + \quad KO,C^4H^2O^3$$

| Cyanure de potassium. | Eau. | Ammoniaque. | Formiate de potasse. |

Si par conséquent on évapore cette dissolution à la température de l'ébullition, et avec le contact de l'air, au lieu de cyanure de potassium pur, on n'obtient qu'un mélange de cyanure, de formiate et de carbonate de potasse; pendant l'opération il se dégage de l'ammoniaque et de l'acide cyanhydrique qu'a déplacé l'acide carbonique.

Pour l'obtenir, le Codex prescrit d'opérer ainsi qu'il va être Sa préparation. dit.

De remplir à moitié de protocyanure jaune de potassium et de fer (prussiate jaune de potasse), une cornue en grès lutée, et portant un tube recourbé; de placer cette cornue dans un fourneau à réverbère, de faire plonger le tube à gaz de quelques lignes seulement dans l'eau, de telle sorte, que celle-ci en ferme l'ouverture, et permette de juger l'intensité du dégagement de gaz, sans cependant pouvoir augmenter sensiblement la pression à l'intérieur de l'appareil, et de chauffer. On modère la chaleur au début, afin de chasser graduellement l'eau de cristallisation du sel, à moins que l'on n'ait commencé par le dessécher à l'étuve, ce qui rend l'opération moins longue, et moindres les chances de rupture de la cornue; plus tard, on chauffe de manière à faire entrer en fusion le cyanure double devenu anhydre, et enfin, alors que le gaz qui se dégage pendant sa décomposition ignée, a cessé de se produire; assez fortement pour que la cornue soit portée au rouge blanc, on l'y maintient pendant au moins un quart d'heure.

On enlève alors le cône, on ferme toutes les ouvertures du fourneau, on bouche avec une petite masse de lut, l'extrémité inférieure du tube à gaz, on laisse refroidir.

En brisant la cornue, on trouve à l'intérieur une matière formée de deux couches distinctes, l'une supérieure, blanche, opaque, vitrifiée, ressemblant à l'émail, facile à diviser en fragments cubiques : c'est du cyanure de potassium, qu'il faut détacher promptement au moyen d'un couteau, et enfermer dans un flacon à l'émeri parfaitement sec; l'autre inférieure, noire, spongieuse, est un mélange de cyanure de potassium, et de quadricarbure de fer.

A la température à laquelle le double cyanure s'est trouvé porté celui de fer seul a été décomposé en azote qui s'est dégagé, et en quadricarbure de fer qui est resté mêlé avec une portion de cyanure de potassium qu'il a coloré en noir.

On conçoit qu'il puisse se former du quadricarbure de fer, puisque, dans le cyanure de fer protocyanuré, le cyanogène contient précisément 4 atomes de carbone pour 1 de fer.

Au reste, l'équation suivante permet de se rendre compte de la réaction.

$$2(K,2C^2Az) \;+\; Fe,2(C^2Az) \;=\; 2(K,2C^2Az) \;+\; FeC^4 \;+\; Az^2$$

Cyanure de potassium.   Cyanure de fer.   Cyanure de potassium.   Quadricarbure de fer.   Azote.

Cyanure jaune de potassium et de fer.

Si la température n'était pas suffisamment élevée, une partie du cyanure de fer resterait indécomposé.

Si le feu, trop brusquement conduit, permettait à une portion du cyanure de potassium d'être mis en liberté, avant que toute l'eau de cristallisation se fût dégagée, une réaction analogue à celle qui a lieu quand on chauffe sa dissolution aqueuse, se produirait; de l'ammoniaque, du formiate de potasse prendraient naissance, puis, l'acide formique serait ultérieurement décomposé; en sorte qu'en définitive, on obtiendrait du cyanure de potassium mélangé de carbonate de potasse et de charbon.

Geiger admet qu'en chauffant trop fortement, l'on peut décomposer une partie du cyanure alcalin, et donner naissance à un composé particulier, formé de potassium, de fer et de charbon, susceptible de décomposer l'eau avec dégagement de gaz hydrogène. Cette décomposition, que d'ailleurs on ne produit guère dans les fourneaux ordinaires, serait moins à à craindre que l'incomplète décomposition du cyanure de fer.

Le cyanure de potassium bien préparé, donne une solution aqueuse parfaitement incolore; celui qui retient du cyanure de fer, une solution tirant sur le jaune.

Il ne fait pas effervescence avec les acides comme celui qui contient du carbonate de potasse.

Enfin, il ne précipite pas en noir les sels solubles de plomb, comme celui dans lequel la décomposition, par le carbone du cyanogène, du sulfate de potasse qu'aurait retenu le prussiate jaune mis en expérience, aurait introduit du sulfure de potassium.

Cette dernière circonstance, fait sentir la nécessité de commencer par s'assurer de l'absence du sulfate dans ce prussiate jaune. Lorsqu'il en sera exempt, sa dissolution aqueuse produira avec les sels solubles de baryte , un précipité blanc soluble dans l'acide azotique; dans le cas contraire, le précipité en partie formé de sulfate de baryte, laissera celui-ci pour résidu, quand on le traitera par l'acide azotique.

Pour extraire de la matière noire le cyanure de potassium mélangé au carbure de fer, on peut :

Ou bien introduire dans l'appareil à déplacement de **MM.** Robiquet et Boutron, cette matière grossièrement concassée; lessiver avec de petites quantités d'eau froide ; puis évaporer dans le vide, au-dessus de l'acide sulfurique concentré, dans le double but d'éviter l'intervention de la chaleur et le contact de l'acide carbonique;

Ou bien, suivant le conseil de **M.** Liébig, traiter cette matière noire concassée par l'alcool à $60^c = 22$ Cartier, bouillant ; laisser refroidir ; recueillir les cristaux qu'il laisse déposer; et les sécher sous une cloche au moyen d'un corps absorbant.

Toutefois, comme il est fort difficile de prévenir l'altération du produit, alors surtout que l'on opère sur des masses tant soit peu considérables, le mieux est de s'en tenir aux indications du Codex, de n'employer comme médicament que le cyanure mécaniquement séparé du produit de la calcination, en réservant celui qui proviendrait de la matière noire, pour la préparation de quelques autres cyanures.

Cependant, s'il arrivait qu'il ne se fût pas opéré de départ dans la cornue même, il faudrait évidemment avoir recours à l'un de ces procédés, de préférence au second.

Du Cyanure de zinc.

Sa composition.

$$Zn, 2\,(C^2Az) = \begin{cases} \text{Zinc,} & 403{,}226 \\ \text{Cyanogène,} & 329{,}908 \end{cases}$$

Ses propriétés. Ce cyanure est incolore, inodore, insipide, insoluble dans l'eau et dans l'alcool , décomposable par une température élevée.

Sa préparation. Dissolvez dans l'eau distillée froide : d'une part, du sulfate de zinc purifié, exempt notamment de fer, lequel amènerait la formation d'un cyanure de fer, susceptible de colorer en bleu le produit; d'autre part, du cyanure de potassium, exempt de carbonate de potasse et de sulfure de potassium, puisque autrement, il se produirait du carbonate et du sulfure de zinc hydratéqui se mêleraient au cyanure.

Versez peu à peu la seconde solution dans la première, en agitant, et de manière à ce que le cyanure alcalin soit en léger excès, auquel cas les liqueurs seront troublées par l'addition du sulfate de zinc. Il se produira du sulfate de potasse soluble, par le report de l'acide sulfurique et de l'oxygène de l'oxyde sur le potassium, et du cyanure de zinc insoluble.

Le dépôt sera lavé, jusqu'à ce que ses eaux de lavage sortent insipides et incapables de troubler l'azotate d'argent, puis séché à la température de + 35° environ.

Au lieu de suivre ce procédé, qui est celui du Codex, on pourrait :

Avec M. Liébig, dissoudre dans l'acide acétique pur du zinc également pur, et verser dans la solution de l'acide cyanhydrique étendu d'eau, tant qu'il se produirait du cyanure de zinc; laisser déposer; laver par décantation, afin d'entraîner tout l'acide acétique déplacé; recueillir le dépôt sur un filtre et le sécher.

Avec MM. Berthemot et Corriol, faire passer au travers de l'eau distillée tenant en suspension de l'hydrate de zinc récemment précipité, de l'acide cyanhydrique en vapeur, tant que celui-ci serait absorbé; mais ce dernier procédé, outre qu'il est peu économique, me semble devoir exposer à produire un mélange de cyanure et d'oxyde, peut-être même, de l'oxycianure.

Si on l'adoptait, il faudrait évidemment employer de l'hydrate parfaitement lavé et privé d'oxyde de fer. Nous avons dit, (pag. 249) comment on purifiait le sulfate de zinc; il nous suffira donc d'ajouter, que ce sulfate dissous dans l'eau, étant additionné d'un léger excès de potasse de soude ou d'ammoniaque liquide, laisserait précipiter son oxyde, à l'état d'hydrate.

Du Bicyanure de mercure.

(Prussiate, cyanure de mercure.)

$$\overline{Hg,2(C^2Az)} = \begin{cases} \text{Mercure}, & 1265,800 \\ \text{Cynogène}, & 329,908 \end{cases}$$

Sa composition.

Jusqu'à présent, on n'a pu produire le cyanure correspondant au protochlorure.

Ses propriétés. Le cyanure de mercure est solide, incolore, inodore, de saveur styptique insupportable, très vénéneux, très dense, neutre aux réactifs, soluble dans l'eau, surtout à chaud, peu soluble dans l'alcool, facilement cristallisable en prismes quadrangulaires coupés obliquement, tantôt transparents, tantôt opaques et toujours anhydres.

Il est tout à fait digne de remarque, que les éléments de ce composé sont unis d'une manière tellement intime, que les réactifs les plus puissants deviennent incapables d'y signaler l'existence du mercure. Par exemple, il ne blanchit pas une lame de cuivre à la surface de laquelle on le frotte; il est dissous sans décomposition aucune par la potasse et par la soude caustique; il résiste à l'action des acides sulfurique et azotique. Cette grande stabilité le fait parfois préférer au bichlorure de mercure, dans la pratique médicale.

Sa préparation. Pour le préparer d'après le Codex, on prend :

> Bleu de Prusse pur porphyrisé,   4 parties
> Bioxyde de mercure pur *id.*   3
> Eau. 40

On délaie le bleu de Prusse avec l'eau, dans une capsule en porcelaine, ou dans une chaudière en fonte; on ajoute le bioxyde, que l'on a commencé par laver à l'eau chaude, afin de le débarrasser de tout l'acide azotique qu'il aurait pu retenir; on fait bouillir une demi-heure sans cesser d'agiter; si la couleur bleue s'est maintenue très intense, on ajoute de nouveau bioxyde, de manière à ce que le magma présente une teinte rouge mélangée de bleu; à cette époque on jette sur une toile serrée; on laisse égoutter le dépôt; on le lave à l'eau bouillante, ou mieux, on le fait bouillir avec de nouvelle eau; on réunit toutes les liqueurs; on les concentre dans une capsule en porcelaine, ou en grès; on laisse refroidir et cristalliser.

Les cristaux sont égouttés dans un entonnoir en verre, et les eaux mères rapprochées, pour qu'elles en fournissent de nouveaux.

Rien de plus simple que la théorie de ce qui se passe dans cette opération.

Le bleu de Prusse est un composé de protocyanure et de sesquicyanure de fer, répondant, le premier, au protoxyde; le second, au sesquioxyde de ce métal. Le mercure du bioxyde enlève au fer le cyanogène, et lui cède en échange de l'oxygène; de là, du cyanure de mercure, du protoxyde et du sesquioxyde de fer. Ce dernier, de couleur briquetée à l'état d'hydrate, communique sa teinte au dépôt; et d'ailleurs, pendant l'ébullition, l'hydrate de protoxyde passe en partie lui-même à l'état de peroxyde.

$$3(Fe,2C^2Az) + 4(Fe,3C^2Az) + 9(Hg,O) = 9(Hg,2C^2Az) + 3(Fe,O) + 2(Fe^2O^3)$$

Protocya-nure de fer.	Sesquicyanure de fer.	Bioxyde de mercure.	Bicyanure de mercure.	Protoxyde de fer.	Sesqui-oxyde de fer.

Bleu de Prusse.

Il y a donc transport des 18 atomes de cyanogène de l'atome du bleu de Prusse, sur les 9 atomes de mercure du bi-oxyde, et des 9 atômes d'oxygène de celui-ci, sur les 7 atomes de fer du bleu de Prusse, dont 3 se trouvent former du protoxyde, et 2 du sesquioxyde .

Sous la dénomination de bleu de Prusse pur, le Codex entend parler, du bleu de Prusse que nous verrons tout à l'heure résulter de la double décomposition du sulfate de fer et du cyanure jaune de potassium, ou du moins, celui du commerce débarrassé au moyen de l'acide sulfurique étendu, ou de l'acide chlorhydrique faible (concentrés ils décomposeraient le bleu de Prusse lui-même), de l'alumine qu'il renferme toujours.

Or, puisque d'après l'équation ci-dessus, un atome de bleu de Prusse formé en poids de :

Fer,   2374, 540 = 7 atomes.
Cyanogène,   2969, 172 = 18   —
            ____
             5343, 712

exigerait pour sa décomposition :

Mercure,   12292, 200 ou 9 atomes.

On voit que l'on pourrait, sans crainte, dépasser de beaucoup la proportion de bioxyde qu'il prescrit. Aussi M. Guibourt emploie-t-il pour la même proportion de bioxyde, le bleu de Prusse du commerce première qualité, sans en avoir séparé l'alumine.

Si l'on employait plus de bioxyde qu'il n'en faut pour décomposer le bleu de Prusse, comme le cyanure de mercure est susceptible de s'unir avec ce bioxyde ; par suite, de donner naissance à de l'oxycyanure, on obtiendrait un produit différent de celui que l'on avait l'intention d'obtenir.

Les cristaux au lieu d'être en prismes réguliers à faces nettes, seraient comme mamelonnés ; après dessiccation complète, ils fourniraient par la calcination, non plus seulement du cyanogène et du mercure, mais un mélange de cyanogène d'acide carbonique et d'azote. L'oxygène de l'oxyde brûlerait le carbone du cyanogène et mettrait l'azote à nu.

Pour détruire le bioxyde, ou plutôt pour le convertir en bicyanure, il suffirait :

Ou bien d'ajouter à la dissolution des cristaux, de l'acide cyanhydrique dont la réaction sur le bioxyde donnerait lieu à du cyanure et à de l'eau ; ou bien de faire passer au travers de cette dissolution un courant de gaz sulfhydrique, jusqu'à ce qu'elle manifestât une odeur permanente d'acide cyanhydrique, indiquant que le cyanure lui-même commence à se décomposer ; puis de filtrer, afin de séparer le sulfure de mercure produit.

Il pourrait arriver aussi, que le bicyanure retînt des traces d'oxyde de fer, auquel cas il serait coloré en jaune, et le laisserait pour résidu de sa calcination ; le moyen de s'en débarrasser, consisterait à le faire bouillir avec un excès de bioxyde de mercure, au risque d'être plus tard, obligé de faire disparaître l'oxycianure formé. L'oxyde de fer serait éliminé par celui de mercure, et resterait sur le filtre, lorsqu'on viendrait à filtrer la liqueur ; ce second inconvénient est moins fréquent que le premier, parce que le cyanure de mercure a bien plus d'affinité pour l'oxyde de ce métal que pour celui de fer.

Du Sesquicyanure d'or.

$$Au,3(C^2Az) = \begin{cases} \text{Or,} & 1243,000 \\ \text{Cyanogène,} & 494,802 \end{cases}$$

Sa composition.

Solide, pulvérulent, de couleur jaune, insipide, inodore, in- *Ses propriétés.* soluble dans l'eau.

D'une part, dissolvez dans 5 fois son poids d'eau distillée, du *Sa préparation.* chlorure d'or aussi neutre que possible : mieux vaudrait le chauffer assez fortement pour le décomposer en partie, qu'y laisser un excès d'acide ; car l'or réduit serait séparé par le filtre, tandis que l'excès d'acide nuirait au succès de l'opération.

D'autre part, dissolvez dans 6 parties d'eau froide, tout le cyanure de potassium que peut lui abandonner la matière noire dont il a été question en traitant du cyanure de potassium, après vous être assuré qu'elle est exempte de sulfure de potassium, capable de produire du sulfure d'or qui se mêlerait au cyanure.

Cela fait, vous verserez la dissolution de cyanure dans la dissolution de chlorure, jusqu'à cessation de précipité, en ayant le soin de ne point en ajouter assez pour que le cyanure d'or produit puisse se dissoudre dans l'excès de cyanure alcalin, où si vous avez dépassé le but, vous ajouterez au liquide, quelque peu de chlorure d'or, que vous aurez mis en réserve à cette intention.

Le précipité d'un beau jaune serin, sera lavé à l'eau distillée, jusqu'à ce que les eaux de lavages sortent insipides et sans action sur l'azotate d'argent, finalement séché à une douce chaleur.

Il arrive, alors que l'on a employé un peu trop de cyanure de potassium, que le précipité offre une teinte orangée ou rougeâtre ; on lui restitue sa teinte jaune serin, en acidulant légèrement les liqueurs au sein desquelles il s'est formé.

M. Liébig préfère ajouter à un soluté de 16 parties d'or dans l'eau régale, un soluté concentré et bouillant de 24 parties de cyanure de mercure ; évaporer à siccité, traiter le mélange de

cyanure d'or et de bichlorure de mercure, par l'eau qui ne dissout que celui-ci, et sécher le résidu.

Quel que soit celui des procédés que l'on adopte, il convient
de conserver les liqueurs dans lesquelles de l'or est resté dissous,
de les évaporer à siccité, de calciner le produit dans un creuset
en terre, à l'exception de ceux en métal que le mercure ou l'or
même altérerait, et de le reprendre d'abord par l'eau, puis
par l'acide chlorhydrique, afin d'obtenir en définitive pour résidu de l'or métallique.

DES CYANURES DOUBLES.
Du Proto-Cyanure de potassium et de fer.

Sa composition.

(Prussiate jaune, prussiate ferrugineux, hydroferrocyanate de potasse, cyano-
ferrate, ferrocyanure de potassium, cyanure ferroso-potassique.)

$$2(K,2C^2Az) \quad + \quad Fe,2(C^2Az) \quad = \begin{cases} \text{Potassium,} & 979,832 \\ \text{Fer,} & 339,220 \\ \text{Cyanogène,} & 989,724 \end{cases}$$

Cyanure de potassium.   Protocyanure de fer.

$+ 3H^2O =$ Eau, 337,4388 à l'état de cristaux.

Ses propriétés.

Ce sel est solide, sans odeur, de saveur amère désagréable, de
couleur citrine, inaltérable à l'air, insoluble dans l'alcool, soluble dans l'eau, et facilement cristallisable en prismes rhomboïdaux transparents.

100 parties d'eau en dissolvent 27 p. 8 à $+ 12°$
90 p. 6 à $+ 90°$

Sa préparation

On l'obtient dans les laboratoires, au moyen de la potasse
caustique et du bleu de Prusse du commerce, qu'on a commencé par faire bouillir pendant 20 à 25 minutes, avec son poids
d'acide sulfurique à 66° étendu de 6 parties d'eau; afin de lui
enlever l'alumine qu'il contient toujours, et l'oxyde de fer interposé, qu'il contient fréquemment.

Ce bleu de Prusse purifié, et lavé de manière à ce que ses
eaux de lavages, ne précipitent plus les sels solubles de baryte,
est projeté par petites portions successives, dans une solution
moyennement concentrée et bouillante de potasse caustique, en
cessant d'en ajouter, alors que la teinte bleue persiste, ou plutôt
fait place à une teinte jaune rouge mélangée de bleu; à cette
époque, on jette le tout sur un filtre, on concentre les solutions
et l'on fait cristalliser.

Tandis que le sesquicyanure de fer, que nous savons (p. 405)

constituer avec le protocyanure du même métal, le double
cyanure connu sous le nom de bleu de Prusse, est décomposé
en cyanure de potassium et en sesquioxyde de fer, un échange
d'oxygène et de cyanogène s'étant fait entre le potassium et le
fer, le protocyanure ne l'est pas. Il se combine avec le cyanure
de potassium formé, et de là un autre cyanure double, qui est
celui de potassium et de fer protocyanuré.

En fabrique, sa préparation consiste à calciner du carbonate
de potasse avec des matières animales, plus spécialement avec
du sang desséché, de manière à produire, aux dépens des éléments organiques, sous l'influence de la base, du cyanure de
potassium ; puis à verser dans le produit de la lixiviation de la
masse calcinée, une dissolution de sulfate de fer, jusqu'à ce que
l'on voie se former un dépôt de bleu de Prusse. On fait évaporer, on obtient du cyanure de potassium et de fer, et du sulfate
de potasse que des dissolutions et des cristallisations convenablement répétées séparent l'un de l'autre ; non toutefois assez
facilement, pour que le cyanure ne retienne jamais de sulfate
de potasse.

Aussi avons-nous dit en parlant de la préparation du cyanure
de potassium, qu'il était parfois nécessaire de constater l'absence
du sulfate de potasse dans le cyanure jaune du commerce.

En suivant ce procédé, une partie du potassium du cyanure
formé pendant la calcination, cède son cyanogène au fer du sulfate, en absorbe l'oxygène et l'acide sulfurique, et de cette double décomposition résulte : du sulfatent de potasse et du protocyanure de fer. Ultérieurement, celui-ci se combine avec la
portion de cyanure alcalin indécomposé.

Si l'on n'arrêtait pas l'addition du sulfate de fer au moment
indiqué, le protocyanure de potassium finirait par être tout entier décomposé, et l'on n'obtiendrait que du sulfate de potasse
et des combinaisons, ou plutôt des mélanges de cyanures de
fer, formés de cyanogène et de fer en différentes proportions. C'est
même parce qu'il se forme, au lieu de protocyanure de fer seulement, un peu de sesquicyanure aux dépens du peroxyde de fer,
auquel a donné lieu l'altération du sulfate de protoxyde par l'air,
que le précipité, qui indique qu'il est temps de cesser l'addition

du sulfate, offre une teinte bleuâtre. En effet, le sulfate de protoxyde ne pourrait donner naissance qu'à du protocyanure de
couleur blanche, si l'air n'intervenait pas.

Du cyanure rouge. Le cyanure rouge de potassium et de fer, que nous avons
signalé (page 94), comme un des meilleurs réactifs du fer dont il
ne précipite pas les dissolutions de peroxyde que le précédent
précipite au contraire en bleu, tandis qu'il précipite en bleu
celles de protoxyde que celui-ci précipite en blanc, est un composé de 3 atomes de cyanure de potassium, et d'un atome de
sesquicyanure de fer.

Il a pour formule :

$$\underbrace{3(K2C^2Az)}_{\text{Cyanure de potassium.}} + \underbrace{Fe,3(C^2Az)}_{\text{Sesquicyanure de fer.}}$$

Du Cyanure double de fer hydraté du Codex.

(Bleu de Prusse pur, cyanure ferroso-ferrique, cyanure double de fer, proto
et sesquicyanuré.)

Sa composition.
$$\underbrace{3(Fe,2C^2Az)}_{\text{Protocyanure de fer.}} + \underbrace{4(Fe,3C^2Az)}_{\text{Sesquicyanure de fer.}} = \left\{ \begin{array}{ll} \text{Fer,} & 2374,54 \\ \text{Cyanogène,} & 2969,17 \\ \text{Eau.} & \end{array} \right.$$

Ses propriétés. Ce cyanure double est solide, inodore, insipide, insoluble
dans l'eau, dans l'alcool.

Sa couleur bleu le fait singulièrement ressembler à l'indigo ;
il offre même comme lui, une cassure d'aspect cuivré ; mais,
tandis que le frottement augmente l'éclat métallique de l'indigo,
il détruit celui du bleu de Prusse ; en outre, l'indigo est volatil,
au moins en grande partie, et ne laisse pas de résidu quand on
l'incinère ; tandis que dans les mêmes conditions, le bleu de
Prusse se décompose sans se volatiliser, et laisse un abondant
résidu de peroxyde de fer. Enfin, l'acide sulfurique concentré
qui dissout le premier sans l'altérer, ne dissout pas le second, et
ne fait que le rendre blanc, en le déshydratant.

Sa préparation. Le Codex prescrit de le préparer par le procédé suivant :

Dissoudre du sulfate de fer dans une suffisante quantité d'eau ;
abandonner pendant environ quinze jours la dissolution au con-

tact de l'air, en ayant le soin d'agiter fréquemment pour faciliter la suroxydation du fer; filtrer afin de séparer le peroxyde de fer précipité.

Dissoudre dans l'eau du protocyanure de potassium et de fer (prussiate jaune); mélanger les deux liqueurs en quantités telles que l'eau, surnageant le dépôt qui se produit, cesse de précipiter par le sulfate de fer et par le cyanure; décanter, délayer le précipité dans de nouvelle eau, et l'y agiter pendant 2 à 3 jours, pour le mettre en contact avec l'air, ou plutôt, jusqu'à ce qu'il soit devenu d'une belle teinte bleue uniforme.

Alors, on le lave par décantation, on le jette sur un linge, on l'y laisse égoutter, on le comprime à la presse dans le linge même, et finalement on le sèche à l'étuve.

Dans cette opération, le sulfate de protoxyde de fer a d'abord été converti en sulfate de peroxyde, en abandonnant une partie de sa base que le filtre a séparée; plus tard le sulfate de peroxyde a décomposé le cyanure de potassium du cyanure double, a produit du sulfate de potasse et du sesquicyanure de fer; une s'est combiné, avec le cyanure de protoxyde de •fer qui pré existait dans le cyanure double employé, en définitive, il s'est produit :

Du sulfate de potasse que les lavages enlèvent, du proto et du sesquicyanure de fer, qui, à l'état d'hydrate, constituent le dépôt.

L'agitation de ce dépôt au sein de l'eau aérée, pendant 3 à 4 jours, a eu pour objet de convertir le protocyanure de fer qui aurait pu résulter de l'incomplète peroxydation de la base du sulfate de fer, en sesquicyanure et en peroxyde.

La substitution au sulfate de fer protoxydé, d'un sel de fer peroxydé, aurait le triple avantage de rendre l'opération plus prompte, de prévenir la perte d'oxyde de fer qui résulte de l'oxygénation à l'air du sulfate de protoxyde, dont la quantité d'acide ne varie pas, et l'introduction dans le produit, d'une quantité variable d'oxyde de fer, suivant qu'il s'en forme, plus ou moins, pendant la conversion du protocyanure en sesquicyanure.

 Le bleu de Prusse du commerce retient presque toujours à
l'état de simple mélange, des sels que des lavages incomplets y
ont laissés, de l'oxyde de fer, provenant et de ce que le cyanure
alcalin que l'on fait servir à la décomposition du sel de fer,
est celui qui s'obtient par la calcination des matières animales
avec le carbonate de potasse, sans que des cristallisations l'aient
privé de l'excès d'alcalis et de la transformation par l'air du protocyanure en sesquicyanure et en peroxyde, surtout de l'alumine,
parce qu'il est d'usage d'ajouter de l'alun au sulfate de fer, afin
que l'alumine précipitée par l'excès d'alcali, se mêle au bleu
de Prusse proprement dit, et augmente la masse du précipité.

On ne saurait donc le substituer au bleu de Prusse pur, mais
il lui est presque complétement identique, quand son ébullition
dans l'eau fortement acidulée, l'a privé de l'alumine et de
l'oxyde de fer interposés.

 Quant au bleu de Prusse soluble des chimistes, il diffère davantage encore du bleu de Prusse des pharmaciens; car c'est
une combinaison de cyanure de potassium, de proto et de sesquicyanure de fer.

Au reste, en thèse générale, le pharmacien devra se défier,
même des procédés en apparence les plus capables de fournir
identiques des préparations du genre de celles que nous
venons d'étudier, précisément en raison de la tendance singulière que les cyanures ont à s'unir les uns avec les autres.

LIe LEÇON.

Des Bases salifiables végétales et de leurs sels.

MORPHINE, CODÉINE, QUININE, CINCHONINE, STRYCHNINE, BRUCINE,
VÉRATRINE, CICUTINE, NICOTINE.

ET COMME APPENDICE :

DE L'ÉMÉTINE, DE LA NARCOTINE, ET DE L'URÉE.

Aux caractères qui se retrouvent dans toutes les matières organiques, et que nous avons énumérées (page 321,) les bases
salifiables végétales, aussi nommées alcalis, alcaloïdes végétaux,
joignent ceux communs aux oxydes métalliques et à l'ammoniaque, de pouvoir former avec les acides, des composés dans
lesquels disparaissent plus ou moins complétement les propriétés
acides ou basiques des composants. A l'encontre toutefois de ce
qui a lieu avec les oxydes métalliques, et conformément à ce
qui a lieu avec l'ammoniaque, elles s'unissent directement avec
les hydracides, et donnent avec les oxacides, des sels retenant un
atome d'eau.

La morphine, la codéine, la quinine, la cinchonine, la strychnine, la brucine et la nicotine, possèdent d'ailleurs, à un haut
degré, les propriétés basiques; elles verdissent le sirop de violettes,
ramènent au bleu la teinture de tournesol rougie par les acides,
et surtout neutralisent ceux-ci ; tandis que ces propriétés ne se
retrouvent plus qu'affaiblies dans la vératrine, qui même paraît
incapable de donner naissance à des sels neutres.

Il est une des bases organiques précitées que ne dissout pas
l'alcool anhydre, même à la température de l'ébullition, et
que l'acide azotique transforme en un sel très facilement cristallisable en aiguilles, d'un éclat nacré tout à fait caractéristique :
c'est la strychnine.

Deux autres sont susceptibles de passer à la distillation avec l'eau, ce sont la cicutine et la nicotine dont la première d'ailleurs est liquide et peu soluble ; la seconde, solide et très soluble dans l'eau.

La morphine et la brucine au contact de l'acide azotique concentré, développent une couleur rouge très intense que les autres ne développent pas, et se distinguent ensuite l'une de l'autre, en ce que la première seule devient bleue quand on la touche avec un tube imprégné d'un sel de fer au maximum à peu près neutre, produit en outre un mélange de couleur également bleue, quand on verse une dissolution d'acide iodique sur ses cristaux préalablement délayés avec quelques gouttes de décoction d'amidon.

Quant à la codéine, à la quinine, à la cinchonine et à la vératrine, qui se dissolvent dans l'alcool anhydre, elles ne passent pas à la distillation avec l'eau, et ne sont pas colorées par l'acide azotique concentré.

La codéine est soluble dans environ 20 fois son poids d'eau bouillante, très soluble dans l'éther, qui, par le refroidissement, laisse déposer en cristaux réguliers ; elle neutralise les acides.

La quinine est, à vrai dire, insoluble dans l'eau à toutes températures, fort peu soluble dans l'éther, peu ou point cristallisable, même dans l'alcool, neutralise les acides.

La cinchonine est insoluble dans l'eau froide et chaude, très sensiblement soluble dans l'éther, au moins à chaud, facilement cristallisable par la simple évaporation de ses solutions alcooliques et éthérées, elle neutralise les acides.

Enfin, la vératrine est insoluble dans l'eau, très soluble dans l'éther, incristallisable, et ne peut neutraliser les acides.

Nous aurons occasion de revenir sur plusieurs de ces caractères, lorsque nous comparerons les propriétés de celles des bases organiques, que leur existence simultanée dans certains végétaux, et la grande similitude qui en est en général la conséquence, exposent davantage à être confondues.

Leur composition élémentaire. Elles contiennent toutes de l'oxygène, de l'hydrogène, du carbone et de l'azote, à l'exception de la nicotine, dans laquelle

MM. Barral et .Ortigosa n'ont pas rencontré d'oxygène. La pré_
sence de l'azote avait même fait naître l'idée, que leur alcalinité
pourrait dépendre de l'existence de l'ammoniaque dans un état
particulier de combinaison; mais d'importantes considérations,
au nombre desquelles celle présentée par M. Regnault, de
l'absence fréquente de rapports entre l'état de saturation de leurs
sels, et la proportion d'ammoniaque supposée correspondante à
leur azote, ont fait abandonner cette idée. On remarquera
comme un fait singulier, que certaines d'entre elles, trouvées à
la fois dans les mêmes végétaux, sembleraient des oxydes les
unes des autres; par exemple, la morphine ne diffère de la codéine que par un atome d'oxygène en plus, et la quinine de la
cinchonine, que par deux atomes d'oxygène, également en
plus.

Parmi les sels que ces bases sont susceptibles de former, l'on
n'emploie en médecine,

Caractères génériques et spécifiques de leurs sels.

Que les sulfates,   de morphine,
   — chlorhydrates ,   — quinine,
   — acétates,   — cinchonine,
                 — strychnine,
Et l'hydroferrocyanate de quinine.

La codéine, la brucine, la cicutine, la nicotine, la vératrine
s'administrent à l'état de liberté.

Relativement au genre : les sulfates, les chlorhydrates, plus
ou moins solubles dans l'eau surtout à la faveur d'un léger
excès .d'acide, se comporteront avec les sels solubles de baryte et
d'argent, ainsi qu'il a été dit que le faisaient avec eux les sulfates
solubles, les chlorhydrates solubles ou plutôt les chlorures.
Bien entendu que l'acide ajouté pour en faciliter la solution,
devra être choisi tel qu'il ne puisse induire en erreur. En général, l'acide azotique conviendra parfaitement.

Les acétates, à l'état solide, laisseront dégager des vapeurs
d'acide acétique reconnaissable à son odeur, quand on les
triturera avec de l'acide sulfurique concentré.

L'hydroferrocyanate de quinine, quoique fort peu soluble
dans l'eau, même à la température de l'ébullition, le sera cependant assez, pour que la liqueur additionnée d'un sel de fer au
maximum, produise un dépôt de bleu de Prusse.

Relativement à l'espèce, ceux de ces sels dont la morphine forme la base se comporteront avec l'acide azotique concentré, avec les sels de fer au maximum, l'acide iodique et l'amidon, comme le fait la morphine elle-même.

Les autres, au contraire, ne pourront guère être reconnus pour avoir telle ou telle base, qu'en les dissolvant dans l'eau, précipitant la base au moyen de l'ammoniaque, la recueillant, la lavant, puis la soumettant aux expériences comparatives relatées pag. 414.

A cet égard, cependant, on peut ajouter que les sels solubles de strychnine ne précipitent pas les oxalates et les tartrates alcalins, que précipitent ceux de quinine et de cinchonine, et de plus, doivent presque constamment à la présence d'une petite quantité de brucine dont il est fort difficile de les débarrasser, la faculté de rougir par l'acide azotique concentré, ce que ne font ni les sels de quinine, ni les sels de cinchonine.

Les bases organiques et ceux de leurs sels qui vont nous occuper, ne doivent pas laisser de résidu, quand on les incinère après les avoir calcinés. Celui qu'elles laisseraient, indiquerait une sophistication ; ou plutôt, la présence d'une portion des sels calcaires fournis par le charbon animal, que nous allons voir servir à leur purification.

De la Morphine (μορφη, sommeil),
et de la Codéine (codium, tête de pavot).

<table>
<tr><td>Leur état naturel.</td><td>

La morphine et la codéine se rencontrent l'une et l'autre, à l'état de méconate acide, et parfois de sulfate, dans l'opium ou suc épaissi du *papaver somniferum*.

Elles y sont accompagnées, ainsi que déjà nous avons eu l'occasion de le faire voir, de narcotine, de méconine, de narcéine, de paramorphine ou thébaïne, de pseudomorphine, etc. (Tome 1, pag. 505.)

</td></tr>
</table>

	Morphine.	**Codéine.**
Leurs propriétés comparées.	La morphine est solide, sans couleur, sans odeur, de saveur amère, non volatile.	La codéine est solide, sans couleur, sans odeur, de saveur amère, non volatile.

DE LA MORPHINE (*suite*).	DE LA CODÉINE (*suite*).
Facilement cristallisable en longues aiguilles brillantes, ou en prismes à 4 pans tronqués obliquement.	Facilement cristallisable en octaèdres à base rectangle, tronqués au sommet, ou en prismes rhomboïdaux droits.
Sensiblement insoluble dans l'eau. — — l'éther. Soluble dans 40 parties d'alcool anhydre à $+15°$, et dans 30 parties de cet alcool bouillant. Soluble dans les huiles fixes et dans les huiles volatiles. Soluble dans la potasse, la soude caustique, même dans l'ammoniaque, mais beaucoup moins. Soluble dans les acides sulfurique, chlorhydrique, azotique, faibles, dans l'acide acétique. Elle forme avec eux tous, des sels facilement cristallisables. Ses cristaux hydratés, chauffés à $+120°$ perdent leur eau de cristallisation et deviennent opaques, sans se fondre.	Plus soluble dans l'eau qu'aucun autre alcali végétal, 100 parties d'eau en dissolvent 1 p. 26 là $+15°$, 5 p. 88 à $+100$. Très soluble dans l'éther. — — l'alcool. Sensiblement insoluble dans la potasse, la soude et l'ammoniaque caustique. Soluble dans les acides sulfurique, chlorhydrique, azotique, acétique. Son azotate seul est facilement cristallisable. Ses cristaux, qui ne se fondent que vers 150° quand ils sont anhydres, se fondent à 100° quand ils sont hydratés. De là vient que lorsqu'on en ajoute à l'eau bouillante, plus que celle-ci n'en peut prendre, la portion qui ne se dissout pas, apparaît au fond du vase, comme un liquide huileux.
L'acide azotique concentré la colore en rouge orangé; elle décompose l'acide iodique, s'empare de son oxygène et met l'iode en liberté. Si après l'avoir délayée avec de l'eau chargée d'amidon en gelée, l'on verse de l'acide iodique dissous dans l'eau sur le mélange, à l'instant une belle couleur bleue d'iodure d'amidon se manifeste. (Serullas.)	L'acide azotique concentré ne la colore pas. Elle ne décompose pas l'acide iodique.
Délayée dans une solution à peu près neutre de fer au maximun, elle développe une belle couleur bleue que les acides font disparaître, et qu'ensuite les alcalis font reparaître. (Robinet.) D'après M. Pelletier, l'acide du sel de fer se porte alors sur une portion de la morphine, tandis que l'autre portion forme avec l'oxyde de fer qu'elle ramène à l'état de protoxyde, en se suroxygénant, le composé de couleur bleue.	Elle n'est pas colorée par les sels de fer au maximum.

Les différentes sortes d'opium du commerce peuvent fournir de la morphine; cependant quand on a le choix, le mieux est d'opérer sur l'opium de Smyrne, que nous savons en renfermer une plus forte proportion que les autres (de 50 à 60 gr. par kilogr.)

Extraction de la morphine.

Deux procédés sont principalement employés.

1ᵉʳ procédé — Suivant le premier, qui résume la plupart des modifications proposées à diverses époques au procédé primitif de Sertuerner, par MM. Robiquet, Hottot, Guillermond et autres, on coupe l'opium par tranches minces que l'on fait macérer pendant 24 heures, dans 9 à 10 fois leur poids d'eau froide; on malaxe la masse pâteuse entre les mains, afin de rendre plus complète la pénétration du liquide; 24 heures après on jette sur un blanchet, on exprime, et l'on répète à 3 ou 4 fois cette série d'opérations.

Les solutions aqueuses, dans lesquelles existe la totalité des matières que l'opium est susceptible de céder à l'eau froide, sont évaporées en consistance d'extrait; l'extrait obtenu est trituré avec de l'eau froide, jusqu'à ce que le résidu formé de la majeure partie de l'huile, de la résine, de la narcotine, et des matières colorantes primitivement dissoutes à la faveur d'une grande masse d'eau, cesse de la colorer; on filtre au papier, on concentre la nouvelle solution à 7° Baumé, et lorsqu'elle est en pleine ébullition, on y instille en ayant le soin d'agiter, un assez grand excès d'ammoniaque liquide.

La morphine et la codéine sont déplacées de leurs combinaisons acides, et tandis que la codéine, infiniment plus soluble dans l'eau, y reste presque tout entière en solution, la morphine se précipite, entraînant quelque peu de codéine, de narcotine, de paramorphine, de résine, de matière colorante, de méconate double d'ammoniaque et de chaux.

La précipitation à chaud est motivée par cette considération, qu'alors la morphine se dépose en petits cristaux grenus, d'un lavage facile.

On continue de faire bouillir pendant 8 à 10 minutes la liqueur alcaline, pour volatiliser l'excès d'ammoniaque nécessaire à la complète décomposition des sels de morphine et de codéine, mais susceptible de favoriser la solution de la morphine; parce qu'il pourrait se former des sels doubles d'ammoniaque et de morphine, sensiblement solubles dans l'eau; on laisse refroidir, on jette sur une toile ou dans un entonnoir dont la douillé est bouchée par une masse de coton ; on lave le dépôt d'aspect grenu et fortement coloré en brun, avec la plus petite quantité possible d'eau froide ; quand il est parfaitement égoutté, on le triture dans un mortier, afin de lui faire perdre l'état grenu, puis on l'introduit dans un matras a long col, avec une quantité d'alcool à 53° (20 Cart) capable seulement de le recouvrir. Le mélange est porté à l'ébullition , de suite retiré du feu, abandonné au refroidissement, décanté dans un entonnoir, et quand s'est écoulé l'alcool faible, qui n'avait d'autre objet que d'enlever à la morphine, qu'il attaque à peine, une partie des matières colorantes, on opère un ou deux lavages avec de l'alcool froid au même degré. La morphine retirée de l'entonnoir est alors placée dans la cucurbite d'un petit alambic ou dans une cornue, cette fois avec de l'alcool à 88° (35 Cart), employé en quantité telle qu'il ne puisse la dissoudre tout entière, de telle sorte que les solutions en sont forcément saturées ; on fait bouillir, on décante rapidement la solution dans un entonnoir qui puisse, en se fermant, prévenir la déperdition d'une portion du véhicule ; on reprend le résidu par de nouvel alcool, et cela , jusqu'à ce qu'il ne lui cède plus rien, auquel cas, il est presque exclusivement formé de méconate à base d'ammoniaque et de chaux.

Par le refroidissement, les liqueurs laissent précipiter la presque totalité de la morphine, en aiguilles légèrement colorées, que l'on achève de purifier en les redissolvant dans une petite quantité d'alcool concentré, les faisant bouillir avec du charbon animal en poudre fine ; filtrant, laissant refroidir et cristalliser. Après que ces nouveaux cristaux ont égoutté dans un entonnoir, on les sèche à l'étuve ou au bain-marie.

Le charbon doit être repris à 2 ou 3 fois par l'alcool bouillant, sans quoi, une notable portion de morphine serait perdue.

Ainsi obtenue, elle n'est pas chimiquement pure, elle retient de la narcotine, que l'éther bouillant lui enlèverait ou qui resterait indissoute, si on la traitait par l'eau de potasse ; mais la proportion en est si faible, qu'on peut la négliger.

Quant aux eaux mères des premières opérations, elles contiennent trop peu de morphine, pour qu'il soit besoin de les traiter, si ce n'est quand on opère sur des masses considéra-

bles; au contraire, les liqueurs alcooliques des divers traitements doivent être concentrées et mises à cristalliser. Elles
fournissent de la morphine plus ou moins colorée, plus ou
moins mélangée de codéine, de narcotine, etc., que l'on réunit
et que l'on purifie de la même manière que celle de première
cristallisation.

2ᵉ procédé.   Le second procédé, dû à MM. Grégory et Roberston, s'exécute ainsi qu'il va être dit.

Après avoir épuisé l'opium au moyen de l'eau froide, de tous
ses principes solubles, de même que s'il s'agissait de pratiquer
le premier procédé, avoir également évaporé les solutions passées au travers d'un blanchet, repris l'extrait par l'eau froide,
filtré au papier les nouvelles solutions, on les concentre à 10° B:
et dans la liqueur bouillante, on ajoute en remuant, une solution de chlorure de calcium exempt de fer, afin qu'il ne puisse
se produire de méconate de fer, qui colorerait la morphine; on
emploie environ 120ᵍʳ de chlorure par kil. d'opium.

Le chlorure de calcium, les méconates et sulfates de morphine et de codéine échangent leurs bases; il se produit des
chlorhydrates de morphine et de codéine qui restent dissous, du
méconate et du sulfate de chaux lesquels se précipitent, entraînant une notable portion de la matière colorante, de la résine
et de l'huile, dont l'eau s'était chargée.

Les liqueurs sont replacées sur le feu, filtrées de nouveau s'il
s'y précipite du méconate et du sulfate calcaire, finalement rapprochées en circonstance sirupeuse, et abandonnées à elles-mêmes; elles ne tardent pas à laisser former des cristaux de chlorhydrates de morphine et de codéine, que surnage une eau mère
fortement colorée, et retenant l'excès de chlorure de calcium
ajouté, la narcotine, la narcéine, la thébaïne, la méconine, etc.,
même quelque peu de chlorhydrate de morphine et de codéine, en
trop petites proportions toutefois, pour qu'on ait à s'occuper de
les en extraire.

Les cristaux égouttés sur un entonnoir, puis lavés avec quelque peu d'eau froide, sont redissous à chaud dans l'eau aiguisée d'acide chlorhydrique, et reproduits par l'évaporation, plus

blancs qu'ils ne l'étaient d'abord, l'excès d'acide ayant maintenu la majeure partie de la matière colorante en dissolution.

On les redissout dans l'eau chaude, on neutralise la liqueur au moyen de la craie, on y fait digérer pendant 18 à 24 heures, à une température de 90° au plus, du charbon animal en poudre fine et privé de sels calcaires; on filtre; on additionne le liquide de quelques gouttes d'acide chlorhydrique, qui lui fait perdre la teinte jaune qu'elle offre encore, et de plus favorise la cristallisation; on concentre, et l'on fait cristalliser.

Les eaux mères de cette dernière opération, ainsi que celles de la précédente, sont d'ailleurs concentrées, afin d'en retirer les dernières portions de chlorhydrates de morphine et de codéine, que de nouvelles cristallisations, et au besoin l'addition du charbon animal, achèvent de purifier.

Quand on s'est procuré à l'état de chlorhydrate incolore, toute la morphine, toute la codéine que l'opium mis en expérience était susceptible de fournir, on dissout la masse saline dans 20 fois son poids d'eau bouillante, et l'on y fait tomber goutte à goutte, en ayant le soin d'agiter, de l'ammoniaque liquide, jusqu'à ce que la liqueur éclaircie par le repos, cesse d'être troublée par l'addition d'une nouvelle quantité d'ammoniaque; on laisse refroidir et l'on filtre.

La morphine, déplacée par cette base plus énergique qu'elle, se précipite presque tout entière : la codéine, le chlorhydrate d'ammoniaque formé, et quelque peu aussi de morphine restent dans les liqueurs. On recueille le dépôt, on l'exprime fortement dans un linge; on le dissout dans la plus petite quantité possible d'alcool concentré, et l'on fait cristalliser; les liqueurs alcooliques au sein desquelles se sont successivement formés les cristaux, sont ultérieurement évaporées pour en retirer toute la morphine.

Ce procédé fournit de la morphine complétement exempte de narcotine; celle-ci restant dans les eaux mères, à la faveur de l'excès d'acide que nous avons recommandé d'y maintenir.

La solution des chlorhydrates de morphine et de codéine dont l'ammoniaque a précipité la morphine, dans l'opération qui vient d'être décrite en dernier lieu, retient, avons-nous dit,

Extraction
de la codéine.

toute la codéine, le chlorhydrate d'ammoniaque formé, et quelque peu de morphine. On l'évapore à une douce chaleur, on broie le produit dans un mortier en porcelaine ou en verre, avec une petite quantité d'eau de potasse, destinée à compléter la décomposition des sels à bases végétales, surtout à dissoudre la morphine; on décante; on remplace l'eau de potasse par de l'eau distillée, pour entraîner, avec les dernières portions d'alcali, le chlorure de potassium formé, principalement aux dépens du chlorhydrate d'ammoniaque; on dessèche la matière plus ou moins visqueuse, plus ou moins pulvérulente restée au fond du mortier; on la traite par l'éther bouillant; on filtre.

La solution éthérée, abandonnée à l'évaporation spontanée fournit, en prismes ou en octaèdres assez réguliers, plus souvent en aiguilles, la codéine si parfaitement exempte de morphine, qu'elle ne prend aucune teinte bleuâtre au contact des sels de fer peroxydé.

Il faut avoir le soin de n'employer que peu de solution de potasse, que peu d'eau, et de les fractionner l'une et l'autre; car autrement on dissoudrait une notable portion de codéine, les traces de morphine et de chlorure de potassium qu'y auraient laissées les lavages, seraient séparées par l'éther, qui les laisseraient pour résidu.

Des Sels de morphine.

Préparation du sulfate et du chlorhydrate. On prépare son sulfate et son chlorhydrate, en dissolvant à chaud la morphine, dans l'eau distillée aiguisée d'acide sulfurique, ou chlorhydrique purs, de manière à neutraliser l'acide, ajoutant quelque peu de charbon animal à l'avance privé de sels calcaires, afin que dans aucun cas, ceux-ci ne puissent se dissoudre, faisant bouillir, concentrant en sirop clair, abandonnant la liqueur à elle-même dans un lieu frais, faisant égoutter la masse cristalline, la comprimant dans un linge, et finalement la desséchant entre des feuilles de papier Joseph, à une température de 24 à 30°. Il importe de ne la pas sécher au bain-marie; car les sels de morphine chauffés à $+ 100°$, en perdant de l'eau de cristallisation, changent de composition; par exemple, 100

parties de chlorhydrate simplement comprimé ne contiennent
que 81,1 de base, tandis qu'ils en contiennent 89,65 quand on
l'a séché au bain-marie.

Le sulfate cristallisera en aiguilles soyeuses blanches, opaques, tantôt réunies en étoiles, tantôt formées en masses mame-
lonnées; le chlorhydrate, en aiguilles penniformes; et bien plus
aisément que le sulfate.

Pour l'acétate, le Codex et M. Guibourt prescrivent de délayer la morphine en poudre, dans une petite quantité d'eau
chaude, de verser sur le mélange un peu plus d'acide acétique,
qu'il n'en faut pour produire la complète solution de l'alcali,
d'évaporer à siccité au bain-marie, et de pulvériser le produit
avant de l'enfermer dans un flacon parfaitement sec et bouchant bien.

Préparation
de l'acétate.

Si l'on ne modérait convenablement la chaleur, l'acétate
laisserait dégager une portion de son acide, il deviendrait basique, ou plutôt se partagerait en acétate neutre et en morphine.

Sa tendance à ce genre d'altération est telle, que, suivant
M. Dublanc, une solution alcoolique concentrée d'acétate neutre laisse cristalliser de la morphine.

M. Soubeiran, précisément pour prévenir plus sûrement un
semblable départ, réduit en poudre 2 parties de morphine cris-
talisée, ajoute une partie de vinaigre de bois à 8°, triture, abandonne le mélange à lui-même pendant 24 heures, pulvérise la
masse solide qui se produit à la fin de la réaction, et sèche à
l'air.

Ce que nous avons dit des modifications de composition, que
les sels de morphine éprouvent de la part de la chaleur, fait
voir que l'acétate de M. Soubeiran doit contenir proportionnellement, moins de morphine que celui du Codex, et par conséquent ne saurait lui être substitué.

En les supposant préparés suivant les procédés du Codex,
100 de morphine cristallisée, c'est-à-dire contenant, d'après
M. Regnault, 2 atomes d'eau, fournissent :

124 p. 20 de sulfate cristallisé,
123, 4 de chlorhydrate cristallisé,
116, 37 d'acétate sec.

De la Quinine et de la Cinchonine.

Leur état naturel. La quinine et la cinchonine existent simultanément à l'état de quinates acides, dans toutes les espèces de vrai quinquina.

Quinine. — **Cinchonine.**

Comparaison de leurs propriétés.

La quinine est solide, sans couleur, sans odeur, de saveur amère.

La cinchonine est solide, sans couleur, sans odeur, d'une saveur amère qui rappelle tout à fait celle du quinquina gris, et ne se développe que lentement.

A une température peu élevée, elle se fond en un liquide transparent, que le refroidissement fait prendre en une masse translucide résiniforme. Si l'on chauffe plus fortement, elle se décompose sans se volatiliser.

Vers 300° elle noircit, fond, puis se décompose et se sublime en partie. Mais si l'on chauffe brusquement, par exemple, à la flamme de l'alcool, dans un tube en verre fermé par un bout, après s'être fondue en un liquide incolore et transparent, elle se sublime presque tout entière en aiguilles blanches et brillantes.

L'eau ne la dissout pas sensiblement, même à chaud.

L'eau ne la dissout pas sensiblement, même à chaud.

L'éther en dissout environ 1/60 de son poids.

L'éther rectifié ne la dissout guère mieux que l'eau.

L'alcool la dissout bien surtout à chaud, mais par le refroidissement, ne laisse déposer qu'une matière résinoïde. Pour l'obtenir cristallisée, il faut la dissoudre dans l'alcool à 90° centésimaux, et abandonner la dissolution à l'évaporation spontanée, dans un lieu sec, à une basse température. (Pelletier.)

L'alcool la dissout bien, surtout à chaud, moins bien cependant que la quinine; par le refroidissement, il la laisse déposer sous forme de prismes à quatre pans, aplatis, que terminent des facettes inégales, reposant sur les faces les plus étroites du prisme.

Les huiles fixes et volatiles la dissolvent.

Les huiles fixes et volatiles la dissolvent.

Les acides sulfurique, chlorhydrique, azotique concentrées ne la colorent pas.

L'ammoniaque ne la dissout pas. Les acides sulfurique, chlorhydrique, azotique concentrés, ne la colorent pas.

Ces acides étendus, et l'acide acétique la dissolvent aisément.

Ces acides étendus, et l'acide acétique la dissolvent aisément.

Leur extraction. Leur extraction est des plus faciles, quand on s'est procuré, par les procédés qui vont être décrits, leurs sulfates ou quelque autre de leurs sels solubles.

Il suffit, en effet, de dissoudre ces sels dans l'eau bouillante aiguisée d'acide, de verser dans la dissolution un excès d'ammoniaque liquide, de recueillir la quinine ou la cinchonine précipitée, le plus ordinairement en flocons caséiformes, de la laver à l'eau chaude à plusieurs reprises, et de la sécher au bain-marie ou à l'étuve.

La quinine précipitée, aussi bien que la quinine cristallisée, retient 14, 10 sur 100 d'eau (6 atomes), qu'elle n'abandonne qu'à une température supérieure à $+100°$. Au contraire, la cinchonine n'en retient pas.

Des Sels de quinine et de cinchonine.

On connaît 3 sulfates de quinine.

Un sous-sulfate, cristallisable en aiguilles nacrées, d'aspect analogue à celui de l'amianthe, et peu soluble dans l'eau;
Un bisulfate cristallisable, en prismes à quatre pans, à sommets dièdres, transparents, et comparativement plus solubles dans l'eau;
Et un sulfate neutre, cristallisable en petites houppes soyeuses, ressemblant beaucoup aux aiguilles du sous-sulfate;

Le sulfate des pharmacies est le sulfate neutre; souvent cependant il est mélangé d'un peu de sous-sulfate ou de bisulfate, suivant que la neutralisation est restée incomplète ou s'est trouvée dépassée, de là ses variations d'aspect.

En général, celui qui offre de la tendance à l'alcalinité est très soyeux, en aiguilles très déliées, et par suite, moins soluble dans l'eau; celui qui offre de la tendance à l'acidité est en cristaux moins déliés, moins opaques et se dissout mieux dans l'eau.

Le sulfate neutre supposé aussi sec que possible, retient 2 atomes d'eau ou 4,65 sur 100; le sulfate cristallisé en contient 10 atomes ou 19,61 sur 100, et le sulfate effleuri, tel qu'il est au sortir des étuves, tel par conséquent que le pharmacien l'emploie, 4 atomes, ou 8,887 sur 100.

Le pharmacien doit tenir compte de ces différences, puisqu'autrement il s'exposerait à livrer un médicament de composition variable.

Pour l'obtenir, on prend 1 kilogr. de quinquina jaune royal, ou quinquina calisaya, le plus riche de tous en quinine; on le réduit en poudre grossière, on le laisse macérer pendant 12 à 15 heures, dans 4 fois son poids d'eau de rivière additionnée de 25 à 30 gr. d'acide chlorhydrique, puis on porte à l'ébullition que l'on entretient 1/2 heure, on jette sur un linge, on reçoit les liqueurs dans des vases disposés à cet effet, on exprime le marc et on le reprend à deux fois par autant d'eau et d'acide que précédemment, afin de l'épuiser.

Les liqueurs très acides, très amères, de couleur rougeâtre, et dans lesquelles existent à l'état de chlorhydrate, la quinine et la cinchonine, de la matière colorante jaune, du rouge cinchonique, de la matière grasse, l'acide quinique déplacé par l'acide chlorhydrique (voir page 353, tome 1ᵉʳ); sont tirées à clair, réunies dans un vase étroit, et tandis qu'elles sont encore chaudes, on y délaie 100 gr. de chaux vive à l'état de bouillie claire; leur teinte rouge passe à la teinte lie de vin, une odeur fade et toute particulière se dégage, et un abondant dépôt formé de quinine et de cinchonine, de l'excès de chaux dont le reste a produit du chlorure de calcium et du quinate de chaux soluble, de rouge cinchonique combiné avec la chaux, de matière grasse également entraînée par celle-ci, se sépare. On laisse reposer; on s'assure que le liquide surnageant le dépôt n'est pas précipité par l'ammoniaque, pour, dans le cas contraire, y délayer de nouvelle chaux destinée à compléter la précipitation des alcaloïdes; on le décante, on lave le dépôt, ou sur des toiles, ou par décantation, de manière à le débarrasser de tout le chlorure de calcium qu'il avait retenu, et dont la solubilité dans l'alcool nuirait plus tard au succès de l'opération; on le fait égoutter, on le comprime fortement dans une toile, on le dessèche au bain-marie ou à l'étuve, afin que, privé d'eau, il ne puisse affaiblir l'alcool. En cet état on le réduit en poudre fine, on l'introduit dans le bain-marie d'un alambic avec de l'alcool à 85° cent. (33 Cartier), l'on fait bouillir après avoir recouvert le bain-marie, du chapiteau destiné à condenser les vapeurs alcooliques, on laisse refroidir à moitié, on filtre la solution dans des entonnoirs couverts, et l'on recommence ces traitements à 5 ou 6 reprises, ou plutôt jusqu'à ce que, ayant enlevé à la matière pulvérulente la totalité des alcaloïdes à l'exclusion du rouge cinchonine retenu par la chaux, avec laquelle il forme une sorte de laque, l'alcool cesse de manifester des réactions alcalines.

Alors les solutions alcalines sont réunies et distillées presqu'à siccité au bain-marie; elles fournissent, à la surface d'un liquide aqueux, une matière résinoïde d'un brun fauve se solidifiant par le refroidissement, mélange de quinine et de cinchonine, retenant des traces de matière grasse et de matière colorante.

On la sépare du liquide, on la délaie dans 20 fois son poids d'eau distillée bouillante, à laquelle on ajoute par petites portions successives, assez d'acide sulfurique étendu pour dissoudre l'alcaloïde, et même rendre la liqueur légèrement acide, quand la solution est complète; on y projette 30 p. de noir d'os en poudre, et après 2 à 3 minutes d'ébullition, on jette sur un linge; la majeure partie du sulfate de quinine cristallise par le refroidissement.

Si l'emploi d'une trop forte proportion d'acide sulfurique, n'avait pas permis au carbonate de chaux du noir animal, de neutraliser assez les liqueurs pour qu'elles ne fissent qu'aviver la teinte du papier de tournesol couleur pelure d'oignon qu'on y plongerait, avant de filtrer on procéderait à la saturation.

Les vases dans lesquels le sulfate a cristallisé, sont placés de champ, pour que l'eau mère s'en écoule, le sulfate qu'on en détache ensuite est purifié par une ou deux cristallisations nouvelles, avec addition de charbon animal s'il est nécessaire; comprimé dans un linge, étendu à la surface de feuilles de papier, recouvert de papier, afin qu'il ne jaunisse pas, et maintenu dans une étuve chauffée au plus à 36°, jusqu'à ce qu'il se soit entièrement effleuri, et partant cesse de perdre de son poids.

Les eaux mères sont concentrées, abandonnées au refroidissement tant qu'elles continuent de fournir du sulfate de quinine, et en dernier lieu, additionnées d'ammoniaque ou de carbonate de soude en excès. La quinine qu'elles ont retenue et la cincochine que la plus grande solubilité de son sulfate y a accumulée (une partie de sulfate de quinine exige, pour se dissoudre, 740 p. d'eau à 15°, il n'en faut que 54 p. pour en dissoudre une de sulfate de cinchonine), sont précipitées; on reprend par de l'eau aiguisée d'acide sulfurique, le magma préalablement lavé à l'eau chaude, et l'on procède à une nouvelle série de dissolutions et de cristallisations, pour obtenir les dernières portions de sulfate de quinine. Quand enfin les solutions concentrées n'en fournissent plus (elles sont alors très fortement colorées en noir), on les met de côté pour en extraire le sulfate de cinchonine par les procédés qui seront relatés ci-dessous. .

1000 gr. de quinquina jaune de bonne qualité, fournissent environ 30 gr. de sulfate effleuri.

Au lieu de distiller à siccité, comme nous avons prescrit de le faire, les solutions dans l'alcool provenant des traitements du dépôt calcaire, et de dissoudre ensuite dans l'eau acidulée la matière résinoïde alcaline; quelques praticiens préfèrent ajouter à ces solutions assez d'acide sulfurique pour sursaturer les bases, distiller l'alcool, recueillir la masse cristalline restée dans la cucurbite après le refroidissement, la délayer dans une petite quantité d'eau chaude, la faire digérer pendant 12 à 15 heures avec du charbon animal, étendre d'eau, faire bouillir, filtrer et laisser cristalliser.

Il paraîtrait qu'en opérant d'après cette méthode, on préviendrait l'union des alcaloïdes avec la matière grasse, et que, par suite, la purification, même la cristallisation du sulfate, seraient rendues plus faciles.

D'autres praticiens, conseillent de traiter la masse résinoïde précipitée des eaux mères par l'ammoniaque ou le carbonate de soude par l'alcool à 60° cent. destiné à dissoudre la quinine, à l'exclusion de la cinchonine, et surtout des matières colorantes qui la souillent.

Est-il utile de faire remarquer, que l'acide chlorhydrique a été avec raison substitué à l'acide sulfurique dans le traitement de l'écorce de quinquina, parce que celui-ci, outre qu'il réagit plus profondément sur les matières organiques, forme en général avec elles des combinaisons peu ou point solubles, surtout parce qu'il donnait naissance à du sulfate de chaux insoluble, qui, venant se mêler au précipité de chaux et d'alcaloïde, rendait nécessaire l'emploi d'une plus grande quantité d'alcool ?

Préparation du sulfate de cinchonine. Au lieu de faire servir à la préparation du sulfate de cinchonine le quinquina gris (*cinchona condaminea*), dans lequel la proportion de cinchonine est plus considérable que celle de la quinine, contrairement à ce qui a lieu pour le quinquina jaune; soit par un procédé en tout semblable à celui qui nous a fourni le

sulfate de quinine, soit au moyen d'une modification qui consisterait à concentrer les solutions alcooliques des alcaloïdes, afin
que la cinchonine, infiniment moins soluble dans l'alcool que la
quinine, cristallisât seule et fût ultérieurement sulfatisée; c'est
presque toûjours des eaux mères du sulfate de quinine qu'on
l'extrait, ou plutôt, c'est avec la cinchonine qu'on en extrait,
qu'on le prépare.

A cet effet, lorsque les dernières eaux mères, plus ou moins
fortement colorées, refusent de donner du sulfate de quinine, on
mêle dans une bassine, 1 k. de ces eaux mères, marquant 15°
Baumé, et 1200^g d'une solution de sel marin au même degré.

On fait bouillir pendant 10 minutes, en agitant continuellement, et on laisse reposer.

On obtient, d'une part, une liqueur **A**, presque incolore,
d'autre part, un magma coloré B, que l'on traite séparément.

La liqueur est sursaturée par l'ammoniaque, elle laisse précipiter de la cinchonine, mélangée d'une très minime quantité
de quinine et de phosphate de chaux, provenant de la réaction
de l'excès d'acide sulfurique, maintenu dans les liqueurs, sur
le phosphate du charbon animal. On recueille le précipité; on le
lave à l'eau distillée, puis, on le traite par l'alcool concentré et
bouillant employé en plusieurs fois. Les alcaloïdes seuls sont
dissous, la quinine reste en solution, la cinchonine cristallise.
On la convertit en sulfate de la même manière que nous l'avons
vu faire pour la quinine; on décolore au moyen du charbon, et
l'on fait cristalliser. Ce sulfate donne des prismes à base rhom-
boïdale, terminés par deux facettes, qu'on abandonne à l'étuve,
jusqu'à ce qu'il cesse de diminuer de poids.

Le magma B est dissous dans l'eau, qu'il rend acide; l'on
verse dans sa dissolution une solution de sel marin, à 15°
Baumé, préalablement additionnée d'ammoniaque, de manière
à maintenir le mélange très légèrement acide; un nouveau
dépôt brun, essentiellement formé de matière colorante et de
phosphate de chaux se produit, tandis que la cinchonine et
la quinine qui se trouvaient dans le premier dépôt, restent dans
la liqueur en grande partie décolorée. On les en précipite au

moyen de l'ammoniaque, et l'on achève l'opération ainsi qu'il vient d'être dit pour la liqueur A. (Guibourt.)

Le bisulfate de cinchonine correspondant au bisulfate de quinine, est comme lui sans usage en médecine, celui qu'on y emploie est le sulfate neutre.

Préparation du chlorhydrate de quinine. Le Codex prépare le chlorhydrate de quinine, en faisant dissoudre dans une suffisante quantité d'eau distillée bouillante, 100 p. de sulfate de quinine, et versant dans la solution une autre solution de 30ᵍ de chlorure de barium cristallisé.

Il y a formation de sulfate de baryte que l'on sépare au moyen du filtre, et de chlorhydrate de quinine, que l'on obtient cristallisé, en concentrant les liqueurs, jusqu'à ce qu'une pellicule se forme à leur surface, et en les abandonnant au repos dans un lieu frais.

Préparé par l'union directe de l'acide et de la base, le sel est toujours coloré. Mais ce léger inconvénient ne nous semble pas motiver suffisamment l'adoption d'un procédé, capable d'introduire dans le produit du sulfate de potasse, surtout du chlorure de barium.

Aussi, est-il indispensable que le pharmacien constate l'absence de ces sels étrangers dans le chlorhydrate de quinine qu'il emploie.

Ils restent pour résidu de sa calcination et de son incinération; et lorsqu'on dissout ce résidu dans l'eau, la baryte trahit la présence de l'acide sulfurique; l'acide sulfurique, celle de la baryte.

Préparation du chlorhydrate de cinchonine. Dans l'eau fortement aiguisée d'acide chlorhydrique pur, faites dissoudre à chaud de la cinchonine en poudre, jusqu'à saturation (100ᵍ environ pour 10 d'acide); délayez dans la liqueur du charbon animal privé de sels calcaires, donnez quelques bouillons; filtrez; évaporez à une douce chaleur; laissez cristalliser et séchez à l'étuve.

Préparation de l'acétate de quinine et de cinchonine. Délayez dans 150ᵍ d'eau 100ᵍ de quinine en poudre, chauffez sans cependant élever assez la température pour que la quinine, entrant en fusion, se prenne en masse; ajoutez de l'acide acétique en très léger excès; faites bouillir, filtrez; laissez refroidir. L'acétate cristallisera en aiguilles soyeuses que vous sécherez à l'étuve.

Pour l'acétate de cinchonine on chargera l'acide acétique moyennement concentré et chauffé au bain-marie, d'autant de cinchonine en poudre qu'il en pourra prendre; on retirera du feu; on abandonnera le soluté épais et visqueux qui en résultera, sous une cloche au-dessus de la chaux vive, jusqu'à dessiccation complète, et l'on enfermera le produit dans un bocal bouchant bien, car il s'humecte à l'air.

Dissolvez 100 p. de sulfate de quinine dans 2000 p. d'eau distillée; ajoutez 31 p. de prussiate ferrugineux de potasse, dissoutes dans 500 p. d'eau, et faites bouillir quelques minutes. Il y aura échange d'acide, échange de bases, et l'hydroferrocyanate de quinine, à peine soluble dans l'eau, viendra nager à la surface du liquide. Vous laisserez refroidir; vous le recueillerez, le laverez à l'eau froide et le ferez sécher. (Bertozzi.)

Préparation de l'hydro-ferrocyanate de quinine.

Si l'on voulait l'obtenir cristallisé, on le dissoudrait dans l'alcool concentré bouillant; on abandonnerait la solution à l'évaporation spontanée; on séparerait les cristaux formés, du sel précipité au fond du vase, sous forme de masse résinoïde; l'on reprendrait celui-ci par l'alcool, et ainsi de suite, de manière à l'amener tout entier à l'état de cristaux.

De la Strychine et de la Brucine.

Ces deux bases à l'état d'igasurates acides, existent simultanément dans plusieurs végétaux de la petite famille des strychnées :

Leur état naturel.

Dans la fève Saint Ignace,	semence du *strychnos Ignacia*,		
— la noix vomique,	—	—	*nux vomica*,
— l'écorce de fausse angusture,		—	*id.*
— le bois de couleuvre,		—	*colubrina*,
— l'upas tieuté,	· suc extractif,	—	*tieuté.*

La strychnine est plus abondante que la brucine dans la fève Saint-Ignace et la noix vomique; la brucine existe presque seule dans l'écorce de fausse angusture.

Strychnine.	**Brucine.**
Sans couleur, sans odeur, de saveur tellement amère, que l'eau, qui n'en renferme que $\frac{1}{800000}$, offre encore une amertume très sensible, difficilement fusible et non volatile.	Sans couleur, sans odeur, de saveur à la fois amère et acerbe; fusible à une température peu élevée et non volatile.

Comparaison de leurs propriétés.

STRYCHNINE (*suite*).	BRUCINE (*suite*).
Soluble dans 1/2500 de son poids d'eau bouillante, 　— 　1/6667 — froide, Insoluble dans l'alcool anhydre, même dans l'alcool à 0,820 de densité; Très soluble dans l'alcool à 0,835 de densité = 38° Cartier. Sa dissolution saturée à chaud, laisse cristalliser par le refroidissement, des prismes à quatre pans terminés par des pyramides à quatre faces et très petits, ou des octaèdres à base rectangle, également très petits. L'éther ne la dissout pas, Les huiles fixes ne la dissolvent pas sensiblement, Les huiles volatiles la dissolvent bien. L'acide azotique concentré ne la colore pas, pourvu toutefois qu'elle soit exempte de brucine, état sous lequel il est fort difficile de l'obtenir.	Soluble dans 500 part. d'eau bouillante, 　— 　800 — d'eau froide. Très soluble dans l'alcool anhydre et dans l'alcool concentré, surtout à chaud. D'ordinaire, elle cristallise en masses feuilletées d'un blanc nacré, ressemblant à l'acide borique, ou en masse spongieuse, mais on peut l'obtenir en prismes obliques à bases parallélogrammiques. L'éther ne la dissout pas, Les huiles fixes ne la dissolvent pas, 　— volatiles la dissolvent mal. L'acide azotique concentré la colore en rouge de sang, et cette teinte passe peu à peu au jaune. A son tour, celle-ci vire au violet quand on fait intervenir le protochlorure d'étain.

Extraction de la strychnine.

— procédé de M. Corriol.

La strychnine s'extrait de la noix vomique par différents procédés; le procédé suivant de M. Corriol réussit bien.

Après s'être procuré de la noix vomique convenablement divisée, en la faisant bouillir dans l'eau de manière à la ramollir, puis la passant au moulin; on la remet toute divisée, dans l'eau dans laquelle elle avait été mise à bouillir, on l'y laisse macérer pendant 2 à 3 jours; on passe avec expression; on fait une seconde et une troisième macération; on abandonne les décoctions à un mouvement de fermentation qni a pour résultat de détruire toute la matière sucrée des semences, de développer de l'acide lactique; quand la mousse est tombée, on passe au travers d'un blanchet, on concentre en consistance sirupeuse; on ajoute au sirop refroidi de l'alcool jusqu'à cessation de précipité.

Les matières mucoso-gommeuses sont précipitées; l'igasurate de strychnine et de brucine ou les lactates qui les auraient remplacés, de la matière colorante, une matière huileuse, du lactate de chaux formé restent en solution. On passe de nouveau, on lave le dépôt à l'alcool faible; on réunit l'alcool de lavage aux premières liqueurs, et l'on distille au bain-marie en consistance d'extrait.

Celui-ci est traité par l'eau froide destinée à produire l'élimination de la matière grasse; on filtre; on porte la solution aqueuse à l'ébullition; on y projette du lait de chaux qui détermine la précipitation des alcaloïdes, de la matière colorante combinée avec l'excès de chaux; on recueille le précipité, on le lave à l'eau froide, on l'exprime, on le sèche au bain-marie, on le pulvérise et on l'épuise au moyen de l'alcool à 80° bouillant, employé à chaque fois en petites quantités.

La strychnine cristallise par le refroidissement; la brucine plus soluble reste en dissolution.

Les cristaux sont redissous dans l'alcool, décolorés au moyen du charbon animal et soumis à des cristallisations successives, jusqu'à ce qu'ils cessent de se colorer au contact de l'acide azotique concentré, ou du moins n'acquièrent plus qu'une légère teinte rosée.

Quelques praticiens, distillent à siccité les solutions alcooliques provenant du traitement du magma calcaire, versent sur le produit de l'alcool à 53° = 20° Cartier, afin de lui enlever la majeure partie de la brucine et de la matière colorante, et, en dernier lieu, reprennent le résidu par l'alcool à 80°.

De quelque manière que l'on ait opéré, les liqueurs chargées de brucine, sont mises en réserve pour en extraire cette base.

A ce procédé, M. O. Henry conseille de substituer le suivant:

Epuiser la noix vomique râpée, par des décoctions succes-\ sives, chaque fois en passant avec expression, réunir les li-\ queurs, les évaporer en sirop clair, ajouter pour chaque kilo de semences, 128 gr. de chaux vive délayée dans l'eau, recueillir le précipité, le laver, le sécher au bain-marie ou à l'étuve, le traiter par l'alcool à 85° bouillant; distiller les solutions alcooliques, convertir le résidu essentiellement formé de strychnine et de brucine salies par de la matière colorante, en azotates que l'on soumet à 3 ou 4 cristallisations, en faisant au besoin intervenir le charbon animal privé de sels calcaires, et précipiter la base au moyen de l'ammoniaque.

Procédé de M. O. Henry.

L'azotate de brucine, infiniment plus soluble que celui de strychnine, pourvu surtout qu'il ne soit pas avec excès d'acide, sera resté dans les eaux mères, à la suite des cristallisations.

Extraction de la brucine. La brucine s'extrait presque constamment, des liqueurs qui ont refusé de laisser cristalliser la strychnine, dans le procédé de M. Corriol; l'azotate de brucine', dans celui de M. Henry.

Dans le premier cas, on commence par les évaporer en consistance de sirop, puis on les additionne, encore chaudes, d'un léger excès d'acide sulfurique affaibli, on laisse refroidir et cristalliser. La masse cristalline est comprimée afin d'en faire suinter le liquide brun et visqueux qui l'imprègne; le produit est redissous dans l'eau, décoloré au moyen du charbon animal, et décomposé par l'ammoniaque. Le précipité de brucine est lavé à l'eau froide, puis repris par l'alcool bouillant, afin de l'obtenir cristallisée.

Dans le second, on décompose les liqueurs contenant l'azotate par l'ammoniaque; on lave le précipité, on le dissout dans l'alcool, on fait cristalliser.

On pourrait traiter l'écorce de fausse angusture, que nous avons dit ne renfermer guère que de la brucine; on serait alors plus certain d'obtenir cette base exempte de strychnine, que des cristallisations quelque multipliées qu'elles soient, n'en peuvent complétement séparer. L'opération consisterait à traiter l'écorce concassée, par 3 fois son poids d'eau contenant 25 à 30^{gr} d'acide par kilo d'écorce, à décomposer le décocté par la chaux, à dessécher le précipité, à l'épuiser par l'alcool bouillant, enfin, à opérer ainsi que s'il s'agissait d'obtenir de la quinine.

La strychnine cristallisée ne retient pas d'eau de cristallisation, la brucine cristallisée en retient 15,27 sur 100, et la perd vers 100°.

On peut donc indifféremment employer la strychnine desséchée ou la strychnine cristallisée; mais il n'en saurait être de même pour la brucine.

Des Sels de strychnine.

On obtiendrait son sulfate, son chlorhydrate, son acétate, en la pulvérisant, la faisant dissoudre dans l'eau chaude chargée d'acide sulfurique, chlorhydrique ou acétique en quantités convénables pour produire des sels neutres, concentrant et laissant cristalliser.

Le sulfate cristallise en cubes, s'il est parfaitement neutre, en aiguilles déliées pour peu qu'il soit acide;
Le chlorhydrate cristallise en aiguilles prismatiques très déliées;
L'acétate ne cristallise bien, qu'autant qu'il est légèrement acide.

De la Vératrine.

La vératrine combinée à l'acide gallique existe :

Son état naturel.

Dans la cévadille, semence du *veratrum sabadilla*,
— la racine d'ellébore blanc, — *album*,
— — de colchique, *colchicum autumnale*.

Elle est solide, sans couleur, sans odeur, d'une excessive *Ses propriétés.* âcreté, fusible à $+ 115°$ non volatile, presque insoluble dans l'eau, très soluble dans l'alcool et dans l'éther, mais sans qu'on l'y puisse faire cristalliser; elle sature mal les acides.

Pour l'obtenir, le Codex prescrit de traiter la cédaville con- *Son extraction.* cassée par l'alcool à 85° centés. = 33 Cartier, jusqu'à épuise- ment de toute matière soluble; de distiller les solutions alcooli- ques; en consistance d'extrait, de redissoudre le produit dans l'eau froide, destinée à produire l'élimination d'une matière huileuse assez abondante; de filtrer, de précipiter les solutions aqueuses par le sous-acétate de plomb en léger excès, de filtrer de nouveau afin de séparer le dépôt, formé d'oxyde de plomb en combinaison avec des matières muqueuses et colorantes; de précipiter l'excès de plomb resté dans la liqueur, au moyen de l'acide sulfurique, de filtrer encore et de saturer par l'ammo- niaque.

La vératrine, que les acides avaient jusque-là maintenue dis- soute, est précipitée; on la dessèche au bain-marie; mais, com- me en cet état, elle est encore fort impure, on traite le précipité par l'alcool, on filtre, on évaporé à siccité; on reprend le résidu par l'éther qui dissout l'alcali, à l'exclusion d'une matière rési- noïde qui l'avait suivie opiniâtrement, on évapore la solution éthérée; on redissout le nouveau résidu dans l'eau aiguisée d'a- cide sulfurique, on fait digérer avec du charbon animal privé de sels calcaires, on précipite par l'ammoniaque, on recueille le

précipité, on le lave à l'eau froide, finalement on le sèche à l'air.
De 500 gr. de cévadille on obtient au plus 4 gr. de vératrine.

Il nous semble que ce procédé doit être suivi par le pharmacien exclusivement à tout autre, précisément parce que les
expériences de M. Couerbe, tendraient à faire admettre dans la
matière désignée par le Codex, sous le nom de vératrine; l'existence des principes tous différents, que ce chimiste a décou-
verts dans la cévadille, et nommés sabadilline, vératrine, matière noire.

Si l'on voulait se procurer, non plus la vératrine médicinale,
mais la vératrine pure, on suivrait la marche indiquée par
M. Couerbe. (*Journal de Pharmacie*, tom. 19, pag. 527.)

De la Conicine, ou Conéîne, ou Cicutine.

propriétés. Cette base salifiable existe dans les feuilles, et surtout dans les
semences de la grande ciguë. (*Conium maculatum.*)

Elle est liquide, d'apparence huileuse, de couleur jaunâtre,
d'une odeur qui rappelle celle de la ciguë, quoique peu nettement,
de saveur âcre; volatile vers 189°, peu soluble dans l'eau, très
soluble dans l'alcool et dans l'éther; très altérable à l'air, qui la
convertit en une matière résinoïde et en ammoniaque; ce qui
explique parfaitement la perte d'activité qu'éprouvent les
feuilles de ciguë en vieillissant.

Elle est alcaline aux réactifs, et forme des sels assez facilement
cristallisables.

Son
extraction. Pour l'obtenir, on introduit dans la cucurbite d'un alambic,
des semences de ciguë grossièrement pulvérisées, et de l'eau tenant en dissolution quelque peu de potasse caustique, destinée à
détruire la combinaison saline de l'alcali organique. On distille
tant que le produit est odorant, on sature l'eau distillée par l'a-
cide sulfurique qui fixe la base, et l'on évapore en consistance de
sirop.

Celui-ci, qui renferme du sulfate de conicine et du sulfate
d'ammoniaque, provenant, ou de la décomposition d'une partie
de la conicine ou de la préexistence de l'ammoniaque dans la
plante, est délayé avec un mélange de 2 p. d'alcool très con-

centré, et d'une partie d'éther qui précipite le sulfate d'ammoniaque; on décante la liqueur surnageante, on l'évapore, ou
plutôt on la distille pour en retirer l'alcool et l'éther; quand
elle est devenue aqueuse, on ajoute quelque peu de potasse caustique et l'on continue la distillation; cette fois en recevant les
vapeurs d'eau et de conicine, dans un ballon que l'on a le soin
d'entourer d'eau froide. La conicine à l'état d'hydrate et l'eau,
sont séparées l'une de l'autre au moyen d'un entonnoir, on l'a-
gite avec du chlorure de calcium en poudre, et on la rectifie par
distillation, mais en ménageant beaucoup la chaleur.

De la Nicotine.

La nicotine existe, combinée à un acide organique indéterminé, dans les différentes sortes de nicotiane ou tabac. (*Nico-
tiana tabacum.*)

Elle est solide, sans odeur, de saveur âcre, très soluble dans Ses propriét
l'eau, l'alcool, l'éther, très alcaline aux réactifs, ses sels peuvent
être obtenus parfaitement neutres, mais cristallisent difficilement.

Au contraire des autres alcaloïdes des solanées, elle contracte
la pupille au lieu de la dilater.

On l'obtient de la manière suivante :

Distiller 1 kilo de nicotiane sèche avec 12 kilo d'eau et 200 gr. Son
de soude caustique liquide, en recueillant les vapeurs dans un extractio
vase contenant 30 à 40 gr. d'acide sulfurique, étendu de 3 fois
son poids d'eau. Quand on a obtenu 2 litres 1/2 à 3 litres au
plus de liqueur, on arrête l'opération. Le produit, de l'acidité
duquel on s'est assuré, est évaporé au bain-marie jusqu'à réduction à 100 gr., filtré, sursaturé par la soude caustique, et distillé
dans une cornue en verre. On trouve dans le récipient, que l'on
a pris soin de maintenir à une basse température, un liquide incolore, très alcalin, contenant à la fois de la nicotine de l'ammoniaque, et que l'on concentre sous le récipient de la machine
pneumatique; au-dessus de l'acide sulfurique concentré. L'ammoniaque se dégage, est absorbé par l'acide, et le liquide oléagi-
neux, de couleur ambrée, qui reste au fond du vase évaporatoire,

laisse, au bout de quelques jours, déposer de la nicotine sous forme de lames ressemblant à celles du chlorate de potasse.

Cette nicotine ne doit pas être confondue avec le stéaroptène du tabac, nommé nicotianine.

L'aconitine, des feuilles d'aconit napel (*aconitum napellus*). Hesse.
L'atropine, de la racine de belladone (*atropa belladona*). Geiger.
La colchicine, des semences de colchique (*colchicum autumnale*). Geiger et Hesse.
La daturine, des semences du datura stramonium. Geiger et Hesse.
La delphine,   —   de staphysaigre (*delphinium staphysagria*). Lassaigne et Feneulle.
L'hyosciamine, des semences de jusquiame noire (*hyosciamus niger*). Geiger et Hesse.
La sabadilline, de la cévadille (*veratrum sabadilla*). Couerbe.
La solanine, des baies de morelle (*solanum nigrum*). } Desfosses.
       — tiges de douce-amère (*solanum dulcamara*). }
       — fruits du *solanum mammosum*. Morin.
   —   —   —   *verbascifolium*. Chevalier et Payen.

s'obtiendraient par des procédés plus ou moins analogues à ceux qui nous ont servi à l'obtention de la morphine, de la quinine, de la cicutine, etc., etc.

Mais comme ces bases, sur l'existence desquelles tous les chimistes ne sont même pas d'accord, n'ont pas encore reçu d'emploi en médecine, et d'ailleurs, sembleraient varier de propriétés avec les procédés opératoires adoptés, soit qu'elles subissent quelques modifications, de la part des agents au contact desquels on les place, soit plutôt qu'on ne les obtienne pas toujours au même état de pureté: nous renverrons, pour ce qui les concerne, aux ouvrages de chimie.

Sertuerner est le premier qui ait eu l'heureuse hardiesse d'assimiler la morphine, que Seguin et Derosne avaient obtenue avant lui, aux bases salifiables inorganiques. Après lui vint Robiquet, qui acheva de mettre hors de doute l'alcalinité de cette même substance. Pelletier et Caventou, presqu'à la même époque, découvrirent successivement la strychnine, la brucine, la vératrine, la quinine, la cinchonine, partageant toutefois avec Labillardière l'honneur d'avoir constaté l'alcalinité de cette dernière substance jusque-là désignée sous le nom de matière cristalline des quinquinas, par Duncan d'Édimbourg, Gomez et Laubert.

Enfin, l'on est redevable de la codéine, aux recherches de

Robiquet; de la nicotine, à celles de MM. Posselt et Reimann, de
la cicutine, à celles de M. Geiger.

La propriété que possèdent l'émétine, la narcotine, l'urée, de
se combiner avec les acides, et de donner naissance à des composés cristallisables, de compositions constantes, bien que toujours
acides, doit nous les faire étudier ici.

De l'Emétine.

L'émétine est blanche, pulvérulente, de saveur amère, inalté-
rable à l'air, fusible vers 50°, soluble dans l'eau, surtout à Ses propriétés.
chaud, très soluble dans l'alcool, insoluble dans l'éther et dans
les huiles fixes.

Elle ramène au bleu le papier de tournesol rougi par les acides.

On l'obtient, en dissolvant dans l'eau froide l'émétine impure
du Codex (voir tome 1ᵉʳ, page 393), filtrant, délayant dans
la solution autant de magnésie caustique qu'on avait employé Sa préparation.
d'extrait, évaporant le tout à siccité, reprenant le produit par
une petite quantité d'eau froide, de manière à le priver de la
majeure partie des matières colorantes qui le salissent, sans cependant pouvoir entraîner une notable quantité d'émétine, le
séchant au bain-marie, le pulvérisant, l'épuisant par l'alcool
bouillant de toutes ses parties solubles; enfin, évaporant, ou
mieux distillant à siccité, les solutions alcooliques. Le résidu est
de l'émétine à peu près pure; si l'on tenait à l'obtenir parfaitement blanche, on la dissoudrait dans l'eau aiguisée d'acide, on
ferait bouillir avec du charbon animal, et l'on décomposerait le
sel produit, soit au moyen de la magnésie, en recommençant la
série d'opération qui vient d'être décrite, soit, et plus commodément, au moyen de l'ammoniaque, après avoir concentré
les liqueurs.

Dans ce cas, il suffirait de recueillir le précipité, de le laver
avec très peu d'eau distillée, et de le faire sécher.

Le traitement de l'émétine impure par la magnésie, a pour
objet de s'emparer de l'acide gallique que l'on admet exister en
combinaison avec l'émétine dans l'ipécacuanha, et par suite,
dans l'extrait dit émétine impure.

M. Calloud préfère opérer de la manière suivante :

Faire digérer 128 gr. de poudre d'ipécacuanha dans 250 gr. d'eau aiguisée d'acide sulfurique ; laisser refroidir, filtrer la liqueur, y délayer 128 gr. de chaux en bouillie, sécher à l'étuve la masse pâteuse qui en résulte, pulvériser, traiter par l'alcool à 36° bouillant.

Les solutions alcooliques évaporées à siccité, fournissent de l'émétine à peine colorée. De quelque manière que l'on ait opéré, la solubilité dans l'eau de ce principe, est cause que l'on n'obtient jamais qu'une partie de celui que renfermait la racine mise en expérience.

D'après M. Magendie, l'action physiologique de l'émétine pure serait plus forte que celle de l'émétine impure du Codex, dans le rapport de 3 à 1.

De la Narcotine.

La narcotine est solide, incolore, inodore, insipide, fusible, cristallisable en prismes droits à bases rhomboïdales, mais d'ordinaire en aiguilles ou en paillettes nacrées.

Se propriétés.
```
L'eau froide ne la dissout pas,
   — bouillante en dissout 1/400 de son poids,
L'alcool froid          —    1/100    =
L'alcool bouillant       —    1/24     —
   L'éther, les huiles fixes et volatiles la dissolvent également.
```

Elle est neutre aux réactifs, ne sature pas les acides, et cependant forme avec les acides sulfurique et chlorhydrique, des combinaisons stables et définies.

```
Sa solubilité dans l'éther,
Son insolubilité dans l'eau de potasse,
Sa coloration en jaune et non plus en rouge par l'acide azotique,
Sa non-coloration par les sels de fer,
Son absence de réaction sur l'acide iodique,
```

la distinguent de la morphine avec laquelle on pourrait souvent la confondre.

On sait qu'elle existe à l'état de liberté dans l'opium.

Elle s'extrait du marc d'opium que des traitements par l'eau ont épuisé de toutes ses parties solubles, soit pour fournir de l'extrait, soit pour fournir de la morphine ; l'eau n'en ayant enlevé que des traces.

Sa préparation.

A cet effet, on fait bouillir à deux reprises la matière pâteuse avec de l'acide acétique marquant 3 ou 4 degrés, on passe avec expression, on filtre les liqueurs, on les concentre et on les additionne d'ammoniaque en excès.

La narcotine dissoute à la faveur de l'acide, se précipite; on la lave à l'alcool froid pour la décolorer; on la reprend par l'alcool à 40° bouillant, tenant en suspension du charbon animal; on filtre, on laisse cristalliser.

De l'Urée.

$C^2Az^2H^4O$

L'urée est solide, incolore, inodore, de saveur fraîche et piquante, fusible à $+120°$, décomposable à $+140°$, légèrement déliquescente, très soluble dans l'eau, un peu moins soluble dans l'alcool, quoiqu'elle s'y dissolve cependant encore aisément; à peu près insoluble dans l'éther, facilement cristallisable en longs prismes à 4 pans aplatis et transparents. Sa dissolution est neutre aux réactifs colorés; l'ébullition ne l'altère pas, cependant elle ne tarde pas à se décomposer, même à vases clos; du carbonate d'ammoniaque s'y produit. Cette altération, qui rend raison de l'odeur ammoniacale qu'exhalent les urines putréfiées, se conçoit de suite, quand on réfléchit que l'urée $+$ les éléments de l'eau, représentent du carbonate d'ammoniaque.

Sa composition.

Ses propriétés.

$$C^2Az^2H^4O + H^2O = \underbrace{C^2O^4}_{\text{Acide carbonique.}} + \underbrace{Az^2H^6}_{\text{Ammoniaque.}}$$

Prenez une quantité indéterminée d'urine récente, et de préférence d'urine du matin, plus riche en urée que ne l'est celle du jour, faites évaporer, à feu nu d'abord, plus tard au bain-marie, en consistance de sirop clair; laissez refroidir dans un vase de forme conique. Après refroidissement, décantez le liquide de dessus le dépôt qui se sera formé par la précipitation des sels, de l'acide urique, du mucus, etc., etc., primitivement retenus en dissolution dans l'urine, à la faveur de la grande proportion d'eau qui s'y trouvait; placez au milieu de l'eau froide le vase qui le renferme, et sans cesser d'agiter au moyen d'un tube en

Son extraction.

verre, ajoutez par petites portions successives, 2 fois autant
d'acide azotique du commerce, que vous aurez employé de liquide sirupeux. L'acide aura dû être privé par l'ébullition, de
l'acide hypoazotique qu'il contient fréquemment, et dont la présence détruirait presque instantanément l'urée, de plus on attendra, pour l'ajouter, qu'il soit entièrement refroidi.

Le mélange se prendra en masse, formée d'une multitude de
petites lamelles(azotate d'urée), que vous jetterez sur une toile,
puis exprimerez fortement; la nouvelle masse restée dans le linge
sera dissoute dans la plus petite quantité possible d'eau distillée
bouillante, la solution sera additionnée de carbonate de plomb
pur, spécialement exempt de carbonate de chaux, car autrement
l'azotate calcaire qui se produirait, soluble qu'il est dans l'alcool,
nuirait au succès de l'opération. Quand la cessation d'effervescence, indiquera que le carbonate plombique est en léger excès,
vous évaporerez à siccité au bain-marie, vous ferez digérer le
résidu dans l'alcool à 95ᶜ=40 Cartier. L'urée sera dissoute à
l'exclusion de l'azotate de plomb, formé par le report de l'acide
azotique de l'azotate d'urée sur l'oxyde de plomb; vous concentrerez encore au bain-marie, laisserez refroidir et cristalliser.

Si les cristaux d'urée étaient colorés, on les décolorerait au
moyen du charbon animal, après les avoir dissous dans l'eau distillée.

  1 kil. d'urine peut fournir jusqu'à 38 gr. d'urée.

A la suite de l'émétine, de la narcotine et de l'urée que leur
manière d'être avec les acides placent presqu'à égale distance des
bases salifiables et des principes neutres, nous pourrions étudier
ceux de ces derniers principes qui intéressent le pharmacien.

Mais, précisément parce que dans les troisième et quatrième
leçons, nous avons eu l'occasion de traiter de ceux d'entre eux
qui méritent le plus son attention, et aussi dans les leçons 12,
13, 14 et 16, sous les noms de gommes, de résines, d'huiles
fixes, d'huiles volatiles, etc., des mélanges qui résultent de
leurs associations naturelles au sein des végétaux, nous nous
dispenserons d'en parler ici.

LIIe LEÇON.

Des Éthers.

Lorsqu'en 1730, un chimiste allemand du nom de Frobenius, introduisit dans le langage chimique le mot ether, pour désigner le liquide que Valerius Cordus avait le premier obtenu, vers le milieu du seizième siècle, en distillant parties égales d'alcool et d'acide sulfurique, son intention, sans aucun doute, fut d'indiquer que ce liquide différait autant par sa légéreté et par sa grande volatilité des autres liquides alors connus, que le fluide subtil dont les anciens philosophes admettaient l'existence autour des corps célestes et nommaient éther, était lui-même censé différer de l'atmosphère qui enveloppe notre globe.

Mais l'on a plus tard été conduit à désigner sous le même nom, par le motif qu'ils étaient obtenus dans des conditions semblables, des composés tout différents du précédent ; notamment l'éther oxalique plus dense et moins volatil que l'eau, les éthers citrique, tartrique, incapables de se volatiliser sans décomposition ; en sorte que, aujourd'hui, le mot éther, outre qu'il est devenu un nom générique, ne doit plus entraîner l'idée d'une grande fluidité, d'une grande volatilité.

Avant de nous occuper de ceux de ces composés qu'emploie la médecine, à savoir : des éthers sulfurique, chlorhydrique, azotique, ou plutôt azoteux, acétique, nous commencerons par indiquer la composition de l'alcool, et sa manière d'être générale avec les acides.

Les chimistes s'accordent à admettre dans l'alcool anhydre, des proportions de carbone, d'hydrogène et d'oxygène telles, qu'il peut être représenté dans sa composition, par la formule atomique :

$$C^8 H^{12} O^2.$$

De la composition de l'alcool.

Ils diffèrent au contraire d'opinion, relativement au mode d'arrangement de ses éléments.

Pour MM. Dumas et Pol. Boullay, par exemple, ces éléments seraient groupés de manière à former, d'une part, de l'hydrogène bicarboné ; d'autre part, de l'eau ; ce qui ferait de l'alcool, une sorte de bihydrate d'hydrogène bicarboné, ayant pour formule :

$$\underbrace{C^8H^8}_{\text{Hydrogène bicarboné.}} \quad + \quad \underbrace{H^4O^2}_{\text{Eau.}}$$

Pour M. Liébig, ils formeraient de l'eau, et un oxyde d'un radical complexe plus ou moins analogue au benzoïle, qu'il nomme éthyle, et l'alcool serait un monohydrate d'oxyde d'éthyle, ayant pour formule :

$$\underbrace{C^8H^{10}O}_{\text{Oxyde d'éthyle.}} \quad + \quad \underbrace{H^2O}_{\text{Eau.}}$$

La première manière de voir conduit à considérer l'hydrogène bicarboné comme une base, à lui faire jouer un rôle analogue à celui de l'ammoniaque, que nous savons pouvoir produir : avec les oxacides minéraux et les acides organiques, des sels retenant un atome d'eau indispensable à leur existence ; avec les hydracides, des sels anhydres dans lesquels se retrouvent en nature et l'acide et la base. La seconde, assimile le radical éthyle aux oxydes métalliques, en ce sens, que comme eux, il produirait : un hydrate avec l'eau, des sels anhydres avec les oxacides minéraux et les acides organiques, un chlorure, un iodure ; un bromure avec les acides chlorhydrique, iodhydrique, bromhydrique, etc.

Elles sont l'une et l'autre, restées jusqu'à ce jour de véritables hypothèses ; car si l'hydrogène bicarboné, à l'état de liberté, ne manifeste aucune des réactions qui caractérisent les bases salifiables, notamment ne peut entrer en combinaison avec les acides, à son tour, le radical éthyle est un être imaginaire qu'on n'a point encore isolé.

Mais elles offrent l'avantage très grand de faciliter l'interprétation des phénomènes qui se manifestent durant l'éthérification, de rendre plus saisissables les différences de composition

qu'on observe entre ses produits, et même elles ont rendu l'opération plus productive, en enseignant à la mieux diriger. L'intérêt qu'elles présentent, est donc tout à la fois théorique et pratique.

A la température ordinaire, l'alcool anhydre et l'acide sulfu- De la manière d'agir de l'alcool.
rique concentré réagissent l'un sur l'autre. Une portion de l'a-
cide, s'empare de la moitié des éléments de l'eau toute formée Avec l'acide sulfurique.
que contient l'alcool, si l'on admet la théorie de M. Dumas; de
la totalité, si l'on admet celle de M. Liébig, et le monohydrate
d'hydrogène bicarboné, ou l'oxyde d'éthyle anhydre, résultant
de cette déshydratation partielle ou complète, se combine avec
une autre portion d'acide sulfurique à son tour privé d'eau, pour
donner naissance au composé que les chimistes ont nommé acide
sulfovinique, bisulfate d'éther, bisulfate de monohydrate d'hydrogène bicarboné, bisulfate d'oxyde d'éthyle, suivant l'idée
qu'ils se sont faite de la constitution intime de l'alcool.

Cet acide, qui résulte de l'association de 2 atomes d'acide sulfurique anhydre, soit avec un atome de monohydrate d'hydrogène bicarboné, soit avec un atome d'oxyde d'éthyle anhydre, a
pour formule :

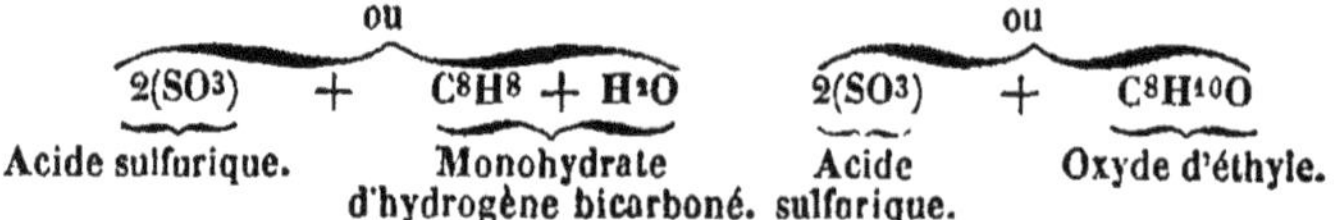

$$\overset{\text{ou}}{\underbrace{2(SO^3) \quad + \quad C^8H^8 + H^2O}} \qquad \overset{\text{ou}}{\underbrace{2(SO^3) \quad + \quad C^8H^{10}O}}$$

Acide sulfurique. Monohydrate   Acide   Oxyde d'éthyle.
          d'hydrogène bicarboné. sulfurique.

On peut le débarrasser de l'excès d'acide sulfurique, et l'obtenir à l'état de pureté, sous forme de liquide de consistance
huileuse, d'une densité de 1,319, incolore, incristallisable,
miscible à l'alcool et à l'eau en toutes proportions, à l'aide du
procédé suivant.

On mélange avec précaution, 1 p. d'alcool concentré et 2 p.
d'acide sulfurique à 66°; on étend d'eau, on sursature l'acide
sulfurique libre, par du carbonate de baryte; on filtre pour séparer l'excès de carbonate employé et le sulfate barytique formé, on ajoute à la liqueur filtrée de l'eau de baryte, en quantité
telle qu'elle cesse de précipiter par la baryte et par l'acide sulfurique, auquel cas elle ne retient ni baryte, ni acide sulfurique
libres; on filtre une seconde fois, et finalement on fait évaporer

dans le vide, au-dessus d'une capsule remplie d'acide sulfurique.

L'eau de Rabel, ou acide sulfurique alcoolisé avec

Acide sulfurique à 66°. . . . . . 1 partie,
Alcool à 95° cent. . . . . . . 3 parties,

en contient évidemment, mélangé avec un grand excès d'alcool. Cet acide sulfovinique forme avec la baryte un véritable sel double, facilement cristallisable (sulfovinate de baryte), dans lequel un atome de sulfate de baryte, existe en combinaison avec un atome de sulfate neutre d'éther.

La moitié de l'acide sulfurique du bisulfate d'éther se porte alors sur l'oxyde métallique. Les autres bases inorganiques donneraient naissance à des combinaisons analogues.

Une température inférieure à + 127° ne l'altère pas ; à + 127° et surtout à + 140°, il se décompose, ses principes constituants se dissocient, le monohydrate d'hydrogène bicarboné ou l'oxyde d'éthyle abandonnent l'acide et se volatisent. Ce sont eux, précisément, qui constituent l'éther sulfurique ; d'où il résulte, que celui-ci n'est que de l'acide sulfovinique, moins de l'acide sulfurique, ou, ce qui revient au même, de l'alcool moins de l'eau.

La comparaison des formules atomiques suivantes, rend immédiatement visibles les rapports de composition que présentent ces 3 corps :

$$2(SO^3) + \begin{cases} C^8H^8,H^4O^2 & \text{Alcool,} \\ C^8H^8,H^2O & \text{Acide sulfovinique,} \\ C^8H^8,H^2O & \text{Ether sulfurique,} \end{cases} \text{suivant la théorie de M. Dumas.}$$

$$2(SO^3) + \begin{cases} C^8H^{10}O,H^2O & \text{Alcool,} \\ C^8H^{10}O & \text{Acide sulfovinique,} \\ C^8H^{10}O & \text{Ether sulfurique,} \end{cases} \text{suivant la théorie de M. Liébig.}$$

La décomposition précitée est surtout rapide à + 140°. A + 160°, et mieux encore à + 180°, on obtiendrait de l'acide sulfureux, de l'acide carbonique, de l'eau, du gaz hydrogène bicarboné, une matière très riche en carbone, même du charbon, et le composé éthéré dont nous avons signalé l'existence dans les sulfovinates ; à savoir : du sulfate neutre d'éther, aussi nommé huile douce de vin pesante.

Sous l'influence d'une forte chaleur, une portion de l'acide sulfurique du bisulfate d'éther réagirait profondément sur les

éléments combustibles d'une portion de la matière organique;
de là l'acide sulfureux, l'acide carbonique, l'eau, l'hydrogène
carboné, le charbon, etc.; tandis que l'autre, restant unie à de
l'éther indécomposé, produirait l'huile douce de vin pesante,
dont la formule atomique est celle-ci :

$$SO^3 \quad + \quad C^8H^8 + H^2O \quad ou \quad SO^3 \quad + \quad C^8H^{10}O$$

Acide sulfurique.   Monohydrate d'hydrogène bicarboné ou éther sulfurique.   Acide sulfurique.   Oxyde d'éthyle ou éther sulfurique.

Cette huile ne doit pas être confondue avec les hydrogènes
carbonés particuliers, l'un liquide comme elle, mais plus léger
que l'eau, l'autre concret, que les chimistes ont décrits sous les
noms d'huile douce de vin légère , d'huile douce de vin con-
crète, et qui sont des produits de sa décomposition dans certaines conditions; spécialement à la suite d'une longue ébullition
dans l'eau.

Au sein d'un liquide aqueux, capable d'entrer en ébullition
à des températures comprises entre $+127°$ et $+140°$, l'acide
sulfovinique fournirait de l'alcool, parce que la vapeur d'éther
abandonnée par lui, et la vapeur d'eau formée simultanément, se rencontrant alors à l'état naissant, se combineraient
dans les proportions qui constituent l'alcool.

Contrairement, au sein d'un liquide qui ne pourrait fournir
de la vapeur aqueuse, qu'au-dessus de $+140°$, l'éther mis en
liberté à cette température, cesserait de contracter combinaison
avec l'eau, de reformer de l'alcool. Seulement sa propre vapeur
en entraînerait d'une manière en quelque sorte mécanique,
à peu près comme elle le fait, quand on la dirige au travers de
l'eau liquide; il n'y aurait pas davantage entre eux de combinaison, qu'il n'y en a, lorsqu'on fait arriver concurremment
dans un même vase, de la vapeur d'éther et de la vapeur d'eau.

Les acides phosphorique et arsénique, se comportent avec l'alcool anhydre à la manière de l'acide sulfurique, ou plus exactement, dans des conditions correspondantes à celles dans lesquelles se forme l'éther sulfurique ; ils produisent des liquides
entièrement identiques à lui. Aussi bien que dans l'éther sulfurique, on ne retrouve dans ceux-ci aucune trace des acides sous

Avec les acides phosphorique et arsénique.

l'influence desquels ils se sont produits; les uns et les autres sont le monohydrate d'hydrogène bicarboné de **M. Dumas,** l'oxyde d'éthyle de **M. Liébig.**

M. Ampère avait proposé de les confondre sous la dénomination générique d'éther hydratique, indiquant par là qu'ils sont à l'hydrogène bicarboné, ce qu'un hydrate ordinaire est à son oxyde; le nom d'éther hydrique qui a la même signification, a généralement prévalu.

Avec les hydracides. En substituant à l'acide sulfurique et à ses analogues, les acides chlorhydrique, bromhydrique, iodhydrique, cyanhydrique, de nouveaux phénomènes se produisent.

Admet-on la théorie de l'hydrogène bicarboné? les deux atomes d'eau qui constituent l'alcool bihydrate d'hydrogène bicarboné, sont déplacés par l'hydracide, et l'éther qui se produit est une combinaison d'hydrogène bicarboné, avec l'acide chlorhydrique, bromhydrique, iodhydrique ou cyanhydrique.

L'équation suivante représente la réaction qui a lieu sous l'influence de l'acide chlorhydrique.

$$C^8H^8,H^4O^2 \ + \ Ch^2H^2 \ = \ C^8H^8,Ch^2H^2 \ + \ H^4O^2$$

| $\underbrace{}$ Bihydrate d'hydrogène bicarboné ou alcool. | $\underbrace{}$ Acide chlorhy-drique. | $\underbrace{}$ Ether chlorhydrique ou chlorhydrate d'hydro-gène bicarboné. | $\underbrace{}$ Eau. |

2 atomes d'acide chlorhydrique chassent les 2 atomes d'eau de l'alcool, s'y substituent, et produisent un atome de chlorhydrate d'hydrogène bicarboné.

Préfère-t-on la théorie de **M. Liébig?**

L'atome d'eau qui constituait l'alcool monohydrate d'oxyde d'éthyle, est également déplacé par l'hydracide, mais à cette première réaction en succède une autre, qui rappelle tout à fait celle qui aurait lieu avec un oxyde métallique. Par le report de l'oxygène de l'oxyde d'éthyle, sur l'hydrogène de l'hydracide, et la combinaison de son radical complexe, avec l'élément négatif de cet hydracide; de l'eau du chlorure, de l'iodure, du bromure ou du cyanure d'éthyle prennent naissance.

Dans ce cas, les évolutions des atomes sont rendues visibles par cette équation :

$$C^8H^{10}O,H^2O \;+\; Ch^2H^2 \;=\; C^8H^{10},Ch^2 \;+\; H^4O^2$$

Hydrate d'oxyde d'éthyle   Acide   Ether chlorhydrique   Eau.
ou alcool.   chlorhydrique.   ou
chlorure d'éthyle.

2 atomes encore d'acide chlorhydrique interviennent, et, après avoir expulsé l'eau d'hydratation de l'alcool; par leur réaction sur l'oxyde d'éthyle anhydre, en reproduisent une égale quantité qui se sépare à son tour, tandis qu'il se forme un atome de chlorure d'éthyle.

Avec les acides organiques, de l'eau est produite aux dépens de l'alcool, comme avec l'acide sulfurique ; il se forme des combinaisons correspondantes à l'acide sulfovinique, des composés dans lesquels le monohydrate d'hydrogène bicarboné, ou l'oxyde d'éthyle, l'éther hydrique enfin, est intimement uni avec l'acide organique, mais ces composés persistent, en sorte qu'en définitive, ils constituent les éthers qu'on obtient pour produits. Avec les acides organiques.

Avec l'acide azotique, une portion de l'acide ramené à l'état d'acide azoteux, par les éléments combustibles de l'alcool, s'unit à l'éther hydrique produit en même temps; si bien qu'il est permis de croire que l'acide azoteux lui-même, se comporterait avec l'alcool, absolument de la même manière que les acides végétaux. Avec l'acide azotique.

En résumé donc, l'éthérification consiste essentiellement dans la transformation de l'alcool, qu'il est possible de considérer, ou comme du bibydrate d'hydrogène bicarboné, ou comme du monohydrate d'oxyde d'éthyle.

Tantôt, en monohydrate d'hydrogène bicarboné, ou en oxyde d'éthyle anhydre.

C'est celle qui a lieu sous l'influence de l'acide sulfurique et de ses analogues.

Tantôt, en chlorhydrate, bromhydrate d'hydrogène bicarboné, ou en chlorure, bromure d'éthyle; c'est celle qui a lieu sous l'influence des acides chlorhydrique, bromhydrique et de leurs analogues.

Tantôt enfin, en acétate, azotite de monohydrate d'hydrogène bicarboné, ou d'oxyde d'éthyle anhydre, c'est celle qui a lieu sous l'influence des acides acétique, azotique et de leurs analogues.

Les éthers du premier genre, traités par des dissolutions concentrées de potasse ou de soude caustique, n'éprouvent pas d'altération sensible ; conduits à l'état de vapeurs, au travers d'un tube en porcelaine rouge de feu, ils sont décomposés, sans que parmi les produits de leur décomposition, se retrouvent des traces des acides qui ont servi à les produire.

Dans les mêmes conditions, ceux du second genre, éprouvent de la part des solutions d'alcalis caustiques, mais seulement après plusieurs jours de contact, et sans qu'on puisse jamais complétement les décomposer, une altération qui permet de retrouver dans les liqueurs, des traces de chlorure, de bromure, d'iodure, de cyanure alcalin.

Leurs vapeurs reçues dans l'eau distillée, au sortir du tube en porcelaine rouge de feu, qu'elles ont traversé, lui communiquent la propriété de rougir le tournesol, de précipiter l'azotate d'argent, etc., enfin de manifester les réactions indiquant la présence des acides chlorhydrique, bromhydrique, etc.

Ceux du 3ᵉ genre, traités par des dissolutions concentrées ou étendues de potasse ou de soude caustique, sont presque instantanément décomposés, surtout à la température de l'ébullition ; leurs acides s'unissent avec l'alcali, et se retrouvent à l'état de sels dans le produit de la concentration des liqueurs, tandis que l'éther hydrique, mis à nu, reproduit de l'alcool, en absorbant de l'eau.

Leurs vapeurs ne laissent pas davantage que celles de l'éther hydrique, apercevoir des traces de l'acide qui s'y trouvait en combinaison, alors qu'on les oblige à traverser un tube chauffé au rouge ; si cet acide, semblable à l'acide acétique, est décomposable par la chaleur ; mais si l'on agit sur l'éther azotique, on retrouve de l'azote ou quelqu'un de ses composés, dans les produits de sa décomposition ignée.

C'est principalement aux travaux de Fourcroy et de Vauquelin, de MM. Thénard, Boullay père, Dabit, Gay-Lussac, Hennel, Sérullas, Dumas et Pol. Boullay, Liébig, Mitscherlich, Maghus, que la science est redevable des importants résultats dont nous venons d'essayer de présenter le sommaire.

De l'Ether sulfurique.

(Esprit de vitriol volatil, esprit ou huile douce de vitriol, acide vitriolique vineux, éther, éther hydratique, éther hydrique, monohydrate d'hydrogène bicarboné, oxyde d'éthyle.)

C^8H^8,H^2O ou $C^8H^{10}O$ Sa composition.

Monohydrate d'hydrogène bicarboné   Oxyde d'éthyle.

Il est liquide à la température ordinaire, et même à 50° au-dessous de 0°, incolore, d'une odeur vive et pénétrante, d'une saveur forte et chaude, neutre aux réactifs colorés, très fluide, d'une densité de 0,729=63° Baumé, à+10° centigrade, réfracte fortement la lumière, entre en ébullition à+35° 66, sous la pression de 0^m,76, et fournit une vapeur dont la densité est à celle de l'air dans le rapport de 2,586 à 1. *Ses propriétés.*

Sa grande tension explique la rapidité avec laquelle il s'évapore à l'air, son ébullition à la température ordinaire quand on le place dans le vide; le froid que l'on ressent lorsqu'on le répand sur une partie quelconque du corps aux dépens de la chaleur duquel il s'évapore; jointe à la grande quantité de carbone et d'hydrogène qui entre dans sa composition, elle rend grandement à craindre le voisinage des matières capables de l'enflammer. Ingenhouz a vu qu'une seule goutte d'éther disséminée dans 164 centimètres cubes d'air, suffisait pour rendre le mélange détonnant; d'un autre côté, la densité considérable de sa vapeur, permet en quelque sorte de la transvaser à la manière d'un liquide, en inclinant, par exemple, au-dessus d'un vase vide un flacon qui en contient.

Lorsqu'on l'agite avec de l'eau, leur peu d'affinité et leur grande différence de densité, font que les deux liquides se séparent dès qu'on abandonne leur mélange au repos. Toutefois, la couche inférieure est de l'eau retenant 1/14 de son poids d'éther, et la supérieure, de l'éther retenant 1/30 d'eau.

L'eau éthérée des pharmacopées est de l'eau distillée saturée d'éther par une agitation violente et prolongée. *Eau éthérée.*

Il se mêle, au contraire, en toutes proportions avec l'alcool, *Liqueur d'Hoffmann.*

pourvu que celui-ci ne soit pas très affaibli. La liqueur d'Hoffmann résulte de son mélange avec un poids égal au sien d'alcool à 85 ᶜ.═33 Cartier.

Sa préparation. On peut faire servir à la préparation de l'éther sulfurique divers appareils. Le suivant, imaginé par M. Sottmann de Berlin,
offre cela de très avantageux, qu'il est formé de pièces que l'on
trouve presque partout, et dont la disposition est commode et
facile. Dans une grande fabrication, on en remplacerait l'unique
cornue en verre par deux cornues en plomb, le ballon à une
seule tubulure latérale, par un ballon à deux tubulures latérales;
et pour se mettre à l'abri des graves accidents qui pourraient
résulter du contact des vapeurs d'éther avec le combustible, on
disposerait l'appareil de manière à ce qu'une cloison, que le col
de la cornue traverserait, séparât la partie dans laquelle se produit l'éther, de celle dans laquelle il est condensé.

On voit, par l'inspection de la figure ci-dessous, que cet appareil se compose :

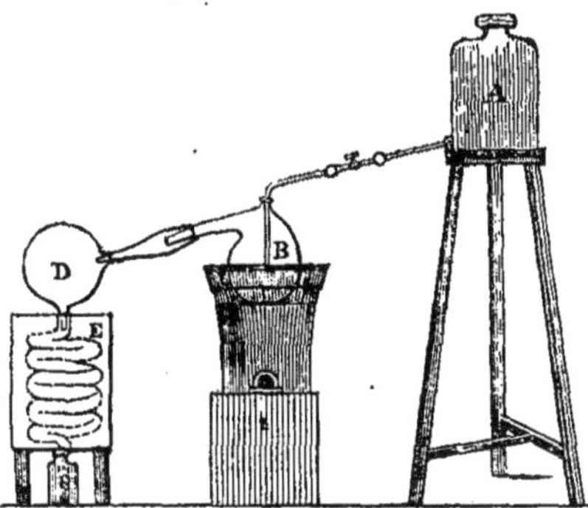

1º D'un flacon A ser-
vant de réservoir à l'al-
cool; il présente sur la
partie inférieure de sa
paroi latérale, une tubu-
lure qu'on peut garnir
d'un robinet, afin de rendre inutile celui du tube
qui s'y adapte.

2º D'une cornue tubu-
lée B; elle doit être en-
terrée dans le sable jusqu'au niveau du liquide qu'elle contient,
y être convenablement assujettie, et communique avec le ballon
qui la suit, par l'intermédiaire d'une allonge; sa tubulure reçoit
un bouchon en liége, que traverse l'une des branches d'un tube
courbé à angle droit.

Ce tube plonge par cette branche presque jusqu'au fond de la
cornue, tandis que l'autre, interrompue dans son trajet par un
robinet, met en communication et la cornue et le réservoir A.
En le formant de 3 pièces réunies au moyen de lames en caout-

chouc fortement liées autour des bouts de tubes qu'elles enveloppent , on le rend en quelque sorte flexible, et par cela même moins sujet à se briser.

3° D'un ballon à deux tubulures : l'une latérale, assez large, reçoit la douille de l'allonge, l'autre inférieure, plus étroite, s'abouche avec l'extrémité supérieure d'un réfrigérant quelconque.

L'appareil étant monté, sauf que la tubulure de la cornue est laissée libre, les jointures étant parfaitement lutées, on introduit dans la cornue, à l'aide d'un tube à entonnoir, qui le porte jusque dans sa panse, sans qu'il puisse salir les parois intérieures de son col, un mélange de 7 parties en poids d'alcool à 85° c.$=$28 Cartier, et de 10 parties d'acide sulfurique à 66°.

On l'aura dû faire à l'avance dans une terrine, afin que la chaleur que développe le contact des deux liquides ne puisse briser la cornue, et en versant l'acide dans l'alcool , afin de pré_ venir la coloration que ne manquerait pas d'amener la réaction d'une masse considérable d'acide concentré, sur les premières portions d'alcool qui viendraient à le toucher; de plus, on l'aura laissé revenir à la température ordinaire, ou à très peu près , après avoir couvert la terrine , sans quoi une notable portion d'alcool serait vaporisée.

Quand tout le mélange a pénétré dans la cornue, on y descend un thermomètre à mercure, destiné à mesurer la température intérieure; on le suspend à l'aide d'un fil, dont l'extrémité s'enroule autour de la douille formant tubulure, on enfonce le bouchon et le tube qui le traverse; on lute, et le plus rapidement possible on porte à $+140$°. Il est bon, pour atteindre plutôt cette température, d'échauffer à l'avance le bain de sable, et par suite la cornue vide, ce qui permet d'y verser le mélange encore chaud, ou de réserver une portion de l'acide pour ne l'ajouter au liquide qu'il réchauffe, qu'au moment de commencer l'opération.

Autant que faire se peut d'ailleurs, du moment où le thermomètre marque 140°, on maintient la température stationnaire , et au fur et à mesure que le niveau du liquide baisse dans la cornue, ce dont on s'aperçoit , au moyen d'une bande de papier que l'on a collée sur sa paroi extérieure, alors que la dilatation de ce liquide avait atteint son maximum, on y fait arriver un petit filet d'alcool à 92° cent., en quantité seulement suffisante pour qu'il remplace l'éther qui disparaît, et sans qu'il puisse sensiblement refroidir le mélange.

On en emploie en tout, 10 fois autant que d'acide sulfurique.

L'addition de l'alcool étant complète, on reconnaît que l'opération doit être arrêtée, à ce que le volume de liquide condensé n'augmente plus, et surtout à ce que l'on voit se former à l'intérieur de la cornue, des vapeurs blanches qui coïncident avec la coloration du liquide.

Alors on fait écouler le sable, par une ouverture que l'on a ménagée à cette intention, sur la paroi du vase qui le contient.

Au moment du mélange de l'acide sulfurique concentré avec l'alcool, il y a eu hydratation du premier, déshydratation du second, et production d'acide sulfovinique, lequel est resté dissous dans l'acide sulfurique aqueux formé, et dans l'alcool employé en excès. L'acide sulfovinique s'est maintenu jusque vers 127°, et jusque-là l'on n'a recueilli que de l'alcool et de l'eau, l'acide sulfurique trop étendu pour la pouvoir retenir tout entière, éprouvant alors une véritable ébullition.

A partir de+127°, de l'éther a commencé à se vaporiser; mais comme il se rencontrait avec de la vapeur d'eau naissante comme lui, il est en partie repassé à l'état d'alcool; ce dégagement d'éther, cette reproduction d'alcool se sont continués tant que la température du liquide est restée au-dessous de+140°.

A cette époque, la proportion d'éther s'est montrée d'autant plus abondante, que l'acide sulfovinique allait se décomposant rapidement, et que l'acide sulfurique plus concentré, incapable qu'il était devenu de bouillir, quoiqu'il pût céder à la vapeur d'éther qui le traversait, une proportion déterminée d'eau, ne se trouvait cependant plus dans les conditions primitivement favorables à la reproduction de l'alcool.

De là l'obligation de porter rapidement à + 140° le liquide de la cornue.

Quand enfin, la marche naturelle de l'opération a permis à celui-ci d'atteindre 160°, 180°, la proportion toujours croissante de l'acide sulfurique, son état de concentration toujours croissant aussi, ont fini par placer la portion d'éther non volatilisée, dans des conditions analogues à celles dans lesquelles on met l'alcool ; alors qu'il s'agit d'obtenir du gaz hydrogène bicarboné.

Du gaz sulfureux, de l'acide carbonique, de l'hydrogène carboné, de l'eau, de l'huile douce de vin pesante, une matière très riche en carbone se sont produits.

Que si l'on fait arriver de l'alcool dans la cornue, en remplacement de l'éther vaporisé, cette addition est motivée par l'importante observation faite par M. Boullay, de sa conversion en éther; et, en effet, puisque l'éther qui se vaporise, provient de l'acide sulfovinique décomposé par la chaleur, et dont l'acide sulfurique anhydre reste dans la cornue, il est évident que l'acide sulfurique avec lequel il avait jusqu'alors été combiné, une fois redevenu libre, pourra se comporter avec une quantité correspondante d'alcool, ainsi qu'il l'avait fait au début, reformer de l'acide sulfovinique, etc., etc.

L'éthérification successive de cet alcool, est favorisée par l'entraînement de l'eau dans des proportions telles, que sa combinaison avec la vapeur d'éther qui l'emporte, reproduirait de l'alcool. (Liébig, Mitscherlich.) Même la théorie indique la possibilité de la continuer presque indéfiniment, par l'intermédiaire de l'alcool anhydre.

Attendu toutefois que l'on fait usage d'alcool aqueux, le moment arrive où l'effet cesse, ou l'éthérification s'arrête.

En mélangeant de prime abord à l'acide sulfurique, tout l'alcool qui ne lui doit être ajouté que successivement, il y aurait perte de celui qui ne rencontrerait pas d'acide pour le faire passer à l'état d'acide sulfovinique ; de plus, l'acide mis en expérience, se trouvant de suite considérablement affaibli, ne pourrait plus exercer que d'une manière fort imparfaite, la déshydratation de laquelle résulte, la fixation temporaire de l'alcool ou de ses éléments, à l'état d'acide sulfovinique.

N'omettons pas de faire remarquer que, durant toute la distillation, l'on obtient des traces d'alcool, soit qu'une portion de celui qu'on ajoute échappe à l'action de l'acide sulfurique, soit que là où tombe l'alcool, il se produise un acide sulfurique

assez étendu pour pouvoir entrer en ébullition au-dessous de
140°.

De la
purification
de l'éther.

Ce que nous avons dit du passage dans les récipients, d'une
certaine quantité d'alcool et d'eau, de la production de l'acide
sulfureux que le liquide condensé peut retenir en dissolution, ce
que nous savons de la propriété commune aux gaz et aux vapeurs, d'entraîner des substances moins disposées encore à se volatiliser, que ne le sont l'acide sulfovinique et l'huile douce de
vin pesante, explique comment il se fait que le produit de l'opération que nous venons de décrire, retienne constamment des
quantités, du reste variables, des corps étrangers précités.

Il doit à leur présence d'être plus dense que ne l'est l'éther
pur; d'imprégner les mains , les tissus à la surface desquels il
s'évapore; d'une odeur d'huile douce de vin, qui rappelle celle
des huiles empyreumatiques; de laisser alors un résidu sensible;
de rougir le papier bleu de tournesol.

Avant de l'employer, le pharmacien doit donc le purifier.

Il le place dans un flacon à l'émeri, avec une dissolution de
potasse ou de soude caustique, marquant de 30 à 35° Baumé;
prolonge le contact pendant 36 à 48 heures, en ayant le soin
d'agiter fréquemment; laisse reposer; décante dans une cornue
l'éther surnageant, et le distille, cette fois, au bain-marie, en prenant encore toutes les précautions capables de prévenir le contact du combustible enflammé avec les vapeurs qu'une condensation incomplète aurait répandues dans l'atmosphère. La précaution de placer dans des pièces séparées, le vase faisant fonction de
bain-marie, et le fourneau qui sert à l'échauffer, est notamment
bonne à prendre; à son défaut, on devrait du moins éloigner, le
plus possible du fourneau, le bec du serpentin, envelopper de
linges mouillés celui-ci, et le flacon avec lequel il s'abouche,
attendre pour changer les récipients, au cas où ce changement
deviendrait nécessaire, que la condensation des vapeurs y ait été
complétée. La distillation est poussée presque jusqu'à siccité.

L'alcool qui accompagnait l'éther lui a été enlevé par l'eau
de la solution alcaline, l'alcali a fixé l'acide sulfureux et l'acide
sulfovinique; a décomposé l'huile douce de vin pesante, en acide
sulfovinique que la potasse ou la soude a encore fixé, et en

huile douce de vin légère, extrêmement peu volatile. En dernier résultat, le produit rectifié d'odeur et de saveur franchement éthérées, d'une densité qui varie entre $0,742 = 60°$ B., et $0,735 = 62°$ B., à $+ 10°$ cent., parfaitement neutre aux réactifs colorés, ne sera plus composé que d'éther hydrique retenant des traces si faibles d'alcool et d'eau, qu'il sera tout à fait propre aux usages de la médecine.

On l'obtiendrait chimiquement pur, à $0,729$ de densité $= 63°$ B., d'abord en l'agitant avec de l'eau qui achèverait de le débarrasser de l'alcool, ensuite en le distillant après quelques heures de macération, sur de la chaux vive ou sur du chlorure de calcium qui retiendrait l'eau interposée.

Depuis quelques années, il s'est formé dans le midi de la France, dans les localités d'où l'on tire les alcools, des fabriques d'éther qui sont en possession d'alimenter le commerce. La rectification de celui qui en provient, est rendue indispensable, par la présence presque constante d'une forte proportion d'alcool, et par son peu de suavité. L'opération consiste encore dans le traitement par l'eau de potasse, suivi d'une distillation ; mais il faut avoir le soin de mettre à part le dernier cinquième du produit, comme étant de qualité fort inférieure, parfois même, on est obligé d'ajouter dans l'appareil distillatoire, 30^g par 500, d'huile d'amande douce. Elle est destinée à retenir les huiles volatiles odorantes qui altèrent ces sortes d'éthers. Les éthers préparés avec des alcools de mauvaise nature, exigent spécialement cette addition.

De l'Ether chlorhydrique.

(Ether muriatique, hydrochlorique.)

$$C^8H^8,2(ChH) \quad\quad ou \quad\quad C^8H^{10}.Ch^3$$

Chlorhydrate d'hydrogène bicarboné.   Chlorure d'éthyle.

Cet éther est liquide au-dessous de $11°$, gazeux au-dessus, sous la pression de $0^m,76$; incolore, d'odeur forte rappelant celle de l'éther hydrique, de saveur sensiblement sucrée, sans action sur les réactifs colorés, et très difficilement décomposable par l'azotate d'argent ; ce qui prouve l'état de combinaison intime de ses éléments, d'une densité de 0,874 à + 5°, celle de l'eau étant prise pour unité. La chaleur de la main suffit pour le faire entrer en ébullition.

L'eau le dissout à peine, l'alcool le dissout en toutes proportions, pour l'abandonner par son mélange avec l'eau.

De l'éther muriatique alcoolisé. L'éther muriatique alcoolisé des pharmacopées est un mélange à parties égales en poids, de l'éther qui nous occupe, et d'alcool à 85° c. En cet état, il est d'un plus facile usage qu'il ne le serait à l'état de pureté, en raison de sa grande volatilité.

Sa préparation. Pour l'obtenir, on dispose un appareil composé : 1° d'une cornue tubulée de capacité double du volume du liquide qu'elle doit contenir; 2° d'un flacon à trois tubulures, d'une capacité de moitié plus petite que celle de la cornue et qu'on remplit à demi d'eau distillée à + 25° ; 3° d'une éprouvette à pied peu large et peu profonde.

La première tubulure du flacon reçoit un tube de sûreté à boule, qui le met en communication avec le col de la cornue; la dernière, un autre tube recourbé qui plonge au fond de l'éprouvette, après avoir traversé un bouchon qui ferme celle-ci, assez imparfaitement toutefois, pour que l'air intérieur se puisse échapper; la tubulure intermédiaire livre passage à un tube droit plongeant de quelques centimètres dans l'eau.

La cornue étant posée sur le triangle d'un fourneau et convenablement assujettie, l'éprouvette parfaitement séchée à l'intérieur et de plus entourée de glace, comme le flacon l'est d'eau à 25°, on introduit par la tubulure, parties égales d'alcool très concentré et d'acide chlorhydrique fumant, ou mieux encore, de l'alcool que l'on a saturé de gaz chlorhydrique, en le faisant traverser en même temps qu'on le refroidissait, par tout le gaz résultant de la décomposition de 2 fois son poids de chlorure de sodium calciné, au moyen d'autant d'acide sulfurique à 66°, étendu d'une partie d'eau pour 4 d'acide. (Basse.)

Il est en effet d'observation, qu'on obtient d'autant plus d'éther, que le mélange mis en expérience est moins aqueux.

Cela fait, on chauffe de manière à produire une légère ébullition, et l'on continue jusqu'à ce que la cornue ne contienne plus guère, que le cinquième du liquide qu'elle contenait d'abord.

L'opération marchera convenablement, lorsque les bulles qui traverseront l'eau du flacon ne se succéderont ni trop lentement, ni trop rapidement; de l'éther, de l'alcool, de l'acide chlorhydrique et de la vapeur d'eau, passent simultanément de la cornue dans ce flacon, les trois derniers pour y être retenus, l'éther, infiniment plus volatil, pour gagner l'éprouvette et s'y condenser en un liquide auquel la présence d'une portion d'alcool et d'eau qui l'ont suivi, communique une densité de 0,9074 = 23° Cartier.

S'il lui arrivait d'être acide, on l'agiterait avec de la magnésie caustique, puis on le distillerait dans une cornue munie d'une allonge et d'un ballon, qu'on entourerait d'un mélange réfrigérant.

D'après M. Thénard, de 500^{gr} d'acide et d'un volume d'alcool égal, on pourrait aisément retirer 60^{gr} d'éther.

D'un autre côté, de 4^h d'alcool à 40°, chargé de tout le gaz chlorhydrique qu'avaient fourni 8 kil. de chlorure de sodium, M. Guibourt en a obtenu 700^{gr}.

On doit se rappeler que l'éthérification, sous l'influence de l'acide chlorhydrique, se réduit au déplacement de toute l'eau d'hydratation du bihydrate d'hydrogène bicarboné par l'hydracide, ou si l'on aime mieux, au déplacement de toute l'eau d'hydratation du monohydrate d'oxyde d'éthyle par ce même hydracide, avec réaction de son hydrogène sur l'oxygène de l'oxyde d'éthyle, d'où formation d'eau et de chlorure d'éthyle.(Pag.448.)

De l'Ether azoteux ou nitreux.

(Ether nitrique, hyponitrique, hyponitreux.)

$$Az^2O^3 + C^8H^8 + H^2O \qquad \text{ou} \qquad Az^2O^3 + C^8H^{10}O$$

Azotite de monohydrate d'hydrogène bicarboné, ou d'éther hydrique.

Azotite d'oxyde d'éthyle, ou d'éther hydrique.

Cet éther est liquide, d'un blanc jaunâtre, d'une odeur parti- culière, que l'on a comparée à celle des pommes de reinette, et qui cause aux personnes qui le respirent une sorte d'étourdissement, de saveur brûlante, d'une densité de 0,947 à + 15°. Il bout à + 16,4; aussi, versé sur la main, s'évapore-t-il rapidement en produisant un froid considérable.

Lorsqu'on l'agite avec 25 à 30 fois son poids d'eau, une portion se vaporise, une autre se dissout, la troisième se décompose. L'éther hydrique que nous savons y exister combiné à l'acide azoteux, se sépare, s'unit immédiatement à de l'eau, réforme de l'alcool, tandis que l'acide azoteux devenu libre se convertit en acide azotique qui reste dissous, et en bioxyde d'azote qui se dégage.

L'alcool concentré s'y mélange en toutes proportions.

De l'éther nitrique alcoolisé. L'éther nitrique alcoolisé ou liqueur anodine nitreuse, est un mélange à volumes égaux, d'éther azoteux et d'alcool à 85° c. Des auteurs ont proposé de le préparer en distillant 2 parties d'alcool concentré, 1 partie d'acide azotique également concentré, et recueillant autant de produit qu'on a employé d'alcool; mais on n'obtient, par ce procédé, qu'un médicament de composition extrêmement variable, comme le prouvera ce que nous dirons tout à l'heure au sujet de la préparation de l'éther lui-même; cet éther nitrique alcoolisé ne doit pas être confondu **De l'alcool nitrique.** avec l'alcool nitrique ou acide nitrique alcoolisé, esprit de nitre dulcifié; celui-ci est formé de 3 parties d'alcool à 85° c. et d'une partie d'acide azotique à 34°, c'est seulement par suite d'altération que de l'éther azoteux s'y développe. (Tom. 1, pag. 356.)

Sa préparation

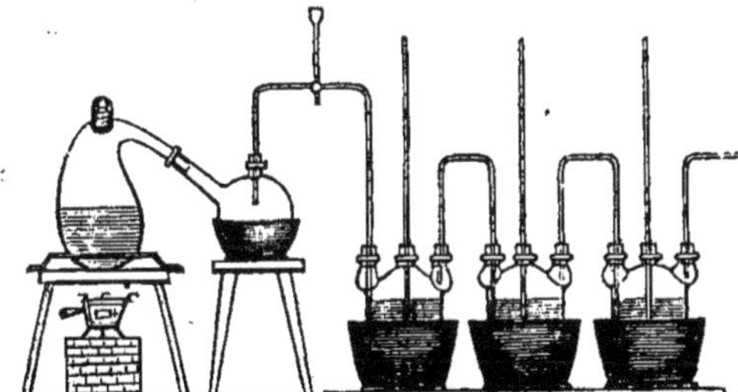

Pour obtenir l'éther azoteux, M. Thénard fait usage de l'appareil représenté ci-contre: il remplit à moitié chaque flacon d'une solution saturée de sel marin qu'il est possible de refroidir à plusieurs degrés sous 0° sans la congeler; les entoure de glace, introduit dans la cornue par la tubulure, qu'il ferme ensuite d'un bouchon à l'émeri en l'assujettissant, un mélange à parties égales d'alcool et d'acide azotique, capable au plus d'occuper la moitié de sa capacité.

Alcool	à 90° Guibourt.		Alcool	à 86° Soubeiran.
Acide azotique à 33°	—		Acide azotique à 35°	—

Cela fait, il lute les jointures, engage sous la cornue un fourneau
à main ne contenant que quelques charbons incandescents, et sitôt que les premières bulles apparaissent au sein du liquide,
retire le fourneau, le remplace par une terrine, puis, si malgré
l'absence du feu l'ébullition paraît menacer de devenir tumul-
tueuse, à l'aide d'une éponge imprégnée d'eau, se hâte d'arro-
ser la cornue. Sans cette précaution, la chaleur que développe
la réaction pourrait ne pas tarder, en s'accumulant, à produire
un dégagement de vapeurs et de gaz capable de déterminer la
rupture de l'appareil, au grand danger de l'opérateur, que les
éclats du verre et la projection de l'acide atteindraient. Les affusions d'eau ne doivent pas être interrompues, car autrement la
cornue s'échaufferait considérablement pendant l'intervalle, et
le contact de l'eau froide ne manquerait pas de la briser quand
on viendrait à les reprendre; on les continue jusqu'à ce que
le liquide abandonné à lui-même, cesse de bouillir, époque à
laquelle son volume a diminué des 2/3.

Alors on trouve dans le ballon, et à la surface de la solution
des flacons, un liquide jaunâtre que l'on rassemble, que l'on
décante dans une cornue munie d'un ballon à long col entouré
de glace, et que l'on soumet à une légère ébullition, de manière à ne recueillir que les premiers produits. Ceux-ci sont placés dans un flacon, avec de la magnésie ou de la chaux en
poudre, on agite, on laisse déposer et l'on décante.

Une nouvelle distillation, proposée par quelques praticiens,
aurait le grave inconvénient d'altérer le médicament et spécialement de le rendre acide.

500 gr. d'alcool peuvent fournir 100 gr. d'éther.

Dans cette opération, l'acide azotique cède tout ou partie de
son oxygène aux éléments combustibles de l'alcool, de là de
l'acide azoteux, de l'acide hypoazotique, du bioxyde, du protoxyde d'azote, de l'azote, de l'eau, des acides carbonique,
acétique, formique, oxalique, malique, de l'aldéhyde, une matière très facile à charbonner et sans doute d'autres produits;
secondairement, des éthers azoteux, acétique, formique, oxalique, par la combinaison des acides précités avec l'alcool, à
son tour ramené à l'état d'éther hydrique.

Les gaz se dégagent, n'entraînant que les traces d'éther dont ils n'ont pu se débarrasser en traversant la solution saline.

Les éthers azoteux, acétique, etc., accompagnés d'alcool et d'acide azotique échappés à la décomposition, d'acide acétique et formique restés libres, d'aldéhyde, se réduisent en vapeurs, pour se condenser dans le ballon ou dans les flacons.

La matière facile à charbonner, l'acide oxalique, beaucoup d'acide azotique, de l'acide hypoazotique, même de l'acide acétique, et de l'alcool, restent dans la cornue.

A l'encontre de ce qui a lieu avec l'acide chlorhydrique, l'éthérification par l'acide azotique s'accompagne donc de phénomènes complexes, et donne naissance à une multitude de produits.

La rectification a pour résultat de volatiliser l'éther azoteux, de préférence aux matières étrangères, qui l'altèrent, notamment de préférence à l'alcool, à l'acide azotique, à l'acide acétique, à l'éther acétique et le traitement par l'alcali, de fixer les dernières portions d'acide.

Après ces deux opérations, le produit ne retient plus que des traces d'aldéhyde, à la présence de laquelle il doit de ne bouillir qu'à $+ 21°$, au lieu de $+16,4$, de présenter une densité de $0,886$, au lieu d'une densité de $0,947$.

C'est en cet état qu'on l'emploie en médecine.

M. Guibourt substitue à l'appareil de M. Thénard, un appareil qui lui a permis d'opérer sans danger, sur 3 à 4 kil. d'alcool; d'après lui, la cornue tubulée en verre, dont au besoin l'on prolongerait le col au moyen d'une allonge, serait abouchée avec l'extrémité supérieure d'un récipient en plomb, et l'extrémité inférieure de celui-ci, pénétrerait à son tour dans le col d'un flacon portant sur sa paroi inférieure, près du fond, une tubulure qu'un tube de sûreté de Welter mettrait en communication avec un autre flacon. Celui-ci serait en partie rempli d'alcool concentré, uniquement destiné à compléter la condensation des vapeurs; ce qui obligerait à le réserver pour une autre opération du même genre.

Le serpentin et les flacons étant refroidis, la cornue serait

chauffée au bain-marie, en retirant le feu aussitôt que l'ébullition se déterminerait.

De l'Éther acétique.

$$C^8H^6O^5 + C^8H^8 + H^2O \qquad \text{ou} \qquad C^8H^6O^3 + C^8H^{10}O$$

Acétate de monohydrate d'hydrogène   Acétate d'oxyde d'éthyle, ou
bicarboné, ou d'éther hydrique.   d'éther hydrique.

Sa composition.

Cet éther est liquide, incolore, d'odeur et de saveur parti- *Ses propriétés.*
culières, d'une densité de 0,866 à + 7°, il entre en ébullition à 71° sous la pression de 0ᵐ,76, se dissout dans 7 fois son
poids d'eau à la température ordinaire, et dans l'alcool en
toutes proportions.

Son peu de volatilité, comparée à celle des autres éthers,
explique pourquoi il ne produit pas comme eux une vive im-
pression de froid sur nos organes, et d'un autre côté sa grande
différence de solubilité dans l'alcool et dans l'eau, fait qu'il se
précipite quand on étend d'eau, sa dissolution alcoolique saturée.

Le Codex pour le préparer, prescrit de placer dans une cor- *Sa préparation.*
nue en verre, munie d'un ballon à long col, dont la tubulure
porte un tube droit :

100 parties d'alcool à 85° = 33 Cartier,
66 — d'acide acétique à 10° Baumé.

D'ajouter à ce mélange, par petites portions successives, 21
parties 5 d'acide sulfurique à 66°, en agitant afin de prévenir une
trop forte élévation de température, par suite la déperdition
d'une partie de l'alcool surtout la rupture du vase, de chauffer la cornue, de refroidir le ballon, et de distiller de manière à
recueillir environ 135 parties de liqueurs.

On ajoute au produit quelque peu de carbonate de potasse en
poudre; on agite, on laisse reposer, on décante après quelques
heures de contact, et l'on procède à une nouvelle distillation.

On obtient à peu près autant d'éther qu'on a employé d'alcool : il marque 23°, et peut servir à tous les usages de la pharmacie, quoiqu'il retienne de l'alcool.

M. Thénard, et avec lui **MM**. Guibourt et Soubeiran, pour la même quantité d'alcool, ne prescrivent que 63 p. d'acide acétique et 17 d'acide sulfurique.

D'autres auteurs substituent un acétate à l'acide acétique; et d'ailleurs font varier la proportion d'acide sulfurique suivant la composition du sel, de telle sorte qu'après sa décomposition, il reste encore, à l'état de liberté, une partie d'acide sulfurique libre pour 5 d'alcool.

Les formules suivantes ont été données.

Acétate de potasse sec,	3	Acétate de cuivre cristallisé,	3
Acide sulfurique à 66°	2	Acide sulfurique à 66°	2
Alcool à 86° = 34 Cart.	3	Alcool à 86°	3
Acétate de soude sec,	5	Acétate de plomb desséché,	5
Acide sulfurique à 66°	4	Acide sulfurique à 66°	2
Alcool à 86°	6	Alcool à 86°	3

Les acétates de potasse et de soude sont desséchés dans une chaudière en fonte, en ayant le soin de modérer assez la chaleur pour ne leur pas faire éprouver la fusion ignée, et l'acétate de plomb est maintenu sur le feu, jusqu'à ce qu'il se soit parfaitement desséché, après s'être d'abord fondu dans son eau de cristallisation.

On trouve à faire usage d'acétates, le très grand avantage d'éviter l'intervention de l'eau d'hydratation de l'acide acétique; seulement, comme une notable portion d'alcool distille sans avoir éprouvé l'éthérification, il faut distiller le produit avec addition de 1/5 de son poids d'acide sulfurique, et ne recueillir que les 5/6 du liquide mis en expérience. Le nouveau produit est mis en contact avec un alcali destiné à fixer l'acide qu'il aurait entraîné; l'on décante et l'on distille encore, mais cette fois presque à siccité.

Dans ces opérations, l'acide sulfurique peut être considéré comme agissant d'abord à la manière des corps très avides d'eau, comme enlevant à l'acide acétique et à l'alcool aqueux leur eau d'hydratation; mais plus tard il prive celui-ci de toute l'eau de combinaison qu'il faut lui enlever pour le ramener à l'état d'éther hydrique. Dès lors, l'éther hydrique, une fois produit, se trouvant au contact de l'acide acétique, à l'état naissant; car la combinaison n'a plus lieu quand on agite de l'éther avec de l'acide acétique, s'y combine, et de là, l'éther acétique.

Ce qu'il y a de certain, c'est que l'acide sulfurique ne fait pas partie du produit ; c'est aussi qu'aucune portion d'éther hydrique libre ne se montre ; c'est enfin qu'en distillant à plusieurs reprises de l'alcool et de l'acide acétique concentrés, sans addition d'acide sulfurique, on obtient de l'éther acétique ; bien que ce soit un mauvais moyen de l'obtenir, parce que l'absence du corps déshydratant, est défavorable à la production de l'éther hydrique.

Quoi qu'il en soit, l'éther acétique que nous venons d'étudier, et qui est le véritable éther médicinal, retient de l'alcool que des lavages à l'eau ne peuvent lui enlever complétement. Quand on veut l'obtenir chimiquement pur, on le fait digérer à froid sur du chlorure de calcium en poudre fine ; on décante au bout de quelques heures, la couche d'éther rassemblée au-dessus d'un li quide plus dense, formé de chlorure de calcium et d'alcool, et l'on renouvelle ce traitement par le chlorure calcique, tant qu'il s'humecte ; mais sans dépasser ce terme, parce que l'éther lui-même pourrait se combiner avec le chlorure. Il existe en effet un composé renfermant des proportions égales d'éther acétique et de chlorure de calcium. (Liébig.)

Les éthers sulfurique, chlorhydrique, azoteux, acétique, devront se conserver dans des flacons à l'émeri très hermétiquement fermés, que l'on en remplira et que l'on placera dans des lieux frais, après en avoir assujetti d'une manière quelconque les bouchons.

De la conservation des éthers.

Leur grande volatilité rend nécessaires plusieurs de ces conditions, et leur altérabilité, les autres.

L'éther sulfurique le mieux rectifié, conservé dans des flacons à moitié remplis, finit par s'altérer, acquiert une odeur qui a quelque chose d'empyreumatique, augmente de densité, diminue de volatilité, devient acide, et se trouve contenir de l'acide acétique et de l'huile douce de vin. (Planche, Gay-Lussac.)

L'éther acétique, pour peu qu'il contienne de l'eau (parfaitement anhydre, l'altération n'aurait plus lieu) devient acide ; de l'acide acétique est mis en liberté, de l'alcool est reproduit par la combinaison de l'éther hydratique avec de l'eau ou ses éléments.

Il paraîtrait même que quelque précaution que l'on prenne, les éléments de l'éther azoteux continueraient à réagir, et que de cette réaction résulteraient du bioxyde d'azote, des acides malique, formique, de l'alcool et de l'acide aldéhydique. Celui-ci est représenté dans sa composition par de l'aldéhyde+de l'oxygène.

Outre les composés plus ou moins analogues et souvent même complétement identiques à ceux que nous venons d'étudier, qui résultent de la réaction sur l'alcool des acides phosphorique, arsénique, bromhydrique, iodhydrique, fluorhydrique, même cyanhydrique et sulfhydrique, quoique avec ces derniers on ne les puisse produire que par voie indirecte; et aussi des acides formique, oxalique, citrique, malique, tartrique, gallique, kinique, benzoïque, succinique, etc.; il existe un grand nombre de composés éthérés, dont on a observé la production dans des conditions correspondantes, notamment en faisant réagir sur l'alcool le chlore, le brôme, l'iode, certains chlorures, certains cyanures.

Le corps tout particulier que nous avons signalé sous le nom d'esprit de bois, de bihydrate de méthylène ou de monohydrate de méthyle, en traitant de l'acide pyroligneux, et que nous avons dit être une sorte d'alcool, peut à son tour former une série de combinaisons entre lesquelles on retrouve, quand on les compare aux éthers, les remarquables analogies que présentent cet esprit de bois et l'alcool.

Mais il ne conviendrait pas de les étudier ici, attendu que ces combinaisons intéressent plutôt le chimiste que le pharmacien.

LIII° LEÇON.

DE L'EXAMEN CHIMIQUE

DES MATIÈRES MÉDICAMENTEUSES FOURNIES PAR LE COMMERCE.

Parmi les matières qu'il emploie, il en est un grand nombre que le pharmacien, pour des motifs divers, se procure par voie d'achat. Ce sont celles-là surtout qu'il doit soumettre à l'action de réactifs capables, dans leur contact avec elles, de produire des phénomènes caractéristiques.

En effet, bien que, par exemple, les sels en général, puissent être reconnus aux formes géométriques qui leur sont propres, presque toujours ces formes cessent d'être appréciables dans ceux du commerce, attendu qu'on ne les obtient en cristaux réguliers, que dans des conditions plus ou moins difficiles à réunir. A leur tour, les sulfures, les oxydes, la plupart des principes et des produits immédiats organiques, se ressemblent extérieurement, à tel point, qu'il serait souvent impossible de les distinguer sûrement à leurs seuls caractères physiques.

A plus forte raison, ne pourrait-on sans le secours des réactifs, reconnaître les mélanges dont les uns et les autres auraient été l'objet.

A la rigueur, toutes les matières que le pharmacien se procure dans le commerce, devraient être par lui essayées ; celles-ci, parce qu'en fabrique on ne peut guère s'assujettir à toutes les précautions que réclame leur obtention à l'état de pureté absolue, ou parce que les usages auxquels on les destine de préférence, n'exigent pas qu'elles soient parfaitement pures ; celles-là, parce que, d'abord préparées par des procédés qui les four-

30*

nissaient telles que le pharmacien les doit employer, elles l'ont
plus tard été, par des procédés moins parfaits mais plus écono-
miques; celles-là encore, parce que longtemps livrées à des
prix trop bas pour que les fraudeurs eussent intérêt à les adultérer, elles ont ensuite, en augmentant de valeur, davantage
tenté la cupidité; toutes, enfin, parce qu'un défaut de soin dans
leur récolte, leur extraction, leur préparation ou leur conservation, un mélange coupable ou seulement une erreur, peuvent
en avoir altéré la pureté.

Toutefois, comme l'indication complète des procédés usités
en pareilles circonstances, nous entraînerait hors des limites que
la nature spéciale de ce Cours nous prescrit de ne pas dépasser, nous nous contenterons d'étudier sous ce point de vue,
parmi les matières inorganiques,

L'iode,
La limaille de fer,
L'antimoine
Le mercure   } métallique,
L'argent
L'acide chlorhydrique,
— azotique,
— sulfurique,
La magnésie calcinée,
Le bioxyde de manganèse,
— de mercure,
Le protoxyde de plomb fondu, ou li-
tharge,
L'ammoniaque liquide,

Le sulfate d'antimoine hydraté, ou ker-
mès,
L'iodure de potassium;
Le chlorure de sodium, ou sel marin,
Le protochlorure de mercure ou calo-
mélas,
Les chlorures d'oxydes { chlorites, hypochlorites,
Le carbonate de magnésie,
— de plomb,
Le phosphate de soude,
Le sulfate de magnésie, ou sel de Sedlitz,
L'azotate d'argent fondu, ou pierre
infernale;

Parmi les matières organiques :

L'acide acétique,
— succinique,
— oxalique,
— citrique,
— cyanhydrique,
La morphine,
La strychnine,
Le sulfate de quinine,
Le sucre,

L'alcool,
Les vins,
L'huile d'olive,
Les huiles volatiles,
La cire,
Le baume de copahu,
Les écorces de quinquina,
L'opium
Et le lait.

Avant d'aller plus loin, il importe de faire remarquer, que
les réactifs employés avec un plein succès, quand il s'agit de
matières minérales, de principes immédiats organiques, pourvus
de propriétés chimiques constantes et parfaitement définies;
susceptibles, dès lors, de manifester au contact de certains agents,

des phénomènes identiques, perdent une grande partie de leur valeur quand on les fait agir sur des matières de composition plus ou moins complexe, plus ou moins variable, telles que les vins, les huiles volatiles, l'opium, etc.; cessent d'être applicables, sauf de très rares exceptions, aux racines, aux écorces, aux feuilles et à leurs analogues. C'est presque exclusivement, en comparant la couleur, l'odeur, la saveur, la texture, la forme, etc., etc., de celles de ces matières qu'on aurait lieu de supposer de mauvaise nature, aux propriétés correspondantes de types qu'ont décrit les auteurs des matières médicales, qu'on peut éviter les mélanges, les substitutions qu'on leur aurait fait subir, et constater leur bonne qualité, leur bon état de conservation.

Aussi, tout moyen de contrôle disparaît-il en quelque sorte, quand la pulvérisation a détruit l'ensemble de ces caractères extérieurs.

Essais de l'Iode, de la Limaille de fer, de l'Antimoine, du Mercure, de l'Argent.

Essais de l'Iode.

L'on a signalé dans l'iode du commerce la présence de l'oxyde de manganèse, de la plombagine et du charbon minéral : ces matières, par leur bas prix, et l'analogie d'aspect qu'elles présentent avec lui, sont en effet essentiellement propres à le frauder. Quant au sulfure d'antimoine qu'on a prétendu servir aux mêmes usages, il ne paraît pas qu'on l'ait pu mélanger avec l'iode autrement que par erreur; car les expériences de MM. O. Henry et Garrot, ont appris que l'iode et le sulfure d'antimoine mis en contact, réagissent l'un sur l'autre, même à la température ordinaire, et produisent une combinaison triple (sulfoiodure d'antimoine) de couleur rouge, qui ne manquerait pas de communiquer au mélange frauduleux, une teinte toute différente de celle que présente chacun de ses composants.

On peut reconnaître dans l'iode, la présence du bioxyde de manganèse, de la plombagine, ou du charbon minéral :

1° Au moyen de la chaleur,

2°   —   de l'alcool bouillant,

3°   —   d'une dissolution de potasse caustique.

L'iode pur se volatilise sous forme de vapeurs violettes ;

L'iode mélangé de l'une des substances étrangères que nous venons de nommer, la laisse pour résidu, toutes trois étant indécomposables par la chaleur, et fixes.

L'expérience se fait aisément sur un têt, ou dans un creuset en terre, mais il ne la faudrait pas faire dans un creuset en métal, attendu que l'iode se combinant avec celui-ci, donnerait naissance à un iodure plus ou moins fusible, de telle sorte que le creuset courrait risque d'être percé.

L'iode pur, traité à plusieurs reprises par l'alcool bouillant, finit par se dissoudre tout entier, en colorant la liqueur en brun rouge, d'autant plus intense que la dissolution est plus chargée ; l'iode impur laisse pour résidu l'oxyde de manganèse, la plombagine, ou le charbon minéral.

L'eau de potasse dissout l'iode, ainsi que nous l'avons vu page 193 ; il se produit de l'iodate et de l'hydriodate de potasse, tous deux solubles. On remarque toutefois, que la dissolution n'est complète qu'autant que la solution alcaline est étendue ; car autrement, l'iodate de potasse peu soluble, se dépose sous forme de poudre blanche.

L'eau de potasse, soit faible, soit concentrée, ne dissout ni la plombagine, ni le charbon minéral, ni le bioxyde de manganèse.

Quel que soit celui de ces modes d'essais que l'on choisisse, si l'on opère sur un poids déterminé d'iode, et si l'on pèse le résidu, soit après la sublimation, soit après le traitement par l'alcool ou par l'eau de potasse, la différence entre le poids de la matière mise en expérience, et le poids du résidu parfaitement desséché, représentera le poids de l'iode volatilisé ou dissous.

Voudrait-on constater dans l'iode, la présence de l'eau dont il retient presque toujours une certaine quantité, parce qu'il est en contact avec elle, alors que pour l'obtenir, on décompose l'iodure de potassium par le chlore (page 29); on le triturerait avec 2 fois son poids de chlorure de calcium fondu, on introduirait le mélange dans une petite cornue en verre tubulée, et l'on chaufferait à 180° environ.

L'iode serait volatilisé, le chlorure retiendrait l'eau, et lorsqu'après avoir expulsé les dernières parties d'iode, et par conséquent décoloré le résidu, en déterminant un courant d'air dans l'intérieur de la cornue, à l'aide de la douille d'un soufflet qu'on introduirait par sa tubulure; on viendrait à peser le chlorure: son augmentation de poids, équivaudrait à la quantité d'eau abandonnée par l'iode. En chauffant trop, on dégagerait tout ou partie de l'eau, d'abord absorbée par le chlorure.

Si l'iode était très humide, il suffirait pour constater la présence de l'eau, de le comprimer fortement entre des feuilles de papier non collé.

Essais de la limaille de fer.

Le bas prix de la limaille de fer ne permet pas de supposer qu'elle puisse être l'objet d'une véritable fraude; mais comme les ateliers destinés au travail du fer servent aussi au travail du cuivre et de l'acier, il arrive fréquemment que la limaille de fer est mélangée de limaille de cuivre, ou de limaille d'acier.

Quand la limaille de fer contenant du cuivre, est placée dans un flacon ouvert, avec de l'ammoniaque liquide, au bout de quelques jours, pourvu qu'on ait eu le soin d'agiter de temps en temps, elle se recouvre d'une liqueur colorée en bleu plus ou moins intense, par de l'ammoniure de cuivre. Ce métal s'est oxydé à l'air, à la faveur surtout de l'ammoniaque, puis une fois oxydé, s'est dissous.

La liqueur sursaturée par un acide, devient alors susceptible de recouvrir d'une couche de cuivre métallique une lame de fer qu'on y plonge, de précipiter en brun marron le cyanure jaune de potassium, etc.

On peut aussi traiter la limaille par l'eau régale (l'acide azotique dissoudrait mal le fer, et par contre, l'acide chlorhydrique, mal le cuivre); puis sursaturer la dissolution par de l'ammoniaque liquide. Il s'y forme un précipité rougeâtre de peroxyde de fer hydraté, complétement insoluble dans l'ammoniaque, et ne la colorant pas, au cas où la limaille est pure; un précipité de couleur sale, mélangé de peroxyde de fer rouge, et de bioxyde de cuivre verdâtre, au cas où la limaille contient du cuivre. L'addition d'un excès d'ammoniaque, en redissolvant le bioxyde de cuivre, à l'exclusion de l'oxyde de fer, produit alors une solution bleue d'ammoniure de cuivre.

Recherche de l'acier ou plutôt du carbone. Pour distinguer la limaille de fer de la limaille d'acier, que l'on sait n'en différer que par la présence d'une très minime proportion de carbone, auquel s'ajoute souvent du silicium, l'on peut avoir recours à plusieurs procédés.

Vauquelin faisait passer un courant de gaz sulfureux, au travers de l'eau tenant en suspension de la limaille réduite en poudre fine, jusqu'à ce que le gaz cessât d'être absorbé, en ayant le soin d'agiter, tout à la fois, pour faciliter l'absorption du gaz, et pour remettre la limaille en suspension. Le fer finissait par se dissoudre tout entier, à l'état d'hyposulfite, par le report d'une portion de l'oxygène de l'acide sur le métal, l'acier laissait un résidu noir de carbone et de silicium;

M. Boussingault traite la limaille par l'acide sulfurique étendu de 6 fois son poids d'eau; le fer se dissout, l'acier laisse encore indissous le carbone et le silicium.

Suivant M. Berzelius, on prendra du chlorure d'argent fondu, on le tassera fortement au fond d'un flacon, puis, après l'avoir légèrement humecté avec de l'eau distillée aiguisée d'acide chlorhydrique, on le recouvrira de limaille, et l'on bouchera le flacon de manière à empêcher tout accès de l'air. Si l'on opère sur de la limaille de fer, on n'apercevra à la surface de la masse formée de chlorure de fer et d'argent métallique (le chlore du chlorure d'argent s'étant reporté sur le fer) aucune trace de matière noirâtre, tandis que si l'on opère sur de la limaille d'acier, le carbone et le silicium l'auront recouverte d'une poudre noire.

Suivant M. Berthier, l'on traitera la limaille par de l'iode et de l'eau. Le fer disparaîtra sans résidu, à l'état d'iodure incolore; l'acier laissera pour résidu le carbone et le silicium, après qu'on aura lavé la matière laissée au fond du vase, avec de l'eau de potasse, afin d'enlever l'excès d'iode.

Enfin, M. Thénard place un poids déterminé de limaille, dans une petite nacelle en verre demi-cylindrique, introduit celle-ci dans un tube de verre horizontal, chauffe à la lampe, et fait passer au travers du tube un courant de chlore sec. La limaille devient incandescente tant l'absorption du gaz est rapide; il se forme des chlorures de fer volatils que le courant de gaz entraîne facilement, et le carbone reste.

Ces derniers procédés ont sur les deux premiers l'avantage de permettre l'évaluation exacte de la proportion de carbone, ce qui leur mériterait la préférence, s'il s'agissait d'analyser des aciers ou des fontes. En effet, en suivant les procédés de MM. Vauquelin et Boussingault, on perd une portion de carbone à l'état de matière huileuse, ou à l'état d'hydrogène carboné, par suite de sa combinaison, soit avec l'hydrogène dégagé, soit avec les éléments de l'eau; mais dans l'espèce, le procédé de M. Boussingault, plus simple et plus expéditif que les autres, est généralement suivi.

Si l'on supposait que la limaille de fer est mélangée d'oxyde, nous avons vu page 32, que le barreau aimanté attirerait les particules de métal, à l'exclusion des particules d'oxyde, et aussi que l'acide chlorhydrique produirait avec la limaille pure, une dissolution de protochlorure de fer d'une teinte verdâtre; avec la limaille mélangée de peroxyde, une dissolution en partie formée de perchlorure de couleur jaune. Nous pouvons ajouter que cette dernière solution additionnée d'un léger excès de carbonate d'ammoniaque, laisserait son peroxyde se précipiter, tandis que le protoxyde resterait dans la liqueur. (Page 94.)

Recherche de l'oxyde de fer.

Essais de l'Antimoine.

Les matières étrangères que l'on est le plus exposé à rencontrer dans l'antimoine métallique ou régule, sont : l'arsenic, le fer et le plomb. Ces métaux étrangers, nous l'avons dit ailleurs, proviennent de ce que les mines de sulfure d'antimoine, dont on extrait ce métal, contiennent presque toutes des sulfures d'arsenic, de fer et de plomb qui se trouvent réduits en même temps que celui d'antimoine. A l'exception de ceux du département de l'Allier, Serrullas a trouvé dans tous les sulfures d'antimoine analysés par lui, du sulfure d'arsenic, dont la proportion s'élevait parfois jusqu'à 1/50. Or, comme d'après les expériences du même chimiste, l'arsenic suivrait l'antimoine dans toutes ses combinaisons, sauf deux ; le tartrate double de potasse et d'antimoine (émétique), parce qu'il resterait à l'état d'oxyde dans les eaux mères ; et le chlorure d'antimoine par le bichlorure de mercure et l'antimoine, parce que le composé de protochlorure de mercure et d'arsenic qui se forme alors, peu volatil qu'il est, se condense presque au sortir de la cornue ; on voit de quelle importance il est, que le pharmacien n'emploie pas d'antimoine allié d'arsenic, et par suite, constate l'absence de ce métal, soit à l'état métallique dans l'antimoine régule, soit à l'état de sulfure dans le sulfure d'antimoine.

Il ne lui importe guère moins, de constater la présence du fer, parce que celui-ci aurait l'inconvénient de colorer certains composés antimoniaux, notamment l'oxyde et les acides.

Recherche de l'arsenic. — Que l'on calcine dans un creuset brasqué dont le couvercle luté préviendra l'accès de l'air, conséquemment, l'oxydation du potassium, où mieux encore dans une cornue en grès, un mélange intime et à parties égales, de bitartrate de potasse et d'antimoine pur ; puis, après l'avoir maintenu au rouge blanc pendant 2 ou 3 heures, et laissé complétement refroidir, que l'on brise le creuset, on y trouvera, sous forme de culot, un alliage double de potassium et d'antimoine.

L'acide tartrique, comme toutes les matières organiques, se sera décomposé, et sous l'influence de l'antimoine, avec lequel le potassium tend à s'allier ; l'hydrogène et le carbone de cet acide auront réduit la potasse.

L'alliage pulvérisé et mis en contact avec l'eau, la décomposera, donnera naissance à de la potasse qui restera dissoute, et à du gaz hydrogène qui se dégagera, tandis que l'antimoine se précipitera à l'état métallique.

Que l'on répète l'expérience avec de l'antimoine allié d'arsenic, au lieu d'un alliage double on obtiendra un alliage triple de potassium, d'antimoine, et d'arsenic, décomposant l'eau de manière à produire, non plus de l'hydrogène plus ou moins pur, mais du gaz hydrogène arséniqué.

Dans le premier cas, le gaz brûlera sans flamme fuligineuse, sans laisser de résidu, sera sensiblement inodore, additionné de quelques bulles de chlore, ne donnera naissance à aucun dépôt.

Dans le second, il brûlera avec une flamme fuligineuse, en laissant déposer une matière noirâtre (hydrure d'arsenic, ou plutôt arsenic), exhalera une odeur alliacée prononcée, et par son mélange avec le chlore ajouté bulle à bulle, laissera encore déposer de l'arsenic. (Serullas.)

La méthode de Marsh, qu'*à priori* l'on aurait supposée devoir être employée avec succès, dans le cas qui nous occupe, serait, d'après M. Capitaine, loin d'offrir les avantages qu'on en attendrait. Les taches que le gaz dépose sur la porcelaine, présentent plutôt les caractères de l'antimoine que ceux de l'arsenic, alors même que l'on agit sur un alliage contenant 1/30 d'arsenic.

Mais quand on a détruit l'union intime des métaux, elle reprend ses avantages.

Après avoir traité l'alliage par l'acide azotique bouillant, avoir laissé déposer, afin de séparer la majeure partie de l'acide antimonieux formé, de la liqueur retenant la presque totalité de l'arsenic à l'état d'acide arsénique, avoir évaporé celle-ci à siccité, on introduirait le produit de l'évaporation dans un flacon à deux tubulures, contenant du zinc, de l'eau et de l'acide sulfurique. Cela fait, on fermerait l'une des deux tubulures du flacon avec un

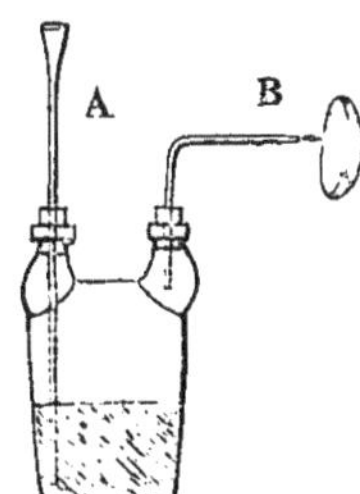

bouchon portant un tube droit **A**, plongeant dans le liquide, et à l'aide duquel il serait possible d'ajouter de nouvel acide; l'autre, avec un bouchon percé d'un trou livrant passage à un tube **B**, courbé à angle droit, effilé à son extrémité supérieure, puis l'on enflammerait le jet de gaz, après avoir attendu que tout l'air de l'appareil fût expulsé. Dans le cas de la présence de l'arsenic, une capsule ou une assiette en porcelaine que l'on approcherait du jet de flamme, de manière à la toucher obliquement, s'y recouvrirait de petites taches d'éclat métallique, correspondantes à chacun des points que la flamme aurait léchés.

L'existence d'un hydrogène antimonié, susceptible dans les mêmes conditions, de donner naissance à des taches d'aspect analogue à celui des taches arsénicales, obligerait toutefois à soumettre celles obtenues, à quelques essais propres à bien préciser leur nature.

Les taches d'arsenic sont brunes et miroitantes; elles disparaissent quand on les expose à l'action directe du jet de flamme, ou quand on les touche avec du chlorure de soude. (Bischoff.)

Les taches d'antimoine sont d'un noir bleuâtre et terne; elles résistent à l'action de la flamme et à celle du chlorure alcalin.

Traitées par l'acide azotique, les premières se dissolvent et laissent, après l'évaporation, un résidu que l'azotate d'argent colore en rouge briqueté (arséniate d'argent); les secondes ne se dissolvent pas, et fournissent un résidu blanc que l'azotate d'argent ne colore pas.

La teinte de l'arséniate d'argent produit avec celles-là, ne change pas au contact de l'ammoniaque; la matière blanche fournie par celles-ci, après la réaction de l'acide azotique, devient grisâtre au contact du même réactif. (Orfila.)

Cette possibilité de confondre l'hydrogène antimonié avec l'hydrogène arsénié, fait sentir la nécessité de recueillir pour l'examiner, le gaz qui se dégage dans les expériences précitées de Sérullas, si mieux l'on n'aime introduire l'alliage dans l'appareil de Marsh, afin de soumettre les taches qu'il produit aux réactions comparatives qui viennent d'être indiquées.

A l'aide de ces procédés, on pourrait constater la présence du sulfure d'arsenic dans le sulfure d'antimoine. Une partie de la potasse du tartre que l'on calcinerait avec lui, s'emparerait du soufre des sulfures, tandis que les éléments combustibles de l'acide tartrique réagiraient sur la potasse, ainsi qu'il a été dit.

Recherche de l'arsenic dans le sulfure.

D'un autre côté, l'oxygène de l'acide azotique convertirait en acide sulfurique ou en acide sulfureux, le soufre de ces mêmes sulfures; en même temps qu'il oxyderait les métaux, et l'on obtiendrait encore ou un alliage double de potassium et d'antimoine, ou un alliage triple de potassium, d'antimoine et d'arsenic.

Mais d'ordinaire on préfère, avec **M. Guibourt**, traiter à froid, par l'ammoniaque caustique, le sulfure d'antimoine soupçonné contenir du sulfure d'arsenic.

Le sulfure pur ne lui cède rien, le sulfure mélangé d'arsenic le lui cède; en sorte, que la liqueur filtrée étant additionnée d'acide chlorhydrique en excès, laisse précipiter du sulfure d'arsenic, sous forme de dépôt jaune compacte, ou sous celle de flocons blanchâtres et lents à se séparer, suivant qu'elle en contient beaucoup ou peu.

Pour y découvrir le fer, on traitera l'antimoine en poudre par un mélange de 1 partie d'acide azotique à 32° Baumé, et de 4 parties d'acide chlorhydrique à 22°. Le fer et l'antimoine se dissoudront à l'état de chlorure, pourvu que l'on ait modéré l'action de la chaleur, ou, ce qui revient au même, que l'on ait de temps à autre ajouté une petite quantité d'acide chlorhydrique, destiné à dissoudre l'oxyde d'antimoine qui se serait séparé à la suite d'une trop vive réaction. On évaporera presqu'à siccité la dissolution obtenue, afin de chasser l'excès d'acide; on délaiera le résidu dans l'eau, qui précipitera la majeure partie de l'antimoine à l'état d'oxychlorure; on filtrera; on fera passer au travers de la liqueur un courant de gaz sulfhydrique qui précipitera le reste de l'antimoine à l'état de sulfure, sans précipiter le fer; alors, le prussiate ferrugineux de potasse, par un précipité bleu,

Recherche du fer.

la noix de galle par un précipité bleu noir, l'ammoniaque par un précipité rouge, en décèleront la présence.

Il est à peu près indispensable d'avoir recours à ce procédé quand la proportion de fer est peu considérable; mais quand elle est forte, on peut se contenter de traiter l'antimoine pulvérisé par l'acide azotique. L'antimoine s'oxyde sans se dissoudre, le fer s'oxyde et ne se dissout qu'en partie, attendu les propriétés plutôt acides que basiques de son peroxyde, mais cependant assez pour que la liqueur essayée par les réactifs se comporte ainsi qu'il vient d'être dit.

Recherche du plomb. Au besoin, ce dernier procédé permettrait de retrouver le plomb; on traiterait l'alliage par l'acide azotique bouillant; on laisserait déposer l'acide antimonieux formé; on décanterait la solution acide chargée d'azotate de plomb; on l'évaporerait presqu'à siccité, afin de chasser l'excès d'acide; on reprendrait le résidu par l'eau distillée, et l'on essaierait la liqueur par les réactifs du plomb, à savoir :

L'hydrogène sulfuré qui le précipite en noir;

Le chromate de potasse   —   en jaune;

Les sulfates et les carbonates solubles, qui le précipitent en blanc.

Essais du Mercure.

Le mercure peut contenir de l'étain, du plomb, du zinc, du bismuth, moins parce qu'on les y aurait frauduleusement introduits, que parce que ces métaux, qu'il dissout avec une grande facilité, s'étant trouvés en contact avec lui, dans certaines opérations des arts; on l'aurait reversé dans le commerce, sans l'avoir convenablement purifié. Par exemple, l'étamage des glaces consiste essentiellement à recouvrir une de leurs surfaces d'un amalgame d'étain, afin qu'elles reproduisent les objets en les réfléchissant.

Le meilleur moyen de s'assurer de l'absence de ces métaux étrangers, consiste à distiller le mercure avec précaution, dans une cornue au col de laquelle s'adapte un nouet en linge, plongeant dans l'eau, ainsi que déjà nous l'avons indiqué, en traitant du mercure métallique. (Page 40.)

Le mercure se vaporise, se condense dans le nouet, et de là coule au fond du récipient, tandis que les autres métaux restent pour résidu, et peuvent être reconnus aux caractères énumérés pages 33, 34, 38, 113.

On risquerait d'être induit en erreur, si l'on s'arrêtait à cette observation, cependant longtemps jugée suffisante, savoir :

Que le mercure allié de quelqu'un des métaux ci-dessus nommés, *fait la queue,* en d'autres termes, laisse à la surface d'une capsule ou d'une assiette, sur laquelle on le fait mouvoir, une traînée noirâtre et pulvérulente, au lieu de s'y diviser en globules parfaitement nets et distincts.

Le mercure qu'on a laissé quelques instants au contact des matières grasses, produit un effet tout semblable, et il en est de même de celui qui a subi à l'air un commencement d'oxydation.

Essais de l'argent.

Lorsque l'on veut y constater la présence du cuivre, on dissout l'argent dans l'acide azotique pur, préalablement étendu de 2 à 3 fois son poids d'eau distillée; on verse dans la dissolution un excès d'acide chlorhydrique, ou de chlorure de sodium dissous; on filtre pour séparer l'argent précipité à l'état de chlorure; puis la liqueur au besoin concentrée, afin de la rendre plus sensible, est soumise à l'action des réactifs. Ou bien l'on y plonge une lame de fer parfaitement décapée, pour qu'elle se recouvre d'une couche de cuivre, ou bien l'on y verse, soit du cyanure jaune de potassium destiné à produire un précipité rouge brique de cyanure de cuivre ferruré, soit de l'ammoniaque liquide, afin qu'après avoir précipité le bioxyde, à l'état d'hydrate, elle le redissolve et colore en bleu la liqueur, etc., etc.

L'essai de l'argent, tel que les essayeurs le font par la voie humide, a lieu de la même manière, à cela près, qu'un poids déterminé d'argent est dissous dans l'acide azotique, et que l'on détermine très exactement le poids du chlorure de sodium nécessaire à sa précipitation. Evidemment, la proportion de chlorure employée est d'autant plus faible, que la proportion de cuivre est plus grande; une quantitée donnée d'argent, exi-

geant une quantité constante et connue de chlorure alcalin,
pour être précipitée à l'état de chlorure d'argent. Quant à l'essai
par la voie sèche, il consiste essentiellement à chauffer, à la surface d'une petite coupelle faite d'os calcinés à blanc, dans le
moufle d'un fourneau de forme particulière, dit fourneau de
coupelle, un poids connu d'argent, auquel on a commencé par
allier une certaine quantité de plomb pur. Le plomb s'oxyde à
l'air, le cuivre s'oxyde de même, et les 2 oxydes formés, fusibles
qu'ils sont, pénètrent la coupelle poreuse, tandis que l'argent
reste à la surface, ayant éprouvé une perte proportionnelle à la
quantité de cuivre auquel il était allié.

LIVᵉ LEÇON.

Essais des Acides chlorhydrique, azotique et sulfurique.

Essais de l'Acide chlorhydrique.

Dans le commerce, l'acide chlorhydrique contient fréquemment :

1° Des proportions variables d'acide réel, parce que la proportion de gaz dissous, varie suivant plusieurs circonstances,
parmi lesquelles : la quantité de gaz dégagé, la température de
l'eau qui le reçoit, la rapidité avec laquelle s'opère son passage
au travers de celle-ci, et, jusqu'à un certain point la pression,
bien qu'elle exerce une influence infiniment moins prononcée,
sur la solubilité des gaz très solubles, que sur celle des gaz peu
solubles.

2° Du sel marin, du sulfate de soude, ou quelque autre sel soluble dans l'acide, et par lui indécomposable ; parce que l'acide

chlorhydrique est d'autant plus dense, qu'il contient plus de gaz réel, et que l'addition d'une petite quantité de sel, en lui communiquant autant de densité que le ferait celle d'une grande quantité de gaz, le peut faire supposer de beaucoup plus concentré qu'il ne l'est en réalité.

3° Du fer à l'état de chlorure, parce que, en fabrique, la décomposition du chlorure de sodium a lieu dans des cylindres en fonte, de sorte qu'une portion du chlorure de fer formé aux dépens de ceux-ci, se trouve entraînée dans les récipients.

4° De l'acide sulfureux, soit qu'il provienne de la décomposition de l'acide sulfurique, par la chaleur ou par les cylindres, soit plutôt, qu'il soit dû à sa réaction sur les matières bitumineuses que la régie fait ajouter aux sels marins, destinés à la fabrication de l'acide chlorhydrique, afin que ces sels, qu'elle livre aux fabricants en franchise de droits, ne puissent être reversés dans le commerce.

5° De l'acide sulfurique, ou parce qu'une portion de cet acide aurait été entraînée; ou parce que l'acide sulfureux qu'aurait accidentellement renfermé le produit, aurait été détruit au moyen d'un courant de chlore, lequel décomposant l'eau, aurait transformé cet acide sulfureux en acide sulfurique, en même temps, que lui-même serait devenu acide chlorhydrique.

6° Et enfin, de l'arsenic à l'état de chlorure, que M. Dupasquier admet provenir de l'acide sulfurique arsénifère, ayant servi à la décomposition du sel marin.

Veut-on déterminer la proportion d'acide réel, que contient l'acide chlorhydrique liquide, et qu'il importe d'autant plus de connaître d'une manière exacte, que ce liquide se rencontre à des états de concentration différents, c'est-à-dire, contenant des proportions variables de gaz ; on s'y prend de la manière suivante: *Détermination de la proportion d'acide réel.*

On pèse une certaine quantité d'acide, on l'étend de 5 à 6 fois son volume d'eau distillée, on y plonge un fragment de marbre blanc, assez gros pour qu'il ne puisse s'y dissoudre en entier; et lorsque ce fragment de marbre, qu'il est bon d'y remuer de temps à autre, a complétement saturé l'acide, lui a fait perdre la propriété de rougir le papier bleu de tournesol, on le retire, on le lave, on le sèche, et finalement on le pèse.

La perte qu'il éprouve, représente la quantité de carbonate dissous.

Au lieu de marbre, on pourrait se servir de dissolutions aqueuses, contenant des proportions connues de carbonates de potasse ou de soude purs. La dissolution serait versée goutte à goutte dans l'acide étendu de 9 à 10 parties d'eau, en agitant continuellement à l'aide d'une baguette en verre, jusqu'à ce que la liqueur fît légèrement virer au bleu le papier rouge de tournesol très sensible, et l'on tiendrait note de la quantité de solution employée.

La quantité d'acide chlorhydrique réel tenu en dissolution, sera au poids du carbonate alcalin nécessaire à sa saturation, comme le double du poids de l'atome d'acide chlorhydrique, est au poids de l'atome du carbonate employé ; chaque atome de carbonate alcalin correspondant à 2 atomes d'acide chlorhydrique.

<pre>
Or, deux atomes de gaz chlorhydrique pèsent 455,129
    un atome de carbonate de chaux pèse   632,456
     —   —   —   de soude —   667,336
</pre>

Donc, 100 p. d'acide chlorhydrique réel, seront représentées par :

<pre>
139 p. de carbonate de chaux,
147 p.   —   de soude,
</pre>

et 100 p. d'acide chlorhydrique médicinal, ou aux 34/100, le seront par :

<pre>
47,26 de carbonate de chaux,
49,98   —   de soude.
</pre>

Si l'on ne tenait pas à connaître très exactement la proportion d'acide réel, on pourrait se contenter de déterminer le degré aréométrique de l'acide mis en expérience, en y plongeant un pèse-acide à une température donnée ; car sa densité augmente avec la quantité de gaz dissous.

Et, attendu qu'on a déterminé par expériences, les degrés aréométriques des solutions aqueuses formées seulement d'eau et de gaz chlorhydrique en diverses proportions, le degré aréométrique d'une solution de ce genre étant connu, pour en déduire la composition, il suffirait de consulter la table suivante dressée par Dawy.

Degré de Baumé.		Quantité d'acide réel contenu dans 100 parties d'acide liquide.	Degré de Baumé.		Quantité d'acide réel contenu dans 100 parties d'acide liquide.
26,5	—	42,43	15,	—	22,22
24,5	—	38,38	13,	—	18,18
22,	—	34,34	10,	—	14,14
20,	—	30,30	7,5	—	10,10
17,5	—	26,26			

On se rappelle que l'acide médicinal marque 22° à l'aréomètre, à +15° de température.

Observons que la détermination de la capacité de saturation de l'acide chlorhydrique liquide doit être précédée des essais propres à constater l'absence des autres acides, parce que chaque acide possède une capacité de saturation qui lui est propre, et aussi, que la détermination de son degré ne doit se faire qu'après s'être assuré qu'il ne renferme aucune matière étrangère capable d'altérer sensiblement sa densité.

Cette observation s'applique à tous les cas analogues.

Le sel marin, le sulfate de soude y seraient reconnus en évaporant à siccité, ou mieux encore, afin de se mettre à l'abri des vapeurs, en distillant une certaine quantité d'acide. Le gaz se dégagerait, l'eau se vaporiserait, et les sels fixes resteraient au fond du vase. *Recherche des sels.*

Ce sera un chlorure, si le résidu, très fortement calciné pour en séparer les dernières portions d'acide chlorhydrique libre, communique à l'eau la faculté d'être précipitée en blanc, par les sels d'argent (chlorure d'argent); si l'acide sulfurique concentré, en dégage des vapeurs blanches piquantes, que le voisinage d'un tube imprégné d'ammoniaque rend opaques et pesantes. (Page 155.)

Ce sera un sulfate, si la dissolution aqueuse produit avec les sels solubles de baryte un précipité blanc de sulfate de baryte, et si l'acide sulfurique concentré n'en dégage aucune vapeur. (Page 213.)

L'acide contenant du chlorure de fer offre presque constamment une légère teinte jaune; lorsqu'on l'évapore à siccité, il laisse un résidu jaune rougeâtre déliquescent, dont la solution *Recherche du fer.*

aqueuse concentrée se comporte avec les réactifs, à la manière du perchlorure de fer, ou plutôt des sels de fer peroxydé. (Page 94.)

Ce même acide, simplement neutralisé par la potasse, la soude ou l'ammoniaque, présente encore les réactions des sels de fer au maximum, mais moins nettes, parce qu'alors la solution est singulièrement étendue.

En y versant quelques gouttes de cyanure jaune de potassium, sans l'avoir à l'avance concentrée ou neutralisée, et seulement après l'avoir étendue d'eau, afin de prévenir la précipitation du cyanure alcalin à peu près insoluble dans l'acide, il s'y développe une teinte bleue; mais comme l'acide chlorhydrique pur, dans les mêmes conditions, prend également cette teinte, quoique plus lentement; de telle sorte que la différence repose plutôt sur l'inégalité de temps nécessaire à la production d'un même phénomène, que sur la production de phénomènes distincts, ce dernier essai le cède aux deux autres.

La teinte bleue qui se manifeste au sein de l'acide pur additionné de cyanure jaune, est le résultat de l'altération lente qu'éprouve, au contact de l'air, l'acide cyanhydrique ferruré ou plutôt cyanoferré, que contient le cyanure jaune et que déplace l'acide chlorhydrique, plus puissant que lui.

Recherche de l'acide sulfureux. La présence de l'acide sulfureux dans l'acide chlorhydrique, est des plus importantes à constater. L'acide impur produirait, par exemple :

Au lieu de protochlorure d'étain (sel d'étain), du sulfure et du bioxyde, par la combinaison, tant du radical que de l'oxygène de l'acide sulfureux avec le métal.

Au lieu de sulfhydrates, des sulfhydrates sulfurés, ou plus exactement des polysulfures, par suite de la décomposition mutuelle de l'acide sulfureux et d'une portion de l'acide sulfhydrique, en eau et en soufre.

Il induirait en errenr, dans l'essai des chlorures d'oxydes au moyen du procédé que nous verrons bientôt consister dans l'évaluation des quantités d'acide arsénieux nécessaires à la transformation du chlore d'une quantité donnée de chlorure alcalin, en

acide chlorhydrique. En effet, il contiendrait à l'avance un corps
capable de faire éprouver au chlore, mais dans des proportions
toutes spéciales, une transformation que l'acide arsénieux a
seul mission de produire.

Pour y constater la présence de l'acide sulfureux, MM. Bussy
et Boutron étendent d'eau l'acide chlorhydrique, le saturent
par l'eau de baryte, recueillent le dépôt de sulfite mélangé de
sulfate, au cas où l'acide essayé contenait de l'acide sulfurique,
et versent dessus de l'acide sulfurique concentré. L'odeur d'acide
sulfureux le fait immédiatement reconnaître.

Ce procédé, très exact, très sûr, a contre lui d'être long et
dispendieux.

M. Gay-Lussac verse dans l'acide quelques gouttes de sulfate
rouge de manganèse (sulfate de bioxyde). L'acide sulfureux se
transforme en acide sulfurique, en ramenant le bioxyde à l'état
de protoxyde, et la liqueur se décolore. Ou bien, il lui ajoute
quelque peu de sulfate d'indigo, qui lui communique une très
légère teinte bleue, puis, goutte à goutte, du chlore liquide, ou
une solution de chlorure d'oxyde. La teinte bleue disparaît immédiatement, détruite par les premières gouttes de chlore, quand
l'acide sulfureux n'intervient pas; et dans le cas contraire, persiste jusqu'à ce que l'acide sulfureux, converti en acide sulfurique, soit devenu incapable de déterminer la transformation du
chlore en acide chlorhydrique, et par suite d'annihiler son action
décolorante.

Ces deux procédés sont d'un emploi facile, mais ils ne démon-
trent autre chose que l'existence d'un corps non saturé d'oxygène. Si bien que les acides hypoazotique, hyposulfureux, se
comportent avec le chlore liquide et le sulfate rouge de manganèse, absolument de la même manière que l'acide sulfureux.

- Au contraire, le procédé de M. Girardin précise la nature du
corps réactionnaire.

Il place dans un verre à expériences, 16 gr. d'acide, 8 ou 10 gr.
de protochlorure d'étain parfaitement blanc, parfaitement transparent, et 40 ou 50 gr. d'eau distillée.

Si l'acide est pur, le mélange n'éprouve aucun changement,
sauf qu'à la longue, il s'y pourrait produire un léger trouble, par

suite de la formation, au contact de l'air, d'un peu de bioxyde d'étain.

S'il renferme de l'acide sulfureux, le mélange se trouble immédiatement, et il s'y produit du sulfure d'étain qui le colore en jaune.

D'après M. Héring, la chaleur favoriserait beaucoup la réaction.

Recherche de l'acide sulfurique. Quand l'acide chlorhydrique contient de l'acide sulfurique, les sels solubles de baryte qu'on y verse, après l'avoir étendu de 12 ou 15 fois son volume d'eau distillée, y occasionnent la formation d'un précipité blanc de sulfate de baryte.

L'addition préalable de l'eau est nécessaire, car l'azotate de baryte et le chlorure de barium, sont plus ou moins insolubles dans l'acide chlorhydrique concentré, et pourraient, en se précipitant sous forme de cristaux blancs extrêmement ténus, tromper l'opérateur, bien qu'alors le dépôt pût disparaître en étendant d'eau les liqueurs.

Cet essai, toutefois, ne constatera la présence de l'acide sulfurique libre, qu'autant que l'on aura commencé par s'assurer de l'absence des sulfates solubles, puisque la baryte précipite tout aussi bien l'acide sulfurique combiné, que l'acide sulfurique libre.

Si l'acide essayé était supposé contenir tout à la fois de l'acide sulfurique libre et un sulfate, on s'y prendrait comme il suit pour décider la question, et déterminer la proportion de l'acide libre, celle aussi de l'acide combiné.

On déterminerait par une première expérience, la quantité d'acide sulfurique, tant libre que combiné, en versant dans un poids connu d'acide chlorhydrique étendu d'eau, de l'azotate de baryte jusqu'à cessation de précipité, recueillant le dépôt, le lavant, le calcinant, le pesant et déduisant par le calcul, du poids du sulfate de baryte obtenu, le poids de l'acide sulfurique correspondant.

D'autre part, on déterminerait par une seconde expérience, la quantité d'acide sulfurique combiné, en évaporant à siccité, un poids d'acide chlorhydrique égal à celui précédemment employé; calcinant le résidu, le reprenant par l'eau, précipitant encore la solution par l'azotate de baryte, recueillant le précipité, le lavant, le séchant et le pesant.

La différence entre le poids de l'acide sulfurique trouvé par cette seconde expérience, et le poids de celui trouvé par la première, représenterait le poids de l'acide sulfurique libre ; celui-ci se serait en effet dégagé pendant l'évaporation.

Quant à l'arsenic, l'acide chlorhydrique qui en renferme, introduit dans l'appareil de Marsh avec du zinc et de l'eau, donne naissance à du gaz hydrogène arsénié, reconnaissable aux caractères indiqués page 476.

Recherche de l'arsenic.

Essais de l'Acide azotique ou nitrique.

L'acide azotique du commerce ne contient pas des proportions constantes d'acide réel et d'eau ; il doit ces différences à plusieurs causes : à l'état variable de siccité des azotates, de concentration des acides sulfuriques employés ; à ce que tous les fabricants ne faisant pas servir au traitement d'un même poids d'azotate, une même quantité d'acide, le produit distillé entraîne d'autant plus d'eau, que la proportion moindre d'acide sulfurique à 66, a davantage permis à celle-ci de passer dans les récipients ; à ce que l'acide azotique peut être décomposé par la chaleur, ou par les cylindres en fonte dans lesquels se fait l'opération, etc., etc.

On y rencontre presque constamment en outre :

Des sulfates ou des azotates de potasse ou de soude, que l'on y fait dissoudre pour lui donner du degré ; M. Chevalier en a trouvé jusqu'à 8 pour 100.

De l'acide sulfurique, qui s'est volatilisé pendant la décomposition des azotates.

Du chlore, provenant de ce que les matières mises en expérience contenaient des chlorures, et de ce que l'acide chlorhydrique mis à nu par l'acide sulfurique, en même temps que l'acide azotique des azotates, a réagi sur lui et donné naissance à de l'eau, à de l'acide hypoazotique et à du chlore.

De l'acide hypoazotique, ou quelque autre composé oxygéné d'azote, par suite de la réaction qui vient d'être signalée et de la désoxygénation partielle de l'acide azotique, tant par la chaleur que par les cylindres.

Détermination de la proportion d'acide réel. On déterminera la richesse de l'acide, par des procédés semblables à ceux qui nous ont servi à déterminer celle de l'acide chlorhydrique liquide; seulement, la capacité de saturation et le degré aréométrique ne seront plus les mêmes.

100 gr. d'acide azotique réel, exigeront, pour leur saturation,

93 gr. 4 de carbonate de chaux,
et 98   7   —   de soude pur,

au lieu de 139 du premier, de 147 du second.

L'acide azotique destiné aux usages de la pharmacie devra marquer 34° Baumé à+15° de température, au lieu de 22° que doit marquer l'acide chlorhydrique.

Recherche des sels additionnels. Les sels additionnels restent pour résidu quand on l'évapore, ou quand on le distille à siccité, et l'on reconnaît :

L'azotate, aux vapeurs blanches d'acide azotique qu'il répand au contact de l'acide sulfurique concentré; aux vapeurs rutilantes d'acide hypoazotique, qu'il répand au contact du même acide et de la limaille de fer ; à sa manière d'activer la combustion du charbon;

Le sulfate, aux caractères que nous lui avons assignés. (Page 213.)

Recherche de l'acide sulfurique. Les sels solubles de baryte, versés dans l'acide azotique étendu de 8 à 10 fois son volume d'eau distillée, afin de prévenir la précipitation du réactif, y forment un précipité de sulfate de baryte, pour peu qu'il contienne de l'acide sulfurique.

Si l'on s'est à l'avance assuré qu'il est exempt de sulfate soluble, on conclura de cette précipitation que l'acide sulfurique existe libre; dans le cas contraire, on attendra pour prononcer, que l'on ait terminé des expériences comparatives analogues à celles indiquées à l'article acide chlorhydrique. (Page 486.)

Recherche du chlore. L'acide azotique contenant du chlore, produit avec l'azotate d'argent, un précipité blanc de chlorure d'argent, ou tout au moins devient opalin. Chauffé avec une lame d'or, il l'attaque et produit du chlorure d'or qui le colore en jaune; l'acide pur ne trouble pas le sel argentique, n'attaque pas l'or, ne se colore pas.

Enfin, l'acide azotique pur, ne fait que jaunir la narcotine, tandis que l'acide mélangé d'acide hypoazotique la colore fortement en rouge (Couerbe); additionné de quelques gouttes de solution très étendue de bichromate de potasse, il ne se colore pas; tandis que celui-ci prend une teinte verte, due à la formation d'une petite quantité d'oxyde de chrôme. *Recherche de l'acide hypo-azotique.*

Une portion de l'acide chromique est partiellement désoxygénée, par le composé d'azote non saturé d'oxygène. (Ad. Rose.)

Essais de l'Acide sulfurique.

Déjà nous l'avons dit en traitant de sa préparation, l'acide sulfurique peut être obtenu anhydre; mais dans le commerce on ne le rencontre qu'à l'état d'hydrate. Celui de nos fabriques renferme au moins un atome d'eau ou 112 parties pour 501 d'acide réel; celui dit de Nordhaausen, quoiqu'en renfermant moins, puisqu'il constitue un mélange d'acide anhydre et d'acide à un atome d'eau, en contient cependant aussi.

En outre, on y peut supposer :

1° De l'acide azotique, provenant de ce qu'il s'en produit durant l'opération, ou de ce que l'on en fait arriver dans les chambres en plomb, à l'état de vapeur, pour qu'il y serve à la transformation du gaz sulfureux en acide sulfurique; ou bien encore, de ce que les fabricants sont dans l'usage d'ajouter à l'acide sulfurique, que des matières organiques auraient accidentellement noirci, de l'acide azotique destiné à le blanchir, en brûlant les matières carbonisées.

2° De l'acide hypoazotique et du bioxyde d'azote, indispensables à sa production, véritables véhicules de l'oxygène que doit absorber le gaz sulfureux. (Voir sa préparation.)

3° Du plomb à l'état de sulfate, parce qu'on le prépare dans des chambres en plomb, parce qu'on l'évapore en partie dans des chaudières en plomb.

4° De l'arsenic, sans doute à l'état d'acide arsénieux.

Le plus habituellement, on se contente de déterminer le degré aréométrique de cet acide; l'action profondément décomposante qu'il exerce sur la plupart des corps, son pouvoir *Détermination de la proportion d'acide réel.*

dissolvant très restreint, ne permettant guère d'y faire dissoudre des matières capables d'en changer artificiellement la densité, le degré; et d'un autre côté, cette densité augmentant proportionnellement à l'acide réel.

Il doit marquer 66° au pèse-acide de Baumé, à la température de $+15°$, en d'autres termes, avoir une densité représentée
par 1,847°, celle de l'eau étant 1.

Cependant, si l'on tenait à connaître l'exacte proportion d'eau
et d'acide, on s'y prendrait ainsi qu'il a été dit au sujet des acides chlorhydrique et azotique, à cela près que l'on abandonnerait l'emploi du carbonate de chaux.

Le sulfate de chaux qui se produirait, en restant attaché au
fragment de carbonate indécomposé, le défendrait de l'action de
l'acide, et plus tard empêcherait d'évaluer la quantité de carbonate détruit.

100 gr. d'acide anhydre représentant
122,4   — à 66° ou à un atome d'eau,

exigent pour leur saturation :

133,2 de carbonate de soude sec et pur.

L'acide sulfurique et la soude se combinent en effet atome
à atome, pour produire un sulfate neutre, et

L'atome d'acide anhydre pèse 501,165
— de carbonate de soude 667,336

D'où la proportion :

$$501,165 : 667,336 :: 100 : X = \frac{667,336 \times 100}{501,165} = 133,2$$

Le protosulfate de fer est un excellent réactif pour découvrir
dans l'acide sulfurique les plus légères traces d'acide azotique,
d'acide hypoazotique et de bioxyde d'azote. Ces trois composés communiquent au sel qu'on y délaie à l'état de poudre, une
teinte rouge ou d'un brun rouge. (Desbassins de Richemond.)

Et comme, des trois composés d'azote précités, les deux
derniers seuls réagissent sur le bichromate de potasse dont ils
ramènent l'acide à l'état d'oxyde de chrôme vert, on voit qu'il
sera possible, non-seulement de reconnaître si l'acide essayé,
contient quelque composé oxygéné d'azote, mais encore si ce

composé est de l'acide azotique, de l'acide hypoazotique, ou du bioxyde d'azote.

Ce sera de l'acide azotique, si le liquide est coloré en rose par le protosulfate de fer, et ne l'est pas en vert par le bichromate de potasse, ajouté goutte à goutte en solution concentrée; de l'acide hypoazotique ou du bioxyde d'azote, s'il est à la fois coloré en rose par le protosulfate, en vert par le bichromate.

S'agit-il du plomb;

On étendra l'acide de plusieurs fois son volume d'alcool, afin d'essayer la précitation du sulfate de plomb, beaucoup moins soluble dans l'acide étendu que dans l'acide concentré, sous forme de poudre blanche insoluble dans l'eau, noircissant au contact de l'acide sulfhydrique, et des sulfhydrates.

Recherche du plomb.

Après l'avoir étendu d'eau et neutralisé au moyen de la potasse, de la soude ou de l'ammoniaque, l'on y versera : soit de l'acide sulfhydrique liquide, soit un sulfhydrate, afin de produire s'il y a lieu, la précipitation du plomb à l'état de sulfure noir.

La saturation préalable de l'acide est nécessaire, car en réagissant sur l'acide sulfhydrique, l'acide sulfurique même étendu, pourrait isoler une portion de soufre, susceptible de rendre le liquide laiteux, et partant de troubler les résultats.

Quant à l'arsenic;

M. Vogel a recommandé de faire passer au travers de l'acide sulfurique concentré, un courant de gaz sulfhydrique. Est-il pur; le gaz sulfhydrique et une portion correspondante d'acide sulfurique se décomposeront en eau, en acide sulfureux, et en soufre qui se déposera seul.

Recherche de l'arsenic.

Contient-il de l'arsenic; il se déposera en même temps que du soufre, du sulfure d'arsenic; en sorte que le dépôt qui d'abord n'aurait rien cédé à l'ammoniaque liquide, lui cédera du sulfure d'arsenic, que l'addition d'un léger excès d'acide chlorhydrique en précipitera, sous forme de poudre jaune ou d'un blanc jaunâtre.

A ce procédé, on substitue avec avantage celui qui consiste dans l'emploi de l'appareil de Marsh, tel que nous l'avons décrit à l'article *Essais de l'Antimoine.*

L'acide sulfurique arsénifère serait dangereux par lui-même, si on le faisait entrer dans les limonades sulfuriques, dans l'eau de Rabel, etc., etc.; il introduirait de l'arsenic dans un grand nombre de médicaments qu'il servirait à préparer.

M. Vogel a retrouvé de l'arsenic dans le phosphore provenant d'os calcinés, traités par l'acide sulfurique arsénifère; de l'acide arsénique, dans l'acide phosphorique obtenu en traitant par l'acide azotique, ce même phosphore arsénifère.

Ce chimiste a vu aussi, que le phosphate de soude préparé avec le phosphate acide de chaux, provenant du traitement des os par l'acide sulfurique impur, contenait de l'arsenic.

Enfin, tout récemment, M. Dupasquier s'est assuré que cet acide introduit dans l'acide chlorhydrique qu'il sert à préparer, une partie de l'arsenic qu'il contient.

L'existence de l'arsenic dans l'acide sulfurique n'a rien qui doive surprendre, quand on considère que les sulfates de fer employés à la préparation de celui de Nordhaausen, en renferment presque toujours, et que les soufres employés à la préparation de l'acide ordinaire en renferment souvent aussi.

LVe LEÇON.

Essais de la Magnésie calcinée, du Bioxyde de manganèse, du Bioxyde de mercure, du Protoxyde de plomb fondu ou litharge, de l'Ammoniaque liquide.

Essais de la Magnésie calcinée.

Jusqu'à ces derniers temps, on se contentait de constater dans la magnésie caustique ou décarbonatée, l'absence de l'acide carbonique, qu'aurait pu y laisser la calcination incomplète du carbonate de magnésie employé à sa préparation ; mais les expériences de M. Eug. Dubail ont prouvé, qu'il y fallait aussi constater celle de l'eau. En effet, soit qu'après avoir calciné le carbonate de magnésie, les fraudeurs fassent digérer dans l'eau le produit de cette calcination, et le dessèchent à la température du bain-marie, incapable de décomposer l'hydrate ; soit qu'ils dessèchent, à cette même température, l'hydrate de magnésie provenant de la décomposition par la potasse ou par la soude caustique, des sels solubles de cette base ; toujours est-il, que la magnésie du commerce constitue parfois un véritable hydrate, analogue à celui de la nature.

En calcinant au rouge un poids donné de magnésie parfaitement décarbonatée, et pesant le résidu avant qu'il ait pu reprendre à l'air de l'eau hygrométrique, on déterminerait très exactement la proportion d'eau ; elle correspondrait à la perte.

On signalerait l'existence de l'acide carbonique combiné, au moyen des acides : la magnésie parfaitement décarbonatée s'y dissout sans effervescence ; la magnésie incomplétement décarbonatée donne lieu à un dégagement d'acide carbonique.

On devra faire usage d'acides étendus d'eau, et n'agir que sur de la magnésie calcinée depuis quelque temps, autrement, l'élévation de température qui résulterait de la combinaison des acides concentrés avec la base, ou de l'emploi d'une matière encore chaude, pourrait produire par la vaporisation d'une certaine quantité d'eau, une sorte de bouillonnement simulant une effervescence.

Il ne sera pas inutile de constater dans cette magnésie, l'absence de la chaux, qu'aurait pu y introduire la calcination d'un carbonate de magnésie mélangé de carbonate de chaux. Les moyens que nous indiquerons en traitant du carbonate de magnésie, devraient alors être employés.

Essais du Bioxyde de manganèse.

Nous avons vu que le bioxyde de manganèse naturel, suivant qu'il provient de telle ou telle localité, suivant aussi qu'il a été recueilli plus ou moins privé de la gangue qui l'accompagne dans ses divers gissements, renferme, entre autres matières étrangères :

Du carbonate de chaux,
Du fluate de chaux,
Du sulfate de baryte,
De l'argile,
Du sesquioxyde de manganèse, } hydratés.
    —   de fer,

Or, comme la présence de ces matières, même en les supposant incapables de troubler autrement les résultats, offre le grave inconvénient de diminuer la proportion du produit essentiel de l'opération, soit que le bioxyde serve à l'extraction de l'oxygène, parce qu'il en fournit d'autant moins que la proportion de matières étrangères est plus considérable; soit qu'il serve à l'extraction du chlore, parce que la quantité de chlore mise à nu, est proportionnelle à celle de l'oxygène que l'oxyde peut céder au métal du chlorure de sodium, ou à l'hydrogène de l'acide chlorhydrique; on voit qu'il importe au pharmacien de l'essayer. Ses expériences auront pour but de déterminer :

La proportion de chlore que le bioxyde peut fournir,

La proportion d'acide nécessaire à son traitement.

En effet, le carbonate de chaux, les argiles, les sesquioxydes en absorbant une portion d'acide, diminuent d'autant celle qui doit déterminer la réaction sur le bioxyde, et partant peuvent prévenir l'effet qu'on en attend, à moins qu'on n'emploie un grand excès d'acide, d'ou augmentation du prix de revient.

Pour faire le premier essai :

On prend 3^{gr}, 979 d'oxyde réduit en poudre fine, on les place dans un matras, avec 25 centimètres cubes. d'acide chlorhydrique liquide, exempt d'acide sulfureux, ou son équivalent en poids; on adapte au matras un tube recourbé dont la seconde branche plonge au fond d'une éprouvette contenant un demi-litre de lait de chaux assez clair ; puis l'on fait bouillir de manière à rendre le dégagement du gaz assez lent, pour que son absorption que l'on favorise en maintenant la chaux en suspension au moyen d'un tube agitateur, soit complète. Quand l'atmosphère du matras est incolore, quand l'échauffement du tube indique le passage de la vapeur d'eau, on arrête l'opération, on ajoute au lait de chaux la quantité d'eau nécessaire pour compléter un litre de solution, on laisse déposer; on décante la liqueur et l'on détermine sa richesse en chlore, par les moyens relatés en traitant des essais des chlorures d'oxydes.

Plus le volume de chlore contenu dans la liqueur à l'état de chlorure de chaux, sera considérable, plus l'oxyde mis en expérience aura de valeur.

Les quantités précitées d'oxyde pur, fourniraient une dissolution contenant un litre de chlore à 0° et sous la pression de 0^m,76, ou, ce qui revient au même, détruisant un litre de liqueur d'épreuve.

Pour faire le second essai :

On répète l'opération précédente, mais en employant cette fois, une quantité d'acide chlorhydrique liquide, dont on a précédemment déterminé la richesse, autrement dit la proportion d'acide réel (pag. 482), de plus, en recevant le gaz dans l'eau.

Quand il ne s'en produit plus, on mélange l'eau qui l'a reçu avec le liquide du matras, et l'on détermine de nouveau la quantité d'acide réel que le mélange contient. Dès lors, sachant combien d'acide on avait employé, combien il en est resté en excès, on sait combien il en a disparu, combien, par conséquent, il faut en employer pour produire le résultat voulu, à savoir : le passage complet du bioxyde à l'état de protoxyde, ou plutôt de protochlorure.

En général, le bioxyde de bonne qualité ne consomme qu'une quantité d'acide chlorhydrique réelle, double de celle du chlore qu'il peut fournir.

Si l'acide essayé en consomme davantage, on y verra la preuve de la présence de matières étrangères, qui le neutraliseraient en pure perte pour l'opération.

Le bioxyde en prismes, offrant un brillant métallique prononcé, ou celui formé d'aiguilles rayonnantes, encore pourvues de l'éclat métallique, est préférable au bioxyde amorphe. L'on doit rejeter celui qui fait une vive effervescence avec les acides, et se défier de l'oxyde en poudre qu'il est si facile de frauder.

Essais du Bioxyde de mercure.

L'oxyde rouge de mercure obtenu par la calcination de l'azotate, le seul à vrai dire que l'on emploie en pharmacie, retient fréquemment du sous-azotate, par suite d'une calcination incomplète, et pourrait lui devoir une action trop vive sur l'économie animale.

A l'état de poudre il peut en outre renfermer :

De la brique pilée, du minium, même des poudres d'origine organique, de couleur rouge.

Recherche
du
sous-azotate.

L'on y constate la présence du sous-azotate par l'un des procédés suivants :

Calciner dans un tube en verre, fermé à l'une de ses extrémités, et dans la partie supérieure duquel on a placé une languette de papier bleu de tournesol, préalablement humecté d'eau, une certaine quantité de bioxyde.

Est-il pur ; il se transforme tout entier en oxygène et en mercure; l'on ne voit apparaître aucune vapeur, le papier ne change pas de teinte.

Est-il impur; il se produit des vapeurs rutilantes d'acide hypo-azotique, et ces vapeurs absorbées par l'humidité du papier, en font passer au rouge la teinte bleue.

Placer dans un tube semblable, un mélange de limaille de fer et de bioxyde, l'humecter légèrement, puis verser dessus , goutte à goutte, de l'acide sulfurique concentré.

Pour peu que l'oxyde contienne de l'azotate, l'acide azotique est éliminé par l'acide sulfurique, et se trouvant en présence du fer, il réagit sur lui, produit des vapeurs rutilantes rougissant le papier bleu.

Si l'oxyde de mercure contient de la brique pilée ou du mi-nium, sa calcination, au lieu de ne produire que du gaz oxygène et du mercure, qui tous deux disparaissent, laisse : *Recherche de la brique et du minium.*

Dans le premier cas, un résidu de brique pilée; dans le se-cond, un résidu de protoxyde de plomb, par suite de la désoxy-génation partielle du minium. Ce dernier résidu est soluble dans l'acide azotique, l'autre y est insoluble.

Au lieu de se dissoudre tout entier dans l'acide azotique, en produisant de l'azotate de bioxyde de mercure, il laisse au fond du vase de la brique ou du peroxyde de plomb. Une partie du minium se trouve alors ramenée à l'état de protoxyde, tan-dis que l'autre, absorbant l'oxygène perdu par la précédente, se convertit en peroxyde.

La couleur brune de ce peroxyde annoncerait la présence du minium, rien qu'en touchant avec un tube imprégné d'acide azotique concentré, le bioxyde de mercure qui en renfermerait une notable proportion.

Dans le cas enfin de la présence des matières organiques , l'acide azotique qui ne les dissout pas, les mettrait à nu ; et d'un autre côté, le mélange calciné dans un appareil disposé de ma-nière à recevoir les gaz, dans une solution de chlorure de calcium additionnée d'ammoniaque; fournirait, au lieu de gaz oxygène, incapable de troubler le liquide, du gaz acide carbonique, et par suite, du carbonate de chaux. *Recherche des poudres organiques.*

Essais du Protoxyde de plomb fondu, litharge.

On rencontre dans le commerce trois sortes de litharge : l'une, habituellement désignée sous le nom de litharge d'Allemagne, de litharge de Hambourg, contient toujours de la silice, des oxydes de fer et de cuivre; les deux autres, appelées litharge de France, litharge Anglaise, ne contiennent ni silice, ni oxydes de fer ou de cuivre, ou du moins en contiennent fort peu.

Il importe que le pharmacien constate la pureté de la litharge, alors surtout qu'il veut la faire servir à la préparation de l'emplâtre simple, que la silice interposée rendrait grenu, que les oxydes de fer et de cuivre coloreraient; ou bien à celle du sous-acétate de plomb liquide (extrait de saturne), que ces mêmes oxydes coloreraient egalement.

Recherche de la silice. Lorsqu'on recherche la silice dans la litharge, on la traite par l'acide azotique bouillant.

Elle se dissout tout entière quand elle est pure, autrement laisse un résidu de silice reconnaissable à la faculté qu'elle possède, étant calcinée avec de la potasse ou de la soude caustique, de produire un verre soluble dans l'eau et décomposable par les acides.

Recherche des oxydes de fer et de cuivre. Lorsqu'il s'agit de rechercher les oxydes de fer ou de cuivre, on dissout le tout dans l'acide azotique, on évapore la liqueur à siccité, afin de chasser l'excès d'acide, sans cependant pousser la dessiccation de manière à décomposer l'azotate de fer, que la faible affinité de son oxyde pour l'acide, rend facilement décomposable; on reprend par l'eau le produit de l'évaporation, on verse dans la liqueur du sulfate de soude dissous, tant qu'elle se trouble, on filtre, et finalement on essaie par les réactifs, la liqueur filtrée.

Le sulfate de soude, par double décomposition, aura précipité tout le plomb à l'état de sulfate d'un blanc mat, tandis que le fer et le cuivre seront restés en dissolution; dès lors, l'ammoniaque versée dans la liqueur, y produira un précipité complexe de peroxyde de fer et de bioxyde de cuivre; puis, redissoudra ce dernier en se colorant en bleu.

Le cyanure jaune de potassium y produira un précipité de couleur sale, tirant sur le bleu ou sur le marron, suivant que le fer ou le cuivre dominera.

Une lame de fer bien décapée qu'on y plongera, s'y recouvrira d'une couche de cuivre métallique, surtout après qu'on aura commencé par l'aciduler.

M. Le Doyen a proposé de substituer à cet ancien procédé, celui, plus expéditif, qui consiste à triturer à froid, pendant un quart d'heure, environ 2^{gr} de litharge en poudre très fine, avec 32^{gr} d'acide sulfurique étendu de 12 fois son poids d'eau; à laisser déposer; à décanter et à soumettre la liqueur à l'action des réactifs.

Ce procédé est inférieur au précédent en ceci : que, lorsque la proportion de fer ou de cuivre contenue dans la litharge est très faible, les oxydes de ces métaux, défendus qu'ils sont du contact de l'acide par la litharge et par le sulfate de plomb qui se forme, ne se dissolvent pas.

Enfin, un troisième mode d'essai très fréquemment employé par le pharmacien, et avec d'autant plus de succès, lorsqu'il s'agit de faire servir la litharge à la préparation de l'emplâtre simple, qu'il fournit un résultat d'une valeur immédiatement applicable à la circonstance, est celui-ci : à l'aide de la chaleur, on forme avec une partie de litharge, deux fois autant d'huile d'olive et d'axonge, plus un peu d'eau, une masse emplastique, et l'on considère l'oxyde comme de bonne qualité, quand il fournit un emplâtre bien homogène, bien lié, d'un blanc légèrement jaunâtre, sans teinte tirant sur le bleu ou sur le rouge.

Essais de l'Ammoniaque liquide.

L'ammoniaque liquide du commerce peut contenir une proportion trop forte ou trop faible de gaz ammoniac.

Du sulfate,
Du chlorhydrate, } d'ammoniaque;
Du carbonate,
Des matières empyreumatiques;

Une proportion trop forte, mais plus ordinairement trop faible de gaz ammoniac ;

Parce que le fabricant n'aurait pas fait passer au travers de l'eau destinée à le dissoudre, une suffisante quantité de gaz, ou bien encore, n'aurait pas convenablement refroidi l'eau dont celui-ci tend à élever la température, en abandonnant le calorique latent qui le maintenait à l'état de fluide aériforme.

Du chlorhydrate ou du sulfate d'ammoniaque ;

Parce que ces sels, échappés à l'action décomposante de la chaux se serait volatilisés, ou plutôt, auraient été entraînés dans les récipients, à la faveur des gaz et des vapeurs.

Du carbonate d'ammoniaque ;

Parce que l'ammoniaque aurait repris de l'acide carbonique à l'air, ou plutôt aurait été préparée avec de la chaux imparfaitement décarbonatée.

Des matières empyreumatiques ;

Parce que le sulfate ou le chlorhydrate qu'on aurait fait servir à l'opération, aurait été employé impur, imparfaitement privé des huiles pyrogénées produites pendant la distillation des matières animales.

Détermination de la proportion du gaz ammoniac réel

Pour déterminer avec exactitude la proportion de gaz conenu dans l'ammoniaque liquide, le mieux serait de déterminer a quantité d'acide nécessaire à la saturation d'une quantité donnée de cette ammoniaque.

En effet, les acides et les bases se combinant en proportions constantes, pour former des sels neutres; une même quantité de base exige toujours pour sa saturation, une même quantité d'acide, *et vice versa.* Par conséquent, la quantité de gaz ammoniac réel tenu en dissolution dans le liquide qui nous occupe, est proportionnelle à la quantité d'acide neutralisé par lui.

Le gaz ammoniac et le gaz chlorhydrique se combinent atome à atome, en poids, dans le rapport

De 107,2374 du premier,
A 227,5648 du second.

L'ammoniaque liquide mise en expérience, renfermerait donc autant de fois un gramme de gaz ammoniac réel, qu'elle exigerait de fois, pour sa saturation, 2^{gr} 1315 de gaz chlorhydrique, représentés par une quantité d'acide chlorhydrique liquide, capable de neutraliser $2^{gr},96$ de carbonate de chaux.

$$107,2374 : 227,5648 :: 1 : x = \frac{1 \times 227,5648}{107,2374} = 2,1315$$

Or comme, d'après Davy, l'ammoniaque liquide des pharmacies renferme 19/100 de gaz ammoniac, 100 parties de cette ammoniaque doivent très approximativement saturer 40 parties de gaz chlorhydrique, ou son équivalent d'acide liquide.

Toutefois, en raison de ce que la densité de l'ammoniaque liquide, est d'autant plus faible qu'elle tient en dissolution plus de gaz, contrairement à ce qui a lieu pour la plupart des dissolutions analogues; en raison aussi de ce qu'il est fort difficile de communiquer artificiellement à un liquide quelconque, de la légèreté spécifique, quoiqu'il soit très facile de lui communiquer de la densité; on peut conclure son état de concentration, de sa pesanteur spécifique déterminée, soit au moyen de la balance, soit, et plus aisément, au moyen du pèse-alcool.

Alors l'opération se réduit à plonger l'instrument dans une éprouvette remplie d'ammoniaque liquide, à+15°, et à noter le point d'affleurement. Il est d'ailleurs facile d'obtenir la température précitée, puisqu'il suffit d'entourer l'éprouvette d'eau à cette température.

Sans la précaution d'opérer à une température constante, la densité des liquides diminuant quand la température s'élève, augmentant quand elle s'abaisse, on risquerait d'attribuer à la présence d'une plus grande proportion de gaz, la diminution de densité qu'entraînerait la seule élévation de température, et réciproquement, à la présence d'une moindre quantité de gaz, l'augmentation de densité produite par l'abaissement de température.

Le Codex prescrit d'employer l'ammoniaque liquide, marquant 22° au pèse-alcool de Baumé, à la température de+15° centigrades, ou, ce qui revient au même, d'une densité représentée par 0,9291, celle de l'eau l'étant par 1000.

Pour faire sentir l'importance de la détermination exacte de la densité, ou du degré de l'ammoniaque liquide, il suffira de montrer, par la table suivante due à Davy, combien une légère variation de densité entraîne cependant de différences dans les proportions relatives de gaz et d'eau qui la constituent.

Degrés de Baumé.	Densité.	Quantité de gaz ammoniaque, exprimée en millièmes du poids de la solution.
31,	0,8750	0,325
25	0,9054	0,254
23,5	0,9166	0,221
22,5	0,9255	0,195
20,5	0,9326	0,175
19,5	0,9385	0,159
18,7	0,9435	0,145
17	0,9545	0,116
16	0,9597	0,102
14,7	0,9692	0,095

Recherche de l'acide sulfurique. L'azotate de baryte, par la formation d'un précipité blanc de sulfate de baryte, constatera la présence de l'acide sulfurique, et par suite, celle du sulfate d'ammoniaque.

On ne devra pas négliger de s'assurer de l'insolubilité du précipité dans l'acide azotique, car l'ammoniaque en partie carbonatée, produit avec les sels solubles de baryte, un précipité blanc de carbonate de baryte, susceptible d'être confondu avec le sulfate, si l'acide azotique qui le dissout avec effervescence, ne l'en faisait immédiatement distinguer.

Recherche de l'acide chlorhydrique. A son tour, l'azotate d'argent que l'on sait précipiter l'acide chlorhydrique libre ou combiné, partout où il se trouve; en donnant naissance à du chlorure d'argent d'un blanc mat, insoluble dans l'eau, dans l'acide azotique, et soluble dans l'ammoniaque, permettra de constater l'existence de l'acide chlorhydrique ou plutôt celle du chorhydrate d'ammoniaque. Mais, par cela même, que le chlorure d'argent est soluble dans l'ammoniaque; afin de prévenir sa solution au fur et à mesure de sa formation, on commencera par neutraliser l'ammoniaque au moyen d'un acide quelconque, l'acide chlorhydrique excepté.

Le chlorure d'argent n'étant soluble que dans l'ammoniaque caustique, restera insoluble quand celle-ci aura été sursaturée, et tantôt se précipitera sous forme de flocons caillebotés, tantôt ne fera que communiquer au liquide une teinte légèrement opaline, suivant que la proportion d'acide chlorhydrique sera considérable ou faible.

Observons que, de ce que l'ammoniaque mise en expérience, aurait donné des preuves de l'existence des acides chlorhydrique et sulfurique, il ne faudrait pas se hâter de conclure la présence du sulfate et du chlorhydrate d'ammoniaque, puisqu'en fabrique, l'eau commune employée à la dissolution du gaz, contient des traces de sulfates et de chlorures alcalins.

Aux essais que nous avons relatés, il faudrait ajouter l'évaporation à siccité de l'ammoniaque liquide; les sulfates et les chlorures de l'eau commune étant fixes, resteraient pour résidu, même après calcination, tandis que les sels ammoniacaux volatils disparaîtraient.

Quand on y recherchera le carbonate d'ammoniaque, on y *Recherche de l'acide carbonique.* versera de l'eau de baryte, ou mieux, de l'eau de chaux, toutes deux susceptibles, en s'emparant de l'acide carbonique, de produire un précipité blanc de carbonate de chaux ou de carbonate de baryte, soluble dans l'acide azotique.

C'est parce que la chaux, dont le sulfate est plus soluble qu'elle ne l'est elle-même, ne présente pas, comme la baryte, l'inconvénient de précipiter à la fois l'acide carbonique et l'acide sulfurique; que l'on préfère l'eau de chaux à l'eau de baryte. Elle n'oblige pas, comme celle-ci, à préciser la nature du dépôt, au moyen de l'acide azotique.

La recherche des matières empyreumatiques consistera : *Recherche des matières empyreumatiques.*

Soit à placer une petite quantité d'ammoniaque liquide dans la paume de la main, à l'y laisser évaporer, afin de pouvoir saisir l'odeur d'empyreume, après que celle de l'ammoniaque moins persistante, aura disparu; soit à sursaturer l'ammoniaque par l'acide sulfurique étendu, puis à évaporer à siccité.

L'ammoniaque pure fournit pour résidu un sel incolore et sans odeur d'empyreume, l'ammoniaque impure, un sel plus ou moins coloré, d'odeur plus ou moins empyreumatique.

On a conseillé de sursaturer l'ammoniaque par l'acide sulfurique concentré, admettant que cet acide ne colorait pas l'ammoniaque pure, et colorait l'ammoniaque empyreumatique, par suite de la réaction qu'il exerce sur presque toutes les matières organiques ; mais le peu d'altérabilité des huiles pyrogénées, leur faible proportion, rendent cette épreuve fort incertaine ; souvent leur décomposition n'a pas lieu, ou ne produit pas une coloration sensible.

Si l'on pensait devoir tenter ces réactions, on devrait verser l'ammoniaque dans l'acide sulfurique, afin que celui-ci pût réagir plus profondément sur les matières empyreumatiques, et l'y verser goutte à goutte, afin que l'élévation de température produite au moment du contact d'une masse d'ammoniaque et d'acide, ne pût, en dégageant instantanément un volume considérable de gaz, projeter une partie du mélange, par suite blesser l'opérateur.

LVIᵉ LEÇON.

Essais du Kermès, de l'Iodure de potassium, du Sel marin, du Protochlorure de mercure, des Chlorures d'oxydes, des Carbonates de magnésie et de plomb, du Sulfate de magnésie, du Phosphate de soude, de la Pierre infernale.

Essais du Kermès.

La brique pilée, le peroxyde de fer, le soufre doré, sont les matières les plus ordinairement employées à sophistiquer le kermès ; celui surtout que l'on emploie dans la médecine vétérinaire.

La brique pilée s'y reconnaît aisément, en traitant par l'acide chlorhydrique concentré et bouillant le kermès qui en contient; elle reste pour résidu, tandis que le sulfhydrate d'antimoine perd son acide sulfhydrique qui se dégage, et passe à l'état de chlorure d'antimoine, soluble dans l'excès d'acide. Recherche de la brique pilée.

Le peroxyde de fer se reconnaît, à son tour, à l'aide d'un procédé semblable à celui qui déjà nous a servi à découvrir son métal dans l'antimoine. Recherche du protoxyde de fer.

On traite à chaud le kermès par l'acide chlorhydrique; l'oxyde de fer et l'antimoine se dissolvent; l'on concentre les liqueurs en consistance sirupeuse, dans le but de séparer l'excès d'acide; on verse le produit dans une grande quantité d'eau, afin de précipiter la majeure partie de l'antimoine à l'état d'oxychlorure; on filtre, et, dans la liqueur retenant tout le fer et un peu d'antimoine, on fait passer un courant de gaz sulfhydrique. Il ne précipite que l'antimoine, en sorte que la nouvelle liqueur essayée par les réactifs, indique d'une manière nette la présence du fer,

M. Vogel propose d'employer à la recherche du soufre doré, l'un des procédés suivants : Recherche du soufre doré.

1° De traiter à chaud le kermès par 8 fois environ son poids d'essence de térébenthine, et de filtrer; s'il est pur, il ne cède rien à l'essence, il ne la colore même pas; s'il est mélangé de soufre doré, il la colore en jaune orangé, et lui cède du soufre que le refroidissement fait se déposer sous forme de petits cristaux aiguillés;

2° De le traiter à froid par l'ammoniaque à 0,931 de densité $=20°$ B.; le kermès pur ne la colore pas, le kermès mélangé de soufre doré la colore en jaune foncé.

On peut se rappeler que ce sont précisément les moyens dont nous nous sommes servis pour distinguer le kermès du soufre doré, mais alors avec plus d'avantages, parce que l'existence simultanée des deux corps, ne pouvait, comme ici, troubler les résultats.

Essais de l'Iodure de potassium.

La forme cristalline tout à fait analogue de cet iodure et du chlorure de sodium, tous deux susceptibles de cristalliser en cubes se disposant de manière à former des espèces de trémies; le prix comparativement faible du second, font que souvent on les mélange.

Deux procédés, l'un dû à Robiquet, l'autre à Sérullas, permettront de constater la fraude.

Procédé
de Robiquet.

Robiquet, après avoir isolément calciné de l'iodure de potassium pur, et l'iodure qu'il supposait falsifié, afin de les obtenir tous deux parfaitement secs, en dissolvait des poids égaux dans des quantités égales et très petites d'eau distillée, introduisait les deux dissolutions dans des petites cornues tubulées à l'émeri, versait dessus des poids égaux aussi d'acide azotique pur, puis chauffait, en ayant le soin de maintenir les récipients à une basse température.

L'acide azotique cédait une partie de son oxygène au potassium, et de là de l'azotate de potasse fixe et de l'iode volatil. Celui-ci était recueilli aussitôt que la décoloration complète du résidu avait eu lieu, fortement comprimé entre des feuilles de papier non collé, et pesé.

Des poids égaux d'iodure au même état de pureté, décomposés dans des conditions semblables, ne pouvant que fournir des poids égaux d'iode; l'iodure essayé était considéré comme fraudé, quand la proportion d'iode fournie par lui restait très sensiblement inférieure à celle fournie par l'iodure type.

1 atome d'iodure de potassium est formé de :

1 atome de potassium, pesant   489,916
et de 2 atomes d'iode,   1579,700
$\overline{}$
2069,416

Ce qui revient à dire, que 100 d'iodure devront donner 75,8 4 d'iode.

Ce procédé offre l'inconvénient d'obliger à recueillir la totalité de l'iode, chose fort difficile; mais on se peut mettre à l'abri des erreurs que pourrait entraîner sa déperdition, en s'assurant de l'absence du chlorure dans le résidu de l'opération.

A cet effet, on calcinerait fortement le résidu, afin d'en séparer tout l'acide azotique et les dernières portions d'iode libre ; on le dissoudrait dans l'eau, et l'on verserait dans la dissolution

de l'azotate d'argent. L'iodure pur n'ayant fourni pour résidu
que de l'azotate de potasse, le sel d'argent ne troublerait pas la
liqueur ; dans le cas contraire, le résidu se composant d'azotate
et de chlorure, le sel d'argent la troublerait.

Observons qu'il serait bon aussi, de constater la solubilité
complète du précipité argentique dans l'ammoniaque ; car, si,
par une cause quelconque, une portion de l'iodure fût restée indécomposée, sa réaction sur l'azotate d'argent aurait produit de
l'iodure d'argent insoluble, et, sous ce rapport, susceptible
d'être confondu avec le chlorure, si l'on n'avait point égard à
cette différence, savoir :

Que le chlorure est soluble et l'iodure insoluble dans l'ammoniaque caustique.

Le procédé de Serullas, repose précisément sur l'insolubilité
de l'iodure, et sur la solubilité du chlorure d'argent dans l'ammoniaque.

Procédé de Sérullas.

Il est très exact, d'un emploi facile, mais dispendieux, en raison même du prix élevé du réactif.

Sérullas dissolvait dans l'eau distillée un poids connu d'iodure de potassium sec, versait dans la liqueur un léger excès
d'azotate d'argent, laissait former le dépôt composé de chlorure
et d'iodure d'argent, décantait le liquide surnageant et le remplaçait par de l'ammoniaque liquide. Au bout de quelques instants de contact, pendant lesquels il avait agité le mélange, il
laissait déposer de nouveau, remplaçait à son tour l'ammoniaque plus ou moins saturée de chlorure d'argent, par de nouvelle ammoniaque ; répétait ces traitements jusqu'à ce que la solution ammoniacale ne laissàt plus précipiter de chlorure par
l'addition de l'acide azotique en excès, recueillait le résidu exclusivement formé d'iodure, le séchait, le pesait, et, de sa quantité, concluait par le calcul, le poids d'iodure correspondant.

```
100 parties d'iodure de potassium pur fourniront
141      —     d'iodure d'argent.
```

Dans le cas où il y aurait perte, celle-ci représenterait le poids
du chlorure ; mais, pour être plus certain encore de sa présence,
on n'aurait qu'à réunir les liqueurs ammoniacales, qu'à les sur-

saturer par l'acide azotique, qu'à recueillir le chlorure d'argent qu'elles laisseraient déposer, et finalement, qu'à déduire par le calcul, du poids du chlorure d'argent obtenu, le poids du chlorure de sodium de la décomposition duquel il proviendrait.

Un atome de chlorure d'argent pèse 1794,25
  —   —   de sodium ;—   733,55

100 parties de chlorure d'argent représenteraient, par conséquent, 40,89 de chlorure de sodium.

Essais du Chlorure de sodium.

(Sel marin.)

Le sel marin du commerce, a différentes origines, il provient :

De l'exploitation des mines de sel gemme, de l'évaporation des eaux de la mer et de certaines sources salées ;

Du traitement des soudes de varechs dont on extrait l'iode ;

De la fabrication de l'azotate de potasse ou salpêtre, et parce que les matériaux salpêtrés en renferment naturellement, et parce qu'il s'en produit durant l'opération.

Le sel gemme est très sensiblement pur, le sel des eaux de la mer, auquel on peut assimiler celui des sources salées, contient quelquefois

De l'iodure de sodium, du chlorure de potassium, du sulfate et du chlorhydrate de magnésie, du sulfate de chaux, même du carbonate de chaux et du sable, provenant du sol sur lequel les tas de sels ont été déposés.

Toutefois, lorsqu'il renferme ces sels étrangers, la proportion en est tellement faible, qu'il faut, par exemple, pour y trouver des traces sensibles de potasse, de magnésie ou d'iode, commencer par en faire dissoudre 5 ou 6 kil. dans l'eau, en retirer par évaporation et cristallisation les 11/12 environ, et concentrer dans le dernier douzième, la totalité des sels de magnésie et de potasse, la totalité de l'iodure alcalin précédemment répartie dans toute la masse.

Au contraire, le sel marin des soudes de varechs, et celui des salpêtriers, renferment, on peut dire constamment, le premier, de l'iodure et du chlorure de potassium, du sulfate de potasse sans sels de magnésie (ceux-ci n'ayant pu exister conjointement avec le carbonate alcalin, qui faisait partie du produit de l'incinération des plantes); le second, des sulfates et des chlorhydrates à bases de potasse et de magnésie, parfois même des azotates.

Ces corps étrangers y sont en proportion assez considérable, pour qu'il soit possible de démontrer leur présence, non-seulement dans la masse saline, mais encore dans la plupart des mélanges frauduleux qu'il n'est pas rare de rencontrer dans le commerce.

Le sel marin blanc valant, terme moyen, de 50 à 52 francs les 100 kil., tandis que le sel des salpêtriers ne vaut guère que de 32 à 34 fr., et celui des 'soudes de varechs, que de 24 à 27 fr.; on conçoit en effet, tout l'avantage pécunier de l'addition des sels de qualités inférieures aux sels de première qualité.

A son tour, le plâtre cru grossièrement pulvérisé, que les fraudeurs mélangent au sel, et plus particulièrement au sel gris, sous la dénomination naïve de poudre à mélanger avec le sel, s'y trouve presque toujours en proportion de beaucoup plus considérable que ne l'est le sulfate de chaux dans le sel non fraudé.

Si donc le pharmacien était appelé à prononcer sur la qualité d'un sel marin, il devrait, non-seulement constater l'absence des matières que les sels de bonne qualité ne renferment jamais, tels sont les azotates, mais encore celle en proportions considérables de matières que ces mêmes sels provenant des salines, ne renferment qu'en très petite quantité, à savoir :

Le sulfate de chaux,	Les sulfates solubles,
Les sels de potasse et de magnésie,	L'iodure alcalin.

La présence des azotates sera rendue manifeste, en versant sur le sel desséché de l'acide sulfurique concentré. *Recherche des azotates.*

La réaction produite entre les acides chlorhydrique et azotique mis à nu, amènera la formation de vapeurs rutilantes d'acide hypoazotique.

On constatera la présence du sulfate de chaux, en introduisant, dans un tube fermé à l'une de ses extrémités, 15 gr. de sel en poudre, broyés avec un décilitre d'eau distillée, agitant *[Recherche du sulfate de chaux.*

pendant quelques instants et laissant déposer. La presque totalité du sulfate de chaux restera pour résidu, ordinairement sous forme de poudre blanche, de texture fibreuse prononcée; dans tous les cas, susceptible de céder à l'eau aiguisée d'acide azotique, de l'acide sulfurique reconnaissable au moyen de la baryte; et de la chaux reconnaissable au moyen de l'oxalate d'ammoniaque, etc., etc.

Recherche de la potasse et de la magnésie. Les sels de potasse et de magnésie, ou plutôt la potasse et la magnésie, se reconnaîtront, en triturant dans un mortier avec une quantité d'eau distillée incapable de produire une dissolution complète, 20 ou 25 gr. de sel, filtrant, puis essayant les liqueurs par la potasse ou par la soude caustique, qui précipiteront la magnésie en floçons blancs; par le chlorure de platine qui précipitera la potasse en jaune serin. On serait encore plus certain d'enlever au sel la presque totalité des chlorures de magnésium et de potassium qu'il contiendrait, en le réduisant en poudre, l'introduisant dans un entonnoir, et le lessivant avec une petite quantité d'eau distillée froide.

Enfin, le réactif ordinaire de l'acide sulfurique libre ou combiné, l'azotate de baryte, signalera l'existence des sulfates solubles par la précipitation d'un sulfate blanc insoluble dans l'eau et dans l'acide azotique..

Recherche de l'iode. Quant à l'iode, après avoir placé une portion du sel à essayer sur une assiette blanche, l'avoir imprégné d'un decocté d'amidon récemment préparé, et très légèrement acidulé avec l'acide sulfurique, on versera goutte à goutte sur le mélange, du chlore liquide; ou mieux encore, on l'exposera à la vapeur qui se dégage du goulot ouvert, d'un flacon contenant une solution saturée de chlore.

Le sel marin exempt d'iode n'éprouve aucun changement; le sel marin mélangé d'iodure acquiert immédiatement une teinte bleue plus ou moins foncée.

L'acide sulfurique élimine l'acide iodhydrique de l'iodure, tout d'abord converti par l'eau en iodhydrate, puis l'acide iodhydrique est décomposé par le chlore, et l'iode mis à nu se combine avec l'amidon pour former de l'iodure d'amidon d'un bleu foncé.

La décomposition de cet iodure par le chlore qui le décolore, motive la recommandation que nous avons faite, de n'ajouter le chlore qu'avec une extrême précaution.

Que si l'on tenait à préciser la proportion d'iode ou plutôt d'iodure ; comme les procédés analytiques précédemment décrits (page 506), pour déterminer les proportions d'iodure et de chlorure alcalin mélangés, seraient rendus impraticables par l'impossibilité de recueillir en totalité la très minime proportion d'iode qui serait mis à nu ; ou par la dépense considérable qu'exigerait l'emploi du sel d'argent, nécessaire à la précipitation d'une masse considérable de chlorure, on commencerait par éliminer le plus possible ce dernier sel.

On placerait la masse saline dans un entonnoir, au-dessus d'une masse de coton ; on la lessiverait avec de l'alcool à 36° destiné à dissoudre l'iodure ; on évaporerait à siccité la dissolution alcoolique ; on reprendrait le produit de l'évaporation par l'alcool anhydre, afin d'éliminer la petite quantité de chlorure dissous par l'alcool aqueux ; on étendrait d'eau la nouvelle liqueur filtrée, on la ferait chauffer pour dissiper l'alcool ; puis enfin, on la précipiterait par l'azotate d'argent.

Le précipité d'iodure d'argent à l'état d'hydrate, traité par l'ammoniaque liquide, afin, au besoin, de séparer le chlorure d'argent qui se serait formé, puis lavé, desséché et pesé, ferait connaître le poids de l'iodure de sodium.

L'atome d'iodure d'argent pèse 2931,1
—   —   de sodium — 1870,4

Donc, 100 parties d'iodure d'argent représenteraient 63^p,7 d'iodure de sodium.

Dans le calcul, il faudrait remplacer le poids atomique de l'iodure de sodium, par le poids atomique de l'iodure de potassium, si, comme le pensent quelques chimistes, l'iode dans le sel marin était combiné, non pas avec le sodium, mais avec le potassium.

Essais du Protochlorure de mercure.

Dans le protochlorure de mercure en masse, le pharmacien n'aura guère à constater que l'absence du bichlorure qu'il est rationnel d'y supposer, puisque ce protochlorure se prépare presque exclusivement, en chauffant le bichlorure, avec un poids de mercure égal à celui qu'il contient déjà.

Recherche du bichlorure. Il traitera le protochorure préalablement pulvérisé, par l'eau distillée bouillante, destinée à dissoudre le bichlorure, filtrera, et dans la liqueur versera de l'ammoniaque liquide, ou de l'eau de potasse.

La liqueur ne sera pas troublée si elle est exempte de bichlorure ; elle le sera dans le cas contraire, et produira :

Avec l'ammoniaque, un précipité blanc de chlorure ammoniaco-mercuriel, avec la potasse, un précipité jaune d'hydrate de bioxyde de mercure (page 116).

Recherche du sulfate de baryte. Dans le protochlorure en poudre, le pharmacien devrait rechercher, outre le bichlorure, certaines matières pulvérulentes étrangères, spécialement le sulfate de baryte.

La matière étant fortement chauffée dans un creuset en terre ou dans un têt, en évitant de rester exposé à ses vapeurs, le protochlorure serait volatilisé, le sulfate fixe et indécomposable par la chaleur, resterait pour résidu.

Essais des Chlorures d'oxydes.

Les chlorures de soude, de chaux, étant des mélanges de chlorures d'oxydes et de composés tout différents, ainsi que nous l'avons fait voir page 204.

Il est indispensable que le pharmacien détermine leur richesse, ou plus exactement la proportion de chlorure d'oxyde réel qu'ils renferment.

Pendant longtemps on a fait servir à cet usage une dissolution d'indigo dans l'acide sulfurique. On ajoutait à cette dissolution le chlorure de soude, ou la dissolution aqueuse de chlorure de chaux, et l'on accordait au chlorure mis en expérience, une richesse d'autant plus grande, qu'il décolorait davantage de sulfate d'indigo.

Mais, comme il est fort difficile de saisir le moment précis où l'action décolorante du chlore sur l'indigo cesse de s'exercer, comme la composition de l'indigo varie, comme surtout sa dis-

solution sulfurique s'altère aisément, de telle sorte qu'il deviendrait pour ainsi dire nécessaire de renouveler les liqueurs d'é-
preuve à chaque opération : on a dû renoncer à l'emploi de ce
mode d'investigation.

Celui dont on fait actuellement usage, et que l'on doit à
M. Gay-Lussac, est basé :

1° Sur la propriété que possède l'acide arsénieux, sous l'influence de l'eau, de transformer en acide chlorhydrique le chlore
libre ou combiné aux oxydes alcalins, en même temps qu'il devient lui-même acide arsénique.

Dans cette réaction, l'hydrogène de l'eau décomposée se
combine au chlore, et l'oxygène à l'acide arsénieux.

2° Sur la persistance de la teinte bleue du sulfate d'indigo,
au sein d'un mélange d'eau, de gaz chlorhydrique, d'acide
arsénieux et de chlorure d'oxyde, tant que la proportion d'a-
cide arsénieux reste suffisante, pour opérer l'entière transformation du chlore en acide chlorhydrique.

L'essai consiste donc essentiellement, dans l'évaluation de la
quantité de chlorure nécessaire au passage à l'état d'acide arsénique, d'une quantité connue d'acide arsénieux dissous dans
l'acide chlorhydrique, et dans l'appréciation du moment précis où cette transformation se complète ; au moyen de l'action décolorante qu'exerce sur l'indigo préalablement ajouté
aux liqueurs, la plus minime quantité de chlorure en excès.

On commencera par se procurer une liqueur d'épreuve, telle
qu'elle détruise un volume égal au sien de dissolution dans
l'eau distillée ou dans l'eau de potasse, d'un volume égal au
sien aussi de chlore gazeux, mesuré sous la pression de $0^m,76$,
et à la température de $+15°$. A cet effet, partant de cette donnée, qu'un litre de gaz chlore à la température et sous la pression susindiquées, exige pour se transformer en acide chlorhydrique, deux fois autant d'hydrogène en volumes, que $4^{gr},4$ d'a-
cide arsénieux exigent d'oxygène pour, à leur tour, se transformer en acide arsénique : on fera dissoudre à l'aide d'une douce
chaleur, dans 32 grammes d'acide chlorhydrique pur, exempt
surtout d'acide sulfureux, $4^{gr},4$ d'oxyde d'arsenic pur et sec ;

l'on ajoutera la quantité d'eau suffisante pour compléter un litre de solution, puis pour la colorer, quelques gouttes de solution très étendue de sulfate d'indigo.

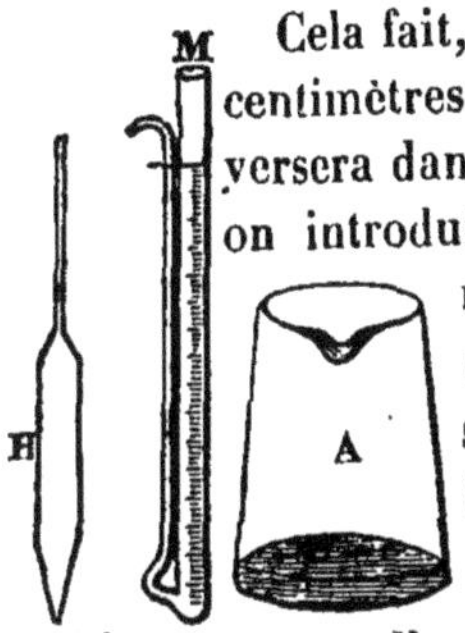

Cela fait, au moyen d'une pipette H on mesurera 10 centimètres cubes de liqueurs d'épreuve, que l'on versera dans le vase à précipité A; d'un autre côté; on introduira dans une burette M, partagée en un nombre indéterminé de divisions, dont 100 seront égales à 10 centimètres cubes, soit le chlorure de soude à essayer, soit la solution du chlorure de chaux.

Alors, tenant d'une main le vase A, et lui imprimant un mouvement giratoire continu, mais irrégulier, tandis que de l'autre on inclinera la burette au chlorure, on mélangera les deux liqueurs peu à peu, et en prenant grand soin de cesser l'addition de chlorure, aussitôt que la teinte bleue aura disparu.

Un volume de solution arsénieuse, mesuré dans la pipette, suffit-il à l'annihilation de la propriété décolorante de 100 divisions de chlorure liquide mesuré dans la burette?

Puisque 100 divisions de cette burette équivalent à la capacité de la pipette, que je suppose contenir exactement 10 centimètres cubes, le chlorure essayé et la solution arsénieuse se détruiront à volumes égaux; dans ce cas, on est convenu de dire que le chlorure est à 100° chlorométriques.

Un même volume de solution arsénieuse a-t-il seulement suffi à l'annihilation de la propriété décolorante de 10 divisions de chlorure, encore mesurées dans la burette; ce chlorure, qui, sous un volume 10 fois moindre, aura produit autant d'acide arsénique, et par suite autant d'acide chlorhydrique que le précédent, qui, par conséquent contiendra 10 fois autant de chlore, sera titré à 1000° chlorométriques.

Contrairement, un même volume de solution arsénieuse, aura t-il suffi à l'annihilation du pouvoir décolorant de 1000 divisions de chlorure, toujours mesurées dans la burette; ce dernier chlorure n'ayant produit, sous un volume 10 fois plus grand que le premier, 100 fois plus grand que le second, que la même quantité d'acide arsénique et d'acide chlorhydrique, sera titré à 10° chlorométriques.

D'une manière générale, le degré d'un chlorure est en proportion inverse du nombre de volumes qu'il en faut employer, pour convertir en acide arsénique, l'acide arsénieux d'un volume constant, de solution arsénieuse de composition constante; par contre, en raison directe du nombre de volumes de liqueur d'épreuve, nécessaire à la conversion en acide chlorhydrique, du chlore d'un volume constant de chlorure liquide contenant un volume égal au sien de chlore gazeux, mesuré à $+15°$ de température et sous la pression de 0,76.

La table que M. Gay-Lussac a publiée dans le tome 60 des *Annales de Chimie et de Physique*, p. 228, ferait immédiatement connaître, sans calcul, le degré chlorométrique d'une solution de chlorure, dont il aurait fallu employer un nombre déterminé de divisions, pour détruire une pleine pipette de solution d'épreuve.

Le Codex, et c'est là pour nous le point important, recommande de n'employer les chlorures liquides de soude ou de chaux, que marquant 200° chlorométiques.

Un volume de ces chlorures devra donc détruire deux volumes de liqueur d'épreuve, préparée suivant les proportions précédemment indiquées; en d'autres termes, ils devront renfermer deux fois leur volume de chlore.

D'après lui aussi, le chlorure de chaux solide devra marquer 90° chlorométriques. 10 gr. de ce chlorure, prélevés sur une masse rendue homogène au moyen d'une trituration convenable, étant broyés dans un mortier en porcelaine ou en verre avec de l'eau distillée, jusqu'à épuisement complet, devront fournir un litre de solution contenant un peu moins de son volume de chlore, détruisant par conséquent un peu moins de son volume de liqueur d'épreuve, 90 pour 100.

Déjà, pag. 209, nous avions indiqué les degrés des chlorures d'oxydes usités en médecine; mais il n'était pas inutile de les rappeler ici.

Essais du Carbonate de magnésie.

Souvent le carbonate de magnésie du commerce contient du carbonate de chaux, soit qu'on l'y ait mélangé à dessein, soit plutôt qu'on ait fait servir à la préparation des sels solubles de magnésie, destinés plus tard à être précipités par les carbonates alcalins, des terres magnésiennes contenant de la chaux; soit encore, qu'on ait décomposé par ces carbonates, les eaux mères des salpêtreries et des salines, chargées tout à là fois de sels de magnésie et de sels de chaux.

En dissolvant le mélange dans l'acide chlorhydrique, évaporant la solution à siccité, chauffant le produit jusqu'à ce qu'il cesse de dégager des vapeurs acides, ajoutant à la masse par petites portions du chlorate de potasse, calcinant au rouge, et finalement, traitant par l'eau, la magnésie se trouverait mise en liberté. Le chlorure de magnésium, sous l'influence de l'air et mieux encore du chlorate de potasse, se convertirait en chlore qui se dégagerait et en oxyde qui resterait pour résidu; au contraire le chlorure de calcium indécomposé se retrouverait dans la solution, et manifesterait la présence de la chaux au moyen des réactifs. (Dœbereiner.)

En dissolvant le carbonate dans un acide, évaporant la liqueur à siccité afin de chasser l'excès d'acide, reprenant le résidu par l'eau distillée, et dans la nouvelle liqueur refroidie, versant une dissolution de carbonate saturé de potasse ou de soude, on la verrait se troubler, laisser déposer, à l'état de carbonate, toute la chaux qu'elle contenait, tandis que la magnésie resterait en solution. Nous savons qu'à chaud, la magnésie elle-même serait précipitée à l'état de carbonate basique, parce que l'acide carbonique, qui d'abord l'avait retenue en dissolution, se dégagerait.

En versant dans la solution chlorhydrique ou azotique du carbonate à essayer; d'abord de l'ammoniaque, afin de saturer l'excès d'acide et par là de prévenir plus tard la solution d'une partie du précipité, puis de l'oxalate d'ammoniaque, l'oxalate de magnésie formé resterait en solution pour peu que l'on eût

opéré sur des liqueurs étendues, l'oxalate de chaux, complètement insoluble, se précipiterait sous forme de poudre blanche,
surtout en ayant le soin d'agiter le liquide : ces 3 modes d'essais
réussissent à peu près également bien.

Essais du Carbonate de plomb.

Le carbonate de plomb du commerce est habituellement mélangé de carbonate de chaux, de sulfate de baryte ou de sulfate
de plomb.

Le peu de valeur de ces sels, dont les deux premiers sont très
répandus dans la nature, et dont le troisième provient des fabriques de toiles peintes, dans lesquelles on prépare l'acétate d'a-
lumine employé comme mordant, en décomposant par l'alun
l'acétate de plomb; la grande densité des deux derniers, les rendent essentiellement propres à la fraude.

Il importe d'autant plus que le pharmacien essaie ce produit,
que le carbonate de plomb qu'emploient les peintres sous le nom
de céruse, est un mélange tacitement consenti.

Supposons que le carbonate essayé renferme des sulfates de
baryte et de plomb.

Recherche des sulfates de baryte et de plomb.

Traité par un excès d'acide azotique étendu d'eau, au lieu de
se dissoudre en entier, il laissera ces sulfates pour résidu.

Si celui-ci est formé de sulfate de plomb, il sera noirci par
l'acide sulfhydrique; dissous par le chlorhydrique concentré
et bouillant; converti par la calcination avec du charbon en un
sulfure fusible, brillant, d'éclat métallique, insoluble dans
l'eau.

S'il est, au contraire, formé de sulfate de baryte, il ne sera
pas noirci par l'acide sulfhydrique, dissous par l'acide chlorhydrique bouillant, et la calcination avec du charbon le convertira
en un sulfure soluble dans l'eau, de saveur prononcée d'œuf
pourri, etc.

Supposons qu'au lieu de contenir des sulfates de baryte et de
plomb, le carbonate de plomb contienne du carbonate de

Recherche du carbonate de chaux.

chaux; l'acide azotique faible dissoudra les deux carbonates avec effervescence, puis, si l'on fait passer au travers de la solution un courant d'acide sulfhydrique, on précipitera tout le plomb à l'état de sulfure, sans précipiter la chaux; de telle sorte que la liqueur essayée par les carbonates alcalins et par l'oxalate de d'ammoniaque, indiquera la présence de cette base.

Pour déterminer la proportion de carbonate de plomb, on recueillerait le sulfure fourni par un poids déterminé de carbonate, on le laverait, on le calcinerait et on le pèserait.

Un atome de sulfure de plomb pesant 1495,665, représenterait un atome de carbonate de plomb pesant 1670,936; d'où il résulte, que 100 p. de carbonate de plomb pur, fourniraient 89 p.,8 de sulfure. La liqueur privée de plomb, étant additionnée de carbonate de soude ou de carbonate de potasse, reproduirait d'ailleurs une quantité de carbonate de chaux, égale à celle que contenait le mélange mis en expérience.

Essais du Sulfate de magnésie.

Le sulfate de soude dont on a troublé la cristallisation, de manière à ce qu'au lieu de se présenter sous forme de prismes volumineux à quatre pans et terminés par des pyramides à quatre faces, il offre de petits prismes brisés à leurs sommets, est fréquemment substitué au sulfate de magnésie. Il constitue même le sel d'Epsom de Lorraine, ainsi nommé par comparaison avec le véritable sel d'Epsom, ou sulfate de magnésie.

Sa saveur, qui est purement salée sans être amère, son aspect qui n'a rien de l'éclat satiné du sulfate de magnésie, sa forme plutôt prismatique qu'aiguillée, sa tendance infiniment plus prononcée à l'efflorescence, et, par-dessus tout, la propriété que possède sa solution, de n'être précipitée, ni à chaud ni à froid, soit par les carbonates alcalins, soit par leurs bicarbonates, soit par les alcalis caustiques eux-mêmes, tandis que ces différents réactifs précipitent la solution de sulfate de magnésie, la potasse et la soude à froid, les bicarbonates à chaud seulement, les carbonates à froid et mieux encore à chaud, font aisément distinguer l'un de l'autre, ces sulfates supposés isolés.

Mais quand il y a mélange, les mêmes réactions deviennent insuffisantes, attendu qu'en examinant tel ou tel cristal, on lui trouve les caractères du sulfate de soude ou ceux du sulfate de magnésie; attendu surtout, que sa solution se comporte en apparence, ainsi que le ferait celle du sulfate de magnésie pur. Pour constater la fraude, on peut précipiter à chaud la solution aqueuse d'un poids déterminé de sulfate sec par un carbonate alcalin, laver le précipité de carbonate de magnésie formé, le dissoudre dans l'acide sulfurique, évaporer, calciner et peser le résidu. Son poids est nécessairement égal à celui du sulfate de magnésie essayé, puisqu'il n'est lui-même, que ce sel reproduit au moyen de la magnésie du sulfate, transitoirement converti en carbonate, quand on opère sur du sulfate de magnésie pur. Il est moindre, quand on opère sur du sulfate de magnésie de mauvaise qualité.

Toutefois, comme il est d'observation que les carbonates alcalins, voire la potasse et la soude caustiques, ne précipitent qu'imparfaitement la magnésie de ses dissolutions salines, mieux vaudrait avoir recours au procédé de M. Liébig.

Ce procédé repose sur la propriété que possède le sulfure de barium, de précipiter la magnésie à l'état d'oxyde, de ses dissolutions salines; au contraire, de ne précipiter ni la soude ni la potasse. Si donc l'on verse dans une solution aqueuse, contenant à la fois du sulfate de magnésie et du sulfate de soude, un léger excès de sulfure de barium, il se produira, d'une part, aux dépens du sulfate de magnésie, du sulfate de baryte et de la magnésie qui, tous deux, se précipiteront, tandis que la proportion d'acide sulfhydrique correspondant à la portion d'oxyde de magnésium déposé, se dégagera; d'autre part, aux dépens du sulfate de soude, du sulfate de baryte et du sulfure de sodium.

En filtrant, on séparera le sulfate de baryte et la magnésie, tandis que le sulfure de sodium formé, plus l'excès de sulfure de barium ajouté, resteront en solution. Dès lors, en versant dans la liqueur un léger excès d'acide sulfurique, tout le sul-

fure de sodium sera converti en sulfate de soude, tout le sulfure de barium en sulfate de baryte. En filtrant de nouveau,
épuisant le dépôt de toutes ses parties solubles, et finalement
évaporant, on aura pour produit, un poids de sulfate de soude
égal à celui que renfermait le mélange. Toute la soude existante à l'état de sulfate dans ce mélange, ayant été d'abord convertie en sulfure, puis ensuite ramenée à l'état de sulfate.

Essais du Phosphate de soude.

Le phosphate de soude, nous le savons, s'obtient en décomposant par le carbonate de soude, le phosphate acide de chaux
provenant du traitement par l'acide sulfurique, des os calcinés
à blanc.

Si donc, l'on a fait servir au traitement des os, une trop forte
proportion d'acide sulfurique, l'excès de cet acide reste dans
les liqueurs avec le phosphate acide de chaux, et plus tard, au
moment de l'addition du carbonate de soude, produit du sulfate
de soude.

D'un autre côté, si l'on verse dans le phosphate acide de
chaux, plus de carbonate alcalin que n'en exige la saturation
de l'acide phosphorique libre, l'excès de carbonate ajouté reste
dans les liqueurs avec le phosphate de soude.

Par conséquent, il doit fréquemment arriver que le phosphate de soude soit mélangé de sulfate et de carbonate. La présence de ces sels étrangers est d'autant plus commune, qu'il est
difficile de les séparer du phosphate par simple cristallisation.

Le pharmacien devra constater la pureté du phosphate de
soude qu'il se serait procuré dans le commerce, pour les motifs que le sulfate de soude est infiniment plus purgatif que ne
l'est le phosphate, provoque bien plus communément des coli-
ques, et qu'à son tour le carbonate est irritant.

Recherche
du sulfate de
soude.

On constate dans le phosphate de soude la présence du sulfate, au moyen des sels solubles de baryte, lesquels produisent
dans la solution aqueuse de phosphate pur, un précipité blanc
de phosphate de baryte, aisément soluble dans l'acide azotique;
dans la solution de phosphate impur, un précipité complexe

de phosphate et de sulfate de baryte, en partie seulement soluble dans l'acide azotique.

En opérant sur un poids connu de sel parfaitement sec, le dissolvant dans l'eau distillée, le décomposant par l'azotate de baryte ajouté en léger excès, versant dans le mélange assez d'acide azotique pour redissoudre tout le phosphate de baryte précipité, filtrant, lavant le dépôt de sulfate de baryte, le séchant, le calcinant et le pesant, on connaîtrait le poids du sulfate de soude contenu dans le mélange.

Un atome de sulfate de baryte pesant 1458, 1450, correspond à :

Un atome de sulfate de soude anhydre pesant   892,0650
—   —   cristallisé   —   2016,8610

ce qui revient à dire, que 100 parties de sulfate de baryte représenteront :

61 p.,17 de sulfate de soude anhydre,
138,30   —   —   cristallisé.

L'effervescence qu'il produit au contact des acides, trahit dans ce phosphate la présence du carbonate.

Recherche
du carbonate
de soude.

Il ne faudrait pas s'arrêter à l'emploi des papiers à réactifs ; car le phosphate de soude, bien que neutre par sa composition, est alcalin aux réactifs colorés.

Pour déterminer sa proportion, on prendra un poids connu de sel parfaitement desséché, on le dissoudra dans l'eau distillée, on versera dans la solution un excès d'azotate de baryte destiné à précipiter tout l'acide phosphorique, et tout l'acide carbonique, en combinaison avec la baryte ; on recueillera sur un filtre le dépôt obtenu, on le lavera jusqu'à ce que les eaux de lavage ne précipitent plus l'acide sulfurique, on le séchera sur le filtre même, on l'en détachera et on le pèsera.

Cela fait, on le dissoudra dans l'acide azotique faible ; on versera dans la solution un excès d'ammoniaque caustique, afin de précipiter tout le phosphate barytique, et de retenir en solution à l'état d'azotate, toute la baryte existante dans le dépôt à l'état de carbonate ; on recueillera le phosphate de baryte précipité, on le lavera, on le séchera, on le calcinera et on le pèsera.

La différence entre le poids du premier résidu et le poids du second, équivaudra au poids du carbonate de baryte, qui faisait partie du premier dépôt formé de phosphate et de carbonate; en sorte qu'il ne s'agira plus que de déduire, par le calcul, le poids correspondant du phosphate de soude, et celui du carbonate de soude.

Un atome de carbonate de baryte pesant 1233,416

représente

Un atome de carbonate de soude sec   pesant   667,336
    —   —   —   cristallisé —   1792,132

D'un autre côté,

Un atome de phosphate de baryte pesant 2807,270

représente

Un atome de phosphate de soude sec   pesant 1675,100
    —   —   —   cristallisé –   2673,9468

100 parties de carbonate de baryte représenteront donc

54 p. 1   de carbonate de soude sec,
143   4   —   —   cristallisé,

et 100 parties de phosphate de baryte,

59,68   de phosphate de soude sec,
95,30   —   —   cristallisé.

Au besoin, la combinaison des deux procédés que nous venons de faire connaître permettrait de retrouver dans le phosphate de soude la présence simultanée du sulfate et du carbonate. Alors, le dépôt formé par le sel soluble de baryte, dans la solution aqueuse du mélange, serait composé

De phosphate }
De sulfate   } de baryte.
Et de carbonate }

L'acide azotique isolerait tout d'abord le sulfate, et le poids de celui-ci indiquerait, par le calcul, le poids correspondant du sulfate de soude.

Plus tard, la solution azotique du phosphate et du carbonate de baryte, additionnée d'ammoniaque, laisserait précipiter le phosphate, dont le poids indiquerait à son tour celui du phosphate de soude.

Définitivement, le poids du carbonate de baryte, susceptible

de faire connaître le poids du carbonate de soude, serait donné
par la différence, entre la somme connue d'avance du phosphate,
du sulfate, du carbonate de baryte réunis, et la somme du phosphate et du sulfate. On pourrait, d'ailleurs, obtenir directement
le carbonate de baryte, en décomposant par un carbonate soluble, la dissolution dont l'ammoniaque aurait précipité le phosphate.

Essais de l'Azotate ou Nitrate d'argent fondu.

L'une des fraudes qu'il importe le plus au pharmacien de constater, et en raison du prix très élevé de la matière première, et
en raison de la perte d'énergie qu'en éprouverait le médicament, est celle que l'on fait subir à la pierre infernale. Cette
fraude, qu'on n'aurait guère pu prévoir, consiste à introduire
dans le sel d'argent, au moment de le couler dans la lingotière,
de l'azotate de potasse.

Pour la constater, on s'y prendra de la manière suivante :

On dissoudra le sel d'argent dans l'eau distillée; on ajoutera
à la dissolution un léger excès d'acide chlorhydrique pur; on
filtrera pour séparer le chlorure d'argent formé, et l'on évaporera les liqueurs.

L'azotate d'argent pur ne laissera pas de résidu, l'azotate
d'argent mélangé d'azotate de potasse, le laissera pour résidu.

Bien entendu qu'il ne faudrait pas remplacer l'acide chlorhydrique nécessaire à la précipitation du métal, par le chlorure de
sodium. En effet, l'excès de chlorure alcalin et l'azotate de
soude, résultant de la double décomposition des deux sels, resteraient pour résidu, alors même que l'azotate d'argent serait
pur.

L'expérience étant supposée convenablement faite, le poids
du résidu représentera le poids du sel frauduleusement ajouté,
et comme contre-épreuve, le poids du chlorure d'argent représentera celui de l'azotate;

Un atome de chlorure d'argent pesant 1794,250
répond à un atome d'azotate   —   2128,096

donc, 100 parties d'azotate d'argent devraient fournir 84 p. 31
de chlorure.

Que, si l'on voulait rechercher le cuivre dans la pierre infernale, par suite de l'emploi d'un argent impur, et de l'imparfaite
séparation de l'azotate de cuivre par voie de cristallisation, on
essaierait sa solution aqueuse par l'ammoniaque, le prussiate ferrugineux de potasse et par une lame de fer, soit directement, soit,
et mieux, après avoir préalablement précipité l'argent au moyen
de l'acide chlorhydrique, ou du chlorure de sodium. A cet
égard, il est à remarquer, que la très facile décomposition de l'a-
zotate de cuivre par la chaleur, en détermine presque toujours
la décomposition ; de telle sorte, qu'on est en réalité plus exposé
à rencontrer la pierre infernale mélangée d'oxyde, qu'on ne
l'est à la rencontrer mélangée d'azotate de cuivre.

L'oxyde reste indissous, quand on traite par l'eau l'azotate argentique, et c'est seulement en recueillant le dépôt sur un filtre, lavant celui-ci à l'acide azotique faible, qui dissout l'oxyde
resté à sa surface, qu'on parvient à l'aide des réactifs, à signaler
la présence du métal étranger.

LVIIe LEÇON.

Essais des Acides acétique, succinique, oxalique, citrique, cyanhydrique ; de la Morphine de la Strychnine, du Sulfate de quinine.

Essais de l'Acide acétique.

Un acide, dont les usages en pharmacie sont extrêmement nombreux, et dont, pour ce motif, il nous importe beaucoup de déterminer et la pureté, et l'état de concentration, est l'acide acétique.

Nous savons que le pharmacien l'emploie sous quatre états différents : A l'état de vinaigre radical, c'est-à-dire, provenant de la décomposition par la chaleur de l'acétate de cuivre.

A l'état de vinaigre de bois ou d'acide pyroligneux, c'est-à-dire, provenant de la distillation du bois.

A l'état de vinaigre proprement dit, c'est-à-dire, provenant de la fermentation acide des vins.

Enfin, à l'état de vinaigre distillé, c'est-à-dire, provenant de la distillation du précédent.

Sous ces différents états, mais plus particulièrement sous les trois premiers ; car le vinaigre distillé ne contient guère d'autre substance étrangère que de l'eau additionnelle ; il est fréquemment, dans le commerce, l'objet de substitutions et de mélanges frauduleux.

Le vinaigre radical est remplacé par du vinaigre de bois d'une valeur commerciale infiniment moindre. On reconnaît la substitution, à l'absence de l'esprit pyroacétique (acétone). On doit, en effet, se rappeler que l'acétate de cuivre décomposé par la chaleur fournit outre l'acide acétique, de l'acétone qu'on ne retrouve pas, dans les acides obtenus de la décomposition des acétates par l'acide sulfurique.

Après avoir très exactement saturé le liquide au moyen de la chaux, de la potasse, de la soude ou de leurs carbonates, on l'introduit dans un appareil distillatoire, et l'on chauffe à 75°, 80° au plus. L'acétate formé, reste dans la cornue avec la majeure partie de l'eau, tandis que l'acétone, incapable de contracter union avec les bases, et volatil vers 60°, passe dans les récipients et s'y condense sous forme de liquide, dont l'odeur toute caractéristique, est rendue d'autant plus sensible, qu'elle cesse d'être masquée par celle de l'acide acétique.

A la température de $+15°$, la densité du vinaigre radical ne doit varier que de 1,075 à 1,087 (10 ou 11 degrés Baumé) : une densité inférieure indiquerait, qu'il est étendu d'eau.

Essai du vinaigre de bois. L'acide pyroligneux ou vinaigre de bois, parfois aussi appelé vinaigre de Mollerat, du nom du fabricant qui, le premier, l'a versé en grande quantité dans le commerce, peut contenir :

1° des proportions variables d'acide réel et d'eau, moins par suite de l'addition frauduleuse de celle-ci, que parce qu'on ne parvient à l'obtenir convenablement concentré, qu'à l'aide de précautions qui auraient été négligées;

2° De l'acétate et du sulfate de soude, soit qu'on les y ait fait dissoudre, pour en augmenter la densité, et, par suite, induire en erreur sur sa véritable richesse; soit qu'ils aient passé, de la cornue dans laquelle s'opère la décomposition de l'acétate de soude par l'acide sulfurique, dans les récipients ;

3° De l'acide sulfurique, que l'on y aurait ajouté dans le but de le faire paraître plus fort, ou qu'auraient entraîné les vapeurs aqueuses et acéteuses ;

4° De l'acide sulfureux, provenant surtout de la décomposition partielle de l'acide sulfurique, par les matières empyreumatiques qu'une purification imparfaite laisse dans l'acétate.

Détermination de la proportion d'acide réel. Les procédés que nous avons précédemment décrits, en traitant des moyens de déterminer la capacité de saturation des acides minéraux, feront connaître l'exacte proportion d'acide réel contenu dans l'acide hydraté, pourvu que l'on ait à l'avance, constaté l'absence de tout acide étranger.

Un atome d'acide acétique anhydre du poids de   643 p. 1828
décomposant un atome de carbonate de chaux du poids de   632,   4560
ou un atome   —   de soude   —   667,   336

100 parties d'acide anhydre ou 117 p. 5 d'acide monohydraté, seront représentées par :

98 p. 33 de carbonate de chaux,
et 100   55   —   de soude.

L'aréomètre et la balance, que nous savons n'indiquer que d'une manière incertaine, l'état de concentration de l'acide chlorhydrique et de ses analogues, parce que ces instruments accusent les différences de densité des liquides, quelles qu'en soient les causes, serviraient plus désavantageusement encore à l'essai de l'acide acétique. Contrairement aux acides précités', dont la densité augmente du moins, avec la proportion d'acide réel; l'acide acétique ne diminue en effet de densité, proportionnellement à l'eau qu'il renferme, qu'à partir du moment où il en contient plus de 3 atomes, ou plus de 34,25 sur 100.

Jusque-là, c'est le contraire qui s'observe.

Nous avons pu dire, que l'état de concentration du vinaigre radical pouvait se mesurer à l'aide de l'aréomètre ou de la balance, parce que, renfermant à très peu près 3 atomes d'eau, offrant, par conséquent, une densité très voisine de la densité maximum, il est rendu spécifiquement plus léger par l'addition de l'eau.

L'acétate et le sulfate de soude que contiendraient l'acide acétique, resteraient au fond du vase après évaporation.

Le résidu, assez fortement desséché, pour que tout l'acide acétique libre ait pu se volatiliser, sans que cependant on ait pu décomposer l'acétate; dégagerait des vapeurs d'acide acétique au contact de l'acide sulfurique concentré, et laisserait pour résidu de sa décomposition à une haute température, du carbonate de soude, au cas où il serait formé d'acétate de soude.

Il ne laisserait pas dégager d'acide acétique par l'addition de l'acide sulfurique, ne serait pas décomposé par la chaleur, précipiterait l'azotate de baryte et le chlorure de platine, suivant ce qui a été dit pages 81 et 213, au cas où il serait formé de sulfate de potasse.

Si l'azotate ou tout autre sel soluble de baeryte ne produit pas de précipité blanc insoluble dans l'acide azotique; on devra

considérer l'acide acétique comme exempt d'acide sulfurique
libre, sans toutefois que la formation d'un précipité de sulfate
de baryte soit une preuve de son existence, attendu que le précipité pourrait provenir d'un sulfate. Les expériences qui viennent d'être relatées tout à l'heure, ayant révélé la présence d'un
sulfate soluble, la question ne pourrait être résolue qu'en comparant le poids du sulfate de baryte, obtenu par l'addition directe d'un sel soluble de baryte à l'acide acétique; au poids du
sulfate de baryte correspondant à celui du sulfate soluble. (Voir,
pour ces essais, ce que nous avons eu précédemmet l'occasion de
dire, en traitant de l'acide chlorhydrique.)

Recherche de l'acide sulfureux et des matières empyreumatiques. On aura recours aux moyens d'investigations relatés en parlant de l'acide chlorhydrique et de l'ammoniaque; quand on
se proposera de rechercher l'acide sulfureux ou les matières
empyreumatiques. On essaiera l'action du sulfate rouge de
manganèse, de la baryte, du protochlorure d'étain, et de préférence, celle des chlorites. Leur addition décolorera immédiatement l'acide acétique pur, à l'avance coloré par quelque peu de sulfate d'indigo, et ne produira la décoloration de
l'acide renfermant de l'acide sulfureux, qu'après la transformation préalable de l'acide sulfureux en acide sulfurique.

L'acide sali par des matières empyreumatiques, fournira après
saturation, un liquide d'odeur d'empyreume plus ou moins
sensible, et dont l'évaporation laissera un résidu coloré.

Essais des vinaigres de vin. Le vinaigre de vin est plus fréquemment encore que le vinaigre de bois, l'objet de fraudes; on y peut supposer :

Des proportions variables d'acide réel, ou parce qu'on l'aurait
étendu d'eau, ou parce qu'il proviendrait de la fermentation de
vins peu chargés d'alcool;

Des acides étrangers, et plus spécialement des acides chlorhydrique et sulfurique, à l'aide desquels on lui aurait artificiellement communiqué de la force.

Des matières âcres provenant de ce que, pour lui donner du
montant, on y aurait laissé macérer de la semence de moutarde, du poivre long, du piment de la Jamaïque, etc.

Il peut de plus arriver, et cela s'observe journellement dans les provinces du nord de la France, qu'au produit de la fermentation acide du vin, on ait substitué le produit de la fermentation acide du cidre ou du poiré.

Au moyen des alcalis, on déterminera la richesse du vinaigre.

Terme moyen, 100 gr. de bon vinaigre doivent saturer 10 gr. de carbonate de potasse pur et sec, c'est-à-dire, contenir $7^{gr},45$ d'acide acétique réel.

La détermination de son degré aréométrique conduirait à des résultats sans valeur, en raison de l'existence des matières extractives et salines que les vins contiennent, et qui se retrouvent dans la liqueur fermentée.

A leur tour, les azotates de baryte et d'argent, signaleront la présence des acides chlorhydrique et sulfurique. Mais, attendu que le vinaigre de vin renferme naturellement des chlorures et des sulfates, afin de ne pas courir le risque d'attribuer à l'existence des acides chlorydrique et sulfurique libres, la formation des précipités de chlorure d'argent et de sulfate de baryte, qu'auraient occasionnés ces chlorures et ces sulfates, on ne versera pas directement les réactifs dans le vinaigre.

Pour l'acide chlorhydrique, on distillera le vinaigre, et l'on n'essaiera, par le sel d'argent, que le produit distillé nécessairement privé de chlorures fixes.

Pour l'acide sulfurique, suivant la recommandation de MM. Gauthier de Claubry et O. Henry, on évaporera l'acide au bain-marie, en consistance sirupeuse; on délaiera le produit dans l'alcool à 40°, destiné à dissoudre l'acide sulfurique à l'exclusion des sulfates, et plus spécialement du sulfate de chaux; on filtrera, on ajoutera à la solution alcoolique 1/3 environ de son poids d'eau distillée, afin, plus tard, de prévenir la réaction de l'acide concentré sur l'alcool, et par suite leur mutuelle décomposition. On évaporera presqu'à siccité, on reprendra le résidu par l'eau distillée, on filtrera et l'on essaiera les liqueurs par la baryte.

Ce procédé a permis à Wislin de retrouver $0^{gr},05$ d'acide sulfurique, dans 128 gr. de vinaigre.

Sans les précautions précitées, on risquerait d'autant plus d'attribuer à la présence de l'acide sulfurique libre, des réactions produites par des sulfates, que certains vinaigres renferment des proportions anomales de sulfates, provenant des vins employés à leur préparation.

Ainsi, dans divers localités du Midi, on a l'habitude de mêler du plâtre au mou de raisin en fermentation, et dans le Jura, d'ajouter de l'alun aux vins gâtés ou près de se gâter, afin de leur rendre l'aspect qu'ils on perdu.

Si l'on ajoute :

1° Que les vignerons de Toul remédient à l'altération des vins, bien connue sous le nom d'absinthe, parce qu'elle a pour effet de les rendre singulièrement amers ; en leur ajoutant de l'acide sulfurique ou quelque autre cide minéral. (Husson.)

2° Que l'addition de l'acide sulfurique aux mélanges de levure et de matières sucrées, leur fait éprouver presque simultanément les fermentations alcoolique et acétique; d'où l'emploi d'un procédé d'acétification qui produit des vinaigres renfermant une énorme proportion d'acide sulfurique.

On sent que l'expert appelé à prononcer dans des questions relatives à la sophistication des vinaigres, ne saurait se montrer trop réservé dans les conclusions qu'il croirait devoir tirer de ses expériences.

Recherche des matières âcres. Le vinaigre de bonne qualité, perd toute saveur dès qu'on le sature, ou, si la liqueur demeure quelque peu sapide, elle n'offre du moins que la saveur légèrement salée des acétates.

Au contraire, le vinaigre dans lequel on a fait macérer des matières destinées à lui communiquer du montant, conserve après saturation, une saveur âcre plus ou moins prononcée.

Recherche des vinaigres de cidre et de poiré. Les vinaigres de vins se distingueront des vinaigres de cidre ou de poiré, aux caractères suivants :

Les vinaigres de vins sont peu chargés de matières extractives et calcaires, aussi, ne précipitent-ils que faiblement par l'addition de l'oxalate d'ammoniaque, ils contiennent du bitartrate de potasse qu'ils laissent déposer en petits cristaux grenus, d'ordinaire adhérants aux parois du vase, quand on les concentre au 8° de leur volume; ils fournissent par l'évaporation à siccité, un résidu peu abondant, sans odeur prononcée, dont la calcination et l'incinération ne laissent que des traces de chaux.

Comparativement, les vinaigres de poiré et de cidre sont très chargés de matières extractives et de sels calcaires, spécialement de malate acide de chaux. Ils ne contiennent pas de bitartrate de potasse; laissent par l'évaporation un résidu abondant, exhalant, quand on le chauffe avec précaution, une odeur prononcée analogue à celle des pommes ou des poires.

Essais des Acides succinique et oxalique.

Les acides succinique et oxalique, sont fréquemment l'objet de substitutions ou de mélanges frauduleux.

Au premier que l'on tire presque exclusivement de l'Allemagne, parce qu'on s'y livre très en grand à la distillation du succin, et que les pharmaciens emploient imprégné d'huile empyreumatique, on substitue du sulfate de potasse cristallisé, sur lequel on a versé quelque peu d'huile de succin.

Au second, principalement produit en Angleterre, parce que là les fabricants d'acide sulfurique, obtiennent généralement leur gaz nitreux, en traitant par l'acide azotique de la fécule ou de la mélasse, on mélange du bisulfate de potasse ou du sulfate de magnésie. (Robiquet; Pélouze; Dubail.)

L'acide succinique est soluble dans l'alcool, surtout à chaud; en partie volatil, en partie décomposable par la chaleur.

L'acide oxalique est soluble dans l'alcool, surtout à chaud, décomposable par la chaleur.

Les sulfates de potasse et de magnésie sont insolubles dans l'alcool, et fixes.

En traitant donc les matières précitées par l'alcool bouillant, ou en les calcinant, on aurait pour résidu le sel de potasse ou le sel de magnésie; tandis que les acides purs se dissoudraient sans résidus, et, calcinés, ne fourniraient que du charbon que le contact de l'air finirait par brûler et faire disparaître.

Essais de l'Acide citrique.

L'acide citrique, que le pharmacien emploie tantôt cristal·
lisé, tantôt à l'état de suc de citron, peut, sous ces deux états,
être mélangé de substances étrangères différentes.

En cristaux, il retient presque toujours des traces de l'acide
sulfurique que l'on a fait servir à la décomposition du citrate
calcaire.

Il est souvent, en outre, mélangé d'acide tartrique. Le prix
de ce dernier étant de beaucoup moins élevé que le sien.

A l'état de suc de citron, il peut lui arriver de contenir de
l'eau additionnelle, et parfois même des matières acides étrangères.

Recherche de l'acide sulfurique. Les sels solubles de baryte qui ne troublent pas la dissolution
de ses cristaux exempts d'acide sulfurique, la troublent pour peu
qu'ils en contiennent. Toutefois il sera bon de s'assurer de l'insolubilité du précipité dans l'acide sulfurique; car de l'acide citrique qui retiendrait des traces de citrate de chaux, produirait,
par l'addition des sels solubles de baryte, un précipité de citrate
de baryte.

Recherche de l'acide tartrique. Quant à l'acide tartrique, rien qu'à ses caractères extérieurs,
on le distingue aisément de l'acide citrique, quand tous deux
sont isolés et en gros cristaux.

Les cristaux d'acide tartrique, ont une tendance prononcée à
la forme aiguillée, ou plutôt prismatique; les cristaux d'acide
citrique, une tendance non moins prononcée à la forme arrondie
ou plutôt rhomboédrique.

Ceux-ci offrent dans leur aspect, quelque chose de gras que
n'offrent pas ceux-là; mais quand il y a mélange, quand surtout les cristaux ont été roulés ensemble afin d'en mieux détruire la forme, et de masquer l'éclat gras de ceux d'acide citrique; les caractères extérieurs devenus insuffisants, rendent indispensable l'emploi des réactifs.

Dans ce cas, que l'on projette la matière sur des charbons ardents, elle répandra l'odeur particulière et bien connue du tartre
qui brûle, quand elle contiendra de l'acide tartrique, autrement

elle ne répandra que l'odeur ordinaire des matières organiques en décomposition ignée.

Qu'on la dissolve dans une petite quantité d'eau distillée, et que dans la solution concentrée, on verse de la potasse caustique en quantité insuffisante pour produire la saturation;

La liqueur ne sera pas troublée si l'acide citrique est pur; le citrate acide formé étant très soluble, elle le sera, et produira des cristaux blancs grenus, brûlants avec l'odeur du tartre, si l'acide tartrique intervient, parce que le bitartrate extrêmement peu soluble se précipitera en partie.

Enfin, que l'on dissolve l'acide dans l'eau, qu'on neutralise exactement sa dissolution par un carbonate alcalin, et que, dans la liqueur, on verse du chlorure de calcium liquide;

Le citrate de chaux résultant de la double décomposition, restera en solution, pour ne se précipiter qu'à la température de l'ébullition, tandis que le tartrate de chaux se précipitera. (Gay-Lussac.)

Ce serait un moyen facile de séparer l'un de l'autre, ces deux acides si fréquemment mélangés dans les végétaux.

Pour constater l'existence de l'eau additionnelle dans le suc de citrons, on devra : d'une part, en déterminer la densité, en partant de cette donnée, qu'année commune, la densité du suc de bonne qualité ne varie que de 1,0312 à 1,0625. (Payen.)

Essais du suc de citrons.
Recherche de l'eau additionnelle.

D'autre part, déterminer sa capacité de saturation, en se rappelant que le suc de bonne qualité sature 1/9 environ de son poids de carbonate de potasse pur et sec. (Bussy et Boutron.)

Les variations de densité et de capacité de saturation, qui pourraient résulter, de ce que les citrons auraient été recueillis plus ou moins mûrs, dans des années plus ou moins sèches, se maintiennent dans des limites assez restreintes qui se trouvent de beaucoup dépassées, quand le fraudeur ajoute de l'eau en quantité telle, qu'elle lui soit véritablement profitable.

Les matières acides étrangères dont on est autorisé à rechercher l'existence dans le suc de citrons, sont principalement les acides sulfurique, chlorhydrique, acétique, tartrique, le suc de verjus, etc.

Recherche des acides sulfurique et chlorhydrique.

Les azotates de baryte et d'argent, réactifs ordinaires des acides sulfurique et chlorhydrique, signaleront leur présence, alors du moins que les précipités de sulfate de baryte et de chlorure d'argent seront quelque peu abondants ; car, il ne faut pas oublier que le suc de citron renferme des traces de sulfates et de chlorures.

Recherche de l'acide acétique. Pour l'acide acétique, ou bien on distillera le suc, afin de volatiliser l'acide acétique reconnaissable à son odeur, ou bien, on le saturera au moyen de la craie, de manière à obtenir du citrate de chaux insoluble, et de l'acétate soluble. En filtrant puis évaporant, les liqueurs fourniraient pour résidu l'acétate dont l'acide sulfurique dégagerait de l'acide acétique.

Si l'on supposait aux matières extractives restées dans les liqueurs, la faculté d'empêcher de distinguer nettement l'odeur de l'acide acétique, au lieu d'évaporer à siccité et de se contenter de verser l'acide sulfurique sur le produit de l'évaporation, on reprendrait celui-ci par l'alcool destiné à dissoudre l'acétate calcaire à l'exclusion des matières extractives, et l'on verserait l'acide sur le produit de l'évaporation de la solution alcoolique.

Recherche de l'acide tartrique. Recherche-t-on l'acide tartrique ? on concentre le suc de citron de manière à le ramener au sixième de son volume primitif ; puis, quand il est parfaitement refroidi, on y ajoute quelque peu de potasse, afin de produire, s'il y a lieu, des cristaux de bitartrate.

Recherche du suc de verjus. Pour le suc de verjus, dont l'addition aurait introduit avec l'acide tartrique libre, le bitartrate de potasse que renferment naturellement les raisins, on concentre et on laisse refroidir. Le bitartrate se dépose sur les parois du vase évaporatoire, sous forme de petits cristaux plus ou moins colorés, brûlant en répandant l'odeur caractéristique qui leur est propre, et qui, pressés entre la paroi de la capsule et l'ongle, paraissent durs et grenus.

Essais de l'Acide cyanhydrique.

L'acide cyanhydrique est, sans contredit, de toutes les substances usitées en pharmacie, la plus active, puisqu'à l'état anhydre, à la dose de quelques gouttes, il détermine instantanément la mort.

Cette grande activité aurait dû le faire employer toujours au même état de concentration.

Loin de là, il constitue un médicament de composition singulièrement variable.

La cause en est, que ceux des pharmacologistes qui prescrivent de préparer l'acide cyanhydrique médicinal, en étendant d'une certaine quantité d'eau, l'acide anhydre beaucoup trop actif pour qu'on pût l'administrer sans dangers; ne sont pas d'accord sur les proportions d'acide et d'eau qu'il couvient d'employer, et que, de leur côté, ceux qui le préparent autrement que par simple mélange, font usage de procédés qui fournissent des produits de composition essentiellement différente.

Le Codex de 1818, prescrivait de mélanger à parties égales en poids, l'acide anhydre et l'eau distillée; le nouveau Codex et M. Magendie dans son formulaire, emploient 1 partie d'acide anhydre et 8^P,5 d'eau; MM. Guibourt et Henry, 1 partie d'acide anhydre et 7 parties d'eau.

Le procédé de Schéele, que reproduisait le Codex de 1818, fournit, ainsi que nous avons eu l'occasion de le faire voir, de l'acide cyanhydrique aqueux, dans lequel les proportions d'acide et d'eau peuvent varier avec les conditions forcément variables de l'opération.

Celui des procédés que le même Codex attribue à Vauquelin, et qui consiste à décomposer, par un courant de gaz acide sulfhydrique, la solution de 100 parties de cyanure de mercure dans 800 parties d'eau distillée, fournit un produit dans lequel la proportion d'acide réel est près de quatre fois plus faible qu'elle ne l'est dans l'acide préparé suivant la formule analogue, que MM. Guibourt et Henry reproduisent d'après Proust et Vauquelin. Pour la même quantité de cyanure de mercure; celle-ci ne porte en effet que 235 parties d'eau au lieu de 800.

Il résulte de ce qui vient d'être dit, que le pharmacien doit indispensablement déterminer, avec la plus rigoureuse exactitude, la proportion d'acide réel contenu dans l'acide cyanhydri-

Détermination de la proportion d'acide réel.

que hydraté, qu'il n'aurait pas préparé lui-même. Pour la déterminer,

Il introduira un poids donné d'acide, dans une cornue tubulée, au col de laquelle se trouvera d'avance adapté un tube recourbé, plongeant au fond d'un flacon contenant une solution aqueuse d'azotate d'argent, en quantité plus que suffisante pour absorber tout l'acide; il chauffera de manière à faire lentement passer la totalité du liquide de la cornue dans le flacon; recueillera le précipité de cyanure d'argent, le lavera parfaitement à l'eau distillée, le maintiendra, soit à l'étuve, soit au bain-marie, jusqu'à ce qu'il cesse de perdre, le pèsera, et de son poids conclura la quantité d'acide cyanhydrique réel contenu dans le liquide mis en expérience.

$$\text{Un atome de cyanure d'argent formé de : } \begin{array}{ll} \text{argent} & 1351,600 \\ \text{cyanogène} & 329,908 \end{array}$$

$$\text{Pèse.} \ldots \ldots \ldots \ldots \ldots 1681,508$$

et représente deux atomes d'acide cyanhydrique ;

$$\text{Formés de : } \begin{array}{ll} \text{cyanogène} & 329,908 \\ \text{hydrogène} & 12,478 \end{array}$$

$$342,386$$

par conséquent, le poids de cyanure d'argent formé, sera au poids de l'acide cyanhydrique réel, contenu dans le liquide aqueux essayé, :: 1681, 508 : 342, 386.

Par conséquent encore, 100 grammes d'acide cyanhydrique anhydre, fourniraient 491 gr., 15 de cyanure d'argent sec, tandis que 100 gr. d'acide cyanhydrique médicinal, contenant en poids :

$$\begin{array}{lll} \text{Acide,} & 1 & \text{ou } 10,53 \\ \text{Eau,} & 8,5 & \text{ou } 89,47 \end{array}$$

$$100$$

n'en devront fournir que 51^{gr},7.

Il ne sera pas inutile de constater l'entière solubilité dans l'acide azotique concentré et bouillant, du précipité à l'état d'hydrate (le cyanure sec s'y dissout fort mal); attendu que l'acide chlorhydrique qui préexisterait accidentellement dans la liqueur, conjointement avec l'acide cyanhydrique, serait une cause d'erreur.

La précaution recommandée de distiller, au lieu d'ajouter purement et simplement l'acide aqueux à la solution argentique, a pour but de mettre l'opérateur à l'abri des erreurs que pourrait entraîner la présence des matières fixes.

Si la distillation à siccité d'une portion du liquide avait préalablement constaté l'absence de toute matière de ce genre, rien ne s'opposerait à ce que l'on suivît cette autre méthode. On lui trouverait l'avantage d'être plus expéditive, et peut-être plus sûre, parce qu'elle ne peut entraîner la perte d'une portion d'acide cyanhydrique.

Il pourrait arriver, que l'acide cyanhydrique contînt du mercure ou du plomb.

Du mercure, parce que le cyanure de mercure qu'emploient en dissolution Proust et Vauquelin, Henry et Guibourt, aurait été incomplétement décomposé par l'acide sulfhydrique : du plomb, parce que ces auteurs séparent l'excès de gaz sulfhydrique, au moyen du carbonate de plomb, et que ce carbonate, pour peu qu'il n'ait pas été convenablement lavé, peut retenir de l'acétate qui se dissout. Recherche
du mercure
et du plomb.

En versant dans le liquide quelques gouttes d'acide sulfhydrique, on verrait s'y produire un dépôt rougeâtre de sulfure de mercure, dans le cas de la présence de ce métal; un dépôt noir de sulfure de plomb, dans le cas de la présence de celui ci.

Enfin, il pourrait se faire que l'acide fût mélangé d'acide formique que nous savons se produire, alors que la quantité d'acide employé à la décomposition des cyanures est trop considérable. Recherche
de l'acide
formique.

Les moyens à l'aide desquels nous avons appris à distinguer l'acide formique de l'acide acétique, trouveraient ici de nouvelles applications.

Ou bien, on l'agiterait pendant quelques instants, avec du bioxyde de mercure en poudre fine. S'il ne contenait pas d'acide formique, il ne se produirait que du cyanure de mercure blanc, ou de l'oxycyanure d'un blanc jaunâtre, que très probablement l'eau retiendrait dissous ; s'il en contenait, du bioxyde serait réduit, et du mercure en poudre grisâtre serait précipité.

Ou bien encore, on y verserait de l'azotate de mercure, et l'on ferait chauffer. L'acide cyanhydrique pur ne donnerait lieu à aucune réaction, à aucun phénomène apparent, ne ferait que se volatiliser ; l'acide mélangé d'acide formique, donnerait encore lieu à une précipitation de mercure.

Essais de la Morphine.

La morphine, telle qu'on la trouve dans le commerce, contient souvent de la narcotine, soit que cette dernière substance qui l'accompagnait dans l'opium, en ait été incomplétement séparée, soit qu'on l'y ait frauduleusement mélangée. Dans ces dernières années, il nous arrivait d'Angleterre, de la morphine contenant jusqu'à 50 pour 100 de narcotine, proportion de beaucoup trop considérable, pour qu'on la pût attribuer à un simple défaut de fabrication.

On reconnaît la présence de cette narcotine de différentes manières. L'acide acétique faible dissout à froid la morphine, sans attaquer sensiblement la narcotine. (Pelletier.)

L'éther dissout à froid la narcotine et ne dissout pas la morphine. (Robiquet.)

La potasse caustique marquant 20° B., dissout la morphine à l'exclusion de la narcotine. (Liebig.)

En traitant un poids déterminé de morphine impure par l'acide acétique faible, ou par l'eau de potasse, jusqu'à ce que le résidu ne se colorât plus en rouge au contact de l'acide azotique, exempt d'acide hypoazotique ; ou par l'éther, jusqu'à ce qu'une portion de celui-ci placée dans un verre de montre s'y évaporât en entier ; puis, pesant le résidu ; les différences de poids entre les matières premières mises en expériences, et les matières restées indissoutes, représenteraient la quantité de morphine dissoute par l'acide ou par l'alcali, la quantité de narcotine dissoute par l'éther.

La potasse déplaçant la morphine de toutes ses combinaisons

avec les acides, pourrait tout aussi bien servir à retrouver la
narcotine dans les sels de morphine, qu'à la retrouver dans la
morphine libre. L'acétate, le sulfate de morphine, laisseraient
donc un résidu de narcotine, au cas où ils en contiendraient, si
on les triturait avec de l'eau de potasse à 20°.

A la suite de ces essais, on précipiterait la morphine de sa dissolution acétique, par l'addition d'un très léger excès d'ammoniaque; de sa dissolution dans la potasse caustique, par celle
d'une quantité d'acide seulement capable de neutraliser l'alcali :
toutefois, comme il est fort difficile de produire une saturation
tellement exacte, qu'on ne perde pas de la morphine restée en
solution dans la potasse non saturée, ou redissoute par l'excès
d'acide, il vaudrait mieux, suivant le conseil qu'a donné M. Liébig, au lieu d'essayer la saturation au moyen des acides, délayer
dans la solution alcaline de morphine, quelque peu de chlorhydrate d'ammoniaque en poudre.

Ce sel serait décomposé, son acide se porterait sur la potasse
qu'il neutraliserait, tandis que la morphine, à peu près insoluble dans l'eau et dans l'ammoniaque, se précipiterait tout entière.

Essais de la Strychnine.

La strychnine cristallisée ne peut guère retenir autre chose
qu'une petite quantité de la brucine qui l'accompagnait dans la
noix vomique, dont on l'extrait d'ordinaire.

Elle en sera complétement exempte, quand, touchée avec une
tige en verre, imprégnée d'acide azotique pur et concentré, elle
ne se colorera pas; ou quand, délayée dans l'eau au travers de
laquelle on fera passer un courant de chlore, elle donnera naissance à des flocons blancs, sans que le liquide se colore.
Recherche
de la brucine.

Suivant M. Pelletier, la présence de la plus minime proportion de brucine la ferait se colorer en rouge au contact de l'a-
cide azotique, et colorer en jaune orangé, puis en rouge de sang,
l'eau qui la tiendrait en suspension, pour que, d'ailleurs, les
teintes repassent du rouge au jaune, et finissent par disparaître,
sous l'influence du chlore convenablement prolongée.

L'on peut ajouter que, d'après Robiquet, la strychnine mélangée d'une forte proportion de brucine, forme avec l'eau chaude légèrement aiguisée d'acide chlorhydrique, un précipité d'aspect résinoïde, adhérant aux vases, tandis que la strychnine sensiblement pure, produit dans les mêmes conditions, un précipité pulvérulent bien détaché. Cette différence est due à ce que la brucine est infiniment plus fusible que ne l'est la strychnine.

Mais si la strychnine cristallisée ne contient guère que de la brucine, il n'en est plus de même de la strychnine pulvérulente.

Recherche de la magnésie et du phosphate de chaux. — Celle-ci renferme parfois jusqu'à 50 pour 100 de son poids de magnésie, ou de phosphate de chaux. La première y est mélangée par fraude, le second provient d'ordinaire, de ce que les fabricants décolorent au moyen du charbon animal non lavé, leurs dissolutions très acides de strychnine, de telle sorte, que l'ammoniaque qu'ils leur ajoutent plus tard, précipite avec la base organique, le phosphate de chaux enlevé au charbon.

Soumise à l'action de la chaleur, la strychnine pure se volatilise ou se détruit tout entière; traitée par l'alcool bouillant moyennement concentré, elle se dissout. Dans les mêmes conditions, la strychnine mélangée de magnésie ou de phosphate de chaux, les laisse pour résidu.

Ce sera de la magnésie, quand dissous par l'acide azotique ou par l'acide chlorhydrique faible, le résidu produira une dissolution acide que l'ammoniaque ne troublera pas, et que troubleront, au contraire, la potasse et la soude caustiques ou carbonatées.

Du phosphate de chaux, quand le résidu formera avec les acides chlorhydrique et azotique, des dissolutions acides dont l'ammoniaque et les alcalis le précipiteront en flocons blancs.

Essais du Sulfate de quinine.

On a signalé dans le sulfate de quinine du commerce, la présence d'un assez grand nombre de matières étrangères, notamment celle de l'acide benzoïque, de la stéarine, de la mannite, de l'amidon, de l'acide borique, de la salicine, du sucre et du sulfate de chaux ; mais il s'en faut que ces matières aient également servi à le frauder.

Le prix plus élevé de l'acide benzoïque porte à penser que son mélange avec le sulfate de quinine a dû être le résultat d'une erreur, et, d'un autre côté, l'emploi de la stéarine et de la mannite, qui ne lui ressemblent extérieurement, qu'autant qu'elles ont à plusieurs fois cristallisé : la première dans l'éther, la seconde dans l'alcool, serait peu profitable. Le sucre et surtout le sulfate de chaux ont, au contraire, servi fréquemment à cet usage condamnable. Il fut une époque où ce genre de fraude était si audacieusement pratiqué, qu'une variété de chaux sulfatée fibreuse, assez abondante aux environs de Paris, à Montmartre, finit par disparaître tout entière, introduite dans le sulfate de quinine ; et, plus tard, quand ce puissant auxiliaire vint à manquer, il fut remplacé par le sulfate de chaux en aiguilles, que l'on se procurait par l'évaporation de ses dissolutions aqueuses.

Recherche-t-on le sucre ; l'on peut, Soit abandonner à elle-même à la température de $+ 15°$ à $+ 20°$ dans un flacon muni d'un tube de sûreté, dont l'extrémité recourbée s'engage sous une éprouvette remplie d'eau, une solution aqueuse et concentrée de sulfate, dans laquelle on a commencé par délayer un peu de levure. Bientôt l'éprouvette se remplit de gaz carbonique.

Recherche du sucre.

Soit traiter à plusieurs reprises le mélange par de petites quantités d'eau froide, destinée à dissoudre le sucre de préférence au sulfate, ou par de petites quantités d'alcool absolu froid, au contraire, destiné à dissoudre le sulfate à l'exclusion du sucre : l'on recherche ensuite dans le résidu du second traitement, ou dans l'eau du premier, les propriétés caractéristiques et bien connues du sucre.

Recherche-t-on le sulfate de chaux ; on calcine le sulfate de quinine, puis on incinère le produit de cette calcination.

Recherche du sulfate de chaux.

Le sulfate de quinine pur, ne laisse d'autre résidu que les traces de sels fixes provenant de l'eau commune, au sein de laquelle il a cristallisé, ou de sulfate de chaux résultant de l'emploi du charbon animal, comme décolorant.

Le sulfate de quinine sophistiqué laisse un résidu plus ou moins considérable de sulfate de chaux, susceptible de céder à l'eau aiguisée d'acide azotique, de l'acide sulfurique et de la chaux.

A la calcination, on pourrait substituer l'emploi de l'alcool bouillant, qui dissout bien le sulfate de quinine, et ne dissout pas le sulfate de chaux; en agissant ainsi, on éviterait la destruction du sel de quinine, mais on courrait le risque de ne pas retrouver le sel calcaire, quand la proportion en serait très faible, parce que la présence du sulfate de quinine en favorise sensiblement la solution.

Recherche de la stéarine

Le sulfate de quinine contenant de la stéarine, la laisse pour résidu, quand on le traite, soit par l'alcool concentré et froid, soit par l'eau froide aiguisée d'acide sulfurique: les propriétés que possède cette substance de se fondre à la manière des graisses, de se dissoudre aisément dans l'éther bouillant, de former un savon avec les alcalis caustiques bouillants, etc., la font reconnaître.

Recherche de la mannite.

Le sulfate de quinine mélangé de mannite, la laisse en dissolution quand on décompose, par le carbonate de soude, sa solution aqueuse. La liqueur filtrée, afin de séparer la quinine précipitée sous forme de flocons résinoïdes, fourni, par l'évaporation, un mélange de mannite de sulfate et de carbonate de soude, auquel l'alcool concentré n'enlève que la mannite.

Sa grande solubilité dans l'alcool bouillant, son peu de solubilité dans l'alcool froid, la forme aiguillée de ses cristaux, sa saveur sucrée, l'impossibilité dans laquelle elle est d'éprouver la fermentation alcoolique, la caractérisent.

On peut remarquer que ce dernier mode d'essai serait applicable à la recherche du sucre, et que, par contre, deux des procédés précédemment décrits au sujet de celui-ci: à savoir, ceux qui consistent dans l'emploi de l'eau froide ou de l'alcool, pourraient être employés à la recherche de la mannite. En effet, l'eau froide dissout infiniment mieux, et l'alcool froid infiniment moins bien, la mannite que le sulfate de quinine.

Recherche de l'amidou.

L'amidon se reconnaît, au moyen de l'addition au mélange, de la teinture d'iode qui le colore en bleu, et tout aussi facilement, au moyen de la trituration avec l'eau froide aiguisée d'acide sulfurique, ou de son traitement par l'alcool bouillant. Ces véhicules laissent l'amidon pour résidu, (Voir ses propriétés tome 1, page 49.)

L'acide borique, très sensiblement insoluble dans l'alcool, et complétement fixe, reste au fond du vase, quand on traite par l'alcool bouillant, ou quand on calcine, du sulfate de quinine qui en contient; on sait d'ailleurs qu'il est vitrifiable, peu soluble dans l'eau froide, très soluble dans l'eau bouillante, et que par le refroidissement, il s'en dépose sous forme de lames.

La salicine enfin, communique au sulfate de quinine la propriété d'être coloré en rouge de sang, par l'acide sulfurique concentré.

Si l'on supposait l'existence du sulfate de cinchonine, que son peu d'emploi aurait engagé le fabricant à mélanger au sulfate de quinine, on dissoudrait le sel dans une petite quantité d'eau distillée très légèrement additionnée d'acide sulfurique, on saturerait l'excès d'acide au moyen de l'ammoniaque, et dans la solution ainsi concentrée et neutralisée, l'on verserait une solution saturée de phosphate de soude.

Il y aurait échange de bases, échange d'acides, formation de phosphate de cinchonine très soluble, et de phosphate de quinine peu soluble; on filtrerait; la presque totalité de la quinine resterait sur le filtre, tandis que la cinchonine passerait avec les liqueurs.

Celles-ci, sursaturées par l'ammoniaque, la laisseraient précipiter, et dès lors, elle pourrait être recueillie et soumise aux expériences comparatives destinées à bien établir sa nature, spécialement à la distinguer de la quinine. (Voir page 424.)

LVIIIᵉ LEÇON.

Essais du Sucre, de l'Alcool, des Vins.

Essais du sucre.

A certaines époques, et notamment durant la guerre conti-
nentale de 1804 à 1810, le prix du sucre, que l'on ne savait
pas alors extraire des betteraves, et que l'on tirait exclusivement
des colonies, s'étant grandement élevé sur le continent il n'é-
tait pas rare de rencontrer dans les sucres bruts ou cassonnades,
outre les débris de végétaux et les matières terreuses qui laissent
une mauvaise fabrication, de l'amidon, de la farine, du sulfate
de potasse, et plus fréquemment encore, du sucre de lait que son
aspect grenu, sa solubilité dans l'eau, sa saveur sucrée, y faisaient mélanger de préférence.

Il n'est guère à craindre que de semblables fraudes se reproduisent, aujourd'hui que les variations de prix de la matière
première sont forcément très bornées; car elles seraient assez
peu profitables; maintenant surtout que l'emploi très répandu
du sucre raffiné, les rend pour la plupart, à peu près impossibles.

On n'a pas davantage à redouter que le sucre retienne une
portion notable de la chaux employée à la défécation des sucs de
canne et de betterave, parce que les fabricants, beaucoup plus
habiles qu'ils ne l'étaient alors, ne font servir à ces opérations
que la quantité de chaux strictement nécessaire, non pas pour
éviter la transformation, sous l'influence des alcalis, du sucre
cristallisable en sucre incristallisable, puisque cette transformation n'a pas lieu (Pelouze); mais pour prévenir la perte qu'entraînerait la formation de composés de sucre et de chaux.

En effet, comme ces combinaisons sont moins solubles à chaud

qu'à froid, elles se précipiteraient en partie durant la concentration des sirops, et resteraient sur les filtres. (Dumas; Peligot.)

Toutefois, il est bon que le pharmacien sache au besoin retrouver les corps étrangers que nous venons d'indiquer pouvoir
exister dans le sucre, et plus particulièrement la chaux; attendu
qu'elle pourrait compromettre le succès de certaines opérations,
par exemple, nuire à la préparation du sirop de violettes, dont
la plus minime quantité d'alcali fait virer au vert la teinte bleue.
Il faut surtout, qu'il se puisse mettre à l'abri d'une fraude nouvelle, assez commune depuis quelque temps, et qui consiste à
mélanger aux cassonades du sucre de fécule.

L'amidon et la farine se reconnaîtraient, en traitant le sucre
par l'eau froide qui ne les dissoudrait pas, ou bien encore au
moyen de la teinture d'iode, qui colorerait en bleu le mélange.

Le sulfate de potasse, reconnaissable à ses caractères bien
connus, resterait pour résidu en traitant le sucre impur par
l'alcool à 22° bouillant, et mieux encore en calcinant, puis
incinérant le produit de sa calcination.

La calcination et l'incinération feraient également retrouver
la chaux, car elle resterait pour résidu à l'état de carbonate ou à
l'état caustique, suivant que la température aurait été plus
ou moins élevée, l'alcali ayant d'abord absorbé une partie de
de l'acide carbonique provenant de la matière organique décomposée par la chaleur, pour le perdre ensuite. Le résidu dissous
dans l'eau aiguisée d'acide chlorhydrique ou azotique se comporterait avec les réactifs ainsi qu'il a été dit page 87. Malgré
la très grande sensibilité de l'oxalate d'ammoniaque, la proportion de la chaux est si faible, que sa présence pourrait fort bien
ne pas être décelée par lui, si l'on se contentait d'essayer la solution dans l'eau, du sucre lui-même.

Relativement à la recherche du sucre de lait, Planche traitait
à froid le mélange par l'alcool à 22°, M. Tessier le lessive à froid
avec une dissolution aqueuse saturée de sucre de lait. Dans les
deux cas on l'obtient pour résidu. L'alcool faible, à la température ordinaire, ne le dissout pas, et d'un autre côté, l'eau qui
en contient toute la quantité qu'elle est susceptible de prendre,

est devenue incapable d'exercer sur lui un pouvoir dissolvant, qu'elle a conservé la faculté d'exercer tout entier sur le sucre.

Le sucre de lait est aisément reconnu à son insolubilité complète dans l'alcool concentré, à sa solubilité dans l'eau, à sa saveur à la fois astringente et sucrée, à sa transformation partielle en acide mucique, par l'acide azotique concentré, etc.

Enfin, pour le sucre de fécule, M. Soubeyran recommande de mettre dans un flacon fermé, 1 partie de sucre en poudre et 2 parties 1/2 d'alcool à 70° cent.; d'abandonner le tout à lui-même pendant quelques heures, à une température de $+12°$, en ayant le soin d'agiter de temps à autre, de laisser déposer, de décanter et de déterminer le degré de la liqueur au pèse-alcool. Si le sucre est pur, elle marque 30°, s'il ne contient que la très minime quantité de sucre incristallisable que contient le sucre de qualité inférieure, elle marque de 26 à 23°; elle descend à 10° et même au-dessous, pour peu que le sucre de fécule intervienne. Sa plus grande solubilité dans l'alcool a nécessairement abaissé davantage le degré de celui-ci, en augmentant sa densité.

Ce mode d'essai cesserait d'être applicable aux sucres très chargés de mélasse.

Essais de l'Alcool.

Les liqueurs alcooliques du commerce, quelle qu'en soit l'origine, sont essentiellement formées d'alcool anhydre et d'eau en différentes proportions. Telle est, notamment, la composition essentielle :

De l'esprit-de-vin et de l'eau-de-vie, que l'on obtient par la distillation des vins ;

Du rhum, que l'on obtient, dans les colonies, en distillant le produit de la fermentation du suc de canne à sucre ;

Du kirsch-wasser, ou plus vulgairement kirsch, produit à son tour de la distillation du suc fermenté de cerises noires ou merises;

Du rack, que les habitants du nord de l'Europe extraient en distillant le décoctum du riz dans lequel la germination a développé la formation d'une matière sucrée, que plus tard la fermentation a convertie en alcool et en acide carbonique;

Des eaux-de-vie de mélasse, de marc, de fécule ou de pommes de terre, lesquelles proviennent :

Les premières, des mélasses de cannes ou de betteraves ;

Les secondes, des marcs de raisin ;

Les dernières, de la fécule de pomme de terre, dont le principe amylacé avait antérieurement été transformé en sucre, soit au moyen de l'acide sulfurique, soit au moyen de la diastase. (Pag. 50, tom. 1.)

Si la couleur, l'odeur, la saveur de ces liqueurs varient, elles doivent ces différences à la présence de matières pour ainsi dire accidentelles, et dont la proportion, dans tous les cas, est extrêmement minime.

A celle de principes colorants, qu'elles auraient enlevés aux vases dans lesquels on les aurait renfermées ; l'eau-de-vie, par exemple, ne doit sa teinte rouge brun, qu'à la dissolution des matières extractives des tonneaux dans lesquels on la conserve d'ordinaire ; car elle est incolore au moment où elle vient d'être obtenue, et reste indéfiniment incolore dans des bouteilles en verre.

A celle de principes aromatiques et sapides, naturellement contenus dans les matières primitives employées à leur préparation.

Le kirsch doit son odeur, sa saveur prononcée d'amande amère, à la petite quantité d'huile volatile et de composé cyanique, que produisent les amandes des cerises noires au contact du suc. De là vient, qu'en lui ajoutant d'abord quelques gouttes d'eau de potasse, puis quelques gouttes de perchlorure de fer, il s'y dépose du bleu de Prusse.

Le rack, les eaux-de-vie de marc, de mélasse, de fécule, doivent leur odeur, leur saveur plus ou moins désagréables, aux huiles volatiles que contiennent toutes formées, le riz, les enveloppes des raisins, les cannes à sucre, les betteraves, les pommes de terre. (Aubergier.)

C'est même, parce que les mélasses de betteraves renferment des matières plus odorantes et plus sapides, que ne le sont celles des mélasses de cannes, qu'elles fournissent des eaux-de-vie de moindre qualité, d'où leur moindre valeur.

Longtemps on a pu croire que, durant la distillation, il se formait, aux dépens des matières organiques, des produits empyreumatiques susceptibles de communiquer aux liqueurs alcooliques de l'odeur et de la saveur, mais les perfectionnements de tous genres, successivement apportés dans la confection des appareils distillatoires, ne permettent plus aujourd'hui une semblable opinion.

Constatons dans les liqueurs alcooliques, la présence des matières étrangères auxquelles elles peuvent devoir une odeur, une saveur qu'elle ne devraient pas présenter ; celle aussi du cuivre qu'elles peuvent avoir enlevé aux vases qui les contenaient; celle encore du chlorure de calcium, qu'on leur ajoute frauduleusement pour leur faire perdre du degré, augmenter leur pesanteur spécifique, et par là faire supposer qu'elles renferment moins d'alcool réel qu'elles n'en renferment effectivement. Apprenons surtout à déterminer exactement les proportions d'alcool absolu et d'eau qui les constituent.

Recherche des matières organiques étrangères.

Le meilleur moyen de constater, dans une liqueur alcoolique, la présence des matières organiques étrangères sapides, et odorantes, est encore de la déguster, après l'avoir étendue d'eau, afin de détruire la saveur chaude de l'alcool ; de la sentir après l'avoir quelques instants exposée en couche mince à l'action de l'air, afin de concentrer dans le résidu les matières étrangères, en général moins volatiles que ne l'est l'alcool.

En opérant de cette manière, l'habitude permettra de saisir des différences à peu près insaisissables par tout autre moyen ; fera, par exemple, distinguer l'esprit-de-vin dont la saveur est franche et sans arrière-goût, de l'esprit de fécule dont la saveur et l'odeur sont désagréables.

Elle ferait aussi distinguer la bonne eau-de-vie, de celle que les falsificateurs préparent de toutes pièces, en coupant les esprits de fécule avec de l'eau, puis colorant le mélange avec du caramel.

Dans ce cas, toutefois, l'évaporation à une douce chaleur, pourrait encore déceler la fraude, puisqu'elle ferait obtenir un résidu brun noir, de saveur sucrée, d'odeur particulière.

On a proposé de faire usage d'acide sulfurique concentré, d'en ajouter à l'alcool un volume égal au sien, et de considérer comme impur celui qui serait coloré, comme pur celui qui resterait incolore; mais à l'égard de cet essai, il importe de faire remarquer que l'alcool tenant en dissolution des matières organiques étrangères, n'est pas toujours coloré par l'acide sulfurique, pour le motif que les huiles volatiles sont en général peu attaquables par cet acide, et d'ailleurs se trouvent en très minimes proportions dans les liquides essayés.

De ce que l'alcool mis en expérience se serait coloré au contact de l'acide, on pourrait donc conclure qu'il renferme des matières organiques étrangères, sans que la réciproque fût vraie, sans que l'on pût conclure sa pureté de sa non-coloration.

Dans tous les cas, il faudrait ajouter l'acide à l'alcool, car en opérant inversement, l'alcool le plus pur pourrait acquérir une légère teinte brune.

Pour reconnaître dans une liqueur alcoolique l'existence du cuivre, d'ordinaire à l'état d'acétate, on concentrera, tout à la fois pour chasser l'alcool, dont la présence gênerait les réactions, et pour produire une solution aqueuse plus chargée de cuivre; puis, on essaiera par les réactifs. (Pag. 251.)

Recherche du cuivre.

Au reste, la présence du cuivre dans les liqueurs alcooliques est infiniment plus rare qu'on ne le croit généralement. Des expériences assez récentes d'une commission prise au sein du Conseil de Salubrité de Paris, d'une part, de M. Pelouze de l'autre, ont prouvé, qu'à l'exception de la liqueur de table dite cassis, les liqueurs alcooliques du commerce, même conservées pendant des années entières dans des vases en cuivre, en étaient à vrai dire exemptes. On est allé jusqu'à recueillir chez un grand nombre de débitants de liqueurs les égouttures détachées des cannelles en cuivre, quelques instants après qu'on les avait ouvertes pour soutirer du liquide, par conséquent les portions de liquide dans lesquelles le cuivre devait se trouver en plus forte proportion, parce que le métal avait été en excès par rapport à lui, parce que l'air intervenant avait dû favoriser l'acétification : elles ne contenaient que des traces à peine appréciables de cuivre.

Recherche du chlorure de calcium.

S'il s'agissait du chlorure de calcium, après avoir chassé toute la partie alcoolique au moyen de la chaleur, ou bien encore, avoir étendu la liqueur de 3 à 4 fois son volume d'eau distillée, afin de prévenir la précipitation de ces sels à peu près insolubles dans l'alcool concentré, on ferait intervenir l'oxalate d'ammoniaque et l'azotate d'argent.

On devra remarquer que l'existence du chlorure de chaux, ou de tout autre sel, comme lui capable d'en abaisser le degré, d'en augmenter la densité, ne peut se supposer que là où les fraudeurs auraient intérêt à faire paraître leurs liqueurs alcooliques, spécifiquement plus pesantes qu'elles ne le seraient; partant aux octrois des villes, parce que les droits qu'elles y paient sont d'autant plus élevés, qu'elles sont spécifiquement plus légères, et par cela même plus riches en alcool. Dans l'intérieur, ils chercheraient plutôt à les faire mentir en sens contraire, aussi se hâteraient-ils de séparer par voie de distillation, les sels dont ils les auraient chargées au dehors.

Recherche de l'eau et détermination de sa proportion.

Dans l'alcool anhydre, un fragment de baryte se conserve sans altération.

Dans l'alcool hydraté, quelque minime qu'en soit la proportion, il absorbe l'eau, s'hydrate, se délite, et finit par tomber en poussière.

L'alcool anhydre, sous la pression atmosphérique ordinaire de $0^m,76$, entre en ébullition à la température de $+ 78^o,41$.

Sous cette même pression, l'alcool hydraté n'entre en ébullition qu'au-dessus de $78^o,41$, et son point d'ébullition se rapproche d'autant plus de celui de l'eau ($+ 100^o$), qu'il en renferme une plus forte proportion.

Un flacon contenant 1000 grammes d'eau distillée, prise à son maximum de densité ($+4^o$), ne contient, à la température de $+ 15^o$ que 794 gr., 7 d'alcool anhydre ;

Le même flacon contient un poids plus considérable d'alcool hydraté, et il en contient d'autant plus que celui-ci est plus étendu d'eau.

D'une manière générale, la densité de l'alcool anhydre prise à + 15°, est représentée par 794,7, celle de l'eau à + 4°, l'étant par 1000 ; ou , si l'on préfère, par 0,7947, celle de l'eau l'étant par 1. Sa densité croît avec la proportion d'eau qu'il renferme.

Il résulte de ce qui précède, qu'en y plongeant un fragment de baryte, qu'en en déterminant le point d'ébullition sous la pression de 0^m,76, ou la densité à + 15°, on y constaterait la présence ou l'absence de l'eau.

La baryte n'indiquerait que le fait brut de sa présence, et le thermomètre que d'une manière fort imparfaite sa proportion, au contraire, la balance permettrait de la déterminer avec la plus rigoureuse exactitude, parce qu'elle rend sensibles les plus légères différences de densité, et que, d'un autre côté, cette densité varie avec la proportion des principes constituants du mélange ; cependant, on lui préfère comme plus commodes, et comme fournissant de suite les indications nécessaires, les instruments connus sous le nom d'aréomètres de Baumé, de Cartier, etc.

Ces instruments, dont il a été question tome 1, page 414, en traitant des moyens de déterminer l'état de concentration des sirops, et sur la construction desquels nous avons alors annoncé l'intention de revenir, se composent essentiellement : Des aréomètres.

De tiges en verre ou en métal, renflées sur quelqu'un de leurs points, afin qu'elles soient rendues assez légères pour se pouvoir maintenir en équilibre au sein des liquides dans lesquels on doit les plonger, lestées toutefois vers le bas, afin qu'elles y conservent une position verticale, et marquées sur tout ou partie de leur étendue, de divisions qu'on appelle degrés. Lorsqu'on plonge un semblable instrument dans un liquide quelconque, il s'y enfonce, jusqu'à ce qu'en ayant déplacé un volume égal en poids à son propre poids, il le remplace, et par suite s'y maintienne en équilibre, comme le ferait au reste tout autre corps assez peu dense pour ne pas gagner le fond de ce liquide. Par conséquent, lorsqu'on le plonge dans des liquides de natures différentes, mais de mêmes densités, ses points d'affleurements, c'est-à-dire les divisions correspondantes aux points de la tige,

que la surface de ces liquides vient toucher, sont exactement les
mêmes ; tandis qu'ils varient lorsqu'on le plonge dans des liquides de densités différentes. Et, en effet, l'instrument pour s'y
maintenir en équilibre, ayant besoin de déplacer un volume
de chacun d'eux, précisément égal à son propre poids, puisque
celui-ci est constant, il ne peut être égalé que par des volumes
variables de liquides de densités différentes.

Plus ceux-ci seront denses, plus leur volume capable de représenter le poids de l'instrument sera faible, *et vice versâ ;* ce
qui revient à dire, que l'aréomètre s'y enfoncera d'autant plus
qu'ils seront moins denses, d'autant moins qu'ils le seront plus.

Après avoir marqué d'un chiffre que je suppose être 0°, le
point d'affleurement de l'aréomètre dans un liquide, qu'à son
tour je suppose être l'eau distillée à la température du + 15°,
puis, partagé en un certain nombre de degrés égaux, arbitraires
ou non, tout l'espace au-dessus, tout l'espace au-dessous de 0° ?
vient-on à plonger alternativement l'aréomètre, d'abord, dans
des liquides moins denses, ensuite, dans des liquides plus denses
que l'eau à + 15°, les points d'affleurement des premiers ré-
pondront évidemment à quelques-unes des divisions supérieures,
les points d'affleurement des seconds, à quelques-unes des divisions inférieures à ce 0°, et le même instrument pourra suffire à
la détermination de la densité de tous les liquides, pourvu que
sa tige soit convenablement longue.

Maintenant, si pour rendre ces sortes d'instruments plus por-
tatifs en diminuant leur longueur, on les construit de telle sorte,
que dans les uns, le 0° occupe le sommet de la tige, auquel cas,
leur échelle de graduation, devenue unique de double qu'elle
aurait été, ne sera plus marquée que de divisions marchant
toutes suivant la même direction de haut en bas ; qu'au contraire,
dans les autres, le 0 occupe la base de cette même tige ; par conséquent, soit voisin du réservoir à l'air ; auquel cas l'échelle de
graduation encore dédoublée, sera marquée de divisions allant
en augmentant de bas en haut : l'on pourra consacrer exclusivement les premiers à la détermination de la densité des liquides
plus denses, les seconds, à la détermination de la densité des liquides moins denses que l'eau.

L'aréomètre batave, est précisément un aréomètre dont la De l'aréomètre Batave. tige, assez étendue pour qu'elle suffise à la détermination des densités des liquides plus denses et plus légers que l'eau, est marquée vers son centre, d'un 0°, correspondant à son poids d'affleurement dans l'eau distillée à $+$ 15° de température.

L'aréomètre de Baumé, connu sous les noms de pèse-sels, De l'aréomètre de Baumé. pèse-acides, pèse-sirops, celui-là même, dont nous avons fait usage pour déterminer l'état de concentration des sirops, et que l'on peut faire servir à la détermination de tous les liquides plus denses que l'eau, n'est à son tour que l'aréomètre batave dédoublé, ou, pour mieux dire, présentant une tige sur laquelle ne se trouve d'autre échelle de graduation, que celle qui peut s'appliquer à la détermination des liquides denses. Le 0°, ou même pour rendre sa tige plus courte encore, le chiffre le plus faible, en occupe la région supérieure, et le chiffre le plus fort la région inférieure.

Généralement, l'aréomètre destiné aux acides, marque de 0 à 70
           aux sels,   —   0 à 40
           aux sirops,   —   20 à 36

Son aréomètre pèse-alcool, pèse-éther, destiné à prendre la densité des liquides spécifiquement plus légers que l'eau, bien que présentant, comme lui, une échelle de graduation ascendante, diffère essentiellement, au contraire, de la portion de l'aréomètre batave, qui aurait la même destination, en ce que l'auteur a pris un autre point de départ que le point d'affleurement dans l'eau distillée.

Son 0° correspond à son point d'affleurement dans une solution saline, composée de 10 parties de sel marin, de 90 parties d'eau distillée, et supposée prise à $+$ 10° Réaumur=12,5° centigrades. Dans l'eau distillée, il plonge nécessairement plus profondément qu'il ne le faisait dans la solution saline, et marque 10 degrés.

Enfin, l'aréomètre pèse-alcool de Cartier, reproduit l'aréomètre De l'aréomètre de Cartier. de Baumé avec cette légère différence, que l'espace compris entre le 0° et le 32° degré Baumé ne s'y trouve partagé qu'en 30 de-

grés, ce qui fait que chaque degré Baumé est de 1/16 plus
grand que chaque degré Cartier, ou, en d'autres termes, que
les degrés de ces deux aréomètres sont dans le rapport de 32
à 30.

Rien qu'en plongeant un des instruments qui viennent d'être
décrits, dans des mélanges d'alcool et d'eau, en différentes proportions, on peut immédiatement distinguer celui d'entre eux qui
se trouve le plus riche en alcool, attendu que l'aréomètre s'y
enfonce plus que dans les autres, y marque un degré plus élevé;
et comme on a déterminé par de nombreuses expériences, et les
degrés aréométriques que marquent les mélanges d'alcool et
d'eau, en toutes proportions, et la densité qui leur est propre; le
degré d'un mélange quelconque de ce genre étant connu, il suffit, pour en déduire la composition ou la densité, de consulter
les tables de rapports qu'on a dressées à cette intention. L'on y voit,
par exemple, que l'alcool à 22° Baumé contient en volume, 69
p. d'eau pour 100° d'alcool anhydre, et à une densité représentée par 0,9237. Ces tables, dues surtout à Lowitz, Thomson,
Gilpin, se trouvent dans presque toutes les pharmacopées, et
aussi dans le traité des sophistications de M. Bussy et Boutron.

Le plus grand des inconvénients que l'on puisse reprocher
aux aréomètres, consiste précisément dans la nécessité de consulter ces tables de rapports plus ou moins inexactes, et que,
d'ailleurs, l'on n'a pas toujours à sa disposition, lorsque l'on
veut connaître la composition d'une liqueur alcoolique dont
on a pris le degré. L'aréomètre particulier que M. Gay-Lussac,
qui l'a imaginé, a nommé alcoomètre ou mesurateur de l'alcool, l'indique au contraire immédiatement.

Ses points d'affleurement déterminés à la température moyenne
de+15° ayant été marqués :

De l'aréomètre
centésimal.

100 dans l'alcool anhydre,
 90 dans un mélange de 90 parties d'alcool et de 10 parties d'eau distillée,
 80   —   80   —   20   —
 70   —   70   —   30   —
 60   —   60   —   40   —
 50   —   50   —   50   —
 40   —   40   —   60   —
 30   —   30   —   70   —
 20   —   20   —   80   —
 10   —   10   —   90 '   —
  0 dans l'eau distillée.

Le nombre de degrés qu'il exprime, exprime également le volume de l'alcool anhydre que contient le mélange.

Marque-t-il 80°; l'alcool aqueux sera formé de 80° volumes d'alcool,
et de 20 — d'eau,
— 20°; — — de 20 — d'alcool,
et de 80 — d'eau.

Ce qui revient à dire, que le premier renferme 80 pour 100 et le second 20 pour 100 d'alcool anhydre.

On voit, en jetant les yeux sur la disposition des divisions marquées sur la tige, qu'elles sont inégalement espacées, au contraire de ce qui a lieu pour celles des aréomètres ordinaires. La cause en est, que la densité de l'alcool, quoique augmentant avec la proportion d'eau qu'on lui ajoute, ne croît pas proportionnellement à elle.

Au moyen de l'alcoomètre,

Connaissant le degré et le volume d'un mélange quelconque d'alcool et d'eau, on connaîtrait le volume d'alcool réel, que contient ce mélange, en multipliant le nombre exprimant son volume par le nombre exprimant, en centièmes, la proportion de l'alcool anhydre.

Soit 500 litres d'alcool à 50° centésimaux,
Ces 500 litres renfermeront 250 litres d'alcool réel,
Car 500 × 0,5°
————————— = 250

D'autre part, connaissant le nombre de litres d'alcool absolu, renfermés dans un volume quelconque d'alcool hydraté à un degré centésimal connu, on connaîtrait en poids la quantité d'alcool anhydre, en multipliant le nombre exprimant la quantité de litres d'alcool anhydre, par le nombre exprimant la densité de celui-ci ou 794,7. Soit 500 litres d'alcool à 50° centésimaux contenant :

250 litres d'alcool anhydre, ces 500 litres renfermeront:
198 gr. 675 d'alcool anhydre ou 198 kil. 675
Car 250 × 794,7 = 198,675

Il nous reste à signaler quelques précautions, sans lesquelles les indications des aréomètres seraient incomplètes ou inexactes.

1º Il faut préférer les aréomètres à tiges minces aux aréomètres à tiges épaisses, parce que leurs degrés plus espacés, permettent de mieux les distinguer, au besoin même de mesurer des fractions de degrés.

En effet, de deux tiges de même poids, mais de diamètres différents, que l'on plonge dans un liquide quelconque, la plus mince a nécessairement besoin, pour s'y maintenir en équilibre, de s'enfoncer davantage que la plus grosse, puisque le volume immergé des deux tiges, devant, en définitive, déplacer des volumes égaux de liquide, il faut, pour produire ce résultat, que le diamètre plus petit de l'une d'elles, soit compensé par une plus grande immersion ;

2º Il faut essuyer l'instrument, afin d'enlever la poussière qui pourrait le recouvrir, le frotter légèrement entre les doigts après l'avoir plongé dans le liquide, afin d'enlever les bulles d'air adhérentes à ses parois. La poussière supposée plus dense que lui, en augmentant sa densité, le ferait s'enfoncer trop dans le liquide mis en expérience, tandis que l'air, en la diminuant, le ferait s'y enfoncer trop peu ;

3º Mieux vaut employer les aréomètres en verre que les aréomètres en métal ; malgré la fragilité des premiers, parce qu'ils ne peuvent fournir des indications fautives, alors que se déformant par une cause quelconque ; ils augmentent de densité quand la déformation les contracte, en diminuent quand elle les dilate.

4º Il faut attendre, pour noter le point d'affleurement, que l'aréomètre ait atteint sa véritable situation d'équilibre, après un certain nombre d'oscillations que favorisent de légères secousses imprimées au liquide.

5º Il ne faut considérer comme véritable point d'affleurement, que le prolongement idéal de la surface du liquide, et non le sommet de la courbe que la capillarité détermine contre les parois de la tige.

6º Et enfin, le degré aréométrique doit être pris aux températures auxquelles les aréomètres ont été gradués ; il sera toujours facile de le faire, au moyen d'une double éprouvette dont la plus grande contiendrait de l'eau à la température voulue. De cette manière, on n'aura pas besoin d'avoir recours aux tables destinées à faire connaître, à toutes températures, les degrés des alcools supposés pesés à l'une quelconque de ces températures.

On concevra de quelle importance il est de ne point négliger cette dernière précaution, en réfléchissant que les variations de température, entraînent non-seulement des différences de densité, mais encore, et conséquemment, des différences de volume. Supposons que 1000 litres d'alcool à $+2°$ soient portés à $+15°$, cet alcool qui, tout à l'heure, ne marquait que $44°$ centésimaux va marquer $49°$, et ses 1000 litres seront devenus 1009 litres.

Le contraire aurait lieu en opérant sur le même alcool dont la température s'abaisserait.

De là précisément l'avantage que trouvent les marchands d'alcool et de liqueurs spiritueuses, à livrer leurs produits en été plutôt qu'en hiver, quand on les leur achète au volume.

On se met à l'abri de cette cause d'erreur en les achetant au poids. Il ne varie pas comme la densité, avec la température.

Essais des Vins.

On ne peut songer à déterminer chimiquement la valeur commerciale des vins. Trop d'éléments indispensables manquent à la solution de cet important problème. En effet, la nature des corps auxquels est dû le bouquet des vins, est encore très imparfaitement connue, bien que le composé éthéré si remarquable que nous avons désigné sous le nom d'éther œnantique, en traitant des vins médicinaux, paraisse, à cet égard, jouer un grand rôle.

D'un autre côté, les réactifs ne signalent aucune différence appréciable, entre les vins nouveaux et les vins vieux, d'odeur et de saveur cependant si différentes.

L'on peut, au contraire, constater dans ces liquides la présence des matières alcalines, à l'aide desquelles on aurait fait disparaître la saveur de vinaigre, qu'y développe un commencement de fermentation acide; l'on peut également distinguer les vins naturels de la plupart des mélanges artificiels que leur couleur, même leur saveur, pourraient faire confondre avec eux;

surtout, déterminer la proportion d'alcool anhydre qu'ils renferment.

A une certaine époque, les fraudeurs étaient dans l'habitude de masquer la saveur des vins aigris, de les adoucir, par l'addition de la litharge ; celle-ci, saturant l'acide acétique, produisait un acétate de saveur sucrée. Cette fraude des plus dangereuses, puisqu'elle introduisait dans le vin une substance éminemment délétère, se pratique rarement aujourd'hui ; cependant elle se reproduit parfois, car, dans l'année 1840, le capitaine d'un vaisseau marchand du port de Cherbourg, et plusieurs hommes d'équipage, en furent malheureusement victimes.

On la constate en évaporant à siccité une portion du vin, dans lequel on a commencé par dissoudre environ 2 fois son poids de nitre, ou mieux encore d'azotate d'ammoniaque destiné à brûler l'excès de carbone des matières organiques ; projetant par petites portions le mélange desséché, dans un creuset rouge de feu, traitant par un léger excès d'acide azotique le résidu , évaporant à siccité la solution obtenue, afin d'en dégager l'excès d'acide, reprenant par l'eau le produit de l'évaporation, et soumettant la nouvelle solution à l'action des réactifs du plomb.

La présence d'une forte proportion de matières organiques, ne permettrait guère d'y découvrir ce métal, si l'on se contentait de verser les réactifs dans le vin, alors même que l'on aurait commencé par le décolorer au moyen du chlore, ou mieux encore du charbon animal.

Depuis quelques années, les fraudeurs mieux avisés, ayant en général substitué à la litharge le carbonate de chaux, incapable de leur communiquer des propriétés vénéneuses, et comme les carbonates de potasse ou de soude, d'altérer profondément la couleur des vins, il sera plus ordinaire d'avoir à constater dans ceux-ci, la présence de la chaux ou plutôt de l'acétate de chaux.

Les vins de bonne qualité précipitent à peine l'oxalate d'ammoniaque ; ils ne laissent pour résidu de la calcination du produit de leur évaporation à siccité, que des traces de chaux, provenant surtout de la décomposition par la chaleur, du tartrate

de chaux, qu'ils contiennent naturellement. Evaporés en consistance d'extrait, ils cèdent à peine à l'alcool concentré et froid,
des traces de tartrate et de sulfate de chaux, sans traces d'acétate.

Les vins adoucis par la craie, précipitent abondamment l'oxalate d'ammoniaque, laissent, quand on les évapore et quand on
les calcine, un résidu considérable de chaux caustique ou carbonatée, provenant en grande partie de la décomposition par la
chaleur, de l'acétate calcaire formé. Ils fournissent des extraits
dont l'alcool concentré et froid isole une proportion notable de
chaux à l'état d'acétate, aussi l'oxalate d'ammoniaque versé
dans la solution alcoolique, à l'avance très étendue d'eau distillée, la précipite-t-elle abondamment, et le produit de son évaporation à siccité, dégage-t-il des vapeurs d'acide acétique au
contact de l'acide sulfurique concentré, etc., etc.

S'il est possible, facile même de constater la présence de substances alcalines dans les vins, il est souvent presque impossible
d'y constater l'introduction de matières colorantes destinées à
foncer leur couleur.

Recherche
des matières
colorantes
étrangères.

Les sucs de betteraves rouges, de mûres, de fruits d'yèble, de
troêne; les décoctés de tournesol, de bois d'Inde et de bois de
Fernambouc, employés de préférence à cet usage, perdent en
effet pour ainsi dire, leurs caractères distincts, dès que leurs
principes colorants se trouvent associés au principes colorants
des vins.

Dans le plus grand nombre de cas, à moins d'expériences
nouvelles, il sera donc sage de renoncer à l'espoir de constater
les fraudes de ce genre, et de se contenter de rechercher, si le
liquide mis en expérience n'éprouverait pas, au contact de
réactifs appropriés, des changements de nature à montrer que
sa couleur est due à la présence des principes colorants étrangers
aux vins, d'où la conséquence qu'au lieu d'agir sur des vins
naturels, on a probablement agi sur des mélanges d'alcool et
d'eau artificiellement colorés.

Au reste, cette dernière fraude est infiniment plus fréquente
que l'autre, parce qu'il est plus avantageux et tout aussi facile
aux marchands, d'ajouter aux vins naturels peu colorés, ou

décolorés, des vins naturels très riches en couleur, comme ceux du Roussillon ou du Languedoc, que d'en foncer la couleur par l'addition de quelqu'une des matières étrangères ci-dessus nommées.

L'alun, l'ammoniaque, la potasse caustique, seront surtout employés avec succès à ces sortes d'expériences.

L'alun additionné de potasse caustique, en quantité telle qu'elle ne fasse que neutraliser son excès d'acide, donne avec les vins naturels un précipité gris sale, virant plus ou moins au rouge, et avec presque tous les liquides rouges précités, des précipités autrement colorés, quoique du reste de couleurs variables.

L'ammoniaque liquide fait passer tantôt au vert brunâtre, tantôt au brun verdâtre, la couleur rouge des vins naturels, et ne produit rien de semblable avec les vins factices.

La potasse caustique fait passer au vert bouteille et quelquefois au vert brunâtre, sans jamais les précipiter, la couleur rouge des vins naturels,

Au violet la couleur des liquides colorés par les baies d'yèble,			
Au violâtre,	—	—	— mûres,
Au violet clair,	—	—	le tournesol,
— bleu,	—	—	les fruits du troène,
Au rouge violacé,	—	—	le bois d'Inde,
Au rouge,	—	—	le bois de Fernambouc, et par les betteraves.

On achèverait de mettre hors de doute la fraude qui aurait pour but de substituer des vins factices aux vins naturels, en procédant à une sorte d'analyse qualitative, ou du moins à la recherche des principes constituants les plus saillants des vins, à savoir : le bitartre de potasse, les matières azotées ; car il n'est guère à présumer qu'elle essaie une imitation fidèle.

L'anecdote suivante, que l'illustre Vauquelin se plaisait à conter, prouverait au besoin l'efficacité de la méthode que je viens d'indiquer.

« Chargé par l'autorité d'analyser des vins supposés de mauvaise qualité, j'avais, disait il, été conduit à les considérer comme vins factices, et, par suite, rédigé dans ce sens les conclusions de mon rapport ; lorsque s'en vint le jour du jugement, le délinquant au lieu d'avouer sa faute, et d'en supporter, tout penaud, les justes conséquences, me prit à partie, jurant ses grands dieux qu'il était honnête homme, et me mettant au défi de fournir la preuve de ce que j'avais avancé.

Pour réponse, je me contentai de faire observer que les vins naturels contiennent tous du tartre, tandis que ceux soumis à mon examen n'en renfermaient aucune trace.

Mais je reçus cette riposte, d'une impudente franchise.

« Merci, monsieur l'expert, de m'apprendre que les vins naturels renferment du tartre; une autre fois j'aurai soin de ne pas l'oublier. »

Une autre fois, l'expert eût poussé plus loin ses investigations, et l'impudent fraudeur se fût encore vu condamner, jusqu'à ce qu'enfin instruit par des condamnations successives, il eût peut-être découvert le secret encore inconnu, d'imiter à s'y méprendre, les vins naturels.

On a proposé différents moyens de déterminer la proportion d'alcool que renferment les vins.

Les uns, sous le nom d'œnomètres (des mots grecs οἶνος, vin et μέτρον, mesure), ont fait usage d'instruments tout à fait semblables à des aréomètres, et qu'ils supposaient s'enfoncer d'autant plus dans le vin mis en expérience, que la proportion d'alcool s'y trouvait plus forte.

Plus tard, M. Tabarié a proposé d'employer d'une manière particulière un véritable aréomètre; au lieu de se contenter de le plonger dans le vin, et d'en marquer le point d'affleurement, il le plongeait une première fois dans un volume déterminé de vin, notait le point d'affleurement, réduisait le liquide par l'évaporation, à la moitié de son volume primitif, afin d'en chasser tout l'alcool, remplaçait par de l'eau distillée le volume d'alcool vaporisé, et quand le liquide ramené à son volume primitif, était refroidi, y plongeait une seconde fois l'instrument.

La différence entre les deux points d'affleurement, nécessairement d'autant plus forte que la proportion d'alcool vaporisé avait elle-même été plus forte, servait de mesure à la richesse alcoolique.

On a bientôt abandonné l'usage des aréomètres, attendu qu'on a reconnu que certains vins, très riches en alcool et très chargés de matières extractives, offraient plus de densité que d'autres pauvres en alcool, mais aussi très peu chargés de matières extractives, *et vice versâ.*

Les vins de Collioure notamment, quoique contenant de 15 à 18 % de leur volume d'alcool anhydre, offrent à très peu près la même densité que l'eau, par conséquent sont plus denses que les vins de Bourgogne, dans lesquels on ne trouve cependant que que 11 à 12 centièmes d'alcool.

D'un autre côté, le mode d'essai de M. Tabarié est en quelque sorte resté en projet, parce que la soustraction de l'alcool, de liqueurs chargées de matières extractives, en proportions variables, n'amène pas des différences de densités nécessairement proportionnelles aux volumes de l'alcool qui disparaît.

Maintenant, lorsque l'on veut déterminer la proportion d'alcool que contient un vin, on en introduit un volume déterminé dans une cornue munie d'un ballon que l'on a le soin de tenir constamment à une basse température; l'on en distille environ le tiers, époque à laquelle la totalité de l'alcool a passé dans le récipient, puis, quand le produit est revenu à la température normale de $+ 15°$, on y plonge l'alcoomètre. Le degré qu'accuse l'instrument, indique, en centièmes, le volume d'alcool réel. A-t-on, par exemple, opéré sur 300 centilitres de vin et recueilli 100 centilitres de liqueur alcoolique marquant 30° centésimaux; les 300 centilitres de vin mis en expérience, renfermaient 30 centilitres d'alcool anhydre, ce qui revient à dire, que le vin en renfermait 10 %, puisque son volume primitif était 3 fois celui du produit distillé, dans lequel la totalité de l'alcool s'est trouvée concentrée.

Lorsque ces sortes d'essais doivent être multipliés, on remplace avec avantage les appareils distillatoires ordinaires, par l'alambic de Descroizilles modifié par M. Gay-Lussac.

Il se compose d'une cucurbite en cuivre, surmontée d'un chapiteau B, percé sur sa paroi supérieure d'une ouverture, sur laquelle s'adapte l'extrémité d'un tube à peu près horizontal

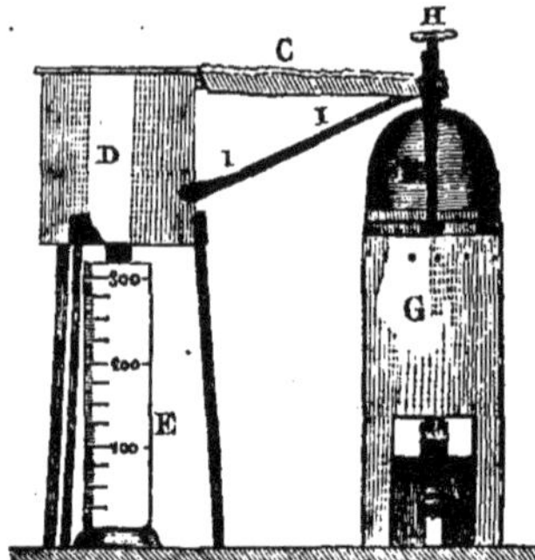

C, dont l'autre extrémité s'abouche avec une spirale traversant un seau D, rempli d'eau et servant de réfrigérant.

On verse dans cette cucurbite 300 volumes de vin, mesurés à la température de $+ 15^o$, dans une éprouvette graduée E, marquée de 300 divisions; on l'engage dans le cylindre G, faisant fonction de fourneau; on adapte le tube horizontal qu'on entoure d'un linge humide, dont l'eau peut être reçue dans l'espèce de gouttière ménagée en II, qui la reporte dans le seau; on assujettit le chapiteau au moyen de la vis de pression H; on recouvre les jointures de bandes de papier; on place sous le serpentin l'éprouvette graduée, qu'au besoin l'on enveloppe d'eau à $+ 15^o$, et l'on chauffe à l'aide d'une lampe à esprit-de-vin K, en arrêtant l'opération aussitôt que le tiers du liquide à distillé.

S'il arrivait qu'on eût recueilli un peu plus ou un peu moins du tiers, au lieu de diviser par 3 le nombre indiquant le degré centésimal du produit alcoolique, on le diviserait par le nombre exprimant le rapport du volume de ce produit, au volume du vin mis en expérience.

LIXe LEÇON.

Essais de l'Huile d'olive, des Huiles volatiles, de la Cire, du Baume de copahu, des Quinquinas, des Opiums et du Lait.

Essais de l'Huile d'olive.

L'huile de pavot, dont le prix est de beaucoup inférieur à celui de l'huile d'olive, lui est souvent substituée, et plus souvent encore est mélangée avec elle.

36*

A l'état d'isolement, il est facile de les distinguer l'une de l'autre, à la saveur, à l'odeur propre à chacune d'elles; à la propriété que l'huile d'olive présente de se congeler vers 7 à 8° au-dessus de 0°, surtout de ne pas donner naissance à une·succession de bulles persistantes, alors qu'on l'agite de manière à y interposer de l'air, par exemple, dans une fiole à demi vide. Dans les mêmes conditions, l'huile de pavot ne se congèle qu'à plusieurs degrés au-dessous de 0°, et produit par l'agitation des bulles qui se maintiennent pendant un temps plus ou moins long; suivant l'expression vulgaire, elle forme chapelet.

Mais, lorsqu'il y a mélange, lorsque surtout la proportion d'huile de pavot est faible, sa saveur, son odeur, étant masquées, la congélation continuant de se produire aux environs de 8°+0°, le chapelet disparaissant presqu'au moment où l'on cesse d'agiter, il devient nécessaire de recourir à des moyens d'investigation plus précis.

Ceux proposés par MM. Rousseau, Poutet et Félix Boudet, se placent au premier rang.

Procédé de M. Rousseau. M. Rousseau a basé le sien sur la très grande différence de puissance de conductibilité pour le fluide électrique, que l'on observe entre l'huile d'olive et l'huile de pavot.

Suivant cet expérimentateur, leurs puissances comparées seraient entre elles comme les nombres 1 et 675.

Pour la mesurer, il se sert d'un instrument particulier nommé diagomètre (διάγω, je conduis et μέτρον, mesure, mesurateur de la conductibilité), que l'on peut se représenter comme formé :

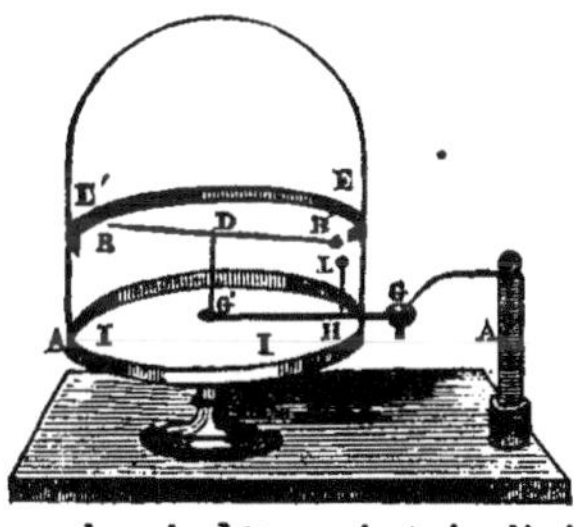

1° D'une pile sèche A, destinée à développer de l'électricité;

2° D'une aiguille très faiblement aimantée BB', portant à son extrémité un petit disque vertical B', et mobile suivant la direction horizontale, sur un pivot métallique D;

3° D'un cercle EE', marqué d'un nombre indéterminé de divisions, à partir du point E.

4° D'une tige métallique GG', laquelle terminée en godet à

son extrémité G, vient à son autre extrémité, communiquer avec le pivot de l'aiguille, tandis que sur un de ses points en H, se trouve soudée une tige également métallique, relevée, et portant à son sommet, à la hauteur de l'aiguille aimantée, un disque vertical L, semblable à celui que celle-ci porte elle-même.

5° D'un plateau en résine H, susceptible de tourner autour du pied K;

6° Et enfin, d'une cloche en verre dont l'objet exclusif est de préserver l'aiguille des courants d'air qui pourraient la faire mouvoir.

Après avoir tourné le plateau H, jusqu'à ce que le disque L fût venu se placer au contact du disque B', au repos dans la direction du plan magnétique, et après avoir versé dans le godet G, une certaine quantité d'huile d'olive; on mettrait celle-ci en communication avec la pile en activité, au moyen d'un fil métallique que l'on y ferait plonger. L'électricité se communiquant aux deux disques, les électrisant de la même manière, les éloignerait l'un de l'autre d'une quantité que·le cercle divisé permettrait d'estimer, et qui, dans le cas présent, équivaudrait à une seule division. Au contraire, dans les mêmes conditions, l'huile de pavot laisserait l'aiguille dévier de 675 divisions; et des mélanges amèneraient des déviations comprises entre ces deux extrêmes.

En considérant que les expériences de ce genre ne pouvaient avoir tout le succès désirable qu'autant

Que la tension de la pile se maintiendrait la même, des quantités variables d'électricité développée par elle, faisant varier la déviation de l'aiguille;

Que le temps nécessaire à la production de cette déviation serait le même; dans des temps différents, des corps inégalement conducteurs de l'électricité, pouvant produire des déviations égales;

Que les couches d'huile interposées entre la pile et l'aiguille aimantée, seraient égales en épaisseur; des couches inégalement épaisses d'une même huile pouvant, dans un temps donné, amener des déviations différentes;

Que les huiles seraient au même état hygrométrique; d'après

M. Rousseau, les huiles parfaitement privées d'humidité perdant tout pouvoir conducteur.

En considérant surtout que, d'après encore ce très ingénieux expérimentateur la stéarine d'huile d'olive ne conduit nullement le fluide électrique, que son oléine conduit au contraire très sensiblement, d'où la conséquence que l'huile d'olive vierge, obtenue par expression à froid , plus chargée qu'elle est d'oléine que l'huile d'olive ordinaire, obtenue par expression à chaud; pourrait conduire mieux l'électricité que ne le ferait celle-ci, cependant mélangée d'une petite proportion d'huile de pavot;

J'avais toujours pensé et professé, que le diagomètre ne deviendrait jamais un instrument pratique. Les résultats qu'il vient de fournir à MM. Blondeau et Soubeiran ont pleinement confirmé mes prévisions.

Procédé
de M. Poutet.

M. Poutet verse dans des tubes gradués renfermant des volumes égaux, ceux-ci d'huile d'olive pure, ceux-là d'huile de pavot; ceux-là encore, d'huile à essayer, un douzième du poids de ces huiles, d'une dissolution mercurielle obtenue en faisant dissoudre à la température ordinaire, 6 p. de mercure dans 7°,5 d'acide azotique à 38° et par suite, formée d'un excès d'acide azotique, d'un peu d'acide hypoazotique, de proto et de deuto-azotate de mercure.

Il agite, puis abandonne les mélanges à eux-mêmes pendant 4 ou 5 heures en hiver, 6 ou 7 en été, avec le soin de les agiter de temps à autre, durant les deux premières heures.

L'huile d'olive pure se solidifie complétement, l'huile de pavot reste liquide; l'huile falsifiée laisse venir à sa surface un volume d'huile liquide d'autant plus considérable, qu'elle était plus impure.

Ce procédé, que sa remarquable simplicité met à la portée de tout le monde, permet de constater la présence d'un 10e d'huile de pavot, celle même d'une moindre proportion quand on en a l'habitude, parce que déjà la consistance du produit est notablement diminuée. On ne peut guère aller au delà; la partie liquide disparaissant alors au milieu de la masse solidifiée, et les moyens manquant, de mesurer le plus ou moins de consistance des produits.

Son grand inconvénient provient de ce qu'il oblige à faire usage de la dissolution, aussitôt que le mercure est dissous; sans cette précaution, la constitution du réactif change, sans même qu'il y ait cristallisation, dès lors son effet devient incertain et parfois même nul.

D'après MM. Soubeiran et Blondeau, l'huile pure acquerrait une consistance assez ferme, pour rendre un son manifeste en la frappant avec une tige en verre; l'huile au 20°, une consistance variable entre celle du suif et celle de l'axonge; l'huile au 10°, la consistance de l'huile d'olive figée.

Quant à M. Félix Boudet, partant des observations par lui faites dans le courant de ses curieuses recherches sur les matières grasses, à savoir : 1° que les azotates de mercure et l'acide azotique, isolément ou réunis, ne peuvent solidifier l'huile d'olive, tandis que l'acide hypoazotique, quelque minime pour ainsi dire qu'en soit la proportion, la solidifie rapidement; 2° que ni les azotates de mercure, ni l'acide azotique, ni l'acide hypoazotique, isolément ou réunis, ne peuvent solidifier l'huile de pavot.

Procédé de M. Félix Boudet.

Il a eu l'idée, et de subtituer à la solution mercurielle de M. Poutet, l'acide hypoazotique additionné de 4 fois son poids d'acide azotique à 35°, destiné à le rendre plus maniable; et de tenir compte du temps nécessaire à la solidification, sans toutefois négliger le degré de consistance.

Il proposait, en conséquence, d'introduire dans un tube gradué 100 parties en poids d'huile d'olive pure, dans un autre tube semblable, 100 parties d'huile de pavot, dans un troisième 100 parties d'huile à essayer; de verser sur chacune 4 parties de réactif, d'agiter et d'abandonner au repos à une température de + 10 à + 12°, jusqu'à ce que les mélanges présentassent à leur surface une couleur blanche et une opacité laiteuse, indice d'une solidification prochaine : il mesurait en même temps la durée de l'expérience.

D'après lui, la présence d'une proportion constante d'huile de pavot aurait retardé d'une manière constante aussi, la pro_

duction du phénomène; le retard aurait été de 40 minutes pour 1/100, de 90 minutes pour 1/20.

Malheureusement, les expériences que MM. Soubeiran et Blondeau ont pu faire sur une très grande échelle, n'ont pas entièrement répondu aux espérances que l'on était en droit de concevoir des indications recueillies par M. Boudet. Bien qu'en général les huiles d'olives pures se soient solidifiées plus vite que celles qui ne l'étaient pas, les variations dans les temps nécessaires à la solidification de mélanges, en proportions constantes, et en opérant dans des conditions semblables, en battant les mélanges comparatifs pendant le même temps, etc., ont de beaucoup été trop prononcées.

Certaines huiles d'olive pures ont même mis plus de temps à se solidifier que des mélanges.

Tout empirique qu'il est, le procédé de M. Poutet mérite donc la préférence.

Essais des Huiles volatiles.

Les sophistications dont les huiles volatiles sont l'objet, ont pour résultats d'y introduire des huiles fixes, de l'alcool, du blanc de baleine, des huiles volatiles de moindre valeur; parfois même, de leur subtituer des matières qu'on ne s'imaginerait guère devoir servir à cet usage, par exemple, de la gélatine et du savon animal.

Les huiles fixes s'ajoutent de préférence aux huiles volatiles plus pesantes que l'eau, et que leur consistance en rapproche davantage.

L'alcool, aux huiles volatiles d'une grande fluidité.

Le blanc de baleine a été rencontré par M. Boutron, dans des huiles demi-concrètes, demi-liquides de roses et d'anis.

De son côté, M. Eug. Dubail a vu substituer à ces dernières essences, des dissolutions aqueuses de gélatine, alcooliques de savon animal, les unes et les autres en consistance gélatinoïde, et recouvertes d'une couche de l'huile volatile qu'elles devaient simuler.

Deux procédés permettront de reconnaître l'existence des huiles fixes. Recherche des huiles fixes.

Le premier, consiste à imprégner un papier non collé, d'huile volatile falsifiée, puis à le chauffer avec précaution; la tache persiste plus ou moins complète, tandis que celle produite par l'huile volatile pure disparaît.

Le second, fondé sur la propriété que les huiles volatiles possèdent de se dissoudre dans l'alcool à 40°, presqu'en toutes proportions, et que l'on ne retrouve plus dans les huiles fixes, (celles de ricin et de croton tiglium exceptées), consiste à mélanger les huiles volatiles supposées fraudées, avec 10 ou 12 fois leur volume d'alcool à 40°: elles laissent au fond du vase un résidu d'huile fixe.

En opérant dans des tubes gradués de petits diamètres, et sur des volumes déterminés d'essence, on pourrait apprécier la proportion d'huile fixe additionnelle; approximativement toutefois, parce qu'une petite quantité d'huile fixe se dissout, et que par contre, le résidu retient de l'alcool qui en augmente le volume.

Les huiles de ricin et de croton tiglium, sont d'un prix trop élevé, et surtout trop viqueuses pour qu'elles puissent servir à ce genre de fraude.

L'emploi de l'alcool, permettrait également de retrouver le blanc de baleine dans les huiles auxquelles on l'aurait ajouté; mais il faudrait opérer à chaud, afin de dissoudre les stéaroptènes. A cet effet, le mélange serait introduit dans un tube fermé d'un bout; on chaufferait quelques instants, en tenant le doigt fixé sur l'extrémité ouverte du tube qu'il boucherait, afin de prévenir la déperdition du liquide, on laisserait déposer, on décanterait la solution encore chaude. Le blanc de baleine resterait dans le tube, et par le refroidissement s'y solidifierait en petites lames brillantes, fusibles, très solubles, dans l'éther, etc., etc. Recherche du blanc de baleine.

S'agit-il de l'alcool; on en constaterait la présence, en mettant à profit sa grande solubilité dans l'eau, qui ne dissout au contraire pas sensiblement les huiles volatiles, et la faculté que possède celle-ci, de détruire l'association de l'alcool avec les huiles volatiles. Recherche de l'alcool..

Que l'on introduise dans un tube gradué d'un centimètre environ de diamètre, et de 12 à 15 centimètres de longueur, une petite quantité d'huile volatile; qu'on en mesure le volume quand elle se sera tout entière rassemblée au fond du tube, que l'on verse dessus 8 à 10 fois autant d'eau distillée, en la faisant couler contre la paroi. du tube; afin qu'elle traverse la masse huileuse sans s'y mêler (du moins si l'on agit sur une essence plus légère qu'elle), que l'on mesure aussi le volume d'eau, que l'on agite vivement pendant quelques secondes, qu'on laisse reposer, qu'à l'aide d'un fil de fer aplati vers son extrémité, on détache les bulles d'essence adhérentes aux parois, de manière en définitive à obtenir deux couches parfaitement distinctes; que l'on retire le fil de fer et que, de nouveau, on mesure les couches superposées.

On les trouvera très sensiblement égales à ce qu'elles étaient d'abord, au cas où l'essence serait pure, différentes au cas contraire: le volume d'essence impure aura diminué celui de l'eau augmenté, proportionnellement au volume d'alcool, que la première aura perdu, que la seconde aura gagné.

La très minime proportion d'essence dissoute par l'eau, d'eau retenue en dissolution par l'essence, peut être négligée sans erreur sensible.

Dans le but de suppléer à l'insuffisance de ce mode d'essai, alors que les huiles volatiles ne renferment que de très faibles proportions d'alcool, dont la séparation complète ne s'opère qu'en employant une grande proportion d'eau, et prolongeant l'agitation; d'où la solution possible d'un volume d'huile volatile à peu près égal à celui de l'alcool; M. Béral a proposé de se servir de potassium. Suivant cet habile praticien, ce métal se conserverait presque indéfiniment dans les essences exemptes d'oxygène, très longtemps dans celles dont l'oxygène est un des éléments, et s'altérerait plus ou moins rapidement, quelle que fût d'ailleurs leur constitution, au sein de celles qui contiendraient de l'alcool.

En moins d'une minute dans une huile volatile contenant 1/4 de son poids d'alcool,
— de 5 minutes — — 1/20 —
— de 15 à 25 minutes — — 1/25 —

Une plus petite proportion d'alcool serait encore sensible à ce mode d'exploration; toutefois, comme les huiles volatiles anciennes, plus ou moins oxygénées, sont toutes susceptibles d'agir sur le potassium à très peu près, ainsi que le font celles contenant moins de 1/25 d'alcool, le mieux est de ne pas dépasser les limites précitées. Ajoutons, qu'afin de se mettre à l'abri des causes d'erreur, que pourrait amener la présence d'une certaine quantité d'humidité, il serait bon de commencer par agiter l'huile volatile avec du chlorure de calcium en poudre, suivant ce qui se pratique, alors qu'il s'agit d'en déterminer la composition élémentaire.

La grande analogie de propriétés que présentent la plupart des huiles volatiles, rend leurs mélanges difficiles à reconnaître; soit qu'ils aient été faits par simple addition, en se servant de préférence de celles des huiles volatiles à bas prix, qui se rapprochent le plus des huiles volatiles plus précieuses, qu'elles doivent adultérer.

Recherche des huiles volatiles de qualités inférieures, etc.

Par exemple, d'huile de majolaine pour frauder celle de menthe, d'un mélange d'huile de térébenthine et d'huile d'aspic, dont l'odeur plus parfumée masque celle de térébenthine, pour frauder les huiles volatiles de rue, de lavande, de thym, de romarin; soit que, pour mieux marier les huiles volatiles, en les présentant l'une à l'autre à l'état de vapeurs, on ait versé celles destinées à la fraude, sur les matières propres à fournir les autres, ainsi, notamment, que cela se pratique avec l'huile volatile d'aspic ou de térébenthine, pour l'huile volatile de lavande fine. (Raybaut.)

La fraude devient plus difficile encore à reconnaître, quand, au lieu de mélanger des huiles volatiles d'espèces différentes, on mélange des huiles volatiles de même espèce, mais de qualités différentes :

De l'huile volatile de néroli Portugal, fournie par le citrus aurantium ,
A   —   —   bigarade,   —   —   bigaradia;
De l'huile volatile de girofle de Cayenne,
A   —   —   de l'Inde ou de Bourbon ;
De l'huile volatile de cannelle de Chine,
A   —   —   de Ceylan ;
Des huiles volatiles de bergamote, cédrats, citrons, oranges, obtenues par distillation, aux huiles volatiles correspondantes obtenues par expression. (Raybaut.)

Toutefois, on pourra presque toujours arriver à constater la fraude, à l'aide de l'un quelconque des essais suivants :

Après avoir enduit deux morceaux de papier non collé, l'un d'huile à essayer, l'autre d'huile de bonne qualité servant de type, on les agitera rapidement dans l'air, afin de produire, s'il se peut, la vaporisation inégale des huiles qui seraient mélangées, et l'on essaiera de saisir, à des époques différentes, des indices sensibles à l'odorat, de l'existence d'une huile étrangère. Est-elle plus volatile que celle qu'elle sert à frauder; l'odeur qui lui est propre sera surtout sensible au début de l'expérience, *et vice versâ.*

On déterminera la densité de l'huile volatile au moyen de la balance, et plus commodément au moyen de l'aréomètre pèse-essence de MM. Violet et Guénot, lequel s'applique à la fois aux essences plus légères et aux essences plus denses que l'eau. Il se compose essentiellement d'une double échelle, l'une ascendante comme dans le pèse-alcool, l'autre descendante comme dans le pèse-sel de Baumé; et le 0° de chacune d'elles correspond au point d'affleurement de l'instrument dans l'eau distillée; mais l'affleurement s'établit de lui-même avec l'échelle ascendante, et nécessite l'addition de poids pour l'échelle descendante.

L'expérience ayant fait voir qu'à la température de $+\,10°\,4$,

L'huile volatile de néroli	bigarade	marque	7,5	
— —	— Portugal	—	10,5	au pèse-essence;
— —	d'aspic	—	3,9	
— —	de lavande fine	—	6,6	

de ce que l'huile volatile de néroli bigarade marquerait plus de 7,5, l'huile volatile de lavande fine moins de 6,6, il y aurait motif de soupçonner que la première a été étendue d'huile volatile de néroli Portugal, la dernière d'huile d'aspic.

Il n'y aurait toutefois là qu'une présomption de fraude; car la densité de la plupart des huiles volatiles varie.

Ainsi, d'après MM. Violet et Guénot, l'essence de néroli bigarade de Grasse pèserait 8,8, au lieu de 7,5 que pèse celle de Paris.

On chauffera dans une cornue munie d'un ballon récipient,

avec une quantité convenable d'eau, l'huile volatile que l'on supposerait fraudée. S'il y a eu fraude, il est probable que l'une des huiles mélangées distillera avant l'autre, peut-être même qu'il n'en distillera qu'une. M. Bonastre, ayant distillé un mélange d'huiles volatiles de térébenthine et de sassafras, n'a recueilli dans le récipient que l'essence de térébenthine.

On répétera l'expérience, en remplaçant l'eau par une solution de potasse caustique, destinée à fixer celle des essences qui serait susceptible de se combiner avec l'alcali.

Le même expérimentateur, en distillant sur de la potasse caustique, un mélange d'huile volatile de sassafras et d'huile volatile de girofle, a pu les séparer l'une de l'autre. L'huile volatile de girofle, combinée avec l'alcali demeura dans la cornue; l'huile de sassafras restée libre, passa dans le ballon.

Le potassium que M. Béral a proposé de faire servir à la recherche de l'huile volatile de térébenthine dans les essences, admettant que celle-ci hâtait d'une manière sensible l'altération du métal, est peu propre à fournir des indications précises, en raison de ce que la différence de composition de l'huile volatile de térébenthine, dans laquelle les analyses élémentaires de MM. Houton-Labillardière, Dumas et Couerbe, ont plusieurs fois constaté l'existence de l'oxygène, qu'elle ne contient pas habituellement, modifierait, à n'en guère douter, sa manière d'être avec le potassium.

Enfin, s'il s'agissait de distinguer les essences de roses et d'anis, des solutions de gélatine ou de savon animal; après avoir d'abord étendu ces dissolutions d'une certaine quantité d'eau, dont la simple addition mettrait déjà sur la voie de la fraude, puisque l'eau n'est pas miscible aux huiles volatiles, on y verserait :

Recherche de la gélatine et du savon animal.

Soit une infusion de noix de galle qui précipiterait la gélatine;

Soit de l'alcool qui précipiterait également la gélatine, reconnaissable surtout à son insolubilité dans l'alcool, à sa grande solubilité dans l'eau bouillante, à son insolubilité presque complète dans l'eau froide, avec laquelle elle forme gelée;

Soit des acides qui, décomposant le savon, en isoleraient les
matières grasses. Celles-ci viendraient se rassembler à la surface
du liquide, sous forme d'huile lorsqu'on le chaufferait.

Essais de la Cire.

La cire jaune est souvent mélangée de fécule, qu'on y interpose par voie de fusion ; la cire blanche, de suif et de préférence
de graisse de veau, que son peu d'odeur rend plus favorable à
la fraude.

M. Delpech a donné un fort bon moyen d'y reconnaître l'a-
midon ; il consiste à traiter la cire par l'essence de térébenthine bouillante. Elle se dissout sans résidu quand elle est pure,
dans le cas contraire, laisse au fond du vase la matière amy-
lacée que 2 ou 3 traitements par de nouvelle essence achèvent
de séparer des dernières portions de cire, et qu'un lavage à l'é-
ther froid débarrasse à son tour de l'essence qui l'imprégnait.
Alors il devient facile de constater qu'elle forme empois avec
l'eau bouillante, est colorée en bleu par la teinture d'iode, etc.

Le mieux à faire pour y retrouver le suif, serait de comparer
les propriétés physiques de la cire pure, à celles de la cire supposée fraudée.

La cire pure offre une odeur, une saveur toutes différentes de
celles de la cire mélangée de suif ; elle est plus grenue et sans
onctuosité.

On pourrait sans doute tirer parti de cette observation de
MM. Boudet et Boissenot, savoir : que la cire distillée ne fournit
pas d'acide sébacique, au contraire de ce qui a lieu quand on
distille le suif.

Le produit de la distillation serait lavé à l'eau tiède, les eaux de
lavage seraient filtrées après leur entier refroidissement, puis évaporées, afin de chercher à déterminer la cristallisation de l'acide
sébacique, sous forme de longues aiguilles d'aspect semblable à
celles de l'acide benzoïque, et dont la solution aqueuse précipiterait l'acétate de plomb.

Toutefois, la très faible proportion de suif que renferme la
cire, la très faible proportion aussi d'acide sébacique que con-

tiennent les produits de sa distillation, obligeraient à opérer sur une masse assez considérable.

Suivant M. Mialhe, la cire serait parfois l'objet d'une sophistication, qui aurait pour résultat d'y introduire 1/16 de son poids d'eau, et qui se pratiquerait en l'agitant à l'état de fusion avec de l'eau, de manière à former du tout un mélange intime, puis en coulant dans des moules.

On sent, qu'en la maintenant pendant quelque temps au bain-marie, la cire ainsi falsifiée perdrait l'eau interposée et diminuerait d'autant de poids.

Essais du Baume de copahu.

Le baume de copahu est plus fréquemment encore que la cire, l'objet de mélanges frauduleux. Pendant longtemps on l'a mélangé d'huile blanche, mais la très grande différence de solubilité de ces deux substances dans l'alcool à 40° et dans l'éther alcoolisé, en rendant facile la constatation de la fraude, puisqu'il suffisait de traiter le mélange à 2 ou 3 reprises par l'un ou par l'autre de ces véhicules, de manière à dissoudre le baume à l'exclusion de l'huile, a fait remplacer celle-ci par l'huile de ricin, que l'alcool concentré et l'éther alcoolisé dissolvent très bien.

Il n'est pas rare de rencontrer dans le commerce des baumes de copahu qui en renferment 1/3 au moins de leur poids.

Parmi les nombreux modes d'essai proposés, on distingue les suivants :

M. Berzélius verse une ou deux gouttes de baume sur une feuille de papier, puis chauffe celle-ci avec précaution. Le baume pur y laisse une tache homogène et translucide, le baume sophistiqué, une tache qu'entoure une auréole d'aspect gras.

MM. O. Henry et Delondre, chauffent le baume avec de l'eau. Est-il pur; il laisse une masse sèche et cassante: ne l'est-il pas; une masse molle et visqueuse.

Suivant Planche, en agitant dans un flacon bouché un volume d'ammoniaque liquide à 22° et 3 volumes de copahu (en poids une partie d'ammoniaque et 2,5 de baume), le mélange devient

bientôt d'une transparence parfaite, lorsque le baume est pur,
au contraire, reste d'autant plus longtemps opaque qu'il contient plus d'huile. Il faut opérer à une température comprise entre
$+10°$ et $+15°$; car le baume pur reste opaque au-dessous de $+$
$10°$; et d'un autre côté, le baume mélangé d'une petite quantité
d'huile redevient peu à peu transparent au-dessus de $+15°$.

Enfin, suivant M. Blondeau, 4 parties de copahu pur et
1 partie de carbonate de magnésie, triturés ensemble, formeraient une masse susceptible de présenter, au bout de quelques
heures, une grande consistance, l'aspect et la translucidité de la
gomme; dans les mêmes conditions, le copahu impur ne fournirait qu'une masse opaque et molle.

Cette fois encore, l'opération a besoin d'être faite à une température à peu près constante ($+15°$); le copahu pur, mélangé
de carbonate magnésique, restant opaque quand elle s'abaisse.

Essais des Quinquinas.

Non-seulement les écorces de quinquinas gris, jaune et rouge,
renferment des proportions fort différentes d'alcaloïdes (tome 1ᵉʳ,
page 493); non-seulement on trouve dans le commerce, sous les
noms de quinquina de Cusco, ou d'Arica, de quinquina Jean, etc.,
des écorces dans lesquelles une base organique toute particulière,
l'aricine, remplace la quinine et la cinchonine, des vrais quinquinas; sous le nom de quinquina Carthagène, d'autres écorces
dans lesquelles la proportion de cinchonine s'est considérablement accrue aux dépens de celle de la quinine; mais encore on
serait exposé à y rencontrer des quinquinas qu'on aurait épuisés
d'alcaloïdes sans les diviser, puis remis en circulation après les
avoir lavés, séchés et roulés dans la poussière de quinquina pour
leur restituer de l'amertume.

Il faut donc que le pharmacien puisse, au besoin, constater
la bonne qualité des quinquinas qu'il emploie.

Des décoctés aqueux de quinquinas, préparés dans les mêmes
conditions, doivent fournir, par l'addition d'un soluté de tannin
récemment préparés, des précipités de tannates de quinine et de

cinchonine à peu près également abondants. (Vauquelin; O. Henri, etc.)

Des macérés de quinquinas, obtenus en délayant leurs poudres avec une suffisante quantité d'eau, pour en former une bouillie claire, laissant en contact pendant 15 ou 20 minutes et filtrant, doivent fournir par l'addition de quantités égales de cristaux de sulfate de soude, des précipités égaux aussi de sulfate de chaux, par suite de la décomposition de leur quinate de chaux. (Guibourt.)

Ces essais toutefois ne peuvent servir que d'indication, attendu, d'une part, qu'il peut exister, qu'il existe même dans beaucoup de végétaux, des matières susceptibles de précipiter le tannin, bien qu'elles diffèrent, sous tous les autres rapports, de la quinine et de la cinchonine.

D'autre part, que la richesse réelle des quinquinas, peut ne pas être en rapport avec la proportion de quinate de chaux qui s'y trouverait.

On en pourrait dire autant, des essais qui consisteraient dans l'estimation de l'abondance des précipités que formeraient dans leurs décoctions, la gélatine, l'émétique; quoiqu'en général il soit d'observation, que les quinquinas renferment d'autant plus d'alcaloïdes qu'ils renferment plus de matières capables de précipiter la gélatine et l'émétique.

Au contraire, on devrait accorder pleine confiance, à l'essai qui consisterait dans l'obtention de la quinine et de la cinchonine, à l'aide des procédés que nous avons décrits en parlant de la préparation des sulfates de ces bases.

En général, il ne serait pas nécessaire de procéder à la séparation des alcaloïdes, et l'on pourrait considérer les écorces mises en expérience comme de bonne qualité, quand la somme de ces alcaloïdes, obtenue pour produit du traitement des précipités calcaires, coïnciderait avec la proportion de quinine et de cinchonine que nous avons dit exister dans les quinquinas rouge, jaune et gris. Si cependant on croyait devoir opérer cette séparation, on sulfatiserait la masse alcaloïde, suivant ce qui a été dit page 427, et profitant de la moindre solubilité dans l'eau du sulfate de

quinine, on le séparerait par voie de cristallisation, de celui de
cinchonine.

Ou bien, on décomposerait leurs sulfates par le phosphate de
soude, afin d'obtenir séparément le phosphate de chacune de ces
bases, et d'en isoler l'alcali. (Page 543.)

On doit se rappeler que le quinquina jaune, plus spécialement employé à la préparation du sulfate de quinine, en fournit
de 24 à 30 gr par kilo.

Essais des Opiums.

Nous avons dit, tome 1ᵉʳ, page 505, que le commerce fournissait 3 sortes d'opium, très différemment riches en morphine:
l'opium de Smyrne ou de Syrie, l'opium de Constantinople ou
de Turquie, et l'opium d'Alexandrie ou d'Égypte.

Le premier est en masses plus ou moins molles, plus ou moins
déformées, que recouvrent des débris de feuilles de pavots entre-
mêlées de semences de rumex; d'un brun clair à l'intérieur,
d'un brun foncé à l'extérieur, de saveur âcre et amère, d'o-
deur vireuse prononcée.

Le second est en pains aplatis, réguliers, recouverts d'une
seule feuille de pavot, dont la nervure principale semble les partager par la moitié. La chaleur de la main le ramollit; son odeur
est faible, comparativement à celle de la sorte précédente.

Le troisième est en petits pains très secs, très aplatis, très nets
à leur surface, sans vestiges sensibles de feuilles, et d'un brun
foncé, de cassure nette, luisante même, d'odeur faible.

Mais, en dehors de ces 3 sortes d'opium, évidemment de valeurs différentes pour le pharmacien, puisque c'est principalement à la morphine, que l'on attribue l'action thérapeutique de
cette manière médicamenteuse; les principales places de l'Europe
ont, dans ces dernières années, été inondées d'une manière à
peu près sans vertu, imitant l'opium d'une matière si parfaite,
que les plus habiles eux-mêmes furent dupes de la fraude.

Cette matière semblait provenir de résidus d'opium épuisés
de morphine, que l'on avait malaxés avec un mucilage de
gomme pour leur donner du liant, et quelque peu d'huile,

afin de simuler les plaques d'aspect graisseux que les bons opiums offrent parfois à l'intérieur.

Ces causes diverses doivent engager le pharmacien à déterminer la proportion de morphine que contient l'opium qu'il se propose d'employer, même à s'assurer qu'il a véritablement affaire à de l'opium.

Relativement à la détermination de la proportion de morphine,

M. Thiboumery conseille de diviser 1 kil. d'opium à l'aide d'un couteau à racines, de le traiter à 4 fois par 500 gr. d'eau bouillante employée en infusion, de filtrer les infusés, de les évaporer en consistance d'extrait, de délayer le produit dans 1 litre d'eau froide, de compléter l'épuisement du résidu par de petites quantités d'eau également froide, jusqu'à ce que celle-ci ne se colore plus; de réunir les liqueurs, de les concentrer à 10° B.; de les précipiter bouillantes par un léger excès d'ammoniaque instillée pendant qu'on les agite; de laisser refroidir, et de jeter sur un filtre le précipité cristallin qui s'y forme.

On le lave sur le filtre à l'eau froide d'abord, à l'alcool à 18° ensuite; on le sèche au bain-marie, on le dissout dans l'alcool à 36°; on fait bouillir quelques instants avec quelque peu de charbon animal en poudre; on filtre de nouveau, on laisse cristalliser, on épuise le charbon de toute la morphine qu'il a retenue, et par des évaporations convenablement conduites, on retire, à l'état de cristaux qu'on place dans un entonnoir, qu'on y lave à l'alcool froid, et qu'enfin on dessèche, toute la morphine que l'alcool à 36° avait dissoute.

Les liqueurs ammoniacales sont évaporées à siccité, le résidu de leur évaporation est trituré avec du noir animal; on délaie le mélange dans l'alcool concentré, on fait bouillir, on filtre, on évapore et l'on fait cristalliser.

Les alcools de lavage et les liqueurs au sein desquelles les derniers cristaux se sont formés, sont à leur tour, évaporés à siccité, leur résidu est traité par l'eau aiguisée d'acide chlorhydrique, principalement destiné à produire la séparation des matières étrangères résinoïdes et autres; la solution acide de morphine est précipitée par l'ammoniaque, ainsi que l'avait été celle du premier traitement de l'opium, et l'on fait subir au dépôt qui s'y forme, la série d'opérations qui viennent d'être relatées en premier lieu.

La somme des produits que l'on obtient pour résultat final, représente la proportion de morphine contenue dans l'opium mis en traitement, les traces de narcotine qui l'accompagnent pouvant être négligées.

Nous savons que M. Guibourt a retiré :

58 gr. de morphine, d'un kilo d'opium de Smyrne,
42,20   —   —   —   d'Egypte,
30,10   —   —   —   de Constantinople.

Mais, suivant quelques auteurs, ces quantités pourraient s'élever :

A 90 gr. pour le 1ᵉʳ,
  60   —   2ᵉ,
  40   —   3ᵉ,

Procédé
de M. Couerbe.
· M. Couerbe coupe l'opium par tranches, et, sous cet état, le fait macérer dans 7 à 8 fois son poids d'eau froide pendant environ 24 heures; au bout de ce temps, l'y malaxe entre les mains, de manière à convertir le tout en une sorte de bouillie claire ; et 24 heures après, passe avec expression.

Ces traitements sont répétés jusqu'à complet épuisement de la masse ; après quoi, les liqueurs réunies sont concentrées et mises à bouillir avec un excès de chaux vive, qui doit retenir toute la morphine en solution; après avoir détruit sa combinaison saline. On passe, on sursature par l'acide chlorhydrique, et la nouvelle solution essentiellement formée de chlorure de calcium et de chlorhydrate de morphine, est additionnée d'un léger excès d'ammoniaque, après avoir primitivement été rapprochée après neutralisation, au cas où elle eût été trop étendue. La morphine qui se sépare est recueillie, lavée à l'eau froide, séchée et pesée.

Relativement à l'opium factice, outre que soumis aux essais précités, il ne fournissait que des traces de morphine, sa solution aqueuse, comparée à celle de l'opium de bonne qualité, se comportait avec les réactifs, d'une manière toute particulière. Tandis que cette dernière est acide au tournesol ; vire au rouge par l'addition des sels de fer au maximum (méconate de fer), sauf les cas très rares où l'acide méconique y est tout entier rem_placé par l'acide sulfurique ; se mêle à l'alcool sans produire de dépôt, est troublée par l'ammoniaque qui en précipite des petits cristaux grenus de morphine;

L'autre était neutre aux réactifs, ne se colorait pas au contact des sels de fer peroxydé, était abondamment troublée par l'alcool, ne l'était pas par l'ammoniaque.

Du Lait et de ses essais; du Petit-Lait et de ses essais.

Le lait, dont la composition paraît être essentiellement la même, quelle que soit son origine, renferme :

De l'eau,
De la matière butyreuse,
—   —   caséeuse ou caseum,
Du sucre de lait ou lactine,

Des sels, { lactates de potasse, de soude, de chaux et de magnésie,
chlorures de potassium et de sodium, sulfates et phosphates de soude et de potasse,
phosphates de chaux, de magnésie et parfois de fer,

Des matières extractives indéterminées,

Quelquefois des traces d'acide lactique libre, quoique d'autres fois il soit alcalin.

De la composition du lait.

La matière butyreuse dont nous avons eu déjà l'occasion de faire connaître la composition (tome 1er, page 204), est une matière complexe, formée dans le lait de vache, d'oléine, de margarine, de stéarine, de butyrine, de caprine, de caproïne, avec traces d'acides butyrique, caprique et caproïque, à la présence desquels sont dues sa saveur et son odeur. Dans le lait d'autres animaux, la butyrine, la caprine, la caproïne et les acides volatils qui leur correspondent, peuvent être remplacés par des principes gras neutres ou acides, plus ou moins analogues.

Le caseum est un principe immédiat azoté, solide, incolore, inodore, insipide, neutre aux réactifs colorés, qu'il est possible d'obtenir sous deux états; à l'état de caseum soluble et à l'état de caseum insoluble dans l'eau, ainsi du reste, que cela s'observe pour l'albumine animale, à laquelle même nous l'avons comparé. (Tome 1, page 54.) Sous le premier état, il produit avec l'eau une solution dont l'alcool le précipite, dont les acides le précipitent également, mais en formant avec lui des combinaisons que l'on peut rendre solubles, en les débarrassant, par des lavages, de l'excès d'acide qu'elles avaient d'abord entraîné.

L'ammoniaque, la potasse et la soude, au contraire ne la troublent pas; elle supporte sans se coaguler, ce que ferait une dissolution d'albumine, la température de l'ébullition.

De là vient que le lait évaporé à siccité laisse un résidu encore soluble dans l'eau, quoique difficilement, parce que le caseum a pris beaucoup de cohésion, et même incomplétement, parce qu'il s'est en partie converti en caseum insoluble. La pellicule que celui-ci forme à sa surface, est même cause que le lait monte, quand on le fait bouillir sans l'agiter.

A l'état insoluble, l'eau ne dissout plus le caseum quelle que soit sa température; mais la potasse, la soude et l'ammoniaque, continuent de le dissoudre; ce qui explique pourquoi le lait additionné de ces alcalis ou de leurs carbonates, ne se caille pas, pourquoi encore le lait caillé s'éclaircit par leur addition.

Ces deux variétés de caseum, abandonnées à la décomposition putride, fournissent entre autres produits, une substance particulière, que l'on retrouve dans tous les fromages, et que M. Braconnot nomme aposépédine (de ἀπὸ et σηπεδών.), c'est-à-dire produit de la putréfaction.

Le sucre de lait est un principe immédiat non azoté, solide, incolore, inodore, de saveur à la fois astringente et sucrée, très soluble dans l'eau surtout à chaud, insoluble dans l'alcool concentré, cristallisable en prismes. L'acide azotique le convertit partiellement en acide mucique, et il ne peut éprouver la fermentation alcoolique dans les conditions ordinaires, bien qu'il l'éprouve dans d'autres, encore mal déterminées.

Il commence probablement alors par se convertir en sucre de raisin, par suite de modifications analogues, à celles qu'éprouve l'amidon, sous l'influence des acides et de la diastase (tome 1, page 50) : du moins l'acide sulfurique le transforme-t-il aussi en un véritable sucre.

Le sucre de lait, les sels, moins les phosphates terreux qui s'y trouvent en combinaison intime avec le caseum, existent dans le lait à l'état de dissolution.

La matière butyreuse simplement suspendue, forme une sorte d'émulsion.

Quant au caseum, MM. Berzélius, Bouchardat, Raspail et Quevenne, pensent qu'il est en partie dissous, en partie suspendu, et tout à fait indépendant des globules graisseux : d'après M. Turpin, la portion non dissoute servirait d'enveloppe à ceux-ci.

MM. Lassaigne et Donné admettent, au contraire, qu'il est tout entier dissous.

C'est à l'interposition de la matière grasse, et à sa pesanteur spécifique inférieure à celle de l'eau, qu'est due la propriété que le lait possède, de se partager en deux couches distinctes, quand on l'abandonne au repos.

La couche supérieure blanche, opaque, molle, onctueuse au toucher, de saveur agréable, et connue sous le nom de crème, est principalement formée de matière grasse, retenant interposés du caseum et du liquide séreux, que le battage en sépare. (Tome 1, page 228.)

La couche inférieure, liquide, d'un jaune verdâtre, de saveur douce, plus ou moins transparente ou plus ou moins opaque, suivant que le départ s'est opéré d'une manière plus ou moins parfaite, et connue sous le nom de sérum ou de petit-lait, contient le sucre de lait, tous les sels préexistants à l'état de solution dans le lait, les matières extractives indéterminées, le caseum soluble si tant est qu'il existe, un peu de caseum insoluble, si tant est qu'il existe aussi, et des traces de matière butyreuse qui le rend louche.

C'est à la présence du caseum, que le lait doit d'être coagulé par l'alcool, par les acides, et aussi par certaines matières organiques, telles que la membrane muqueuse de l'estomac, et le lait caillée que contient habituellement l'estomac des jeunes veaux, des chevreaux, etc. Ou ces matières organiques dont la dernière porte vulgairement le nom de présure, exerçant sur lui une action spéciale, ne font que déterminer entre les molé-cules du caseum soluble, un changement de disposition qui le transforme, en son isomère le caseum insoluble; ou bien elles agissent tout d'abord en amenant le développement de l'acide lactique, ou de quelqu'autre acide capable de produire la coa-gulation. En effet, M. Berzélius a vu la membrane de l'esto-mac, débarrassée par des lavages multipliés de l'acide qui l'imprégnait, déterminer la coagulation; et d'après M. Fré-my, cette même membrane, plongée dans une solution de sucre, le changerait en acide lactique avec une merveilleuse fa-cilité.

De la préparation du petit-lait. La préparation du petit-lait, consiste précisément dans la coagulation du caseum, soit au moyen des acides, soit au moyen de la présure, et par suite, dans la séparation de la matière butyreuse à la faveur du coagulum caséeux qui l'en-traîne.

Au moyen des acides. Suivant le premier procédé, on porte à l'ébullition dans un vase que les acides ne puissent attaquer, 4 litres de lait; on y projette par petites portions successives, sans cesser d'agiter, 30 gr. environ de bon vinaigre, ou une quantité correspondante d'acide tartrique, à l'avance dissous dans 8 fois son poids d'eau; ou pour mieux dire, une quantité de vinaigre ou d'acide tar-trique dissous, suffisante pour amener la coagulation complète du caseum. L'on évite toutefois d'en ajouter trop, car alors, outre que le petit-lait offrirait une acidité qu'il ne doit pas présenter, il serait louche; et parce que l'excès d'acide tendrait à retenir en dissolution une portion de caséum, et parce qu'il gênerait la coagulation de l'albumine. (Voir page 420, tome 1.)

Quand des flocons bien détachés flottent au sein du liquide devenu très sensiblement transparent, on jette le tout sur une étamine, on recueille le liquide qui la traverse, et sans exprimer, attendu que l'expression ferait passer au travers du tissu, une portion de la matière caséeuse, on y délaie deux blancs d'œuf à l'avance battus dans 250 gr. d'eau, et l'on reporte sur le feu.

L'albumine se coagule, se forme en réseau qui entraine les dernières portions de caséum en suspension ; on projette d'une certaine hauteur dans le liquide, une petite quantité d'eau albumineuse réservée à cette intention, et destinée à compléter la clarification ; on enlève de dessus le feu ; on laisse reposer un instant ; à l'aide d'une écumoire on enlève les écumes, puis l'on filtre la liqueur encore chaude, au travers d'un filtre en papier. L'on a pris le soin de choisir celui-ci exempt de carbonate de chaux, afin que l'excès d'acide n'introduise pas de sels calcaires dans le médicament (au moins si l'on a fait usage d'acide acétique), même de le laver à l'eau bouillante, afin qu'il ne lui puisse communiquer une saveur désagréable.

Suivant le second procédé, on ajoute à 4 litres de lait 4 gr. de présure sèche, délayée dans quelques cuillerées d'eau; on bat bien le mélange ; on place le vase qui le contient sur un feu doux ; aussitôt que le coagulum caséeux est formé, on le divise à l'aide d'une écumoire, afin que les portions centrales prennent tout le retrait qu'elles sont susceptibles de prendre, sans cependant le diviser de manière à rendre plus tard sa séparation complète fort difficile ; on donne quelques bouillons ; on passe au travers d'une étamine, et l'on achève la clarification comme ci-dessus, au moyen du blanc d'œuf.

Au moyen de la
présure.

En général, on préfère la présure de chevreau à celle de veau, on la sale et on la sèche à l'air. M. Wislin la remplace à l'état sec, par une liqueur qu'il obtient en faisant macérer pendant 24 heures, 6 parties de présure fraiche et 1 partie de sel marin, dans 32 parties de vin blanc, additionné d'une partie d'alcool, à $80^c = 31^o$ Cartier, puis filtrant. Une cuillerée à café de cette liqueur suffit à la coagulation d'un litre de lait.

Quelle que soit celle des deux méthodes précitées que l'on suive, le petit-lait qu'elle fournit est préférable à celui qui proviendrait de la coagulation spontanée du lait, ce dernier étant toujours louche et d'ordinaire assez fortement acide ; mais sa composition n'est pas identique. Obtenu par la présure, il est plus coloré, d'une saveur plus agréable, moins acide, pour la raison qu'aucun acide étranger n'est intervenu ; par contre, moins transparent, parce que la coagulation du caséum n'est complète, qu'autantqu'un excès d'acide intervient; en outre, on n'y rencontre pas les phosphates terreux, que contient le petit-lait préparé au moyen des acides, capables seuls de l'enlever au caséum. A sa place y existent des traces de matières animales, que les acides ont seuls aussi le pouvoir de coaguler, aussi est-il troublé par les acides, et laisse-t-il pour résidu de sa calcination et de son incinération, une quantité très notable de phosphates insolubles.

Le petit-lait naturel, se rapproche davantage du petit-lait par la présure, que de l'autre.

Le procédé de Baumé, qui consistait à produire la coagulation du caséum au moyen de la présure, puis à compléter la clarification du petit-lait, au moyen tout à la fois de l'albumine et de la crème de tartre, fournissait à son tour un produit qui n'était identique avec aucun des produits précédents; car l'excès de crème de tartre devait s'y retrouver en dissolution; de plus, il était susceptible de se troubler au bout de quelque temps, parce qu'il laissait déposer le tartrate de chaux introduit par la crème de tartre.

Les différences de composition et même de propriétés physiques, qui s'observent dans le petit-lait, suivant le procédé à l'aide duquel on l'a préparé, font sentir la nécessité de ne pas suivre indifféremment tel ou tel. Le Codex prescrit de faire servir l'acide tartrique à la coagulation du caséum, et de clarifier au blanc d'œuf.

Essais
du petit-lait.

Le petit-lait bien préparé peut aisément se distinguer de la solution qu'on lui a quelquefois substituée, sous le nom de petit-lait factice ou artificiel, et dans laquelle on faisait entrer du sucre de lait, quelques sels plus ou moins analogues à ceux du lait, du vinaigre pour l'aciduler, et de la mélasse pour la colorer.

Cette solution, exempte de matières animales, n'est nullement troublée par l'infusion de noix de galle; au contraire de ce qui a lieu avec le petit-lait, elle laisse pour résidu de son évaporation, une matière que la chaleur décompose en dégageant des vapeurs acides et une odeur de caramel, toute différente de celle que répandent dans les mêmes conditions, les mélanges de matières végétales et de matières animales.

Souvent, en outre, son résidu disparaît tout entier par l'incinération, parce qu'on n'a fait entrer en dissolution que du sucre de lait.

Les essais auxquels le pharmacien soumet le lait qu'il destine à la préparation du petit-lait, auront pour objet, ou seulement de constater l'absence de l'eau additionnelle, ou de constater qu'il ne renferme aucune matière étrangère à sa constitution.

Essais du lait.

Dans le premier cas, partant de cette donnée, que le lait de bonne qualité et non écrémé, marque de 33 à 29 degrés, à l'aréomètre, que M. Quevenne, son inventeur nomme lacto-densimètre (mesurateur de la densité du lait), et que représente la figure ci-contre ;

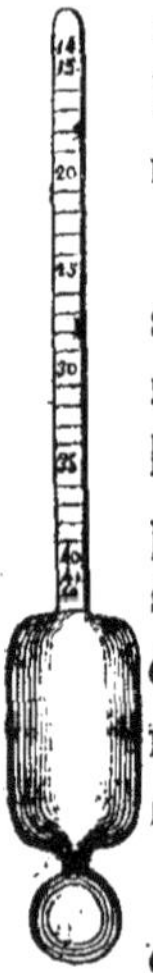

Recherche de l'eau.

On remplira une éprouvette de lait non écrémé; on soufflera à sa surface de manière à faire disparaître la mousse qui s'y serait formée; on y plongera peu à peu l'instrument, à l'avance parfaitement essuyé ; l'on appuiera légèrement le doigt sur la partie supérieure de sa tige, afin de l'obliger à s'enfoncer dans le liquide, d'un degré de plus qu'il ne l'eût fait seul ; on le laissera remonter, puis, quand il sera parfaitement tranquille, on notera le point d'affleurement.

Le bon lait de vache ne marque jamais moins de 29°, et sa densité va diminuant d'environ 3 degrés, par chaque dixième de son poids d'eau ajoutée.

L'expérience devra se faire à la température de + 15°, pour laquelle l'instrument a été gradué, et, à cet effet, on plongera dans le lait un thermomètre, afin que, connaissant sa température, on puisse au besoin l'élever ou l'abaisser convenablement, par le séjour du vase qui le contient au milieu de l'eau à + 15°; si mieux l'on n'aime se reporter aux tables, dans lesquelles M. Quevenne, indique pour toutes les températures comprises entre 0 et 30°, le degré du lait mesuré à toute autre température, (Voir l'instruction pour l'usage du lacto-densimètre.) La variation pourrait être évaluée à 1 degré, pour chaque 5 degrés de température.

Le lait écrémé, doit à la soustraction de la matière butyreuse, une augmentation de densité d'environ 3 degrés, d'où la conséquence qu'après l'avoir écrémé, on le peut au moyen de l'eau, ramener à une densité égale à celle qu'il présentait avant l'écrémage. Cette conséquence oblige à tenir compte du volume de crème qu'il est susceptible de fournir, quand on tient à savoir si l'on a opéré sur du lait écrémé ou non. Il ne l'aura point été, si, après un repos de 24 heures à une température de $+ 15^o$, dans une éprouvette graduée, il fournit de 10 à 14 volumes de crème pour 100.

On sent que l'augmentation de densité résultant de la soustraction de la partie butyreuse, ne pourrait que rendre plus certaine l'addition de l'eau, au cas où le lait mis en expérience marquerait moins de 29° à $+ 15^o$ de température.

Recherche
des matières
étrangères. La fraude dont le lait est habituellement l'objet, se borne à l'écrémage avec addition d'une quantité d'eau qui, souvent à Paris, fait descendre son degré à 26, même à 25°, ce qui en porte la proportion à 2/10 environ ; cependant, il est quelquefois arrivé que l'on y ait fait servir des matières étrangères, destinées, les unes, à contre-balancer la diminution de densité que devait entraîner l'addition de l'eau, les autres à masquer la disparition de la crème. On a signalé comme ayant servi à ces adultérations : Des décoctés de fécule, de riz, et autres matières amylacées ; la dextrine, le sucre et plus spécialement celui de fécule, le lait d'amandes, même la cervelle.

Relativement à la recherche des matières amylacées, on coagulerait le lait au moyen d'un acide quelconque, et dans le liquide aqueux passé au travers d'un linge et refroidi, on verserait quelques gouttes de teinture d'iode. On y verrait tout aussitôt, se développer une belle couleur bleue d'iodure d'amidon.

Le même procédé serait applicable à la recherche de la dextrine ; car, il est rare que la transformation de l'amidon en dextrine (tome 1, page 50) soit assez complète, pour que l'iode ait perdu tout pouvoir de colorer la matière.

Relativement au sucre, après avoir encore coagulé le caséum, on délaierait dans le petit-lait quelque peu de levure, et le mélange introduit dans un flacon garni d'un tube recourbé, se rendant sous une éprouvette remplie d'eau, serait abandonné à lui-même à + 18 ou 20°. Au bout de 24 à 36 heures, un mouvement de fermentation alcoolique s'y serait déterminé, et de l'acide carbonique se serait dégagé.

La transformation possible du sucre de lait en alcool et en acide carbonique rendrait toutefois obligatoire une série d'épreuves analogues à celles qui nous ont servi à retrouver le sucre de lait dans le sucre. (Page 545.)

L'alcool à 20° se prêterait d'autant mieux, à ce genre d'investigation, qu'il dissout plus facilement le sucre de fécule que le sucre de canne ou de betterave, auxquels son bas prix l'aurait sans doute fait préférer.

Relativement au lait d'amandes, l'addition de l'amygdaline trahirait de suite sa présence, attendu que sous l'influence de la matière albumineuse de ces amandes, l'amygdaline deviendrait susceptible de développer une odeur prononcée d'huile volatile d'amande amère. (Tome 1, page 263.)

Enfin, si l'on pensait que de la cervelle de veau s'est trouvée ajoutée dans le but de simuler la crème, on ferait les essais suivants :

On abandonnerait le lait au repos; le départ qui n'a lieu que dans l'espace de 24 heures, entre le petit-lait et la matière butyreuse, s'effectue en moins de 5 heures, entre lui et la matière cérébrale qui la remplace; en outre, la couche supérieure que celle-ci forme, se tassant de plus en plus, finit par n'occuper qu'un très petit volume, et le liquide qu'elle surnage n'a pas sensiblement augmenté de densité, contrairement à ce qui a lieu avec le lait de bonne qualité.

On agiterait le lait avec de l'éther; on laisserait reposer; on décanterait la couche d'éther chargé des graisses abandonnées par la matière cérébrale; on évaporerait la solution au bain-marie ou à l'air, et l'on en calcinerait le résidu. Les graisses particulières à la pulpe encéphalique, contenant du phosphore au nombre de leurs éléments, fournissent pour produit fixe de leur calcination, de l'acide phosphorique. Par conséquent, leur résidu est soluble dans l'eau qu'il rend acide au tournesol, et susceptible de former avec l'eau de chaux en excès, un précpité blanc de phosphate de chaux, que les acides chlorhydrique et azotique font disparaître, pour que l'ammoniaque en excès la fasse reparaître.

Ajoutons enfin, pour terminer ce que nous avions à dire au sujet des essais du lait, que le pharmacien devrait rejeter celui qui présenterait une alcalinité très prononcée, l'usage s'étant malheureusement répandu de lui ajouter quelque peu de bicarbonate de soude, destiné à prévenir sa coagulation spontanée. On sent, en effet, que ce bicarbonate de soude amènerait l'introduction dans le petit-lait, d'une certaine quantité d'acétate ou de tartrate de soude, qui ne s'y doivent pas trouver.

LXᵉ LEÇON.

De la conservation des matières médicamenteuses inorganiques.

Dans les conditions au milieu desquelles nous les plaçons à savoir :

Au sein de l'air, ou pour mieux dire d'un mélange aériforme d'oxygène et d'azote, auquel vient se joindre quelque peu de vapeur d'eau, quelque peu d'acide carbonique, et que traversent des rayons lumineux ; à la température variable de l'atmosphère, dans des vases de formes et de natures différentes ; les matières médicamenteuses inorganiques peuvent être influencées :

Par l'air,   Par la température,
— la lumière,   — les vases.

L'air, abstraction faite de sa composition, et considéré comme agent purement mécanique, peut entraîner celles qui affectent l'état solide; et cela d'autant plus aisément, que leurs particules sont plus légères, plus ténues, que son propre mouvement est plus rapide, plus violent.

Il peut favoriser la vaporisation des liquides volatils, lesquels ne produisant dans un espace limité, qu'un volume de vapeur proportionnel à cet espace, ne se vaporisent en entier que dans un espace suffisant, quand l'air n'intervient pas, et peuvent au contraire, s'y vaporiser complétement quelque petit qu'il soit; quand l'air s'y renouvelant sans cesse, entraîne avec lui la vapeur qui le remplit, et par suite, renouvelant sans cesse l'espace, le rend en quelque sorte illimité.

Il peut même modifier la composition de certains solides, témoin le sesquicarbonate d'ammoniaque, que nous avons vu passer à l'état de carbonate neutre, par la perte d'une portion de sa base, quand on l'abandonne au contact de l'air.

En raison de ce qu'il contient toujours de l'eau hygrométrique, sans toutefois en contenir assez pour en être saturé, si ce n'est à la suite de pluies abondantes et prolongées, il peut agir sur les corps de deux manières différentes : leur céder tout ou partie de l'eau qu'il contiendrait, leur enlever tout ou partie de celle qu'ils contiendraient eux-mêmes.

Le carbonate de potasse, le chlorure de calcium et leurs analogues, très solubles dans l'eau par suite d'une forte affinité; en d'autres termes, tous les sels capables d'élever notablement le point d'ébullition de l'eau que l'on en a saturée, absorbent l'humidité de l'air, s'humectent, se liquéfient, tombent en déliquescence, et sous un même poids, finissent par renfermer une proportion de matière active d'autant plus petite, qu'ils ont absorbé plus d'eau.

Le sulfate, le phosphate, le carbonate de soude, et plus généralement les sels solubles dans l'eau par suite d'une faible cohésion; pour ce motif à poids égaux, élevant infiniment mns que les précédents son point d'ébullition, ou même ne l'élevant pas du tout, abandonnent à l'air non saturé d'humidité leur eau de cristallisation, perdent leur solidité, leur transparence, deviennent pulvérulents, opaques, s'effleurissent.

Sous un même poids, ils se trouvent ainsi contenir une proportion de matière active d'autant plus grande, qu'ils renfermaient primitivement plus d'eau de cristallisation et en ont perdu davantage.

Ainsi, 44 p. de sulfate et 37 p. de carbonate de soude effleuris, renferment autant de matière active que 100 p. de ces mêmes sels en cristaux, puisque le premier renferme 56, et le second 63 sur 100 d'eau de cristallisation.

Il est digne de remarque, que l'efflorescence ne peut avoir lieu qu'au sein d'une atmosphère plus ou moins sèche; car tous les corps solubles dans l'eau, sont déliquescents dans l'air saturé d'humidité. On peut aisément s'en convaincre, en plaçant des sels efflorescents au-dessus d'un vase contenant de l'eau, et recouvrant le tout d'une cloche; bientôt, on les y voit s'humecter.

Influence de l'azote de l'air. Dans les conditions ordinaires, l'azote de l'air est sans action sensible sur les matières minérales, il ne se combine avec aucune d'elles. Mais dans une circonstance exceptionnelle, il rend possible une réaction prononcée. Le phosphore que l'on sait à la température et sous la pression atmosphérique ordinaires, ne se point combiner avec l'oxygène pur, s'y combine quand on diminue la pression ou quand on fait intervenir l'azote. Introduisons dans un tube barométrique rempli de mercure, un cylindre de phosphore et du gaz oxygène; enfonçons le tube dans la cuve hydrargiro-pneumatique, jusqu'à ce que le niveau du liquide soit parfaitement égal tant à l'extérieur qu'à l'intérieur, auquel cas, le gaz sera soumis à la pression de l'atmosphère, le phosphore s'y conservera sans altération, le volume d'oxygène ne diminuera pas ; mais, venons-nous à soulever le tube pour diminuer la pression atmosphérique intérieure, de tout le poids de la colonne de mercure s'élevant au-dessus de la surface de celui de la cuve, ou, sans rien changer aux conditions premières, à introduire dans le tube quelques bulles d'azote, le phosphore ne tardera pas à produire de l'acide hypophosphorique, le volume de l'oxygène à diminuer.

Influence de l'oxygène de l'air Il n'en est pas de même de l'oxygène. A la température et sous la pression de l'atmosphère, il réagit sur un grand nombre de matières minérales.

Le phosphore, ainsi qu'il vient d'être dit, à la faveur de l'azote, l'absorbe et finit par se convertir tout entier en acide hypophosphorique, pourvu qu'il soit en fragments isolés, et que l'humidité de l'air puisse dissoudre la couche d'acide au fur et à mesure de sa formation. Autrement, la chaleur développée au moment de la combinaison, se propageant d'un fragment à un autre, pourrait s'accumuler, et par suite, déterminer une véritable inflammation, suivie de la production de l'acide phosphorique.

D'un autre côté, la couche d'acide hypophosphorique formée à la surface de chaque fragment, préviendrait, en persistant, l'oxygénation ultérieure.

En l'absorbant, la plupart des métaux se ternissent, par suite d'un commencement d'oxydation; quelques-uns même, à l'état de poudre, deviennent susceptibles de s'enflammer. La grande conductibilité de la matière permet à la chaleur dégagée de se communiquer à toute la masse, en même temps que son état physique multiplie singulièrement les points de contact, et lui communique la faculté de condenser les gaz.

La limaille de fer qui, dans l'air ou dans l'oxygène parfaitement secs, ne s'altérerait pas, s'altère dans l'un et dans l'autre de ces fluides, renfermant de la vapeur d'eau. Elle s'y convertit: soit en éthiops martial ou sesquioxyde protoxydé, soit en sesquioxyde, suivant que la réaction s'est exercée plus ou moins complète.

Les cristaux de sulfate de protoxyde de fer se convertissent, au moins à la surface, en persulfate basique. Leur protoxyde se transforme en peroxyde, et, dès lors, la proportion d'acide capable de neutraliser le protoxyde, devient incapable de neutraliser le peroxyde; puisque, dans les sels neutres, la quantité d'acide est proportionnelle à la quantité d'oxygène de la base.

Par suite, ces cristaux primitivement d'un vert tendre et solubles dans l'eau sans résidu, deviennent d'un jaune ocracé et partiellement insolubles.

Un effet analogue se produirait avec le sulfate de zinc du com-

merce, presque constamment mélangé d'une petite proportion
de protosulfate de fer. Le sel de zinc, dont le sel de fer n'altérait
pas sensiblement la blancheur, tant que celui-ci conservait sa
teinte vert tendre, jaunit quand ce même sel de fer est converti
en persulfate basique.

Des suroxydations du même genre se font encore remarquer
avec le carbonate de protoxyde de fer : peu à peu le protoxyde
se transforme en peroxyde, et, dès lors, l'acide carbonique, incapable qu'il est de rester uni avec le nouvel oxyde formé, se
dégage.

Les sulfites de chaux, de soude, l'hyposulfite de soude, absorbent également l'oxygène, et finissent, en passant par tous les
états intermédiaires, par se convertir en sulfates; de telle sorte
qu'ils cessent de dégager de l'acide sulfureux au contact de l'a-
cide sulfurique.

Et comme on agit, non pas sur des sulfites et sur des hyposulfites neutres, mais bien sur des bisulfites et des bihyposulfites, ce sont des bisulfates qui se produisent.

Les sulfures de potassium, de sodium et de calcium, soit purs,
soit accompagnés des composés tout différents, qui font avec eux
partie des foies de soufre et de leurs analogues, absorbent aussi
l'oxygène, et deviennent d'abord hyposulfites, puis sulfites, puis
hyposulfates, et finalement sulfates. Ils offraient au début une saveur prononcée d'œuf pourri, dégageaient au contact de l'a-
cide sulfurique, du gaz sulfhydrique; plus tard, ils ont perdu
leur odeur, ne dégagent plus que du gaz sulfureux au lieu de
gaz sulfhydrique; plus tard, encore, ils ne dégagent plus rien.

La croûte blanche qu'on voit se former à la surface des fragments de foie de soufre enfermés dans des flacons mal bouchés,
est le résultat d'un commencement d'altération de ce genre, et
de la formation d'une certaine quantité de carbonate alcalin, les
acides sulfhydrique et carbonique se déplaçant mutuellement en
partie.

Influence de l'acide carbonique de l'air.

L'acide carbonique, que l'air contient toujours. puisqu'il est
un des produits constants de la respiration et de la combustion,
peut à son tour réagir sur certaines matières minérales.

Le dépôt qui s'attache aux parois des flacons mal fermés,

dans lesquels on conserve de l'eau de chaux, la pellicule cristalline qui se forme à la surface de cette eau, ne sont autre chose
que du carbonate de chaux.

Le dégagement d'acide carbonique produit au moment où,
pour nettoyer ces flacons, on y verse de l'eau aiguisée d'acide
chlorhydrique ou du vinaigre, témoignerait au besoin de l'existence de ce carbonate.

La potasse à la chaux, la potasse à l'alcool surtout, en même
temps qu'elles absorbent l'humidité de l'air, en absorbent l'a-
cide carbonique, et le carbonate humide résultant de cette double absorption, dépourvu de causticité, devient incapable de
produire l'excoriation qu'eût produite la potasse restée caustique.

Mêmes résultats avec la soude à l'alcool et à la chaux, sauf
qu'au lieu d'un carbonate déliquescent, c'est un carbonate efflorescent qui se forme.

L'ammoniaque liquide, en absorbant l'acide carbonique, perd
tout ou partie de sa causticité.

On croit généralement, mais à tort, qu'il en est de même de
la magnésie calcinée. La grande cohésion que cet oxyde doit à
son mode de préparation, est sans doute la principale cause de
cette différence.

Les chlorures de potasse, de soude, de chaux, sont décomposés par l'acide carbonique qui en déplace le chlore. Ils perdent,
sinon en totalité, du moins en partie, parce que la décomposition est rarement complète, et leur pouvoir décolorant, et leurs
propriétés thérapeutiques.

Certains métaux, après s'être préalablement oxydés aux dépens de l'oxygène de l'air, en absorbent l'acide carbonique.
L'enduit verdâtre que l'on observe à la surface des statues en
bronze et des vases en cuivre restés exposés à l'air humide, est
un véritable carbonate de cuivre plus ou moins analogue à la
malachite des minéralogistes, et la ligne blanchâtre qu'on voit se
former sur les parois des réservoirs en plomb, là ou l'air, l'eau
et le métal se rencontrent, est à son tour du carbonate de plomb.
(Barruel.)

Il n'est pas jusqu'aux matières accidentellement contenues

dans l'air, qui ne puissent devenir une cause d'altération pour les substances médicamenteuses minérales.

Sont-ce des matières organiques entraînées par les vents; l'acide sulfurique concentré, en réagissant sur elles, déterminera la mise en liberté de leur carbone, ou plutôt la formation d'une sorte d'acide ulmique, et se colorera en noir.

Est-ce du gaz sulfhydrique provenant de la décomposition putride des matières organiques sulfurées, ou de toute autre cause; l'azotate d'argent, les chlorures de mercure, le carbonate de plomb, le sous-azotate de bismuth, le chlorure d'antimoine, etc., etc., pourront se colorer, par suite de la production sulfures de métalliques.

Influence de la lumière.

Sous l'influence de la lumière:

Le phosphore conservé dans l'eau aérée, se recouvre d'une pellicule rougeâtre d'hydrate d'oxyde, et le phosphore conservé dans l'eau non aérée, d'une pellicule blanche, opaque, d'hydrate de phosphore. (Pelouze.)

La dissolution aqueuse de chlore s'altère promptement; l'eau est décomposée, et en même temps qu'il se forme, aux dépens de ses éléments, des acides chlorhydrique et chlorique, il se dégage de l'oxygène.

L'acide azotique concentré se transforme en partie en oxygène qui se dégage, en acide hypoazotique qui reste dissous, et le colore en jaune ou en verdâtre.

La réaction se continue jusqu'au moment où l'acide indécomposé, affaibli par l'eau qu'abandonne la portion décomposée, devient assez affaibli pour qu'elle s'arrête.

Le kermès se décolore et laisse dégager une odeur sensible de gaz sulfhydrique; le protoïodure de mercure, de jaune qu'il était, devient successivement vert olive et noir.

Ces deux dernières réactions, toutefois, ne se manifestent que sous l'influence de l'eau. Le kermès et l'iodure parfaitement secs, conservent presque infiniment, même à la lumière, leurs teintes primitives.

Influence de la température.

Quant au calorique, son action que l'on sait pouvoir déterminer la décomposition d'un grand nombre de composés, en portant leurs molécules hétérogènes hors de leur sphère d'attraction, se borne, dans les circonstances au milieu desquelles nous nous supposons placés, à dilater les matières, et surtout à favoriser :

1° La vaporisation des liquides volatils et de certains solides, tels que le carbonate d'ammoniaque et l'iode;

2° L'expansion des gaz tenus en solution; il favorise notamment l'expansion du gaz chlorhydrique, du gaz ammoniac, dans l'acide chlorhydrique et l'ammoniaque liquides; et davantage encore celle du gaz carbonique dans les eaux gazeuses, attendu son peu de solubilité.

3° L'efflorescence des sels, parce que le pouvoir hygrométrique de l'air, et par suite sa tendance à dessécher les corps humides, croît avec la température;

4° L'absorption de l'oxygène, et celle du gaz carbonique par les corps susceptibles de les absorber, de là, l'oxydation des métaux si lente à la température ordinaire, si prompte à une température élevée.

Les vases enfin, peuvent ne pas être sans action sur les substances qu'on y renferme, la preuve en est :

Influence des vases.

Que des vases en métal seraient profondément attaqués par le chlore et par l'iode, qui tous deux se combineraient avec le métal; par les acides sulfurique et azotique qui, tous deux, l'oxyderaient seulement ou le feraient passer à l'état de sel, suivant que l'oxyde une fois formé, pourrait ou non se combiner avec la portion d'acide indécomposé. Des vases en étain seraient seulement oxydés par l'acide azotique, des vases en plomb seraient par lui convertis en azotate;

Que des vases en verre pourraient être attaqués par l'acide fluorhydrique dont on a, dans ces derniers temps, préconisé l'usage contre l'engorgement des voies aériennes, par des fausses membranes qu'il dissout.

Que des vases en bois, que des bouchons en liége, seraient inévitablement corrodés, et par le chlore, et par l'iode, et par les acides sulfurique et azotique, en raison de l'action décomposante qu'ils exercent sur presque toutes les matières organiques.

 Que faire pour prévenir l'altération des matières médicamenteuses minérales, par les différents agents réactionnaires qui
viennent d'être énumérés?

Pour prévenir leur altération

par la vapeur d'eau
par l'oxygène ,   } de l'air,
par l'acide carbonique

Ou par les matières organiques et le gaz sulfhydrique, qu'il
peut contenir accidentellement:

Les enfermer dans des vases susceptibles d'être hermétiquement fermés, en préférant ceux de faibles capacités, parce qu'ils
laissent un moindre volume d'air intérieur en contact avec la
substance, quand ils n'en sont qu'imparfaitement remplis; parce
que renfermant moins de substance, ils laissent moins longtemps
exposée à l'action décomposante de l'air extérieur, la portion
qu'on emploie la dernière, alors qu'on ne l'extrait du vase que
successivement.

Et comme il est fort difficile, d'empêcher l'air du dehors de
pénétrer dans un vase même en apparence bien fermé, parce
que l'air qu'il contient se dilatant aussitôt que la température
s'élève, tend à s'en échapper pour s'y trouver plus tard remplacé par un égal volume d'air extérieur, aussitôt que la température s'abaissant, y produit une sorte de vide; afin de se
mettre davantage à l'abri des réactions qu'il peut exercer, on
choisit les lieux dans lesquels l'air peut, tout à la fois éprouver
le moins possible de variations de température, et présenter la
constitution la moins capable de déterminer les altérations que
l'on redoute.

A cet effet, l'on évitera de placer les vases renfermant des
sels efflorescents, dans des magasins exposés au soleil, pour le
double motif que l'air y possède un plus grand pouvoir hygrométrique, et s'y renouvelle davantage. La différence de température entre l'air extérieur et l'air intérieur ne peut manquer
d'y déterminer des courants de dehors en dedans.

Au contraire, l'on placera dans ces mêmes magasins, qu'échauffent les rayons du soleil, les sels déliquescents; parce que
l'air extérieur y devant augmenter de pouvoir hygrométrique,

n'en sera que plus disposé à retenir l'humidité qu'il apporte, et partant, aura moins de tendance à produire la déliquescence.

On sent que des arrosages fréquents, que la présence de corps très avides d'eau, tels que la chaux vive, etc., etc., pourraient contribuer, les premiers à prévenir l'efflorescence, en entretenant l'air dans un état plus ou moins voisin de son état de saturation hygrométrique; les seconds à prévenir la déliquescence, en l'entraînant dans un état de siccité plus ou moins complet.

Pour prévenir les altérations que pourrait déterminer la lumière,

On placera les matières dans des lieux obscurs, et, pour plus de sécurité, pour que la lumière ne puisse réagir et faciliter les réactions, ne fut-ce que pendant le temps qu'ils séjournent dans l'officine, on les introduira dansdes vases imperméables à la lumière, ou recouverts d'une enveloppe qui ne la laisse pas passer.

De là, l'habitude d'entourer de papier noir, de boîtes en fer-blanc, les flacons contenant le kermès, le protoïodure de mercure, etc.; celle encore de renfermer dans des flacons en verre bleu, la solution de chlore dans l'eau. Son état liquide ne permettrait guère de la conserver dans des flacons simplement recouverts de papier noir, parce que celui-ci serait promptement détruit par les émanations de chlore, surtout par le liquide qui viendrait à le toucher.

Le papier noir absorbe la totalité des rayons lumineux, sans leur permettre d'arriver jusqu'au flacon; il agit en outre, quoiqu'assez imparfaitement, à la manière des corps opaques.

L'enveloppe en fer-blanc arrête d'une manière tout à fait complète les rayons lumineux.

Le verre bleu les absorbe à l'exception du rayon bleu, et par conséquent réduit à celle de ce rayon, l'action décomposante que leur ensemble produirait.

Pour prévenir les déperditions et les altérations que la chaleur pourrait causer ou favoriser,

On placera les matières dans des lieux frais, et quand elles offriront une très grande volatilité, ou constitueront des solutions de gaz, ayant peu d'affinité pour le liquide, on assujettira

les bouchons, soit au moyen de ficelles ou de fils de fer, disposés
en croix et fixés à l'aide du bourrelet des bouteilles ordinaires,
ou du col renversé des flacons, soit au moyen de capsules en
étain : Elles ont sur les ficelles et sur les fils de fer, l'avantage de remédier à la porosité du liége; sur ces mêmes ficelles,
ces mêmes fils de fer, recouverts de substances résineuses, celui
de ne point adhérer aux doigts, de ne pas couler quand la température s'élève, de ne pas se détacher par écailles, quand elle
s'abaisse; mais aussi l'inconvénient de pouvoir être attaquées par
les matières médicamenteuses, et d'autant plus profondément
que l'étain employé renferme plus de plomb.

Les caves, dans lesquelles la température ne varie guère que
de 12 à 15° au-dessus de 0°, d'où leur fraîcheur en été, leur
température élevée, comparativement à celle de l'atmosphère, en
hiver, sont très propres à la conservation des matières minérales
qu'il faut tenir à l'abri de la chaleur.

Mais comme l'humidité pourrait plus qu'y compenser
les avantages d'une basse température, il est indispensable,
pour les empêcher d'être humides, de les disposer de telle sorte
qu'elles puissent être ventilées convenablement.

Enfin, pour prévenir les altérations ayant pour cause la nature des vases, on choisira ceux de ces vases qui seront sans
action sur les matières qu'ils devront contenir; par exemple des
vases en plomb ou en argent, pour renfermer l'acide fluorhydrique liquide, puisque son action sur le verre porte précisément
sur la silice qui en forme la base; des vases en verre pour le
chlore, l'iode, les acides sulfurique et azotique. C'est précisément parce que le verre, outre les avantages, déjà si remarquables, de laisser apercevoir distinctement les matières qu'il
enveloppe, de prendre et de conserver toute espèce de forme, de
ne pas s'imprégner, à la manière des corps poreux, de l'odeur
et de la saveur des matières odorantes et sapides, possède celui
de n'être très sensiblement attaqué que par l'acide fluorhydrique concentré, qu'on le préfère pour la confection des vases
destinés à contenir des matières médicamenteuses, toutes les .
fois que ces vases ne doivent pas être d'une grande dimension.
Alors, en effet, son extrême fragilité forcerait à le rejeter.

L'application convenablement faite des précautions précitées, suffit à la conservation des matières médicamenteuses tirées du règne minéral. Il faut ajouter, qu'elles suffisent aussi à la conservation d'un grand nombre de matières médicamenteuses tirées du règne organique.

En effet, on peut appliquer ce qui a été dit :

De l'efflorescence du sulfate de soude, à l'acétate de plomb cristallisé, etc., etc. ;

De la déliquescence du carbonate de potasse, à l'acétate de la même base, etc., etc.;

De l'absorption de l'oxygène de l'air par le phosphore, au lactate de protoxyde de fer, etc.;

De l'absorption de son acide carbonique par l'eau de chaux, au sous-acétate de plomb ou extrait de saturne, etc., etc. ;

De la vaporisation par la chaleur des liquides volatils et de certains solides, tels que l'iode et le carbonate d'ammoniaque,

A l'acide cyanhydrique,   A l'alcool,
A l'éther sulfurique,   Aux huiles volatiles,
A l'éther chlorhydrique,   Au camphre, etc.

De l'altération, par la lumière, de l'acide azotique;

A l'acide cyanhydrique,
A la gomme résine gutte,
A la résine et au bois de gaïac, etc.

LXIe LEÇON.

QUELQUES CONSIDÉRATIONS

SUR LA DÉCOMPOSITION PUTRIDE DES VÉGÉTAUX ET DES ANIMAUX.

De la Conservation des plantes et de celle de leurs parties.

Lorsque les matières organiques imprégnées d'eau sont abandonnées à l'action d'une température supérieure à 0°, et de l'air, elles éprouvent des altérations particulières, dont l'ensemble constitue la fermentation putride ou la putréfaction.

L'intervention simultanée de la chaleur et de l'eau est nécessaire à la manifestation de ces phénomènes ; car, exposées humides à une température inférieure à 0°, ou, sèches, à une température supérieure, les unes et les autres cessent de se putréfier.

Aussi, conserve-t-on les viandes fraîches au milieu de la glace, les légumes secs dans des magasins à la température ordinaire, les grains également secs dans des silos à parois en briques cimentées avec du bitume, afin que l'humidité du sol, dans lequel ils sont creusés, n'y puisse pénétrer.

Au contraire, la présence de l'air, ou plus exactement de l'oxygène, ne paraît pas indispensable ; du moins certaines matières organiques, telles que le gluten, se putréfient-elles au sein des gaz carbonique, azote, hydrogène ; quoiqu'elle favorise toujours d'une manière marquée la putréfaction, et sans aucun doute, en modifie les résultats.

Toutefois, s'il intervenait en masses considérables, l'air la pourrait retarder, parce qu'il entraînerait les miasmes au milieu desquels elle se continue rapidement, et, de plus, tendrait à produire la dessiccation.

Dans les conditions précitées, les végétaux et les animaux privés de vie, sont susceptibles d'éprouver la fermentation putride aussi bien que leurs parties ou que leurs produits; mais, ils l'éprouvent d'autant plus promptement, d'autant plus complètement qu'ils offrent un tissu plus lâche, et par conséquent plus perméable à l'air et à l'humidité; une plus grande abondance de principes dans lesquels l'oxygène est à l'hydrogène dans les mêmes rapports que dans l'eau, parce que dans ces principes, les éléments sont dans un état d'équilibre essentiellement favorable aux réactions; une moindre quantité de principes très hydrogénés, très carbonés ou très oxygénés, parce que ceux-ci sont comparativement plus stables que les précédents; des principes plus complexes, attendu que l'équilibre est plus difficile à rompre entre l'hydrogène et le carbone de la plupart des huiles volatiles, qu'il ne l'est entre l'oxygène, l'hydrogène et le carbone des fécules, du ligneux, à plus forte raison qu'entre l'oxygène, l'hydrogène, le carbone et l'azote, du gluten de la fibrine ou de l'albumine.

Voilà pourquoi, toutes circonstances égales d'ailleurs, les matières animales se putréfient plus rapidement que les matières végétales; pourquoi les végétaux herbacés d'un tissu lâche, imprégné d'eau de végétation, et chargé de principes muqueux, se décomposent plus vite que les végétaux ligneux d'un tissu compacte, et dans lesquels abondent les huiles volatiles, les résines, les huiles fixes, les acides, etc., etc.; pourquoi le musc, le castoréum, l'ambre gris, presque exclusivement formés de substances grasses ou résineuses, se conservent infiniment mieux que la chair musculaire formée de fibrine.

Lorsqu'ils commencent à éprouver la fermentation putride, les végétaux dont il nous faut d'abord chercher à connaître le mode de décomposition, s'échauffent, quelquefois même assez, pour que la masse s'enflamme, d'où les incendies spontanés des fourrages secs; ils changent d'aspect, deviennent mous, se couvrent de moisissures, puis laissent dégager de la vapeur d'eau, du gaz acide carbonique, de l'hydrogène carboné; s'imprègnent de miasmes fétides, principalement dus à la destruction des principes azotés et sulfurés; produisent beaucoup d'acides acétique et lactique; finalement, après être passés par une foule d'états intermédiaires, se convertissent en une matière noirâtre nommée humus ou terreau, dont la composition paraît essentiellement identique, quel que soit le végétal qui l'ait produite.

Dans cette matière, que l'on rencontre à la surface du sol, partout où l'on a laissé pourrir des végétaux, on trouve :

1º Des sels à acides et à bases minérales, que ces végétaux contenaient tout formés, et que les eaux n'ont ni dissous ni entraînés.

2º Des sels analogues produits pendant la fermentation putride : d'après M. Braconnot, par exemple, la putréfaction du blé donnerait naissance à des azotates de potasse et de chaux, par suite de l'union de l'acide azotique formé aux dépens des éléments du gluten et de l'albumine végétale, avec la potasse et la chaux abandonnées par les acides organiques détruits pendant la putréfaction.

3º Des matières grasses ou résineuses, très probablement dues à la non-décomposition de celles que renfermaient les végétaux. Sprengel a trouvé jusqu'à 12 pour % de matières résineuses et céracées, dans du terreau de bruyères;

4º Une matière extractive jaunâtre, amère, soluble dans l'eau, l'alcool;

5º Une substance peu soluble dans l'eau, complétement insoluble dans l'alcool, l'éther, les acides ; très soluble dans la potasse, la soude, l'ammoniaque; moins soluble dans les eaux de chaux, de baryte et de strontiane, quoiqu'elle y soit cependant plus soluble qu'elle ne l'est dans l'eau pure.

M. Berzélius la nomme *géine*, du mot grec γη terre, parce qu'elle existe constamment dans la terre végétale; M. Braconnot, *ulmine*, parce qu'elle a de l'analogie avec l'une des exsudation naturelle de l'orme (*ulmus*), et M. Pol. Boullay, *acide ulmique*, parce qu'elle sature les bases ;

6º Enfin, une matière charbonneuse insoluble dans l'eau, l'alcool, l'éther, les liqueurs acides et alcalines, véritable substance de transition. Au contact de l'air et de l'eau, elle se convertit, peu à peu, soit en géine, soit en matière extractive.

La géine et la matière extractive, que M. de Saussure, à leur

tour, considère comme des modifications fort rapprochées l'une
de l'autre, attendu qu'elles se transformeraient : la géine, en
matière extractive, la matière extractive en géine, dans des conditions en apparence identiques, sont en définitive les résultats
ultimes de la décomposition putride. des végétaux. Ce sont
elles qui constituent essentiellement la terre végétale.

Les tourbes, résultats évidents de la décomposition successive de la végétation annuelle, dans des terrains marécageux;
les substances organiques, si abondantes dans les dépôts désignés sous les noms de boues aux sources de St-Amand, de Bourbonne-les-Bains, et que la propriété qu'elles possèdent de produire une vive irritation à la surface de la peau, fait employer
comme médicaments, sont des résultats de décomposition de
même genre, opérées dans des conditions différentes.

La décomposition putride des animaux a cela de commun
avec celle des végétaux, qu'ils perdent d'abord leur solidité première, deviennent mous, quelquefois même en partie liquide,
dégagent des gaz parmi lesquels se trouvent l'acide carbonique,
l'hydrogène carboné, l'azote, l'hydrogène sulfuré, répandent
une odeur infecte, et le plus ordinairement finissent par se convertir en une matière noire pulvérulente.

On ignore à peu près complètement, la nature des matières odorantes et celle des produits liquides ou solides formés pendant les
périodes diverses de leur putréfaction; on sait seulement qu'il se
produit, d'ordinaire, aux dépens de l'azote de la matière organique et de l'oxygène de l'air, de l'acide azotique; toujours aux
dépens de l'azote et de l'hydrogène de la matière animale, de l'ammoniaque. Celle-ci se combine avec les acides carbonique, acétique et azotique formés en même temps qu'elle, pour donner
naissance à du carbonate, à de l'acétate, à de l'azotate d'ammoniaque; ou réagit concurremment avec la chaux fournie par le
sol, sur les matières grasses, pour déterminer la production de
la subtance essentiellement composée d'oléate, de margarate et
de stéarate d'ammoniaque et de chaux, si connue sous le nom
de gras de cadavre. Cette substance avec la matière noire précitée, et si elle existe, la charpente osseuse, incapable d'éprouver la fermentation putride, constituent le nouveau détritus.

Les matières végétales et animales que le pharmacien con
serve dans ses magasins, n'y éprouvent jamais, à vrai dire, les
altérations profondes dont nous venons d'indiquer les résultats.
Les altérations qu'elles y subissent se bornent à des changements
plus ou moins prononcés de couleur, d'odeur et de saveur, etc.

Néanmoins, comme il est permis de penser, que dans ces
mêmes magasins, pourraient se trouver accidentellement réunies
les conditions de la putréfaction, comme d'ailleurs, on ne peut
préciser la marche des modifications que les matières organiques
éprouvent avant d'atteindre le dernier terme de leur altération
putride, les considérations que je viens de présenter, m'ont sem-
blé devoir précéder l'étude des moyens à l'aide desquels on
peut conserver très sensiblement intactes les plantes et les matières animales.

**De la
conservation
des plantes
et de celle de
leurs parties.** D'après ce que nous avons dit au commencement de cette
leçon, à savoir : qu'à une basse température, même en les supposant humides ; qu'en absence de toute humidité, même en
supposant la température élevée, les plantes n'éprouvent point
la fermentation putride, on voit que pour les en préserver,
on pourrait, ou les placer encore imprégnées d'eau de végétation, dans des lieux dont la température resterait constamment basse, ou les placer dans des lieux secs à la température
ordinaire, après les avoir desséchées.

Mais de ces deux modes de conservation, le premier serait
d'une exécution difficile, impossible même, dans certaines localités, pour peu surtout qu'on opérât sur des masses considérables; le second, au contraire, est d'une exécution toujours
possible, et de plus, amène tout d'abord les plantes ou leurs
parties à un état auquel il faut indispensablement les amener,
quand on veut les réduire en poudre, en sorte que celui-ci est
exclusivement mis en pratique.

En effet, à l'exception des crucifères, des renonculacées, des
arum, des sumacs qu'on ne peut conserver, de quelque manière
qu'on s'y prenne, sans qu'elles perdent tout ou partie de leurs
propriétés; de la racine de raifort que l'on priverait d'une portion notable de ses principes huileux volatils, ou de la faculté
d'en développer, si on la desséchait, des bulbes qu'il faut, du-

rånt l'hiver, pouvoir employer fraîches, les plantes ou les parties de plantes que le pharmacien n'emploiepas immédiatement après leur récolte, sont desséchées; et c'est également à l'état sec que les plantes exotiques nous sont expédiées des pays étrangers.

Quant à la racine de raifort et aux bulbes, elles sont conservées au milieu du sable sec, dans des pots hermétiquement fermés.

Voyons quels peuvent être les moyens généraux de dessiccation des corps humides, et choisissons ceux d'entre eux qui devront être plus spécialement appliqués dans l'espèce.

Il existe plusieurs moyens d'enlever aux corps l'eau qui les imprègne;

Des moyens généraux d'opérer la dessiccation.

On peut les mettre en contact avec d'autres corps, susceptibles par leur plus grande affinité pour l'eau, de la leur enlever.

C'est ainsi qu'en triturant l'iode humide avec du chlorure de calcium fondu, nous l'avons desséché; c'est encore ainsi qu'en plongeant un cristal de sulfate de cuivre dans l'acide sulfurique concentré, le sulfate déshydraté se transforme en une poudre blanche, à laquelle le contact de l'eau restitue sa teinte bleue primitive.

On peut les chauffer à feu nu, afin d'atteindre une température pour ainsi dire sans limites; au milieu du mercure, d'une huile fixe, de dissolutions salines, afin d'atteindre des températures variables, comprises entre $+100°$ et $+360°$, point d'ébullition du mercure; au milieu de l'eau, afin de ne pas dépasser la température de $100°$ sous la pression de $0^m,76$, ou, ce qui revient au même, au moyen de la vapeur d'eau.

C'est ainsi qu'on calcine dans des fours, la chaux sulfatée hydratée, ou pierre à plâtre, pour la rendre propre à bâtir; qu'on dessèche au bain-marie la plupart des matières organiques dont on veut déterminer la composition élémentaire.

On peut encore les placer sous des cloches, au-dessus de capsules remplies d'acide sulfurique concentré, de chaux vive ou de tous autres corps très avides d'humidité; afin que la vapeur d'eau produite en raison même de sa tension naturelle, soit saisie par le corps absorbant au fur et à mesure qu'elle est formée; et pour rendre plus rapide le passage de l'eau de la matière mise en expérience, dans l'acide ou dans la chaux, en détruisant l'obstacle que la présence des particules d'air opposerait à sa vaporisation, faire le vide sous la cloche.

On peut enfin, les mettre simplement en contact avec de l'air sec, ou tout au moins non saturé d'humidité; en opérant, d'une part, à une température élevée, afin que le pouvoir hygrométrique de l'air croissant avec sa température, favorise la dessiccation; d'autre part, sur un volume d'air assez considérable, pour qu'il se puisse charger de toute l'eau interposée dans la matière mise en expérience; puisque l'air, à une température donnée, ne peut se charger que d'un volume déterminé de vapeur d'eau.

En d'autres termes, et pour nous résumer, on peut produire la dessiccation dans toutes les conditions dans lesquelles l'eau se réduit en vapeur, suivant les lois que nous avons eu l'occasion de rappeler en traitant de l'évaporation.

Mais les plantes ne sauraient, sans s'altérer profondément, se trouver au contact de corps absorbants, tels que l'acide sulfurique concentré ou la chaux; non plus qu'être exposées à des températures élevées même à la température longtemps prolongée de + 100°. Pour ne citer qu'un exemple, cette température suffit pour faire perdre à la semence de moutarde noire et aux amandes amères, la propriété de développer des huiles volatiles au contact de l'eau, parce qu'elle coagule leurs principes albumineux.

D'un autre côté, l'emploi de corps absorbants, uniquement destinés à condenser les vapeurs, l'emploi surtout d'appareils propres à produire le vide, serait singulièrement dispendieux. Leur dessiccation s'opère exclusivement à la faveur de la tendance que possède l'air atmosphérique, à enlever aux corps l'humidité qui les imprègne.

Et à cet effet,

Tantôt elles sont simplement abandonnées à l'air libre;

Tantôt elles sont placées dans des appareils particuliers nommés séchoirs, à la température ordinaire;

Tantôt elles sont encore placées dans des séchoirs, mais cette fois, à des températures plus ou moins élevées.

La dessiccation des plantes à l'air libre, telle que des herboristes sont dans la détestable habitude de la pratiquer, en suspendant au-devant de leurs maisons, des guirlandes de racines, de fleurs, de sommités fleuries, etc., etc., doit être abandonnée. Elle laisse les matières exposées aux ordures de toutes espèces que transportent les vents, à toutes les intempéries des saisons, à l'action du soleil qui les grille, de la pluie qui leur rend l'humidité qu'elles avaient d'abord perdue, et de là, pour elles, perte d'odeur, de saveur, de couleur, etc., etc., souvent même, développement de propriétés nuisibles.

De la dessiccation des plantes à l'air libre.

La dessiccation au moyen de l'air, à la température ordinaire, dans des pièces disposées de telle sorte, qu'en les traversant, il y renouvelle l'espace, et par suite le rende en quelque sorte indéfini, convient parfaitement aux sommités fleuries, aux fleurs, aux feuilles, aux bois, aux écorces, même aux racines peu épaisses et peu succulentes; généralement, à toutes les matières que leur faible proportion d'eau de végétation, l'étendue de leurs surfaces, leur peu d'épaisseur, leur texture lâche, rendent faciles à dessécher. Elle convient parfaitement aussi aux matières chargées de principes très volatils et très altérables par la chaleur.

De la dessiccation dans les séchoirs à la température ordinaire.

On choisit pour la produire, les pièces placées à la partie supérieure des habitations, exposées au midi, et percées d'ouvertures pratiquées dans la direction du nord. Au contraire, on évite le voisinage des marécages, des eaux stagnantes.

Les motifs d'un pareil choix sont faciles à saisir.

Les pièces rapprochées des combles, se trouvant plus exposées que les autres à l'action des rayons du soleil, s'échauffent davantage; par suite, l'air y acquiert un pouvoir hygrométrique plus étendu et s'y renouvelle plus fréquemment, parce que la rapidité du courant dépend de la différence de densité entre l'air intérieur et l'air extérieur. Le premier, plus léger, tend sans cesse à s'échapper du séchoir pour gagner les parties supérieures de l'atmosphère; le second, plus dense, à combler le vide que laisse l'autre en s'échappant. Or, de l'augmentation du pouvoir hygrométrique de l'air, de la plus grande rapidité de son courant doit nécessairement résulter une plus rapide dessiccation, puisque, sous le même volume, l'air se chargera d'une plus grande quantité de vapeur d'eau; puisque cet air, restant plus éloigné de son point de saturation, rendra plus facile la dissémination des particules de vapeur d'eau entre ses propres particules; de même que les premières portions d'un fragment de sucre que l'on plonge dans l'eau, s'y dissolvent plus rapidement que les dernières.

L'exposition du midi agit dans le même sens, que la proximité des combles.

A son tour, le percement des ouvertures dans la direction du nord, est motivé par cette observation bien connue, que les vents du nord, moins chargés de vapeur d'eau que ne le sont comparativement les vents du midi, par la raison même que leur température est plus basse, devront, en atteignant dans le séchoir, la même température que l'eussent fait ceux-ci, s'y charger sous un même volume, d'une plus grande quantité de vapeur d'eau, pour atteindre le même point de saturation.

La différence entre le pouvoir siccatif des vents du nord et celui des vents du midi, est tellement tranchée, qu'il n'est pas rare de rencontrer les charpentes provenant de démolitions de maisons exposées aux vents du nord, parfaitement sèches et intactes, tandis que celles des maisons exposées aux vents du midi, sont humides et rongées de vers.

De leur côté, les marécages et les eaux stagnantes tendraient à rendre l'air extérieur humide. Les rivières et les eaux courantes auraient infiniment moins d'inconvénients, parce que leur tendance à rendre l'air humide, pourrait être compensée par la plus grande vitesse qu'elles lui communiqueraient.

Les pièces destinées à servir de séchoir étant choisies, il ne restera, pour les rendre propres à cette destination :

1° Qu'à faire hourder en plâtre les murailles, le plafond, et carreler le sol; afin qu'il soit facile de les tenir dans un état convenable de propreté, et surtout de prévenir le dépôt sur les plantes, des toiles d'araignées et de la poussière dont l'existence d'angles rentrants, résultant de la présence de poutres et de solives saillantes, de murs défoncés ou de carrelage en mauvais état, facilite la formation.

2° Qu'à munir les ouvertures ; de volets ou de châssis vitrés, susceptibles d'intercepter tout accès de l'air extérieur dans les temps humides, ou quand les vents soufflent avec assez de force, pour bouleverser les matières à sécher ; de persiennes destinées à s'opposer à l'action directe des rayons du soleil, tout en livrant passage à l'air ; de treillages à mailles assez serrées pour empê_ cher les animaux du dehors de les traverser.

3° Qu'à faire placer au devant des murailles, et si l'espace le permet, ailleurs, des montants en bois ou en fer, dits patins, destinés à supporter des claies en osier, et disposés de telle sorte , que celles-ci puissent aisément s'enlever et se remettre en place.

Des persiennes très avantageuses, en cela qu'elles rendent inutiles les volets, sont celles qui sont formées de lames en bois ou en métal, maintenues entre les montants d'un châssis, au moyen de tourillons mobiles qui leur permettent : en se relevant, pour venir prendre une position horizontale, de s'éloigner les unes des autres, partant de livrer passage à l'air ; en s'abaissant, de se recouvrir les unes les autres d'une certaine quantité, à la manière des ardoises d'un toit, et dès lors, d'intercepter tout accès de l'air.

Dans un séchoir tel que nous venons de le décrire, la dessiccation de végétaux à tissu compacte et gorgés d'eau, celle notam_ ment des bulbes , des racines charnues, de l'orpin, de la joubarbe se ferait fort mal ; la lenteur de l'opération, déterminerait un commencement de fermentation qu'il est urgent de prévenir ; certaines parties de plantes en apparence susceptibles de s'y bien dessécher, pourraient même s'y altérer.

De leur dessiccation dans les séchoirs à une température élevée.

Par exemple,

La scolopendre deviendrait couleur feuille morte ; la mélisse, la véronique, la bétoine, la bourrache, perdraient leurs propriétés thérapeutiques ; les feuilles de sainfoin, leur belle couleur verte et leur odeur de thé, pour acquérir une teinte noire, une mauvaise odeur.

Ces parties de plantes et leurs analogues , devront être desséchées dans des séchoirs, dans lesquels la température de l'air sera suffisamment élevée pour hâter beaucoup la dessiccation, sans toutefois l'être assez; non-seulement pour les altérer profondément, mais encore pour leur faire éprouver au début, dans leur eau de végétation, une sorte de coction.

D'abord à+18 ou+20°—plus tard, s'il est nécessaire, à+35 ou 40°.

Ces séchoirs souvent confondus avec les étuves, en diffèrent essentiellement, tant par leurs usages que par leurs modes de construction.

Des séchoirs à air chaud comparés aux étuves. Les séchoirs, destinés à produire la dessiccation au moyen de l'air chaud, sont construits de manière à ce que l'air chaud s'y renouvelle, ainsi que le fait l'air froid dans ceux précédemment étudiés; ils représentent, jusqu'à un certain point, des tubes ouverts, au travers desquels on ferait passer un courant d'air chaud.

Les étuves, destinées à maintenir à des températures plus ou moins élevées, les substances qu'on y renferme; par exemple, les dissolutions d'acide citrique et de sucre, lesquelles ne cristallisent bien, qu'autant que leur refroidissement est très lent; l'huile de ricin, laquelle ne traverse facilement les filtres en papier, qu'autant que la chaleur diminue sa viscocité; le beurre de muscade, le beurre de cacao, qu'il faut maintenir constamment liquides quand on les dépure par voie de filtration; sont, au contraire, construites de manière à prévenir, et la sortie de l'air intérieur chaud, et l'entrée de l'air extérieur froid. Elles représentent véritablement des flacons remplis d'air chaud, et très hermétiquement fermés.

Dans leur construction, en même temps que l'on ne laisse aucune ouverture libre, que l'on garnit celle par laquelle on doit s'y introduire, de deux portes assez éloignées l'une de l'autre, pour que la première soit refermée avant que l'on ouvre la seconde, on forme leurs parois.de matériaux peu conducteurs de la chaleur; tels que le bois, la pierre ou la brique; on les double même, en laissant entre elles un espace destiné à loger l'air, et l'on isole le tout du sol au moyen du charbon ou de toute autre matière peu conductrice. Un thermomètre permet d'y régulari-

ser la température; et, si l'on a besoin qu'elle se régularise en
l'absence de tout surveillant, on munit l'appareil d'un régula-
teur, ordinairement composé d'une tige métallique, dont la dilatation détermine l'ouverture d'un volet par lequel s'échappe
une portion d'air chaud, s'introduit une portion d'air froid, ou
l'occlusion de l'ouverture, au moyen de laquelle s'alimente la
combustion dans l'appareil de chauffage.

On voit de suite, que l'évaporation ou plutôt la dessiccation
qui se produirait dans un appareil de ce genre, s'arrêterait aussitôt que l'espace limité au sein duquel elle aurait commencé,
se trouverait saturé de vapeur d'eau, et que pour transformer
une étuve en un véritable séchoir à air chaud, il suffit d'y pratiquer des ouvertures; comme, par contre, pour transformer un
séchoir en étuve, il suffit d'en fermer les ouvertures. Il serait
par conséquent possible de faire jouer alternativement à un
même appareil, le rôle d'étuve et celui de séchoir.

Souvent, les pharmaciens convertissent leurs séchoirs ordinaires en séchoirs à air chaud, au moyen d'un poêle ou d'un
fourneau en briques qu'ils placent à l'intérieur, en ayant le soin :

1° De diminuer considérablement les ouvertures d'évacuation de l'air, sans quoi, celui-ci, trop rapide dans sa marche,
n'acquerrait pas une température suffisamment élevée;

2° De faire ouvrir en dehors la porte du poêle ou du fourneau,
afin d'empêcher les cendres et les fuliginosités qui s'en échap-
peraient, de salir les plantes;

3° D'entourer son tuyau d'une enveloppe en fils métalliques,
afin que les plantes suspendues à l'entour ne puissent le toucher;

4° De faire que ce même tuyau se contourne sur lui-même,
de manière à parcourir dans l'intérieur du séchoir un plus long
trajet, et cela le plus près possible du sol, tout à la fois, pour que
la plus grande étendue de ses surfaces contribue mieux à l'é-
chauffement de l'air, et pour que les couches d'air échauffées
fassent place à d'autres, aussitôt que devenues spécifiquement
plus légères, elles cessent, en le dépassant, de l'envelopper. S'il
était placé verticalement, les couches d'air échauffées forme-

raient autour de lui une sorte de manchon persistant, qui le défendrait du contact immédiat des couches plus éloignées, parce
que le remplacement des couches d'air se fait de bas en haut et
non pas en tous sens. S'il était placé horizontalement dans la partie supérieure du séchoir, il resterait constamment entouré des
couches d'air les plus chaudes, sans que les couches inférieures
pussent s'échauffer, puisqu'une masse d'air ne s'échauffe qu'en
vertu des courants qui s'y produisent.

On pourrait remplacer le poêle par un calorifère disposé de
telle sorte, que l'air extérieur ne s'introduisît dans le séchoir
qu'après s'être échauffé en circulant entre les parois du foyer,
et une enveloppe supplémentaire dont on l'aurait recouvert.

On pourrait aussi, afin de se mettre à l'abri des altérations
résultant d'une trop forte chaleur, ne chauffer le séchoir qu'au
moyen de tuyaux traversés par de la vapeur d'eau, laquelle toutefois, aurait le grave inconvénient d'arrêter la dessiccation, pour
peu que des fissures lui permissent de se répandre au dehors.

Il vaudrait infiniment mieux, suivant le conseil donné
par un de nos plus habiles industriels, M. Blachette, dans
son traité du blanchiment publié en 1827, débarrasser le
séchoir de tout appareil de chauffage, et n'y introduire que de
l'air chaud.

A cet effet, on construirait au dehors, un fourneau en briques,
que traverseraient, sous un certain degré d'inclinaison, plusieurs
cylindres creux en fonte, dont les ouvertures supérieures viendraient s'aboucher avec des ouvertures correspondantes, pratiquées à la partie inférieure d'une des parois latérales du séchoir,
tandis qu'à la partie inférieure de la paroi opposée, existerait
une ouverture d'évacuation, de grandeur égale à la somme des
ouvertures d'introduction. De plus, pour augmenter le tirage,
en rendant plus grande la différence entre le poids de la colonne
d'air chaud, prise à partir de l'entrée du cylindre jusqu'à l'ouverture de sortie, et le poids d'une colonne d'air froid de même
hauteur et de même diamètre; on adapterait à l'ouverture d'é-
vacuation, un tuyau destiné à faire fonction de cheminée, en
le surmontant d'une tête de loup, afin que l'air ne pût, par les
grands vents, s'y engager.

L'air, en traversant les cylindres s'y échaufferait, pénétrerait dans le séchoir, en gagnerait les parties supérieures en raison de sa plus grande légèreté spécifique; parvenu jusqu'au plafond, s'y étendrait en couches horizontales, après avoir cédé une partie de son calorique aux corps ambiants, serait repoussé de haut en bas par les couches d'air plus chaud qui lui succéderaient, et définitivement viendrait gagner les ouvertures d'évacuation, après avoir tamisé au travers des matières étendues dans le séchoir.

Un séchoir construit d'après ces principes, et dans lequel la grandeur des ouvertures d'introduction et de sortie de l'air, la hauteur de la colonne d'air chaud, seraient calculées de manière à déterminer le passage au travers de l'appareil, d'un volume d'air convenable; en même temps que la quantité de combustible employé au chauffage des cylindres, le serait de manière à élever à une température convenable aussi, le volume d'air qui les traverserait; permettrait d'opérer la dessiccation, avec une rapidité que les séchoirs ordinaires plus ou moins imparfaits, ne sauraient atteindre.

La rapidité plus ou moins variable du courant d'air, les variations inévitables de température, l'état hygrométrique de l'air extérieur, l'épaisseur des matières, l'espèce d'affinité avec laquelle l'eau se trouve retenue par le tissu végétal, l'impossibilité où se trouve l'air de se saturer complétement d'humidité, tant que son contact avec les corps humides n'est pas suffisamment prolongé, etc., etc., sont autant de causes qui ne manqueraient pas d'influencer notablement les résultats théoriques. Néanmoins, il est certain qu'un pharmacien en position de se livrer à la récolte des plantes, pourrait trouver une source de fortune, dans l'application à leur dessiccation, des véritables principes qui doivent présider à la construction des séchoirs à air chaud. Presque partout en effet, cette opération est mal conduite, sous le triple point de vue de l'économie de temps, de l'économie de combustible, de la beauté des produits.

Parmi les plantes ou les parties de plantes que l'on dessèche, les unes sont placées dans les séchoirs, telles qu'on les a récoltées, ou du moins n'ayant subi d'autres opérations que celles qui au-

De la disposition des plantes dans les séchoirs.

raient pour but d'en séparer la terre qui les salirait, et les parties altérées ou sans vertu; ainsi fait-on pour les feuilles, les fleurs, les semences. Les autres sont préalablement divisées.

On coupe par tranches, afin, tout à la fois d'augmenter l'étendue des surfaces, et de rompre les vaisseaux gorgés d'eau de végétation, les racines charnues d'un volume considérable.

On divise en lanières, dans le sens du grand axe, les bulbes à écailles et spécialement la scille.

D'un autre côté, tantôt au moyen de ficelles qui les traversent, on en forme des chapelets que l'on suspend dans le séchoir (les racines, les bulbes, sont plus particulièrement disposées de cette manière); tantôt on en forme de petites bottes, que parfois on enveloppe en outre, de cornets en papier, et on les y suspend renversées (sommités fleuries). Les cornets en papier ont l'avantage d'abriter ces sommités du contact de la poussière et de la lumière, par contre, l'inconvénient de gêner la circulation de l'air. Le plus ordinairement, on étend les plantes en couches minces sur des claies en osier, en ayant le soin de ne placer les unes au-dessus des autres que des matières de même nature, ou, du moins, d'étendre des toiles entre les claies qui les renferment, et l'on renouvelle fréquemment les surfaces.

On les visite toutes de temps à autre, et l'on enlève celles qui paraîtraient avoir éprouvé une altération quelconque.

Lorsque la dessiccation est complète, ce que l'on reconnaît à ce que les matières ont perdu leur flexibilité, quelquefois même sont devenues cassantes, et surtout à ce qu'elles cessent de diminuer de poids, on les retire du séchoir; on les abandonne pendant quelques heures au contact de l'air et à l'ombre, afin que, reprenant une petite quantité d'humidité, elles redeviennent légèrement flexibles et plus maniables (feuilles, fleurs et sommités fleuries); on les crible afin de les débarrasser des œufs d'insectes que la chaleur n'auraient pu faire périr, mais avec précaution, afin de ne les pas briser; et, finalement, on les conserve le plus possible à l'abri de l'air, de l'humidité, de la chaleur et de la lumière.

A cet effet, si ce sont des matières flexibles et susceptibles

d'être fortement tassées, comme le lichen et le houblon, on en
forme des ballots qu'on enveloppe de toiles (Decourdemanche.)
Si ce sont des matières cassantes, incapables d'être tassées, on les
enferme, soit dans des bocaux en verre, au besoin garnis de papier noir destiné à les préserver de l'action de la lumière, et
séchés à l'avance par leur séjour dans le séchoir, fermés en outre de bons bouchons en liége; soit dans des boîtes en bois que
l'on garnit à l'intérieur de feuilles d'étain pour les rendre imperméables à l'humidité, ou que l'on vernit extérieurement
dans le même but, en même temps alors qu'on les recouvre
intérieurement de papier collé. La colle sera préparée avec de
la farine ou de l'amidon, cuit dans une décoction d'absinthe ou
de tanaisie, destinée à préserver le bois qu'elle enduit, de la
morsure des insectes.

L'addition à cette colle, d'une petite quantité de perchlorure de mercure (1,150), recommandée par plusieurs pharmacologistes, me semblerait offrir plus d'inconvénients que d'avantages; au cas cependant où l'on croirait devoir la faire, il
faudrait indispensablement faire usage de farine de froment, à
l'exclusion de l'amidon, pour les motifs que le premier seul contient du gluten, qui rend le sel mercuriel insoluble, et dès lors
moins dangereux.

Baumé conseillait de fermer les flacons renfermant des plantes sèches, d'un double papier fortement ficelé, afin que l'humidité retenue par celles-ci, pût regagner l'atmosphère, en traversant le papier, à l'état de vapeur.

Il n'y a d'exception, relativement à la dessiccation des matières végétales, qu'il convient de maintenir dans le séchoir
jusqu'à dissipation de toute humidité, que pour certains fruits
charnus très chargés de sucre. Outre que celui-ci permet de ne
pas en pousser la dessiccation jusqu'à ses dernières limites, parce
qu'il est un élément puissant de conservation, il oblige à les
retirer de temps à autre du séchoir, afin que la pellicule sac-
charine formée à leur surface, et capable d'empêcher l'humidité
intérieure de se faire jour, si on les y maintenait constamment;
s'humecte lorsqu'on les en retire. Il s'établit alors entre les
couches extérieures plus sèches, et les couches intérieures plus

humides, une sorte d'équilibre que l'action du séchoir dans lequel on les replace, détruit de nouveau, et définitivement toute l'eau de végétation du fruit se trouve expulsée.

Les racines, les tiges, les bois, les écorces, les bourgeons, les feuilles, les fleurs, les fruits, les semences, lorsque leur dessiccation a été complète, et qu'on les a placés dans les conditions que je viens d'énumérer, au milieu de magasins parfaitement secs et frais, se conservent pendant fort longtemps. Cependant, on remarque, d'une part, que les tiges, les bois, les écorces, les fruits, les semences, se conservent en général mieux que les racines, les feuilles, et surtout que les fleurs; d'autre part, que parmi les racines, les bois et les écorces, les moins altérables, sont les plus compactes, les plus riches en principes huileux et résineux, sans que cependant, cette règle soit sans exception, puisque les racines de pyrèthre et de jalap, quoique très chargées de résines, sont très altérables. Parmi les feuilles, celles de ciguë, de fumeterre, d'oranger, de pensée sauvage, et parmi les fleurs, celles de bouillon blanc, de camomille, de coquelicot, de guimauve, de houblon, de mauve, de violette, sont plus altérables que la plupart de leurs analogues, principalement sans doute, parce qu'elles contiennent des principes plus altérables; car leur texture est très sensiblement la même.

Nous ne devons pas omettre de rappeler, que plusieurs praticiens se sont occupés de déterminer la proportion d'eau, que perdent par la dessiccation, la plupart des plantes, ou des parties de plantes employées en pharmacie : leurs résultats, consignés dans la plupart des pharmacopées, pourront être consultés avec fruit. On observera toutefois, qu'ils ne sont qu'approximatifs, la proportion d'eau variant, avec les conditions dans lesquelles s'est faite la récolte.

LXIIe LEÇON.

De la conservation des animaux, de leurs parties, et de leurs produits.

De l'Embaumement.

Parmi les matières médicamenteuses d'origine animale, il en est que le pharmacien ne s'occupe à vrai dire jamais de conserver; attendu qu'en tous temps, en tous lieux, il peut se les procurer, ainsi fait-il pour

Le lait,	Les poulets,
Le fiel de bœuf,	Les œufs.
Les poumons de veau,	

Il en est d'autres qu'il conserve telles quelles, dans des vases simplement couverts : le bois de cerf, les os de sèche, le corail, les pierres d'écrevisses, que leur nature presque exclusivement calcaire, met à l'abri de toute altération profonde, sont plus particulièrement dans ce cas. L'on peut leur assimiler :

L'ambre gris,	Le castoreum,
La civette,	Le musc,

que le peu d'altérabilité de leurs principes constituants, analogues à ceux des huiles fixes et des huiles volatiles, préserve aussi de la putréfaction; même le blanc de baleine, l'axonge et le suif. La disposition prononcée de ces dernières substances à rancir, doit cependant les faire de préférence enfermer dans des flacons, que l'on en remplit parfaitement, et les y faire fondre, afin que, se prenant en masse compacte par le refroidissement, ils présentent moins de prise à l'action de l'air, et d'ailleurs l'expulsent plus complétement du vase.

Au contraire,

Le kermès animal,	Les cantharides,
Les cloportes,	

à l'exemple des plantes, auront besoin d'être maintenus dans un séchoir à air chaud, jusqu'à parfaite dessiccation, criblés avec soin, avant que d'être introduits dans des flacons secs hermétiquement fermés. Encore ces dernières finissent-elles souvent par y devenir la proie des insectes, ce qui oblige à faire usage du procédé d'Appert, suivant le conseil donné par M. Wislin.

Les vipères,   Les tortues,
Les écrevisses,   Et les sangsues,
Les grenouilles,

sont conservées vivantes, à l'aide des précautions suivantes :

Conservation des vipères, écrevisses, grenouilles.

On place les vipères dans des boites couvertes, en partie remplies de son ; les grenouilles et les écrevisses, au milieu de l'eau qu'on renouvelle de temps à autre, dans des vases au fond desquels on a commencé par tasser de la mousse, de l'herbe, ou des touffes de jonc, et que l'on recouvre de claies en osier, ou de filets, destinés à s'opposer à la sortie des animaux.

Les tortues, sont abandonnées en liberté, au milieu d'un jardin garni de laitue et d'autres plantes potagères, capables de fournir à leur nourriture.

Conservation des sangsues.

Si l'on ne dispose que d'un petit nombre de sangsues, M. Cresson conseille de les enfermer dans des vases en grès, ou en terre non vernissés, en ayant le soin de ne pas en mettre plus de 200, par chaque 6 pintes d'eau, parce qu'elles s'attaquent alors qu'elles sont pressées; de changer l'eau une fois au moins par semaine en hiver, et de deux jours l'un en été; de l'employer fraîche et surtout à une température constante, parce que les variations de température sont essentiellement nuisibles aux sangsues, d'enlever les matières muqueuses, causes principales de leur mortalité.

Quand on opère sur des masses, suivant M. Derheims, après s'être procuré un bassin muni d'un robinet propre à changer l'eau toutes les fois que besoin en est, et portant à l'une de ses extrémités, vers le milieu de la hauteur, une tablette recouverte de mousse tassée, et maintenue comprimée au moyen de cailloux, tandis qu'à son fond se trouve une épaisse couche de mousse et de charbon ; on le remplit d'eau, de manière à ce que le lit de mousse de la tablette soit légèrement humecté, l'on y place des sangsues, et sur le tout on étend un tissu à mailles serrées.

Le charbon est destiné à agir comme désinfectant, au cas où quelque commencement d'altération putride se manifesterait; la mousse à débarrasser les sangsues des mucosités qui les étouffent, en bouchant leurs organes respiratoires.

A l'exemple de ce qui se pratique à la pharmacie centrale des hopitaux de Paris, on pourrait aussi conserver les sangsues dans des pots en terre recouverts de toiles, et dans lesquels on aurait ménagé deux ouvertures : l'une inférieure, livrant passage à un tube en étain percé à son extrémité recourbée d'une multitude de petits trous, servirait à l'introduction d'un filet continu d'eau; l'autre, supérieure, garnie d'une pomme d'arrosoir, ferait fonction de trop plein.

Ce n'est toutefois par aucune de ces méthodes, que les marchands en gros de sangsues, conservent celles qui leur sont expédiées des pays étrangers dans des sacs en toile, suspendus dans des voitures d'une forme particulière, dites fourgons. Ils creusent, dans des terrains assez élevés pour que les plus fortes crues des eaux voisines ne puissent les faire déborder, des réservoirs auxquels ils donnent de 4 à 5 mètres de largeur sur 8 à 10 de longueur et 1 de profondeur, en gazonnent la berge, en glaisant les parois, avec le soin de laisser au fond une couche de glaise non battue de 25 à 30 centimètres d'épaisseur; puis y laissent croître des plantes aquatiques destinées tout à la fois à abriter les sangsues durant les grandes chaleurs de l'été, et à les débarrasser des mucosités. La charogne fétide (*caro vulgaris*), qui prend son entier développement sous l'eau, et fournit des touffes épaisses et rugueuses, est essentiellement propre à cet usage. Il ne reste plus alors, qu'à faire arriver dans ces bassins à une hauteur de 30 à 40 centimètres, de l'eau qui traverse à son entrée ainsi qu'à sa sortie, des pommes d'arrosoirs ou des toiles métalliques à mailles serrées.

Les choses ainsi disposées, on ouvre les sacs contenant les sangsues, dans des baquets remplis d'eau, et placés près des réservoirs; les sangsues mortes tombent au fond, celles qui sont vivantes se mettent à nager, et sont rejetées dans le réservoir commun en décantant l'eau des baquets.

Là, les mieux portantes vont de suite s'enfoncer dans la glaise, tandis que les souffreteuses s'attachent sur les bords, sans doute pour y respirer plus à l'aise.

Dans un réservoir présentant les dimensions ci-dessus relatées, on place de 45 à 50,000 sangsues.

Pendant la première quinzaine, il est indispensable d'enlever chaque matin les sangsues mortes; mais plus tard, les sangsues tombées malades durant le voyage ayant toutes succombé, on peut se contenter d'une surveillance moins active; d'enlever de temps à autre les sangsues mortes, après avoir mis le réservoir à sec, au moyen de bondes ménagées à cette intention.

En 6 mois de dépôt, lorsqu'aucune mortalité extraordinaire n'a lieu, la perte s'élève de 15 à 20 pour 100, et porte principalement sur les grosses sangsues.

Lorsqu'on veut procéder à la pêche, saisissant l'instant où les animaux nagent dans l'eau du réservoir, celui où le soleil est sur l'horizon, et où le vent ne souffle pas, l'on enfonce dans l'eau un morceau de drap à longs poils, d'un mètre carré environ, qu'on l'appelle mante. Les sangsues viennent s'attacher aux poils du drap; quand un de ses côtés en est suffisamment couvert, on retourne la mante afin que de nouvelles sangsues viennent s'y attacher; enfin, on l'enlève, et la portant dans un baquet rempli d'eau, l'on en détache les sangsues à la main.

Dans les temps froids, les réservoirs sont remplacés par des fosses sèches, d'un mètre environ de profondeur et de largeur, de plusieurs mètres de longueur, et creusées dans un sol élevé et peu perméable à l'eau. On recouvre le fond de ces fosses, d'une couche épaisse de 40 centimètres, d'argile en consistance de pâte molle, dans laquelle on a commencé par empâter les sangsues, de manière à ce qu'une fosse longue de 12 mètres, en puisse contenir 5 à 600,000.

Sur la couche de glaise, on étend une épaisse couche de paille d'abord, de fumier ensuite, toutes deux destinées à préserver du froid les sangsues qui s'y pelotonnent, s'y agglomèrent par paquets de 100 à 150, et s'y conservent jusqu'au printemps, non toutefois sans avoir maigri considérablement.

Quand on veut les en retirer, on enlève le fumier et la paille, on détache avec une pelle en bois, qui ne peut blesser les sangsues, un bloc de glaise qu'on délaie dans l'eau ; on laisse la glaise se précipiter, et l'on pêche à l'aide d'une écumoire les sangsues qui nagent dans ce liquide.

Les sangsues que l'on expédie dans les colonies, sont conservées par un procédé tout à fait analogue au précédent, en les plaçant au milieu de la glaise convenablement délayée, dans un tonneau percé à son fond de petits trous, et chaque jour, versant sur la glaise, par une ouverture ménagée à la partie supérieure du tonneau, une petite quantité d'eau uniquement destinée à la maintenir dans son état primitif de mollesse.

La dessiccation que nous avons vu servir à la conservation des cantharides, des cloportes, etc., pourrait indistinctement s'appliquer à celle de toutes les matières animales susceptibles d'éprouver la décomposition putride ; mais, contrairement aux plantes et aux parties de plantes que l'on conserve exclusivement au moyen de cette opération, il existe un assez grand nombre de matières animales, que l'on conserve sans les dessécher, et par des procédés tout différents de ceux que nous avons précédemment décrits. Des moyens généraux de conservation de matières animales.

Soit en les soustrayant à l'action de l'air ;

Soit en les mettant en contact avec des substances capables, en se combinant avec elles, de donner naissance à des composés imputrescibles.

Soit, enfin, en les enveloppant de substances capables, sans toutefois s'y combiner, de prévenir leur putréfaction ; d'où les noms d'antiputrides ou d'antiseptiques, sous lesquels on les désigne habituellement.

Leur conservation à l'abri de l'air, ou pour mieux dire, de l'oxygène, s'exécute d'ordinaire de deux manières. Suivant l'une, on enveloppe la matière animale de substances qui la défendent de son contact ; suivant l'autre, on l'introduit dans des vases dont l'air s'est trouvé, sinon complétement expulsé, du moins réduit à un si petit volume, qu'il ne peut déterminer une altération sensible. 1er procédé.

Au premier mode se rattache ,

La conservation, dans les cabinets d'histoire naturelle, des pièces anatomiques, que l'on place au milieu d'une huile fixe ou de l'huile volatile de térébenthine ; celle aussi, pour les usages culinaires, du ton sur lequel on a coulé du beurre ou de la graisse fondue, afin que le corps gras, après avoir chassé les bulles d'air adhérentes aux parois de la matière animale, forme plus tard une couche solide à sa surface, et s'y moule.

Au second mode, se rattache la conservation des matières animales par le procédé d'Appert. Nous l'avons décrit avec détails, en traitant de la conservation des sucs ; seulement, nous ajouterons ici, que lorsqu'on agit sur des matières d'un volume considérable, par exemple, sur les viandes destinées aux voyages de longs cours, on remplace les bouteilles en verre par des caisses en fer-blanc, dont un des côtés resté ouvert, afin de permettre l'introduction de la matière, n'est fermé et soudé qu'après coup. On juge que l'opération est bien faite, que l'absorption de l'oxygène intérieur est complète, à la légère dépression que subissent les parois de l'enveloppe, et, plus tard, sans qu'il soit nécessaire d'ouvrir la boîte, de l'entière conservation des matières qu'elle renferme, à la persistance de la dépression. Pour peu qu'il y eût eu altération, il se serait développé des gaz, et à la dépression aurait succédé une boursouflure.

2ᵉ procédé. Toutes les substances capables de former avec les matières animales, des combinaisons imputrescibles, pourront servir à leur conservation par le second procédé. On devra toutefois préférer celles qui sont solubles, attendu qu'employées à l'état de dissolution, elles pénètrent infiniment mieux les matières, et partant en assurent davantage la conservation.

Le tannin, le bichlorure de mercure, le sulfate de peroxyde de fer, le protochlorure d'étain, sont au nombre des plus fréquemment employés.

Le tannin, en raison de ce qu'il produit avec la peau, une combinaison à peu près imputrescible, sert dans les arts, à préserver les cuirs de la putréfaction.

L'opération vulgairement désignée sous le nom de tannage, parce qu'elle s'exécute à l'aide de la poudre d'écorce de chêne, très riche en tannin et nommée tan, consiste essentiellement à superposer, dans des fosses pratiquées en terre et rendues imperméables aux liquides, des couches alternatives de tan et de cuirs verts, c'est-à-dire, de peaux fraîches préalablement dépilées, en les faisant macérer dans de l'eau chargée de chaux vive, puis les grattant avec un instrument particulier.

Le bichlorure de mercure, en raison de ce qu'il se comporte avec la plupart des principes animaux, à peu près comme avec l'albumine, avec laquelle il forme une combinaison insoluble dans l'eau et presque imputrescible, est employé par les naturalistes à la conservation des pièces anatomiques. Tantôt en faisant macérer celles-ci dans la dissolution aqueuse du sel, tantôt en injectant la dissolution dans les vaisseaux artériels ou veineux.

Leur troisième mode de conservation consiste :   3ᵉ procédé.

Ou bien à recouvrir les matières animales de sel marin, d'azotate de potasse, de chlorhydrate d'ammoniaque, d'alun ou d'un mélange de ces différents sels; ou bien à les tenir plongées dans leurs dissolutions aqueuses, dans l'alcool, le vinaigre, l'eau aiguisée d'acide sulfurique, d'acide chlorhydrique.

C'est ainsi qu'en pharmacie l'on conserve les têtes de vipères, et dans les cabinets d'histoire naturelle, la plupart des reptiles et des poissons, au milieu de l'alcool.

C'est ainsi que, pour les besoins de la marine, on conserve les viandes en les dépeçant en morceaux de 2 à 3 pouces d'épaisseur, les roulant dans du sel marin, les laissant égoutter afin qu'elles se dégorgent d'une partie de l'eau qui les imprégnait, les roulant une seconde fois dans le sel, et définitivement les plaçant couches par couches, chacune sur un lit de sel, dans des tonneaux. On a d'ailleurs pris soin de choisir le sel marin privé de sels déliquescents (notamment de chlorhydrate de magnésie), afin qu'il soit plus propre à leur conservation, et de lui ajouter une petite quantité d'azotate de potasse, afin que les viandes salées conservent la teinte rosée des viandes fraîches.

Les antiseptiques, n'étant ni de nature à modifier profondément la constitution des matières animales, ni de nature à former avec elles des composés imputrescibles; la preuve en est, que ces matières débarrassées par des lavages, des antiseptiques qui les imprégnaient, se reproduisent avec leurs propriétés, plus spécialement avec celles de pouvoir se putréfier, sans que d'ailleurs elles retiennent des traces des substances conservatrices ;

D'un autre côté, le sel marin, le nitre, le sel ammoniac, l'alun et leurs analogues solides, ne pouvant empêcher le contact de l'air ;

L'action enfin de ces sels, ne pouvant être attribuée à ce qu'ils agiraient à la manière des substances siccatives, attendu d'une part, que tous les sels solubles dans l'eau, sont déliquescents dans une atmosphère saturée d'humidité, ainsi que l'est celle placée autour d'une matière animale imprégnée d'eau ; d'autre part, que leurs dissolutions très éloignées de leurs points de saturation, agissent aussi bien qne les sels solides ;

Il faut admettre, que la conservation des matières animales, sous l'influence des antiseptiques, est due à l'action de causes occultes, plus ou moins analogues peut-être, à celles qui empêchent les huiles volatiles de moutarde noire, et d'amandes amères de se développer, au contact des acides minéraux et des sels.

4ᵉ procédé. La conservation des matières animales par infumation, en les plongeant à l'état frais dans une solution aqueuse de sel marin, puis les suspendant à l'intérieur de vastes cheminées, dans lesquelles la combustion du bois entretient un courant d'air chaud, est le résultat tout à la fois, de leur dessiccation dans des conditions telles, que malgré la lenteur de l'opération, elles ne puissent éprouver aucune altération putride, le sel marin la prévenant ; et de leur imprégnation par des produits pyrogénés, plus ou moins capables de jouer le rôle d'antiseptiques. On sait, en effet, que la créosote possède au plus haut degré les propriétés antiputrides, et que le vinaigre pyroligneux, retenant de l'huile empyreumatique, conserve mieux les viandes que ne le fait l'acide acétique pur.

L'odeur et la saveur toutes particulières des viandes fumées, sont dues à la présence des produits pyrogénés qui les ont pénétrées.

———

Les différents procédés que nous venons de passer en revue, sont tous propres à prévenir la décomposition putride des matières animales; mais outre qu'ils sont plus ou moins dispendieux, d'une exécution plus ou moins longue, etc., etc.; ils ne sont pas applicables avec un égal succès, à la conservation de toutes.

Le tannin conserve admirablement la peau, et très mal la chair musculaire.

L'alcool concentré contracte les matières essentiellement cartilagineuses, d'où la nécessité d'employer en premier lieu de l'alcool faible, et de le remplacer par de l'alcool concentré, quand on tient à prévenir leur racornissement, et par suite leur déformation.

En outre, quoi que l'on fasse, il jaunit les substances qu'on y laisse longtemps plongées, et détruit leurs couleurs.

Le deutochlorure de mercure les racornit, les rend dures et de couleur brune, à l'exception des muscles qu'il blanchit.

Le persulfate de fer les recouvre, à la longue, d'une couche ocracée de sous-sulfate.

Le protochlorure d'étain, que décomposent les sels calcaires des os, ne convient bien que pour les matières fibreuses et cartilagineuses.

Les acides, ne conservent bien que les matières chargées de graisses ; ils altèrent la couleur des tissus et les corrodent.

L'acide sulfureux convertit les parties tendineuses et le tissu cellulaire, en une sorte de bouillie transparente; il n'altère en rien les parties fibreuses.

L'acide acétique ramollit les muscles, et les décolore.

L'essence de térébenthine altère la plupart des tissus; elle s'épaissit, se colore et finit par cacher à la vue les matières qu'elle laissait d'abord apercevoir très distinctement.

Les indications qui précèdent nous conduisent naturellement à nous occuper des procédés que l'on fait servir à la conservation des corps, et que le pharmacien doit connaître, puisqu'il est presque toujours chargé de ces pénibles opérations.

Des méthodes d'embaumement pratiquées dans l'antiquité.

Tous les peuples de l'antiquité paraissent avoir cherché à préserver les corps de la putréfaction : en effet,

Les historiens juifs décrivent des opérations qui consistaient à laver les corps, à les frotter de parfums, à les envelopper d'aloës, de myrrhe et d'autres substances aromatiques.

Les Éthiopiens enveloppaient de gomme, et les Perses de cire, les corps de leurs grands personnages ; la transparence de la gomme a même fait penser à quelques auteurs, que le premier de ces peuples les plongeait dans du verre fondu.

Au rapport de Stace, les Macédoniens enveloppèrent de miel le corps d'Alexandre le Grand, et sous le pontificat de Sixte IV, des fouilles pratiquées à Rome, sous l'ancienne voie Appienne, ayant fait découvrir le tombeau de Tullia, fille de Cicéron, on la trouva conservée au moyen d'une solution saline.

Toutefois, chez les Juifs, les Éthiopiens, les Perses, les Grecs et les Romains, la conservation des corps ne se pratiquait que dans des circonstances exceptionnelles, et par des procédés qui n'avaient rien de fixe, qui n'amenaient d'ordinaire que des résultats imparfaits.

De l'embaumement chez les Égyptiens.

Au contraire, chez les Égyptiens et chez les Guanches, ancien peuple des îles Canaries, elle s'effectuait en quelque sorte sur tous les corps, par des méthodes à peu près constantes, et assez parfaites, pour que l'on trouve presque partout en Égypte, sur plusieurs points des Canaries, des momies dans un remarquable état de conservation.

Il est vrai de dire, que la nature du sol, la température élevée du climat, et jusqu'à un certain point la constitution des individus, rendaient plus faciles aux Égyptiens qu'à la plupart des autres peuples, le succès de l'opération.

Le terrain de l'Égypte, où il ne pleut pour ainsi dire jamais, essentiellement sec et chaud, presque partout saturé de nitre ou de carbonate de soude, est naturellement si favorable à la conservation des corps, qu'il prévient la putréfaction de ceux qu'on y ensevelit sans opération préalable.

Plusieurs siècles après l'expédition de Cambyse, au temple de Jupiter Ammon, hommes et chevaux, disent les historiens, se rencontraient parfaitement conservés, lorsque venaient à se déplacer les mers de sable sous lesquelles une partie de l'armée s'était trouvée ensevelie.

Toutes circonstances égales d'ailleurs, les corps des Européens dont les tissus plus flasques, sont plus aquéux, se putréfient infiniment plus vite que ceux des Orientaux. Ammien-Marcellin rapporte, qu'à la suite d'un combat entre les Perses et les Romains, le visage de ceux ci, cessait d'être reconnaissable après 3 ou 4 jours, tandis que celui des Perses se conservait fort longtemps sans sanie, sans altération aucune, et M. de Humblot a fait une observation semblable, sur un ancien champ de bataille des Espagnols et des Péruviens.

Chez les anciens Egyptiens et chez les Guanches, dont les procédés étaient les mêmes, ce qui tendrait à faire supposer entre ces peuples une origine commune, le travail de l'embaumement se faisait :

Tantôt d'une manière rapide et peu coûteuse, tantôt d'une manière plus longue, et qui portait le prix de l'opération à 4,500 francs environ de notre monnaie.

Suivant la première méthode, on se contentait d'injecter le corps par la bouche et par le fondement, à l'aide d'une seringue, avec la résine liquide du cèdre, ou plus économiquement encore avec l'asphalte liquéfié par la chaleur, de fermer les ouvertures buccales et anales au moyen de tampons, de laisser le corps macérer durant 60 à 70 jours dans un soluté de natron (carbonate de soude naturel), de l'exposer au soleil, jusqu'à dessiccation complète, et de le plonger dans un bain d'asphalte.

Suivant la seconde méthode, on commençait par extraire la cervelle par les fosses nasales, à l'aide d'un fer recourbé; par pratiquer dans le flanc, une incision assez étendue pour qu'elle permît d'extraire également les intestins, lesquels, ainsi que la cervelle, après avoir été lavés avec une liqueur fermentée obtenue du palmier, étaient enfermés dans un coffre et jetés dans le Nil, en raison de ce que leur conservation eût été trop difficile.

On recouvrait ensuite le cadavre de natron, on l'exposait au soleil; lorsqu'il était sec, on remplissait la cavité abdominale de myrrhe, d'aloës, de cannelle et d'autres aromates, sans toutefois y faire entrer l'encens qu'on réservait pour être brûlé dans les temples; on recousait les parois de l'abdomen, on enveloppait tout le corps de bandelettes en tissu de lin, enduites de matières résineuses, et finalement on l'enfermait dans un cercueil en bois.

Des momies. Les momies préparées par le premier de ces procédés, sont celles que l'on rencontre le plus fréquemment en Egypte, celles que les peintres emploient pour obtenir certaines teintes; mais les momies décrites dans les traités de matière médicale, doivent avoir été préparées par le second procédé. Elles sont légères, poreuses, de couleur rougeâtre, d'odeur aromatique, tandis que les autres sont pesantes, compactes, noires, sans odeur, ou d'odeur désagréable.

Des procédés d'embaumement chez les modernes. Des procédés analogues à ceux des anciens Egyptiens ont été suivis jusqu'à ces dernières années. Ainsi, M. Boudet qui, sous l'empire, était spécialement chargé de l'embaumement des sénateurs, a décrit de la manière suivante une de ses opérations.

Enlever tous les viscères au moyen d'incisions convenablement pratiquées, tant dans la région thoracique que dans la région abdominale; la cervelle, après avoir incisé les téguments et scié circulairement les os du crâne.

Inciser profondément toutes les parties charnues, et les surfaces internes des grandes cavités.

Laver l'extérieur et l'intérieur du corps, à l'aide d'éponges, d'abord avec de l'eau, puis avec du vinaigre camphré, et en dernier lieu avec de l'alcool camphré.

Appliquer sur les surfaces internes et externes, à l'aide de pinceaux, une première couche de dissolution alcoolique saturée de bichlorure de mercure, et après l'évaporation complète de l'alcool, une seconde couche de vernis préparé avec :

Le baume du Pérou,   Et diverses huiles essentielles.
Le styrax liquide,

Saupoudrer les mêmes surfaces d'une poudre aromatique que le vernis y fait adhérer, et que l'on compose :

De 1/2 partie de tan destiné à tanner la matière animale;

De 1/4 de partie de sel marin décrépité, destiné à agir comme siccatif et comme antiputride;

De 1/4 de partie d'un mélange de quinquina, de cannelle, de benjoin, destinés à agir les uns comme astringents, les autres comme aromatiques;

Le tout d'ailleurs arrosé d'essences.

D'autre part, ouvrir les intestins dans toute leur étendue, afin de les débarrasser des matières fécales, le cœur et les poumons, les tremper tour à tour, ainsi que la cervelle, dans l'eau, le vinaigre et l'alcool camphrés, les rouler dans la poudre aromatique; cela fait :

Replacer les viscères dans leurs cavités, remplir celles-ci de poudre aromatique, refermer les ouvertures en rapprochant et cousant les téguments, apposer sur tout le corps, sans en excepter le visage, plusieurs couches de bandes de sparadrap que l'on vernit les unes après les autres, et que l'on recouvre de poudre aromatique, l'enfermer dans un cercueil en plomb qu'on achève de remplir de poudre, et que l'on recouvre d'un autre cercueil en bois de chêne.

Le Codex adoptant ce mode d'embaumement, prescrit de préparer la poudre aromatique avec :

Noix de galle,	10,000 grammes,	Sommités de menthe poivrée,		
Tan,	10,000 —	Aloës succotrin,		
Sel marin décrépité,	7,500 — .	Benjoin,		
Nitrate de potasse,		Myrrhe,		de
Sommités de romarin,		Gingembre,		chaque
— de lavande,	de chaque	Giroflc,		2,500
— de sauge,	2,500	Muscades,		
— de thym,		Poivre noir,		

le vernis avec :

Baume du Pérou noir,	1500 gr.	Huile de noix muscade,	500 gr.
— de copahu,	1500	— volatile de lavande,	128
Styrax liquide,	1500	— — de thym,	32

Mais les observations de M. Chaussier, et celles non moins importantes de M. Gannal, doivent faire abandonner ce mode d'embaumement. Procédé de Chaussier.

Suivant le procédé de M. Chaussier, très habilement modifié par M. Boudet, après avoir rapidement enlevé tous les viscères et le cerveau que l'on abandonnerait, ou que l'on conserverait à part, on remplirait immédiatement les cavités, d'étoupes sèches assez fortement tassées pour qu'elles pussent empêcher les parois de s'affaisser; on fermerait les incisions par des sutures, en ayant le soin, pendant la durée des opérations, de plonger de temps à autre le corps dans un bain d'alcool pur; puis, dans un bain d'alcool chargé de sublimé. Cela fait, on le placerait dans une baignoire en bois assez remplie d'eau distillée saturée de bichlorure, pour qu'il en fût complétement recouvert, en y tenant plongés des sachets remplis de chlorure en poudre, afin d'entretenir la saturation du liquide, on l'y laisserait séjourner pendant environ 3 mois, et, au bout de ce temps, on le suspendrait sur des bandes en toile, jusqu'à dessiccation complète, dans un lieu aéré. Au besoin, on relèverait les parois des cavités au moyen de nouvelle étoupe, de manière à éviter toute déformation.

L'excès de solution mercurielle devrait être décomposé par de la grenaille de zinc ou de fer, destinée à précipiter le mercure, puis distillé afin d'en retirer l'alcool. Celui-ci, d'ailleurs, serait réservé pour des opérations de même genre. Les soubresauts continuels que produit la dissolution, ne permettraient pas d'en retirer directement le chlorure par voie de distillation, et l'odeur du produit alcoolique, la présence possible de quelque peu de chlorure indécomposé, ne permettraient pas davantage de le faire servir à d'autres usages.

Ce procédé, a sur les précédents, entre autres avantages, ceux d'assurer mieux la conservation du corps, et de le débarrasser de toutes les matières qui le cacheraient à la vue;

Mais il offre les inconvénients d'exiger l'emploi d'une substance d'un prix élevé, dangereuse à manier, d'être d'une exécution longue et difficile; surtout, en rendant inévitable encore la mutation, de blesser profondément le sentiment religieux, qui porte à conserver les restes de ceux qui furent l'objet de notre admiration ou de notre amour.

Procédé de M. Gannal. Le procédé de M. Gannal repose sur la propriété que possède l'alumine, de former une combinaison imputrescible, avec la matière préexistante dans tous les tissus animaux, et que ce chimiste nomme géline, parce que c'est elle qui, sous l'influence prolongée de l'eau bouillante, se convertit en gélatine. Non-seulement, il s'exécute au moyen d'une substance sans danger pour l'opérateur, d'un prix très modique, dans un espace de temps très court, en substituant aux incisions profondes, à l'enlèvement des viscères, une simple injection, une simple macération ; mais encore, il conserve presque indéfiniment la couleur et la souplesse propre à chaque tissu.

Pour l'exécuter, on injecte par l'une des carotides, au moyen d'une seringue à injection, un soluté aqueux d'acétate d'alumine, préparée en décomposant le soluté de 1000 gr. de sulfate d'alumine, par celui de 250 gr. d'acétate de plomb cristallisé ; puis à cette injection, on fait succéder pendant 2 à 3 jours, une macération dans un soluté salin analogue.

Le chlorure d'alumine ne saurait être employé, pour le double motif qu'il attire fortement l'humidité de l'air, et que, produisant presque instantanément la dessiccation de la membrane interne des vaisseaux sanguins, il empêche l'injection de pénétrer jusqu'à leurs extrémités.

Le sulfate lui est avantageusement substitué, sous le point de vue de l'économie ; toutefois, attendu que l'acide sulfurique mis à nu, à la suite de la combinaison de l'alumine avec la matière animale essentiellement putrescible, réagit bien plus profondément sur les tissus, que ne le fait l'acide acétique, on préfère réserver ce sulfate pour les opérations moins délicates que les embaumements ; par exemple, pour celles que l'on pratique dans les amphithéâtres d'anatomie, alors que l'on veut pouvoir y prolonger les dissections.

Dans ce cas, on dissout dans 2 litres d'eau, 1 kilo de sulfate d'alumine du prix moyen de 1 fr., en augmentant un peu sa proportion en été, et l'on injecte la moitié de la solution par la bouche, l'autre moitié par l'anus, sans employer la macération, qui, maigrissant la peau et la durcissant, deviendrait un obstacle aux dissections.

Il est bon de faire remarquer, que l'on ne saurait substituer au sulfate d'alumine, le sulfate double d'alumine et de potasse ou d'ammoniaque (alun).

Ce sel, formé sur 100 parties, de :

Sulfate d'alumine,	36
— de potasse,	18
Eau de cristallisation,	46
	100

et dont la dissolution aqueuse, saturée à la température de
+ 12°, ne retient que 1/50 d'alumine à l'état de sulfate; est
trop peu chargé d'alumine et trop peu soluble. Le sulfate simple
d'alumine, contient au contraire 30 pour 100 de base, et se
dissout dans la moitié de son poids d'eau, à + 15° de température.

FIN.

POSTFACE.

L'examen que nous venons de terminer, des procédés à l'aide desquels le pharmacien conserve les matières animales, complète la série de questions que je me proposais de traiter dans ce Cours.

Ainsi, en effet, que dès le début j'avais annoncé l'intention de le faire, avant de parler de la conservation des matières médicamenteuses, je m'étais successivement occupé de leur récolte, de leur préparation ou de leur extraction, de leur adaptation aux usages spéciaux de la médecine, des moyens d'en déterminer la nature, et d'en constater la bonne qualité.

En rédigeant ces leçons, pour la plupart, simples reproductions de celles que j'ai faites à l'Ecole de Pharmacie de Paris, depuis bientôt dix ans, j'étais animé du double désir de justifier par de nouveaux efforts, les suffrages auxquels j'ai dû l'honneur de lui appartenir, et de mettre aux mains des élèves un ouvrage que leur fréquentation de tous les jours me faisait juger nécessaire, malgré les mérites divers de ceux qu'ils possèdent déjà.

Sa forme particulière, en fournissant un moyen

naturel de se débarrasser des formules indispensables à des traités d'un autre genre, des détails arides et minutieux qu'elles entraînent, et aussi, d'envisager sous d'autres points de vue les questions qu'on devait y aborder, promettait, en effet, à celui qui voudrait l'entreprendre, de le laisser plus libre dans le choix des matériaux qu'il aurait à mettre en œuvre, des faits dont il devrait essayer de tirer des enseignements généraux.

Le temps si précieux que les élèves consacrent à cette partie de leurs études pharmaceutiques, devait s'en trouver notablement abrégé ; et l'espèce de cotoiement continuel qu'il devait amener entre la pharmacie et les sciences proprement dites, en leur rendant plus saisissables les nombreux points de contact qu'elles présentent, pouvait encore relever à leurs yeux, l'utile profession que tous sont appelés à exercer avec honneur et conscience, plusieurs à éclairer de leurs lumières, à enrichir de leurs travaux.

Aurai-je atteint le but que je m'étais proposé? Je n'ose l'espérer, car malgré le soin que j'ai pris de ne laisser en dehors du cadre que je m'étais tracé, aucune question de nature à y trouver place ; de profiter de toutes les observations susceptibles de rendre ces leçons plus intéressantes ; de décrire avec fidélité les procédés opératoires, d'en exposer avec lucidité les théories, d'en apprécier les résultats, j'aurai sans aucun doute commis de nombreuses omissions, laissé passer bien des erreurs, souvent manqué de méthode, de précision, de clarté.

Mais j'ai du moins l'intime conviction, que ceux qui consentiront à me lire, trouveront dans les efforts consciencieux que j'ai faits pour leur rendre mon travail aussi profitable qu'il pouvait l'être, une preuve du vif intérêt que les élèves m'inspirent et que je leur ai voué.

De leur côté, les auteurs dont j ai dû mettre à contribution les savants écrits, ou les obligeantes communications verbales, reconnaîtront aisément, je l'espère, au plaisir que j'ai pris à citer leurs noms, combien j'avais à cœur de ne dissimuler aucun des emprunts de toutes sortes que je leur faisais, et de saisir toutes les occasions de leur adresser ainsi mes publics remerciements.

Puissé-je, en récompense, obtenir de mes confrères une bienveillante approbation, et des élèves, une affectueuse reconnaissance.

Paris, 5 avril 1842.

TABLE ALPHABÉTIQUE

DES MATIÈRES.

D

E

SUBLIMÉ corrosif. (*Voy.* Bichlorure de mercure.)

SUCS (des). I. 176. Sève. 177. Sucs propres. 178. Sucs gommeux. 179. — résineux. 179. — gommorésineux. 180. — balsamiques. 181. — huileux volatils. — huileux fixes. 182. — aqueux acides. 182.—aqueux sucrés. 184.—mucilagineux. 185.—antiscorbutiques. 185.—aqueux. Composition de ces différents sucs. De l'extraction des sucs. 186. De la dépuration des sucs aqueux. 190. De leur altération. 195. De leur conservation. 196. — de citron. Ses essais. II. 533. — huileux fixes.—huileux volatils. (*Voy.* Huiles fixes volatiles.)

SUCCIN. Sa composition et sa distillation. I. 297.

SUCRE. Ses caractères. Ses variétés. I. 49 et 193. Des différentes sortes de sucre du commerce. 397. Ses essais. II. 544.— candi. I. 419.—de lait. II. 582. Sa recherche dans le sucre. 545. —d'orge. I. 419. - de Saturne. (*Voy.* Acétate de plomb.)

SUIE. II. 14 et 17.

SUIF. Sa composition. Son obtention. I. 37, 204 et 228.

SULFATES. Leurs caractères. II. 213. et 215.—d'alumine et de potasse. 256. —d'antimoine. 397.—de cinchonine. 428. — de cuivre. 251. — de cuivre ammoniacal. 253. — d'éther. 445 et 447.—de fer. 245.—de magnésie. 243. Ses essais. 518. — de mercure (bi , proto et sous-). 255. —de morphine. 422.—de potasse. 241.—de potasse et d'alumine. 256. — de quinine. 425. Ses essais. 540. — de soude. 242. — de strychnine. 434.—de zinc. 248.

SULFITES. Leurs caractères. II. 213 et 215.

SULFITE de chaux. II. 240. De soude. 239. Leurs altérations à l'air. 596.

SULFITE sulfuré de soude. II. **238.**

SULFURE d'iode. II. 191.

SULFURES métalliques. Leurs caractères. II. 127. — d'antimoine. 138.—de calcium. 135.—d'étain. 137. —de fer. 136.— de mercure. 152.— de potasse, 129, 131 et 196.—de potassium. 128. — de potassium hyposulfite. 132.—de potassium sulfaté. 129. —de soude. 133.—de sodium cristallisé. 133.

· **T**

TABLETTES. I. 458. Des matières employées à leur préparation. Leur préparation. 459. Des réactions qui s'y produisent. 463. Tablettes de cachou, de charbon, d'éponges torréfiées de fer, de gomme, de guimauve, d'ipécacuanha, de kermès, de lichen, de magnésie, de mercure doux, de quinquina, de soufre, de rhubarbe, de Tolu. 461. — de quinquina. 504. —d'ipécacuanha comparées à celles d'émétique. 464.

TAFFETAS d'Angleterre. I. 252.— vésicant. 254.

TANNIN. I. 47 et II. 349.

TARTRATES. Leurs caractères. II. 381. — borico ou boropotassique. 384.—double de potasse et d'antimoine. 392. — de potasse et de fer. 389.—de potasse et de soude. 387.— ferrico-potassique. 389. — de mercure. 387. — de potasse neutre. 382.—de potasse acide ou bitartrate. 383.— tartre chalybé. 390. —émétique. 392.— martial soluble. 391.— purifié. 383. — stibié. 392.—vitriolé, 241.

TEINTURES alcooliques. I. 339. Des matières premières employées à leur préparation. 339. Des degrés de l'alcool employé. 341. Des proportions relatives de l'alcool et des matières premières. 342. Des rapports entre le dissolvant et les matières dissoutes. 343. Des motifs qui déterminent le choix de l'alcool à tel degré. 345. Indications relatives à la composition des végétaux, le plus fréquemment employés à la préparation des teintures. 347. De la préparation des teintures simples. 349. Des teintures composées. 351. Compositions des teintures simples. 352. Des teintures composées. 354. Des altérations des teintures. 355. Teinture d'aloës composée. 351.—balsamique. 352.—de baume de Tolu. 350.— de camphre. 350.-d'iode. 350. — d'iodure de potassium. 350. — d'opium. 507. — de quinquina. 495.—vulnéraire. 351.— avec les écorces, les feuilles. 350. —de Mars tartarisés. 390.

TEINTURES éthérées. I. 357. Des matières employées à leur préparation. 357. Teintures d'assa fœtida, d'ambre gris, de baume de Tolu , de chlorure de fer. 358; de ciguë, belladone,

FIN DE LA TABLE.

www.ingramcontent.com/pod-product-compliance
Ingram Content Group UK Ltd.
Pitfield, Milton Keynes, MK11 3LW, UK
UKHW020113130726
13696UKWH00001B/22